Émile SERGENT

Médecin de l'Hôpital de la Charité

Membre de l'Académie de Médecine

ÉTUDES CLINIQUES

SUR LA

TUBERCULOSE

(1908-1920)

DEUXIÈME ÉDITION

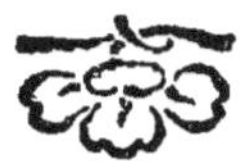

A. MALOINE & FILS, ÉDITEURS

27, RUE DE L'ÉCOLE-DE-MÉDECINE, 27

PARIS 1920

ÉTUDES CLINIQUES

SUR LA

TUBERCULOSE

1908-1920

ÉTUDES CLINIQUES

SUR LA

TUBERCULOSE

(1908-1920)

AVEC UN APPENDICE

SUR LES MESURES DE PRÉSERVATION SOCIALE

CONTRE LA TUBERCULOSE

par

Émile SERGENT

Membre de l'Académie de Médecine

Médecin de la Charité

2me Édition

A. MALOINE & FILS, Éditeurs

27, RUE DE L'ÉCOLE DE MÉDECINE, 27

PARIS — 1920

INTRODUCTION

Mes recherches sur la Tuberculose ont eu pour origine la préparation de ma thèse sur la *Tuberculose des Voies Biliaires* (1), qui a nécessité de nombreux examens histologiques et bactériologiques, et m'a, tout d'abord, familiarisé avec les caractères anatomo-pathologiques de la tuberculose. Peu après je me suis attaché à l'étude de *l'Association de la syphilis et de la tuberculose*, et de cette étude, dont j'ai groupé les documents dans une monographie publiée en 1907 (2), datent mes premières observations cliniques sur la tuberculose. Deux idées ont constamment dominé et dirigé mes investigations ; ces deux idées directrices émanent, précisément, de mon enquête clinique sur l'association de la syphilis et de la tuberculose ; c'est, d'une part, *la nécessité de fixer les éléments du diagnostic de la tuberculose, de façon à ne point la confondre avec les affections qui peuvent la simuler ;* c'est, d'autre part, *l'importance de la notion de terrain dans la pathogénie et le mode d'évolution de la tuberculose.*

Pour ce qui est de la syphilis et de la tuberculose, tous les cliniciens connaissent la similitude frappante de leurs manifestations sur les divers tissus, organes et appareils ; pour ne parler que des os, des ganglions, de la peau, les caractères objectifs des lésions syphilitiques et tuberculeuses sont parfois identiques. La scrofule a longtemps englobé ces lésions de nature différente ; la syphilis héréditaire tardive les a dissociées : les *formes scrofu-*

---

(1) Tubercules et cavernes biliaires. — Recherches anatomo-pathologiques, bactériologiques et expérimentales. — Pathogénie de la Tuberculose des voies biliaires (Paris, 1895).

(2) *Syphilis et Tuberculose* (Masson, édit.).

loïdes de la syphilis m'ont paru mériter une description spéciale. La ressemblance est d'autant plus frappante qu'il y a souvent association, *hybridité de lésion*, « scrofulate de vérole », comme disait Ricord. Mais à côté de cette hybridité de lésion, il faut faire une place aussi à une *hybridité de terrain*, qui est, pour le moins, aussi intéressante, quoique moins connue et moins apparente. Cette hybridité de terrain est de caractère humoral. C'est elle qui imprime à l'évolution de la tuberculose chez les syphilitiques une allure particulière, une tendance fibreuse. *La syphilis prépare le terrain pour la graine de la tuberculose ;* elle représente une des causes de prédisposition les plus importantes à la tuberculose ; et cette prédisposition est le fait de l'imprégnation humorale définitive de l'organisme par la syphilis, imprégnation qui n'est point seulement acquise, mais aussi héréditaire, si bien que les enfants des syphilitiques sont des proies désignées pour la tuberculose. Par contre, si la syphilis prédispose à la tuberculose, elle favorise la tendance vers l'évolution fibreuse, sclérosante, c'est-à-dire, vers la cicatrisation, vers la guérison. Si bien que j'ai pu insister sur la *Valeur séméiologique de la tuberculose fibreuse dans la recherche de la syphilis*, constatation clinique qui a inspiré la thèse de mon élève Chabbert. C'est en raison de cette même notion de l'importance du terrain dans l'évolution de la tuberculose que je me suis attaché à montrer le bénéfice qu'on peut obtenir du traitement spécifique bien conduit chez les tuberculeux syphilitiques ; en modifiant le terrain sur lequel a germé la tuberculose, on influence heureusement celle-ci.

La *notion de terrain*, dans la pathogénie et l'évolution de la tuberculose, a, à mon sens, une signification capitale. Elle n'exclut nullement la valeur du rôle étiologique de l'inoculation microbienne, qui reste au premier plan, mais qui ne peut, à elle seule, expliquer tout le mécanisme pathogénique. Cette notion s'accorde avec les conceptions actuelles sur la tuberculose dite « d'éclosion »; elle éclaire le mode d'action des diverses conditions occasionnelles qui favorisent, aux différents âges de la vie, le réveil d'une tuberculose contractée dans l'enfance et qui sommeille. J'ai exposé ces considérations dans plusieurs mémoires qu'on trouvera dans la

deuxième et dans la troisième partie de ce Recueil. Je me suis
attaché à mettre en relief l'importance de la déminéralisation et,
particulièrement, de la *décalcification*, dans la préparation du terrain tuberculisable. On en trouve un exemple remarquable dans
le processus évolutif de la *tuberculose gravidique*, de même que
dans les tuberculoses qui font éclosion à la suite *d'entérites prolongées*, traitées trop souvent par la *médication lactique*, si grandement décalcifiante. On en constate une preuve dans les heureux
effets de la *cure de recalcification de Ferrier*, dont j'ai précisé
les résultats dans plusieurs mémoires et articles et que j'ai complétée par l'adjonction de l'opothérapie surrénale, et, particulièrement de l'adrénaline, puissant fixateur des sels de chaux ; la
valeur de ce *traitement surréno-calcique* en phtisiothérapie n'est
plus à démontrer.

Le *diagnostic de la tuberculose* et, particulièrement, de la tuberculose pulmonaire a fait, depuis longtemps, de ma part, l'objet
de recherches nombreuses et méthodiques qui ont trouvé, ces
temps derniers, leur complément et leur expression d'ensemble
dans mes publications de guerre. Les fonctions militaires spéciales dont j'ai été chargé m'ont permis de réunir plus de vingt
mille fiches de militaires tuberculeux ou prétendus tels. Cette
vaste expérience m'a confirmé dans l'opinion que j'avais retirée
de mes travaux antérieurs et que j'avais formulée dans un mémoire paru quelques jours avant la mobilisation : « *Tendance
de l'esprit médical actuel à étendre exagérément le domaine de
la tuberculose ; critique des méthodes de diagnostic de la tuberculose.* » Ce titre est suffisamment explicite.

Le diagnostic de la tuberculose est très simple ou très difficile :
très simple quand les signes physiques et généraux sont nombreux
et manifestes, quand la présence du bacille est constatée dans
l'expectoration ; très difficile dans tous les autres cas. *Il ne peut
et ne doit être que l'interprétation de l'ensemble des constatations
fournies par les divers moyens et procédés d'exploration de l'appareil respiratoire.* Le demander uniquement à l'auscultation, le
chercher seulement derrière l'écran radioscopique ou sous l'objectif
du microscope est une erreur. Il n'est point davantage une simple

affaire de localisation : il nécessite la *recherche de l'état d'activité ou de non-activité des lésions*, recherche qui ne peut être que le résultat de la constatation des signes fonctionnels et, surtout, des signes généraux, lesquels sont les indices révélateurs de l'état évolutif, tandis que les signes physiques ne sont que les témoins de la localisation.

La *localisation des signes physiques* a, d'ailleurs, une importance séméiologique sur laquelle j'ai, à maintes reprises, attiré l'attention. J'ai cherché à préciser le lieu d'élection des signes initiaux de la tuberculose pulmonaire et j'ai toujours enseigné qu'il fallait le chercher là où le sommet est le plus sûrement accessible, c'est-à-dire, dans la partie interne de la fosse sus-épineuse. Mon ancien interne, Stephen Chauvet, a délimité plus étroitement ce lieu d'élection et lui a donné le nom imagé de « zone d'alarme », que j'ai adopté dans toutes mes publications. Quand je dis « signes initiaux », je ne dis pas lésions initiales ; jamais je n'ai prétendu que la tuberculose, dont on constate les premiers signes ou les signes les plus évidents au sommet, chez l'adulte, a eu là son début ; je suis de plus en plus convaincu, par la documentation considérable que les observations de guerre m'ont apportée, que la tuberculose de l'adulte est un réveil d'une tuberculose de l'enfant, dont on peut retrouver les traces derrière l'écran radioscopique, à la base ou dans les régions ganglio-hilaires ; je suis de plus en plus convaincu que, dans la grande majorité des cas, les localisations apicales ne sont point isolées, qu'elles s'accompagnent le plus souvent de foyers plus ou moins discrets disséminés dans le reste des poumons, que, parfois même, ces foyers sont plus apparents à l'écran que les localisations apicales ; mais il n'en reste pas moins vrai que ces foyers ne sont pas perceptibles par la percussion ni l'auscultation, qui, au contraire, décèlent aisément les lésions des sommets, si on prend soin de les chercher là où elles sont le plus sûrement constatables, c'est-à-dire dans la zone d'alarme.

Mais encore convient-il de préciser la qualité et la valeur de ces signes physiques et de ne point prendre pour signes de lésions parenchymateuses des signes de réaction inflammatoire, aiguë et active, ou chronique et cicatricielle, de la plèvre apicale. J'ai isolé le syndrome de la *pleurite du sommet*, caractérisé essentiellement par la triade symptomatique : inégalité pupillaire, adénite ou lymphangite nodulaire sus-claviculaire, frottements ou rugosités pleurales, avec obscurité radioscopique laissant persister l'illumination par la toux. La notion de cette pleurite apicale et de ses caractères évolutifs, que mon élève, Mlle German, a étudiés dans sa thèse, a, de l'avis de tous, rendu les plus grands services dans l'armée. Elle a permis de redresser, dans les décisions médico-militaires, de fâcheuses erreurs et de conserver aux effectifs un grand nombre de sujets considérés à tort comme atteints de tuberculose pulmonaire en évolution. La pleurite du sommet est, certes, le plus souvent, symptomatique d'une tuberculose peu active, sinon éteinte; mais, souvent aussi, elle est d'origine traumatique et on la constate avec une extrême fréquence chez un très grand nombre d'anciens blessés de poitrine, considérés à tort comme tuberculeux, à cause de cette localisation des signes physiques.

Cette remarque me conduit à parler du *Rôle du Traumatisme dans la tuberculose pulmonaire*. De mes constatations, confirmées par presque tous mes collègues, il résulte que les blessures de poitrine ne deviennent qu'exceptionnellement le point de départ d'une tuberculose de la plèvre ou du poumon ; dans la majorité des cas où le diagnostic de tuberculose est porté, il est erroné et résulte de la similitude apparente de certains accidents éloignés des blessures de poitrine avec la tuberculose. Quand la tuberculose est certaine, elle n'est point imputable nécessairement à l'action directe du traumatisme, car on la voit survenir dans les mêmes conditions, chez les sujets blessés aux membres, qui se sont tuberculisés par un long séjour dans les hôpitaux.

L'énorme expérience clinique que nous devons à la guerre a mis en lumière la fréquence des erreurs de diagnostic en matière de tuberculose, de même qu'elle a modifié quelques-unes de nos conceptions — et non des moindres — sur la valeur de certains signes physiques de la tuberculose. L'histoire des *fausses tuberculoses* s'est enrichie d'un vaste chapitre, auquel j'ai, pour ma part, apporté quelques exemples. **A côté des** *séquelles lointaines des plaies de poitrine simulant la tuberculose,* je veux surtout retenir les trachéo-bronchites tenaces des sujets atteints *d'affections chroniques du rhino-pharynx* où, simplement, *d'imperméabilité nasale.* Bon nombre de *bronchites suspectes* n'ont pas d'autre origine. On trouvera un exposé détaillé de ces idées dans le mémoire intitulé : « *Les étapes du diagnostic pratique de la tuberculose pulmonaire. — Pages d'histoire médico-militaire.* »

*
* *

Telles sont les directives générales de mes *Études cliniques sur la tuberculose.*

Un certain nombre de mes confrères et de mes élèves, qui ont suivi mes Leçons de la Charité ou qui se sont intéressés, en raison de leurs fonctions militaires actuelles, à ces difficiles questions, m'ont demandé de réunir, en un recueil unique mes principales publications, trop éparses pour être aisément consultées.

J'ai cédé à leur désir et je remercie M. Maloine d'avoir bien voulu m'aider à leur donner satisfaction en acceptant d'éditer ce recueil de mes *Études cliniques sur la tuberculose,* depuis mon arrivée à la Charité jusqu'à ce jour.

J'ai groupé ces Études cliniques en quatre parties.

Dans la première partie sont réunis tous les mémoires et articles concernant la *Symptomatologie* et le *Diagnostic ;* dans un premier chapitre figurent les notions générales sur le diagnostic ; dans un deuxième chapitre, les notions sur le diagnostic de localisation par les signes physiques.

Dans la deuxième partie, figurent les travaux sur le *Rôle du terrain dans la tuberculose* et sur la *Pathogénie de la tuberculose.* Cette deuxième partie débute par quelques-unes de mes publications sur la question « syphilis et tuberculose ».

Dans la troisième partie prennent place les mémoires, notes et articles traitant du *Pronostic* et du *Traitement.*

Dans la quatrième partie j'ai groupé mes *Publications de*

guerre sur la tuberculose ; bien qu'elles eussent pu trouver leur place dans l'une des parties précédentes et surtout dans la première partie, il m'a paru qu'il y avait intérêt à ne point les dissocier, car elles forment un bloc.

Enfin, dans la liste chronologique générale ci-dessous, on trouvera l'indication de quelques notes et discussions devant les Sociétés savantes, que je n'ai pas cru devoir insérer dans ce Recueil.

Février 1918.

AVIS AU LECTEUR

DE LA DEUXIÈME ÉDITION

La première édition de mes *Etudes cliniques sur la Tuberculose* a été trop rapidement épuisée pour que la deuxième édition contienne un nombre important de publications nouvelles : de celles-ci le lecteur trouvera la liste chronologique, à la suite de celle qui contenait les publications de la prémière édition. Elles procèdent toujours du même esprit et des mêmes directives, ainsi qu'on en pourra juger en les lisant.

Les circonstances m'ont amené à prendre une part personnelle à la discussion du programme de la lutte sociale contre la tuberculose.

Devant la *Société Médicale des Hôpitaux de Paris* j'ai été rapporteur de la discussion sur le projet de *Déclaration obligatoire de la tuberculose* déposé par le Gouvernement ; devant la Commission permanente de Préservation contre la Tuberculose, au ministère de l'Intérieur, j'ai été désigné, avec le Dr Guilhaud, comme rapporteur d'une sous-commission chargée d'élaborer un *Plan d'ensemble pour l'organisation de la lutte antituberculeuse;* enfin, le Congrès interallié d'Hygiène sociale m'a demandé une étude sur le *Diagnostic précoce de la tuberculose et son importance au point de vue social.*

Bien que ces différents rapports sortent du cadre des études cliniques proprement dites, il m'a semblé qu'ils devaient trouver place dans ce Recueil.

Il est impossible, aujourd'hui, que les médecins se désintéressent des questions d'hygiène sociale ; il est impossible, d'autre part, que l'hygiène sociale accomplisse une besogne utile si elle ne prend pour bases les acquisitions de la clinique. Il n'y a, à mon sens, aucune incompatibilité entre la clinique et l'hygiène et rien ne s'oppose à ce que des études cliniques et des études d'hygiène sociale figurent dans un même recueil. C'est pourquoi j'ai fait suivre cette seconde édition de mes *Etudes cliniques sur la tuberculose* d'un appendice ayant pour titre : *Mesures de Préservation sociale contre la Tuberculoes.*

J'ai maintenu le groupement « La Tuberculose et la guerre » pour les raisons que j'ai données dans l'Introduction de ma première édition ; mais, je signale que les publications de cette quatrième partie sur la *Pleurite du sommet* forment un tout avec celles de la deuxième et de la troisième partie sur *l'Inégalité pupillaire dans les affections pleuro-pulmonaires en général et dans la pleurite du sommet chez les syphilitiques.*

Enfin, bien que la question ne présente plus le même intérêt d'actualité qu'au moment où je la traitais, j'ai cru intéressant de faire figurer dans cette quatrième partie mon rapport à la Commission permanente de Préservation contre la Tuberculose sur *La nécessité de modifier le mode de réforme des tuberculeux;* il rappellera à ceux de mes confrères qui ont exercé les mêmes fonctions que moi des souvenirs d'une époque où nous eûmes si souvent à regretter les défauts et les lacunes de certains règlements.

Mars 1920.

LISTE CHRONOLOGIQUE

Formes scrofuloïdes de la syphilis (*Société Médicale des Hôpitaux*, 24 janvier 1908).

Évolution et traitement de la tuberculose chez les syphilitiques (*Presse Médicale*, 14 octobre 1908).

Les épanchements pleuraux dans la syphilis tertiaire (*Société Médicale des Hôpitaux*, 11 février 1910).

La valeur thérapeutique de la recalcification (*Méthode de Ferrier*) dans la tuberculose pulmonaire, jugée par six années de pratique (*Presse Médicale*, 19 novembre 1910).

Appendicite chronique et tuberculose ; les entéro-colites prétuberculeuses (*Société Médicale des Hôpitaux*, 3 février 1911).

Valeur de la réaction à la tuberculine chez les syphilitiques (*Bulletin de la Société d'Etudes scientifiques sur la Tuberculose*, décembre 1911).

L'adrénaline dans le traitement de la tuberculose (*Paris Médical*, février 1912).

Discussion à la Société médicale des Hôpitaux sur les rapports de l'appendicite chronique et de la tuberculose, à propos d'une communication de M. Walther : « Appendicite à manifestations thoraciques » (*Société des Hôpitaux*, 9 février 1912).

Valeur diagnostique et pronostique de l'intra-dermo-réaction à la tuberculine (*Société d'Etudes scientifiques sur la tuberculose, Bulletin de mai 1912*; en collaboration avec Pruvost).

Tuberculose pulmonaire et appendicite chronique (*Journal de Médecine et de Chirurgie pratiques*, 10 mai 1912).

L'inégalité pupillaire dans les affections pleuro-pulmonaires (*Progrès Médical*, 11 mai 1912).

Tuberculose et syndrome solaire (*Journal des Praticiens*, 8 juin 1912).

Dans quelles régions du sommet faut-il chercher les premiers signes physiques de la tuberculose pulmonaire ? valeur de la zone d'alarme de Stéphen Chauvet (*Société Médicale des Hôpitaux*, 14 juin 1912, et discussion, 21 et 28 juin 1912).

L'insuffisance surrénale chez les tuberculeux (*Gazette des Hôpitaux*, 11 juillet 1912).

La médiastinite chronique considérée dans ses rapports avec la tuberculose (*Presse Médicale*, 3 août 1912).

Discussion à la Société d'Études scientifiques sur la tuberculose à propos d'une communication de MM. Bezançon et Gastinel : « réaction de Wassermann dans un liquide pleural de nature tuberculeuse, au cours d'une syphilis secondaire » (11 juillet 1912).

La cure de recalcification, sa technique, ses indications, ses résultats (*Consultations Médicales françaises*, Poinat, novembre 1912).

Discussion à la Société d'Études scientifiques sur la tuberculose à propos d'une communication de MM. Heitz Boyer et Braun sur la tuberculose rénale, octobre 1912).

Discussion à la Société d'Études scientifiques sur la tuberculose à propos d'une communication de MM. Léon Bernard et Vitry sur « L'Influence de l'adrénaline sur les échanges calciques chez les tuberculeux (12 décembre 1912).

Dans quelle région du sommet faut-il chercher les premiers signes physiques de la tuberculose pulmonaire chronique ? (*Monde Médical*, 25 décembre 1912 et 5 janvier 1913).

Discussion à la Société Médicale des Hôpitaux à propos d'une communication de M. Rist sur le traitement de l'hémoptysie par l'injection intra-veineuse d'extrait de lobe postérieur d'hypophyse (*Société des Hôpitaux*, 17 avril 1913).

Les éléments du diagnostic de la tuberculose chez les syphilitiques (*Bulletin Médical*, 16 avril 1913).

Les trachéo-bronchites dans la syphilis secondaire et leur diagnostic avec la tuberculose (*Journal des Praticiens*, 19 avril 1913).

Valeur séméiologique de la tuberculose fibreuse dans la recherche de la syphilis (*Progrès Médical*, 26 avril 1913).

Les formes scrofuloïdes de la syphilis (*Bulletin Médical*, 28 mai 1913).

Tuberculose et grossesse (*Presse Médicale*, 5 juillet 1913).

Tuberculose et érythème noueux (*Tuberculosa*, 10 juillet 1913).

Valeur de l'exploration des sommets dans la recherche des premiers signes physiques de la tuberculose pulmonaire chronique de l'adulte (*La Clinique*, 11 juillet 1913).

L'opothérapie surrénale dans la tuberculose (*Journal de Médecine et de Chirurgie pratiques*, 25 juillet 1913).

Discussion à la Société d'Études scientifiques sur la tuberculose à propos d'une communication de L. Bernard, Debré et Baron (*Recherches sur la bacillémie, sur le passage du bacille de Koch dans la bile*, 8 mai 1913).

Ce qu'il faut entendre par prétuberculose (*Journal Médical français*, 15 août 1913).

L'espace inter-scapulo-vertébral envisagé au point de vue de la séméiotique physique de l'appareil respiratoire (*L'Hôpital*, janvier 1914).

Discussion à la Société des Hôpitaux à propos d'une communication de L. Bernard sur le traitement de la syphilis par le salvarsan chez les tuberculeux (27 février 1914).

Le rôle du terrain dans la tuberculose (*Bulletin Médical*, 25 mars 1914).

Le médiastin chez les tuberculeux adultes (*Bulletin Médical*, 27 juin 1914).

De quelques erreurs d'interprétation dans l'exploration stéthacoustique des sommets chez l'adulte (*Journal des Praticiens*, 27 juin 1914).

Tendance de l'esprit médical actuel à tendre exagérément le domaine de la tuberculose; critique des méthodes de diagnostic de la tuberculose *Médecine et de Chirurgie pratiques*, 25 juillet 1914).

Les éléments du pronostic dans la tuberculose pulmonaire (*Journal de Médecine et de Chirurgie pratiques*, 25 juilet 1914).

La tuberculose et la guerre, sous la signature « Un Prévoyant » (*Figaro*, 15 août 1915, et *Journal de Médecine et de Chirurgie pratiques*, 25 mars 1916).

La tuberculose chez les soldats à la suite des traumatismes du thorax (*Société Médicale des Hôpitaux*, 30 juin 1916, et *Journal de Médecine et de Chirurgie pratiques*, 25 juillet 1916).

Histoire suggestive de quelques faux tuberculeux. Diagnostic de la tuberculose pulmonaire et des affections des voies respiratoires supérieures (*Société Médicale des Hôpitaux*, 28 juillet 1916, et *Journal des Praticiens*, 5 août 1916).

Les signes de la pleurite du sommet et leur valeur dans le diagnostic de la tuberculose pulmonaire de l'adulte. L'adénite et la lymphangite nodulaire sus-claviculaires (*Presse Médicale*, 24 août 1916).

Réflexions et propositions sur la Réforme des militaires tuberculeux. Importance des « centres de triage ». Application à la réorganisation du fonctionnement et de la composition des commissions de réforme en général (*Rapport remis au Sous-Secrétariat d'État du Service de Santé*, 5 mai 1916).

Les enseignements cliniques d'un centre de triage de militaires suspects de tuberculose; en collaboration avec G. Delamare, (*Note à l'Académie de Médecine*, 31 octobre 1916, et *Journal de Médecine et de Chirurgie pratiques*, 25 novembre 1916).

Les « Suspects de tuberculose » (*Paris Médical*, 7 août 1917).

Discussion à la Société Médicale des Hôpitaux (16 février 1917), à propos de la communication de Ribadeau-Dumas : « Conformation des sommets et tuberculose pulmonaires.

Évolution de la pleurite du sommet chez les tuberculeux; en collaboration avec Mlle German (*Annales de Médecine*, n° 2, 1917).

Deux cas de pyopneumothorax tuberculeux traités avec succès par les injections intrapleurales d'azote goménolé (*Société Médicale des Hôpitaux*, 20 août 1917).

Sur un dispositif spécial des baraquements destinés à la cure des tuberculeux en hôpital sanatorium de fortune.

La galerie de cure adossée à la baraque (*Musée du Val-de-Grâce*, mars 1917).

Du choix de l'emplacement pour l'hôpital sanitaire type (altitude, latitude, superficie, contenance optima (*Rapport fait à la réunion des Médecins-Chefs des Hôpitaux sanitaires au Val-de-Grâce*, le 17 mai 1917, sous la présidence de M. Justin GODART, Sous-Secrétaire d'État du Service de Santé). (*Paris Médical*, 28 septembre 1918.)

Les étapes du diagnostic pratique de la tuberculose pulmonaire. Pages d'histoire médico-militaire (*Monde Médical*, novembre 1917).

Rapport au Sous-Secrétariat d'État du Service de Santé sur le fonctionnement du centre de triage la Charité — le Vésinet (26 décembre 1917).. (*Journal de Médecine et de Chirurgie pratiques*, 10 septembre 1918.)

Discussion à la Société Médicale des Hôpitaux (16 novembre 1917) à propos de la communication de M. Denéchau : « Corps étranger intra-bronchique à type pseudo-tuberculeux. »

A propos du triage des tuberculeux aux armées (*Presse Médicale*, 3 janvier 1918).

Sur la difficulté d'apprécier si une tuberculose pulmonaire chronique est en évolution active ou non (*Journal Médical français*, décembre 1918).

LISTE CHRONOLOGIQUE

Sur un essai de traitement de malades tuberculeux, à expectoration bacillifère, par la saccharose, suivant la méthode du Dr Lo Monaco, en collaboration avec les Drs Gimbert et Haas (*Journal de Médecine et de Chirurgie pratiques*, 25 septembre 1918).

Création du livret médical. — Modifications au mode de constitution des dossiers de réforme. — Considérations générales sur la nécessité de modifier le mode de réforme des tuberculeux et d'assurer le respect des décisions cliniques établies par les centres de triage, les hôpitaux sanitaires et les stations sanitaires (*Rapport à la Commission permanente de préservation contre la tuberculose au ministère de l'Intérieur*, 12 octobre 1918).

Introduction à la discussion de la déclaration obligatoire de la tuberculose (*Rapport à la Société Médicale des Hôpitaux de Paris*, 28 février 1919, et séances suivantes).

L'inégalité pupillaire par pleurite du sommet chez les syphilitiques (*Académie de Médecine*, 11 mars 1919).

Diagnostic de la tuberculose pulmonaire chez l'adulte (*Conférence faite à Chartres, le 22 avril 1919, aux médecins des dispensaires de la mission Rockefeller, en Eure-et-Loir*) (inédite).

A propos de la communication du Dr Pruvost : « L'intradermo-réaction à la tuberculine et la recherche du caractère évolutif de la tuberculose. » (*Société Médicale des Hôpitaux*, 2 mai 1919.)

Le diagnostic précoce de la tuberculose et son importance au point de vue social (*Rapport au Congrès international d'Hygiène sociale*, le 25 avril 1919, publié par le *Progrès médical*, 17 mai 1919).

Le régime des tuberculeux (*Conférence faite à la Faculté*, dans le cours de diététique du Pr Carnot, publiée par le *Journal de Médecine et de Chirurgie pratiques*, 10 juin 1919).

Cours sur le diagnostic, le pronostic et le traitement de la tuberculose pleuro-pulmonaire, fait à la Charité, du 9 au 26 juin 1919, avec la collaboration de MM. Ribadeau-Dumas, Courcoux, Bertier, Brissaud et Pruvost).

LISTE CHRONOLOGIQUE

La tuberculose pulmonaire de l'adulte, les éléments du diagnostic étudiés en général (*Progrès Médical*, 4 octobre 1919).

Conception pathogénique et étiologique du polymorphisme de la tuberculose. (*Bulletin Médical*, octobre 1919). Cet article est extrait de la leçon d'ouverture du cours fait en juin 1919 dans mon service de la Charité. Cette leçon d'ouverture avait pour titre : *Évolution clinique générale de la tuberculose;* elle forme la trame de mon article du *Traité de pathologie médicale et de thérapeutique appliquée* (sous presse) où on le trouvera.

Plan d'ensemble pour l'organisation de la lutte antituberculeuse, à propos du projet de loi sur la déclaration obligatoire de la tuberculose (Rapport à la Commission permanente de Préservation contre la tuberculose au ministère de l'Intérieur, juillet 1919, en collaboration avec le Dr Guilhaud).

Articles : Généralités cliniques sur la tuberculose. — Scrofule. — (*Traité de pathologie Médicale et de thérapeutique appliquée*, publié avec la co-direction de MM. Ribadeau-Dumas et Babonneix (sous presse. Maloine, éditeur).

Les enseignements cliniques tirés de la guerre par la phtisiologie (*Revue de la Tuberculose*, 1920, n° 2).

PREMIERE PARTIE

Symptomatologie et Diagnostic

PREMIÈRE PARTIE
Symptomatologie et Diagnostic

A. — NOTIONS GÉNÉRALES SUR LE DIAGNOSTIC DE LA TUBERCULOSE

Tendance de l'esprit médical actuel à étendre exagérément le domaine de la tuberculose. — Critique des méthodes de diagnostic de la tuberculose (1).

(Monde Médical, 25 juillet 1914).

> « Les théories ne sont créées et mises au monde que pour souffrir des faits qu'on y met, être disloquées dans tous leurs membres, enfler et finalement crever comme des ballons. »
> Anatole FRANCE, *Le livre de mon ami :* Dialogue sur les contes de Fées, p. 276.

A lire les publications actuelles, il semblerait que la tubercu-lose dût englober toute la pathologie, acquise et héréditaire ; on pourrait même se demander si, dans leur hâte de généralisation, bon nombre d'auteurs n'en sont pas arrivés à entamer le dogme de la spécificité bacillaire, comme d'autres se sont contentés d'ébranler celui de la spécificité histologique.

(1) Ce travail est le résumé de quatre conférences faites à l'Hôpital de la Charité en avril-mai 1914.

Trop souvent il apparaît que l'exagération est flagrante. Aussi bien, sans crainte de passer pour faire œuvre de réaction, semble-t-il qu'il est opportun de faire une halte pour regarder le chemin parcouru et chercher à distinguer des simples vues de l'esprit les notions scientifiquement établies.

La tendance actuelle, en risquant de substituer des idées et des hypothèses aux faits, ne tarderait pas à substituer des mots aux idées et aux hypothèses.

Ne voyons-nous pas, à tout instant, revenir, à propos de tuberculose et de bacillose, ce grand mot « l'inflammation » que nos pères en avaient si péniblement et, d'ailleurs, si injustement chassé ? Que le tubercule soit le résultat des réactions inflammatoires de nos tissus vis-à-vis des bacilles envahisseurs, cela n'est point douteux ; mais que cette réaction inflammatoire n'ait aucun caractère spécifique, voilà qui est plus discutable et qui, en tout cas, n'exclut point la spécificité étiologique.

* *

La critique doit s'appuyer sur des bases précises. Jetons donc un regard en arrière sur les étapes franchies par la phtisiologie et cherchons à fixer le point que nous avons atteint sur la route de la vérité (1).

La première étape fut la plus longue et la moins riche en acquisitions ; elle se termine avec le moyen âge. On peut lui donner le nom de *phase hippocratique*, pour la raison qu'elle est marquée par l'empreinte ineffaçable dont la marqua Hippocrate en décrivant les attributs symptomatiques essentiels de la phtisie consomptive.

La seconde étape ouvre l'ère de l'observation anatomo-clinique; mais elle englobe, sous la dénomination de phtisies, toutes les pneumopathies qui s'accompagnent de consomption ; avec elle

(1) **Voir** Landouzy : « Cent ans de phtisiologie (1808-1908) ». *Congrès de Washington* (1908).

apparaît la première ébauche des discussions qui devaient passionner les successeurs de Morton, de Sauvages, de Frank, sur les phtisies par inflammations suppurées et les phtisies par tubercules ; les *scrofules* peuvent se développer dans les poumons comme dans les autres organes ; ils sont une forme de phtisie, ayant son expression générale dans la *diathèse scrofuleuse*. Mais, comment admettre, cependant, que des lésions aussi différentes d'aspect que les scrofules et les tubercules soient de même origine et de même nature. Portal et Baillie s'élèvent contre cette confusion et ouvrent la fameuse dispute des dualistes et des unicistes, dont les échos sont encore tout proches de nous.

C'est dans la troisième étape que cette discussion doctrinale fut précisée sur des bases anatomiques plus solides. Deux types microscopiques de lésions furent isolés du chaos des phtisies et des scrofules et opposés l'un à l'autre. Avec Bayle c'était la *phtisie granuleuse* et la *phtisie tuberculeuse ;* avec Laënnec ce fut la *tuberculose nodulaire* et *l'infiltration tuberculeuse.*

Là où le premier voyait deux lésions de nature différente, le second ne voulait trouver que deux aspects d'une maladie unique; la granulation grise et le tubercule cru. Il se fondait sur le contrôle réciproque de l'anatomie pathologique et de la clinique et sur les résultats qu'il tirait de sa nouvelle invention, l'auscultation. En dépit des critiques de Broussais, qui ne pouvait admettre que la phtisie ne fût pas, à l'origine, une simple inflammation des poumons, la doctrine de Laënnec fit des adeptes et fut notamment soutenue avec ardeur par Louis. Elle n'allait pas tarder à recevoir sa consécration définitive de l'histologie.

Dans une quatrième étape, en effet, le microscope devait, tout en apportant dans ce débat de nouveaux arguments, faire triompher l'unicisme de Laënnec. Tandis que Lebert assigne au *corpuscule tuberculeux* les caractères histologiques qu'avec un peu plus de précision et de détail Kœster décrira au *follicule tuberculeux*, lésion primordiale et essentielle de tout tubercule, l'école allemande, avec Reinhardt et Wirchow soutient le dualisme entre la granulation miliaire d'une part, les tubercules caséifés et les infiltrations caséeuses d'autre part. En décrivant la *granulie*, si différente dans son évolution anatomo-clinique de la tuberculose commune, Empis fournit, pour un temps, un argument aux défenseurs du dualisme. Mais, sous l'impulsion de Thaon et de Grancher, l'unicisme histologique paraît rallier définitivement tous les suffrages, avec, pour base, le follicule tuberculeux, composé de ses trois couches : la cellule géante au centre, la couronne moyenne des cellules épithélioïdes et l'anneau périphérique de cellules embryonnaires.

La découverte du bacille de la tuberculose allait, d'ailleurs, confirmer bientôt le triomphe des unicistes. Déjà, de 1864 à 1869, Villemin, en démontrant l'*inoculabilité* des produits tuberculeux, avait prédit l'existence du germe qu'il appartenait à Koch de découvrir quelques années plus tard. Mais, cette quatrième étape, qu'on pourrait dénommer l'étape bactériologique, ne se borne pas à ces acquisitions capitales, elle va plus loin. Koch étudie les poisons solubles du microbe et ouvre le chapitre des tuberculines; Auclair, vingt ans plus tard, s'attache à démontrer l'existence des poisons adhérents au corps des bacilles et isole l'éthérine ou *éthéro-bacilline*, dont il démontre le pouvoir caséifant et la chloroformine ou *chloroformo-bacilline*, dont il démontre le pouvoir sclérosant.

C'est à ces poisons adhérents qu'on tend actuellement à rapporter les lésions inflammatoires et dégénératives des organes des phtisiques, en invoquant le processus bacillémique ; par là, on enlève aux poisons diffusibles toute participation dans la pathogénie de ces inflammations et dégénérescences viscérales.

*
* *

Si nous nous arrêtons un instant à cette dernière étape, qui marque le début des recherches expérimentales contemporaines grâce auxquelles la pathogénie et le diagnostic de la tuberculose se sont enrichis de nombreuses acquisitions, nous pouvons dire, du *seul point de vue doctrinal*, que la découverte du bacille de Koch est venue confirmer la nature spécifique des différents types de lésions attribués par l'anatomie et l'histologie à la tuberculose et démontrer leur unicisme. Dès ce moment la tuberculose est considérée comme constituée par des lésions *d'aspect microscopique variable*, mais de *structure histologique élémentaire uniforme*, et qui sont le produit de la réaction inflammatoire du tissu en face du bacille envahisseur.

C'est dans cet esprit que j'écrivais en 1895, dans ma thèse (1), ces lignes que je signerais, d'ailleurs, encore : « Le tubercule, en somme, doit être considéré aujourd'hui comme le produit de la réaction de l'organisme vis-à-vis du bacille ; c'est une inflammation dans le sens le plus absolu du mot, inflammation caractérisée surtout et d'abord par une diapédèse intense destinée à assurer la phagocytose et pouvant se terminer par l'apparition d'une cellule géante, destinée à servir de sépulture au bacille. Cette cellule géante peut être le produit des éléments migrateurs fusionnant entre eux ou résulter de l'entrée dans la lutte des éléments fixes et, en particulier, des épithéliums. Metchnikoff admet que le rôle phagocytaire n'est pas dévolu aux seuls leucocytes ; que phagocyte n'est pas synonyme de leucocyte ; que les endothéliums peuvent être phagocytes, voire, dans certaines conditions, les épithéliums. »

Mais, si le tubercule est une réaction inflammatoire et si cette réaction a pour type le follicule, il n'en résulte point que la réaction inflammatoire folliculaire soit spécifique. L'histoire des *pseudo-tuberculoses* est là pour le prouver ; les observations de Malassez, de Cornil, les expériences d'Hippolyte Martin prouvent que le follicule tuberculeux peut être produit par un corps étranger, de même que par certains parasites qui n'ont aucune parenté avec le bacille de Koch (aspergillose, etc.).

Aussi bien, ce qui caractérise le follicule tuberculeux ce n'est point sa constitution histologique, mais bien la présence du bacille de Koch. A la spécificité histologique doit se substituer la spéci-

(1) Tuberculoses et cavernes biliaires. Recherches anatomo-pathologiques, bactériologiques et expérimentales. *Pathogénie de la tuberculose des voies biliaires* (p. 33).

ficité bactériologique. C'est pourquoi, après avoir remplacé l'ancienne dénomination *phtisie*, qui portait en elle le souvenir des phases initiales de la phtisiologie, par celle de *tuberculose*, qui contenait les notions plus récentes empruntées à l'anatomie pathologique, a-t-on tendance à dire aujourd'hui *bacillose*. Encore faut-il pour authentiquer une lésion bacillaire que le bacille qu'on y trouve présente bien tous les caractères du bacille de Koch et ne puisse être confondu avec l'un quelconque des bacilles acido-résistants qu'on connaît aujourd'hui. Nous reviendrons plus loin sur ces considérations.

⁎

Telles sont les notions qui étaient encore classiques dans ces années dernières. Mais voici que, depuis peu de temps, une tendance s'accentue qui cherche à étendre le domaine de la tuberculose en montrant qu'à *côté des tuberculoses typiques doivent prendre place toute une série de manifestations atypiques, tant cliniquement qu'histologiquement.*

L'impulsion fut donnée en 1880 par les premiers travaux de Landouzy sur les *tuberculoses larvées et frustes.* Certes, on ne saurait trop admirer le merveilleux jugement qui permit à ce maître clinicien, quelques années avant la découverte du bacille de Koch, de démontrer la nature tuberculeuse de la *pleurésie* dite *a frigore,* de décrire ensuite la *typho-bacillose,* — les *arthrites tuberculeuses pseudo-rhumatismales,* de montrer les affinités de la *chlorose,* de la *sciatique,* de *l'érythème noueux* avec la tuberculose, de dépister sous le masque de *l'emphysème pulmonaire* et de *l'asthme* certaines formes sournoises de phtisie torpide.

Ces notions sont entrées dans le domaine classique et ont reçu la confirmation du temps et le contrôle de tous les médecins. Ce sont là manifestations symptomatiques d'une tuberculisation qui, si elle ne se traduit point par les signes classiques de ses diverses localisations viscérales ou périphériques, n'en porte pas moins dans ses lésions, la signature spécifique bacillaire ; c'est la *tuberculose pleurale* démontrée par les inoculations, par les examens histologiques dont mon regretté ami Péron fit une étude si remarquable ; ce sont les mêmes constatations pour le *pseudo-rhumatisme tuberculeux ;* c'est la preuve de l'existence d'une *tuberculose pulmonaire latente chez la chlorotique ;* c'est la *décharge bacillémique* démontrée dans le sang des sujets atteints de *typho-bacillose* et s'accompagnant d'un semis, si discret soit-il, de fines granulations visibles au microscope.

Mais là ne s'arrête point l'élan. Voici les intéressantes recherches du même auteur, sur les *dystrophies hérédo-tuberculeuses,* également étudiées par Mosny, sur les relations de la bacillose *l'aplasie artérielle, de certaines sténoses vasculaires,* de quelques *cardiopathies et malformations congénitales du cœur,* de nombre *d'hépatopathies.*

Certes, ces idées sont grosses de vérités. Mais elles sont grosses aussi de dangers. Séduisantes par la notion qu'elles soulèvent d'une sorte de *para-tuberculose,* qui serait l'homologue de la *para-syphilis* elles ne sont encore, pour une bonne part, que de simples hypothèses, dont la vérification pourra être des plus difficiles. Nous ne devons point oublier, en effet, que la tuberculose est une des maladies les plus répandues ; je dirai plus loin que la pratique des tuberculino-réactions nous a conduits à considérer que 95 o/o environ des adultes sont tuberculeux. Aussi bien, chercher à établir l'origine tuberculeuse de telle ou telle tare dystrophique, de telle ou telle manifestation morbide, sur la simple constatation des qualités bacillaires du sujet chez lequel on la constate, c'est risquer de tomber dans une généralisation excessive et de prendre pour une loi de causalité ce qui n'est qu'un effet de coïncidence. C'est dans cette erreur que s'est jeté Poncet lorsqu'il a créé sa *tuberculose inflammatoire ;* et, pourtant, dans l'ensemble de ses recherches, on trouve quelques constatations cliniques dont le temps se chargera, selon toute vraisemblance, de confirmer l'exactitude. Nous y reviendrons plus loin.

Mais, auparavant, avant de pénétrer plus avant sur le terrain clinique, il me paraît que le moment est venu de parler des *tuberculoses non folliculaires,* dont L. Bernard, Gougerot et Salomon, sous l'inspiration du Pr Landouzy, ont entrepris l'étude et qui schématisent les objections éparses que soulevait le rigorisme de la spécificité histologique du follicule tuberculeux.

**

J'ai dit, il y a un instant, que la spécificité histologique du follicule n'existait point, pour la raison que cette formation histologique peut être observée en dehors de la bacillose de Koch, et qu'elle est à la base de l'existence nosographique des pseudo-tuberculoses.

Or, il y a plus ; les réactions inflammatoires provoquées par le bacille de Koch ne sont pas représentées uniquement par le follicule tuberculeux.

Le follicule typique (schéma de Kœster) ne se rencontre guère que dans la granulie, tout au moins au siège de chaque granulation. Dans la tuberculose commune, on peut le trouver de-ci de-là, mais non point uniformément dans chacune des localisations.

Le plus souvent le follicule se présente sous une forme *atypique* ou *incomplète ;* tantôt on trouve un simple amas nodulaire de cellules embryonnaires ; tantôt une agglomération plus ou moins dense de cellules épithélioïdes ; parfois même, une cellule géante, ou deux ou trois cellules géantes isolées dans une nappe de dégénérescence caséeuse. Et ceci, dans tous les tissus, dans tous les organes, et, particulièrement, dans les séreuses ; Péron y a insisté pour la plèvre.

Bien plus, le follicule pourrait manquer complètement. Ainsi se trouveraient réalisées les *bacilloses non nodulaires, non folliculaires* de L. Bernard, Gougerot et Salomon. Ici, la lésion ne présente plus aucune spécificité histologique ; aussi bien, est-on arrivé à rattacher à la tuberculose bon nombre de lésions qui avaient été considérées jusque-là comme banales. C'est ici que le danger d'une généralisation trop grande apparaît avec évidence et que la nécessité d'une critique rigoureuse devra s'imposer.

Ces lésions non folliculaires peuvent présenter tous les types d'inflammation ; elles peuvent être aiguës, subaiguës ou chroniques ; elles peuvent être congestives, sclérosantes, dégénératives.

Elles peuvent être observées dans tous les tissus, dans tous les organes ; elles ont été étudiées surtout sur les vaisseaux, l'endocarde, les poumons, les reins, le foie.

Sur les *vaisseaux* et l'*endocarde*, elles affectent essentiellement les allures d'une réaction fibrineuse ; il est vraisemblable qu'elles empruntent cette allure aux conditions anatomiques et physiologiques dans lesquelles elles évoluent ; observées sur les veines par Chantemesse, Widal, Vaquez, Lesné et Ravaut, sur l'endocarde par Œttinger, Braillon et Jousset, elles furent étudiées expérimentalement par L. Bernard et Salomon qui reproduisirent l'endocardite tuberculeuse et constatèrent qu'elle est constituée par un dépôt de fibrine contenant des bacilles de Koch, tandis que les lésions du myocarde ont une structure fibrillaire. « Il semble, disent-ils, que la spécialisation réactionnelle des tissus détermine la nature des lésions dues au bacille de Koch, au niveau du cœur ; ces faits sont à rapprocher de celui qu'a rapporté Péron, où l'inoculation en surface de la plèvre par le bacille de Koch provoque également des lésions fibrineuses ».

Dans le *poumon*, il y a longtemps qu'on a vu et décrit les lésions d'*alvéolite* dans la tuberculose ; longtemps considérées comme l'indice d'une pneumonie bâtarde, surajoutée, de voisinage, elles sont, en réalité, provoquées directement par le bacille. Elles jouent un rôle important dans la tuberculose pulmonaire commune et dans la pneumonie caséeuse.

L'alvéolite tuberculeuse a été bien étudiée par Bezançon, de Jong et Braun qui ont montré (*Soc. de la tuberculose*, mars 1911,) qu'elle peut être reconnue par l'examen des crachats, dans lesquels on constate, au début, des gouttelettes d'albumine et la cytologie habituelle des alvéolites aiguës (de même que dans les crachats pneumoniques), et plus tard seulement, des formes nécrotiques et des fibres élastiques. Le diagnostic de la nature bacillaire est fait par la constatation du bacille de Koch.

Braun, dans sa thèse, a fait une intéressante étude des *foyers pneumoniques tuberculeux* et montré, avec Bezançon, que l'alvéolite massive catarrhale et fibrino-leucocytique peut être facilement et rapidement reproduite par voie trachéale, tandis que l'inoculation intra-veineuse produit habituellement des granulations typiques au pourtour desquelles l'alvéolite est discrète.

Les relations de l'alvéolite avec la tuberculose sont des plus intéressantes et montrent combien le diagnostic peut parfois être délicat, pour qui sait les relations de la pneumonie avec la tuberculose. Ribadeau-Dumas a insisté avec raison sur ces faits à la *Société Médicale des Hôpitaux*, dans une récente communication.

C'est sur le *rein* que se concentre, actuellement, la discussion la plus vive. D'après la conception des auteurs qui admettent que la tuberculose ne se borne pas à provoquer l'apparition de lésions tuberculeuses, histologiquement parlant, il existerait dans le rein des lésions d'origine et de nature bacillaires, évoluant sur le type des néphrites. Ces néphrites tuberculeuses étudiées d'abord par Jousset ont fait l'objet des recherches de Landouzy et de L. Bernard, qui ont tenté d'établir que le gros rein blanc amyloïde, si fréquemment rencontré à l'autopsie des tuberculeux, serait une véritable *néphrite épithéliale tuberculeuse*, dans laquelle la dégénérescence amyloïde ne serait que contingente ; cette néphrite serait une forme larvée de la tuberculose, dont elle marquerait souvent le début. Brault s'est élevé vivement contre cette interprétation, cependant que L. Bernard, poussant plus loin encore son idée, s'attacha, avec Salomon, à établir l'existence d'une *néphrite interstitielle tuberculeuse*, qui serait une forme lymphogène reproduite par inoculation sous-cutanée ou péritonéale. Les expériences de ces auteurs les ont conduits à poser ce principe général que les poisons adhérents du bacille peuvent reproduire non seulement la tuberculose folliculaire, comme l'avait montré Auclair pour le poumon, mais même les lésions non folliculaires, ainsi qu'ils l'établirent en injectant directement ces poisons dans le rein. D'où ils tirent la conclusion que les néphrites tuberculeuses sont surtout dues aux poisons du bacille.

Cette conception peut conduire à une généralisation qui n'est point sans danger et contre laquelle se sont élevés divers auteurs, notamment Brault et Courcoux, dans leur article du *Manuel d'histologie* de Cornil et Ranvier, et Kindberg, dans sa thèse récente.

« Nous devons conclure, disent Brault et Courcoux, que si, d'une part, on a cherché à accumuler les preuves pour établir la réalité des lésions dites non folliculaires de la tuberculose, d'autres recherches expérimentales se surajoutent à toutes celles qui sont nées de la découverte du bacille de Koch et viennent affirmer que le bacille tuberculeux, même en faisant varier les conditions les plus diverses de son action, produit des lésions locales qui, dans la grande majorité des cas, gardent un caractère hautement spécifique. Il n'étend jamais son action au delà d'un territoire très restreint, et, pour expliquer les lésions aussi généralisées que celles qui sont décrites dans les faits appelés encore improprement néphrite parenchymateuse, il faudrait faire intervenir des toxines ou poisons solubles, hypothèse qu'il faut définitivement renoncer à soutenir, les poisons adhérents ayant seuls une action spécifique. Dès lors, existe-t-il une néphrite tuberculeuse indépendante de toute action bacillaire locale et comparable aux néphrites subaiguës de divers ordres? C'est une question à laquelle il nous est impossible de répondre par l'affirmative. »

Kindberg arrive à des conclusions analogues, quoique exprimées en des termes moins tranchants : « Les observations cliniques, comme les recherches expérimentales, dit-il, permettent de conclure que, si le bacille de Koch peut créer des lésions atypiques, celles-ci n'en restent pas moins des lésions locales, dont l'aspect est le plus souvent caractéristique. — Les lésions atypiques consistent surtout en amas lymphocytiques ou épithélioïdes, d'aspect toujours nodulaire, avec réaction conjonctive précoce. Mais il n'y a jamais de lésion diffuse d'emblée, comme peut en créer un toxique. Que ces lésions soient assez multipliées pour occuper une notable partie du parenchyme rénal, elles constituent une forme particulière de néphrite interstitielle, forme rare du reste, et qui, au point de vue anatomique, paraît garder son individualité. »

Ces réserves, faites à propos du rein, suffisent à montrer avec quelle prudence il convient de poursuivre l'étude des lésions tuberculeuses non folliculaires.

Certes, elles méritent de fixer l'attention des chercheurs et elles sont destinées à prendre une place importante dans l'histoire de la tuberculose, mais il est nécessaire de limiter cette place aux justes propositions qui lui reviennent.

Il est intéressant, à cet égard, de rappeler que L. Bernard et Salomon décrivent trois types histologiques de lésions non folliculaires : 1° *des réactions vasculaires et congestives* qui s'observent dans la typho-bacillose, l'érythème noueux, le lupus érythémateux; 2° *des réactions conjonctives* qui peuvent être aiguës ou chroniques; aiguës elles prennent les formes lympho-conjonctives, séro-fibrineuses, lymphoïdes; chroniques, elles aboutissent à la sclérose; 3° *des réactions cellulaires*, qui peuvent revêtir tous les types de dégénérescences cellulaires, toutes les variétés d'hyperplasies et de néoplasies.

Ces lésions non folliculaires s'associent souvent sur le même organe à des lésions folliculaires, ce qui contribuerait à attester leur nature tuberculeuse.

La notion de ces lésions non folliculaires attribuables aux poisons adhérents du bacille de Koch permet de rejeter l'hypothèse du rôle des infections secondaires ou des poisons tuberculeux diffusibles dans la pathogénie des diverses réactions inflammatoires et dégénératives observées dans les viscères et différents organes des phtisiques. Elle n'est, en réalité, qu'une application des expériences de Strauss et Gamaléïa reproduisant les tubercules avec des bacilles morts et d'Auclair reproduisant la pneumonie caséeuse avec l'éthéro-bacilline et la sclérose pulmonaire avec la chloroformo-bacilline.

Toutefois, il ne faut pas exagérer et j'estime, pour ma part, qu'en généralisant ces idées et en les étendant par exemple à la pathogénie de toutes les scléroses, on aboutirait aux exagérations de la *tuberculose inflammatoire* de Poncet. N'est-ce point un peu ce qu'a fait Gougerot notamment, dans ses études sur les cirrhoses tuberculeuses, lorsqu'il va jusqu'à admettre des *bacilloses non folliculaires sans tuberculose ?* Du moins, cet auteur, s'il nie toute spécificité histologique, conserve-t-il le dogme de la spécificité bactériologique. A cet égard, la définition qu'il donne de la bacillose marque une étape intéressante : « maladie définie uniquement par le germe tuberculeux, toxi-infection aux manifestations anatomo-cliniques extrêmement polymorphes, *simulant presque toutes les réactions anatomo-cliniques connues.* » C'est précisément là que se dessine et que se précise la tendance à l'exagération de l'esprit médical actuel ; c'est la porte ouverte aux aberrations dont la doctrine de Poncet a bénéficié.

** * **

Avec la *tuberculose inflammatoire* de Poncet, nous entrons dans l'hypothèse sinon dans le rêve.

Et c'est parce que cette théorie ne tient aucun compte de la nécessité de la présence du bacille qu'elle s'est égarée dans l'erreur, alors qu'elle pourrait contenir une part de vérité si elle s'en tenait à quelques faits particuliers. Issue d'une extension excessive de la doctrine des *influences tuberculiniques* de Landouzy, elle aboutit, faute d'un contrôle suffisamment rigoureux, à placer la tuberculose à l'origine de toutes les maladies, depuis la *camptodactylie* jusqu'à l'*ostéomalacie,* en passant par le *rhumatisme chronique* et les *scléroses thyroïdiennes.*

Au reste, l'auteur ne fait aucune difficulté pour reconnaître que sa doctrine est basée uniquement sur la *loi des coïncidences* et qu'elle est le *fruit de l'hypothèse.*

Dans sa « Tuberculose inflammatoire à forme scléreuse » (sclérotuberculose et diathèse fibreuse), en collaboration avec Leriche (Masson, édit.), il écrit, page 5, à propos d'une observation de camptodactylie :

« Bref, notre malade porte une sclérose localisée, arthritique »
« — (et d'abord, qu'est-ce que l'arthritisme ?). — D'autre part,
« il est notoirement tuberculeux. Ce n'est point suffisant, nous
« dira-t-on, pour relier ces deux termes : sclérose et tuberculose.
« Tout ce qui survient chez un tuberculeux n'est pas fatalement
« de même esssence que sa maladie chronique. En poussant à
« l'extrême votre mode de raisonnement nous aboutirions à
« l'absurde ! Nous n'en disconvenons pas, mais cela ne saurait
« nous arrêter. Le tout est de ne point aller à l'absurde...
« ... Le bon sens indique la valeur des coexistences pour établir

« les causalités. Sans avoir le fétichisme du *post hoc, ergo propter*
« *hoc*, nous ajouterons que l'histoire entière de la médecine est
« là pour appuyer le bon sens. »

Cette citation suffit à juger la méthode et la doctrine et à montrer qu'elles reposent sur des *bases hypothétiques*, sur la *loi des coïncidences*, sur une tendance aux *généralisations excessives*, sur des *preuves indirectes* et dépourvues de toute valeur absolue, tels les résultats positifs fournis par les tuberculino-réactions. Au reste, les critiques n'ont pas manqué de s'élever contre cette théorie, notamment à la *Société de chirurgie* par l'organe de Broca et à la *Société médicale des hôpitaux* par la bouche de Barth.

La tuberculose non folliculaire se passe des réactions inflammatoires spécifiques; mais, du moins, elle exige encore la présence du bacille. La tuberculose inflammatoire, elle, n'a que faire du bacille dans la lésion locale ; la réaction humorale générale de l'organisme lui suffit, et même elle ne l'exige point nécessairement.

Ces réflexions, pour si rapides qu'elles soient, nous montrent clairement dans quelle voie nous risquons de nous engager si nous ne réagissons pas contre la tendance actuelle à élargir de manière véritablement excessive le cadre des formes atypiques, tant cliniquement qu'anatomiquement, de la tuberculose.

★ ★

Le moyen le plus simple et le plus sûr qui s'offre à nous de réagir contre cette tendance consiste à faire la critique de la valeur des éléments d'interprétation et des méthodes d'examen dont nous disposons actuellement pour le diagnostic de la tuberculose, tant au lit du malade qu'au laboratoire.

Cette critique s'impose aujourd'hui à un double point de vue : au point de vue *nosographique*, pour établir ou rejeter la nature tuberculeuse d'une maladie donnée ; au point de vue *pratique*, pour établir sur quelles constatations doit être basée, en face d'un malade donné, le diagnostic de tuberculose.

En réalité, dans l'étude critique que nous entreprenons, ces deux points de vue se confondent étroitement. En effet, c'est en partant du simple qu'on arrive au composé. Tel est le cas pour l'histoire de la pleurésie, dite autrefois franche aiguë, dont la nature tuberculeuse, basée sur les observations cliniques de Landöuzy, est aujourd'hui démontrée par la généralité des cas. Au reste, les méthodes d'examen sont les mêmes dans les deux cas. Toutefois, il faut se garder de généraliser trop hâtivement et de conclure d'emblée du cas particulier à la loi générale.

Il faut se méfier des *coïncidences*, qui conduisent aux interprétations erronées dont la doctrine de Poncet est un exemple frappant.

Il faut se méfier également des *associations morbides* qui peuvent évoluer sur le même sujet, tels, par exemple, la syphilis et la tuberculose, l'alcoolisme et la tuberculose ; combien de lésions syphilitiques et combien de conséquences de l'alcoolisme ont été ainsi rapportées à la tuberculose !   •

Il faut se méfier de même des *erreurs anatomo-pathologiques* et *bactériologiques*, commises au laboratoire, et sur lesquelles nous reviendrons plus loin.

Enfin, il ne faut pas pousser trop loin la signification des résultats de la *méthode expérimentale*. Sans nier la très grosse valeur de la reproduction expérimentale, on peut dire que :

1° Si une inoculation bacillaire peut faire des lésions atypiques et non folliculaires, il ne s'ensuit pas que toutes les lésions inflammatoires banales sont tuberculeuses ; les discussions soulevées à propos de la néphrite tuberculeuse fourniraient, sur ce point, de nombreux arguments.

2° Si la chloroformo-bacilline (si même l'éthéro-bacilline, à condition qu'elle ne soit injectée qu'à petite dose) peut faire la sclérose et particulièrement la sclérose pulmonaire (Auclair), il ne s'ensuit pas que toutes les scléroses (cirrhoses, polynévrites), observées chez les bacillaires, soient tuberculeuses, ni même que leur présence doive impliquer la présence de la bacillose, comme tendraient à le vouloir prouver les recherches de Gougerot et de tels ou tels autres.

On ne saurait trop se souvenir, comme le disait Auclair, que : « *A la spécificité microbienne s'ajoute la spécificité toxique.* »

Toute la question est contenue dans ce mot : spécificité. De même que le bacille fait des lésions spécifiques, plus ou moins hautement différenciées, de même ses poisons adhérents font des lésions particulières, qui conservent un caractère de localisation et de réaction inflammatoire plus ou moins hautement différencié et que les poisons diffusibles sont incapables de reproduire.

Ces constatations établissent une distinction nécessaire entre les *scléroses pulmonaires tuberculeuses,* par exemple, reproduites par Auclair avec la chloroformo-bacilline (lesquelles contiennent des cellules géantes et des réactions nodulaires plus ou moins nettes), et les *scléroses banales de l'emphysémateux asthmatique,* qu'on tend aujourd'hui à rattacher à l'influence toxique générale et qui ne sont pas, dans tous les cas, d'origine bacillaire.

Elles établissent, par exemple encore, la même distinction entre le *rein tuberculeux* reproduit expérimentalement par l'inoculation de bacilles ou de poisons adhérents dans l'artère rénale (L. Bernard et Salomon) et le *gros rein blanc amyloïde* dont Landouzy et Bernard, malgré les contestations de Brault, veulent faire une lésion d'origine bacillaire, qui ne pourrait être due qu'aux poisons diffusibles.

Quelles sont donc les constatations sur lesquelles doit être basée l'affirmation de la nature tuberculeuse dans un cas donné ?

Elles peuvent être rangées sous quatre catégories :

L'examen clinique au lit du malade ; l'examen chimique et microscopique ; l'étude des réactions spécifiques générales ; la recherche directe du bacille.

1° EXAMEN CLINIQUE AU LIT DU MALADE. — L'examen le plus méthodique, le plus rigoureux, le plus complet ne peut conduire à la constatation d'aucun signe clinique pathognomonique. Même en combinant les différents procédés d'exploration actuellement connus et en confrontant leurs résultats, il est impossible d'arriver à une certitude. Le diagnostic clinique n'est et ne peut être qu'une approximation. Il n'est pas un signe physique, pas un signe fonctionnel, pas un symptôme général, qui appartienne, en propre, à la tuberculose, dans l'une quelconque de ses déterminations locales.

Prenons la *tuberculose pulmonaire commune*. On a coutume de considérer la localisation initiale des signes physiques au sommet, chez l'adulte du moins, comme une preuve de la nature tuberculeuse de la pneumopathie. Sans doute, la règle le veut ainsi : mais, le fait est loin d'être absolu et constant. Combien souvent, d'ailleurs, telle ou telle modification du murmure vésiculaire au sommet, considérée depuis Grancher comme l'indice d'une germination bacillaire, n'est que le reliquat d'une lésion éteinte, d'une tuberculose abortive, suivant la dénomination de Bard? Combien souvent, même, de telles modifications sont indépendantes de toute tare tuberculeuse, actuelle ou passée, et ne sont que la conséquence d'un trouble respiratoire lié à l'obstruction nasale, à l'atrophie musculaire, à une cardiopathie ou à une néphrite chronique.

La signification de ces signes physiques ne peut être réellement établie que par la confrontation des résultats fournis par l'emploi simultané de tous les moyens d'exploration, depuis la simple auscultation jusqu'à la recherche du bacille de Koch dans l'expectoration.

Prenons maintenant les *tuberculoses locales*. L'histoire de la scrofule contient, à cet égard, tout un enseignement. Longtemps distinguée de la phtisie par les anciens cliniciens, elle devint une forme spéciale de la tuberculose, la *scrofulo-tuberculose*, lorsque la découverte de Koch permit de retrouver le bacille dans les écrouelles, les scrofules cutanées, les ostéites et arthrites fougueuses. Et, déjà, cependant, Fournier, complétant et précisant les vues de ceux qui l'avaient précédé dans la même voie, avait montré la nécessité de distinguer de la scrofulo-tuberculose les manifestations à allures cliniques comparables de la *syphilis héréditaire*. Combien le diagnostic clinique est difficile entre cette syphilis héréditaire et cette scrofulo-tuberculose ! Combien souvent il est impossible ! Ne connaissons-nous point aujourd'hui, mieux encore que ne la connaissaient déjà nos devanciers, la fréquence des associations, sur le même terrain, de la syphilis et de la tuberculose et n'avons-nous pas appris à compter avec ces *formes scrofuloïdes de la syphilis*, qui montrent bien l'étroitesse des relations qui unissent ces deux maladies ?

Prenons un dernier exemple, celui de l'*hérédo-tuberculose* et des *dystrophies héréditaires*. Quel est celui d'entre nous qui peut affirmer, en face de l'un des types qu'on leur décrit aujourd'hui, que la syphilis ou l'alcoolisme ne peut être incriminé et que, seule, la tuberculose est en cause ? Combien souvent les ascendants de ces dystrophiques, s'ils sont tuberculeux, sont en même temps syphilitiques et alcooliques !

Aussi bien, n'est-ce point sur l'unique constatation d'une probabilité clinique qu'on peut fonder l'interprétation de la nature tuberculeuse de tel ou tel état morbide.

2° L'EXAMEN CHIMIQUE ET MICROSCOPIQUE des sécrétions et exsudats peut-il conduire à des conclusions moins douteuses ?

L'*albumino-réaction*, proposée par Roger et Lévi-Valensi, pour si constante qu'elle soit dans les sécrétions et exsudats de la tuberculose, ne saurait être considérée comme spécifique. Elle est positive, par exemple, dans l'*œdème du poumon* et nous avons vu, il y a un instant, que certaines néphrites peuvent s'accompagner de congestions œdémateuses du poumon, localisées au sommet ; une foi aveugle dans la signification de cette localisation et de l'albumino-réaction des crachats conduirait, en pareille occurrence, à un diagnostic faux.

La *formule cytologique* ne saurait être dotée d'une valeur beaucoup plus considérable. Certes, les belles études de Widal et de son école ont apporté de précieux éléments d'information dans le diagnostic des épanchements ; elles ont éclairé le diagnostic des pleurésies, des méningites, des arthrites, mais elles n'ont pas introduit l'argument décisif qui, à lui seul, comporte une conclusion ferme. Si la lymphocytose est le type habituel des exsudats non suppurés de la tuberculose, elle appartient aussi à la syphilis, par exemple ; or, n'est-ce point avec la syphilis que la tuberculose, dans ses mani-

festations homologues, si je puis dire, prête le plus souvent à con-
fusion· — La *cytologie des crachats*, que les travaux de Bezançon et
I. de Jong ont portée, dans ces temps derniers, à un degré d'analyse et de précision des plus intéressants, ne saurait conduire à plus
de certitude.

Le seul examen microscopique qui puisse être concluant est celui
qui conduit à la *constatation du bacille de Koch*. Nous y reviendrons plus loin.

3° ETUDES DES RÉACTIONS SPÉCIFIQUES GÉNÉRALES. — Peu après
la découverte des microbes on découvrit leur propriété de fabri-
quer des toxines et on ne tarda pas à mettre en évidence dans les
humeurs des animaux inoculés la présence d'antitoxines. La lutte
contre le parasite envahisseur se résuma, pendant quelque temps,
dans le processus phagocytaire. Aujourd'hui, ces notions se sont
précisées et complétées. Nous connaissons le pouvoir qu'ont les
antigènes, substances offensives, introduites dans l'organisme, de
provoquer le développement d'anticorps, substances défensives, et
nous savons que le sérum acquiert, dans cette lutte, des propriétés
qui lui confèrent, soit une sensibilité plus grande (anaphylaxie),
soit une résistance particulière (immunité) aux nouvelles atteintes
de l'antigène; nous devons à Von Pirkest les notions de l'état allergique, fait à la fois de sensibilisation plus grande et d'immunisation
relative. Cet état s'accompagne de propriétés spécifiques du sérum
(et des humeurs), qui peuvent être décelées par des réactions elles-
mêmes spécifiques.

Ces réactions sont utilisées en pathologie expérimentale et en
clinique pour le diagnostic et le pronostic : elles sont de deux
ordres :

Les unes ont une signification générale ; ce sont : la *tuberculino-
réaction*, le *séro-diagnostic*, la *recherche de l'indice opsonique*, la
réaction de fixation ;

Une autre tend vers une signification locale, c'est la *réaction de
l'antigène.*

Etudions-les successivement, au point de vue seulement qui nous
intéresse ici :

a) *Tuberculino-réaction.* — Qu'on ait recours à l'*injection sous-cutanée de tuberculine*, dans le but de provoquer une réaction générale thermique, ou à l'une quelconque des méthodes qui visent à déterminer une réaction locale (*ophtalmo-réaction, cuti-réaction, intradermo-réaction*), ce moyen d'investigation est passible, dans tous les cas, des mêmes objections.

Tout d'abord, on peut admettre qu'il est d'une sensibilité peut-être excessive, d'où le précepte primordial de ne jamais recourir qu'à des doses très diluées.

En second lieu, et surtout, il ne peut prétendre qu'à démontrer la tuberculisation du sujet et non point la nature tuberculeuse de telle ou telle affection locale dont le sujet est porteur. Il n'est et ne peut être qu'un indice révélateur de l'état humoral et non de la lésion locale. A cet égard, il a rendu de grands services aux vétérinaires et nous a permis de reconnaître, conjointement avec les résultats des statistiques d'autopsies (Voir la thèse de Kuss), que la tuberculose héréditaire est exceptionnelle, que la tuberculose augmente à partir de la deuxième année et qu'elle existe environ chez 95 o/o des adultes.

Aussi bien, chez l'adulte, et même chez l'enfant âgé de plus de 5 à 6 ans, la valeur diagnostique de la tuberculino-réaction peut-elle être considérée comme à peu près nulle· Par contre, sa valeur pronostique est grande (Jousset, L. Bernard et Baron, Sergent et Pruvost), car elle cesse d'être positive dans les états aigus et au cours des poussées évolutives, en raison de la perte de l'état d'immunité. Si bien que, paradoxalement en apparence, au cours d'un état aigu, lorsqu'il s'agit d'éliminer la possibilité d'une origine tuberculeuse, — par exemple, dans le diagnostic différentiel de la dothiénentérie et de la tuberculose aiguë — si la tuberculino-réaction est négative, elle apporte un argument de haute valeur en faveur de la tuberculose.

b) *Séro-diagnostic.* — Appliqué par Arlöing et Courmont, à l'aide de cultures homogènes et de bacilles mobiles, au diagnostic de la tuberculose, cette méthode a conduit aux résultats suivants : *négatif*, le séro-diagnostic élimine à peu près sûrement la bacillose ; *positif*, il peut (en raison de son extrême sensibilité), trahir une lésion ancienne cicatrisée, déceler une lésion infime ; il est donc soumis aux mêmes objections que la tuberculino-réaction ; en outre, il est moins probant, même au point de vue humoral général, car il peut exister dans la fièvre typhoïde, la pneumonie, la fièvre puerpérale, le rhumatisme.

c) *La méthode opsonique* n'a guère d'intérêt dans le diagnostic de la tuberculose ; outre qu'elle est soumise aux mêmes réflexions que les précédentes, elle est plutôt réservée au pronostic et surtout au réglage de la tuberculino-thérapie, le pouvoir opsonique s'abaissant avec les décharges de tuberculine.

d) *Réaction de fixation.* — Appliquée au diagnostic de la tuberculose par Widal et Le Sourd (qui utilisent comme antigène le bacille homogène d'Arloing), cette méthode leur a donné d'excellents résultats.

Mais, outre que, comme les précédentes, elle permet de constater que le sujet est tuberculeux mais non pas de localiser la lésion, elle est d'un emploi peu aisé et cesse également d'être positive dans les tuberculoses intenses et rapides, dans lesquelles les anticorps ne se produisent plus.

e) *Réaction de l'antigène.* — Ici, au lieu de baser la réaction sur la présence des anticorps qui existent dans l'organisme du sujet, on cherche l'antigène dans cet organisme, dans l'idée de donner à la réaction une signification de localisation. C'est ainsi qu'on utilise comme antigène l'urine, les crachats, les exsudats, et, comme anticorps, le sérum de Vallée ou le sérum d'un phtisique avéré. Imaginée d'abord par Marmoreck (*Presse Médicale*, 6 janvier 1909), cette réaction a été précisée par Debré et Paraf (*Société de Biologie*, juillet 1911), qui ont obtenu des résultats concluants dans la pleurésie et la tuberculose rénale. Cependant, Rist et Kindberg (*Soc. d'Etudes scientifiques sur la tuberculose*, 12 février 1914) ont publié un cas de bacillurie sans lésions tuberculeuses rénales, dans lequel la réaction de l'antigène avait été positive ; ceci touche à la valeur de la bacillurie et de la bacillémie dont nous parlerons

plus loin, et montre que la réaction de l'antigène n'a pas une
signification aussi absolue de localisation que celle que lui accorde
L. Bernard lorsqu'il écrit : « Aussi sensible que la cuti-réaction,
elle aurait sur elle l'avantage d'être plus pénétrante, puisqu'elle
localise le foyer bacillaire qui en est l'origine. » (*Même séance.*)

4° RECHERCHE DIRECTE DU BACILLE. — La constatation du bacille
reste l'élément de diagnostic probatoire et irréfutable. *Encore faut-
il*, bien entendu, *que toute cause d'erreur soit écartée quant à l'iden-
tification du bacille de Koch*. Ce n'est point ici le lieu de rappeler
ces causes d'erreur, de faire l'histoire des pseudo-bacilles tuberculeux ni l'étude des caractères biologiques que doit présenter le vrai
bacille de Koch.

Ces caractères étant supposés présents, il importe encore d'exiger
certaines conditions pour que la constatation d'un bacille de Koch
vrai dans une sécrétion, dans un exsudat, dans un tissu, permette
d'affirmer la valeur tuberculeuse de ce produit, de cette sécrétion,
de ce tissu.

Voyons d'abord les matériaux recueillis à l'autopsie (fragments
d'organes…, etc…)

Tout d'abord, il ne suffira pas, *sous le microscope*, de constater la
présence du bacille sur les coupes d'organes, il faudra que la présence de ce bacille s'accompagne de réactions inflammatoires plus
ou moins spécifiques. C'est ainsi qu'on a signalé, au sein de
nodules cancéreux, la présence de bacilles de Koch, isolés ou
même inclus dans une cellule géante. Cela ne saurait prouver que
le nodule cancéreux a été provoqué par le bacille, mais seulement
que ce bacille a été lancé dans le torrent circulatoire au cours
d'une décharge bacillémique — le sujet étant en même temps
tuberculeux par ailleurs — et qu'il s'est arrêté dans ce nodule
cancéreux où une cellule s'est transformée en cellule géante à
seule fin de lui servir de sépulture.

En second lieu, *expérimentalement*, il ne suffit pas de retrouver
le bacille inoculé, il faut que ce bacille, inclus dans ces organes,
y ait provoqué des réactions inflammatoires spécifiques. Au reste,

il convient de tenir compte de certaines causes d'erreur : l'une consiste dans la contamination de la surface des fragments destinés à l'inoculation, recueillis à l'amphithéâtre sur la table d'autopsie sans cesse souillée de bacilles virulents (Mosny) ; l'autre a été indiquée récemment par Rist et Kindberg, qui ont insisté sur la fréquence des décharges bacillémiques pré-agoniques, d'où il résulte qu'on peut trouver dans les organes des bacilles susceptibles de donner une inoculation positive, alors, cependant, que l'organe n'est nullement tuberculeux, mais seulement bacillifère.

La recherche du bacille de Koch, dans les matériaux recueillis *au lit du malade*, n'est pas soumise à une critique moins rigoureuse.

a) *Dans les crachats*. — La constatation de bacilles acido-alcoolo-résistants n'est même pas absolument probante ; Auclair, en effet, a trouvé des bacilles présentant ces caractères, communément exigés du bacille vrai, chez des sujets qui n'étaient nullement tuberculeux. Aussi bien, pense-t-il, que le résultat positif de l'inoculation serait seul probant.

Inversement, chez des phtisiques avérés, on peut, même en ayant soin de recourir à l'homogénéisation des crachats, ne point trouver de bacilles.

b) *Dans les exsudats* (liquide pleural, ascitique, articulaire, céphalo-rachidien), les mêmes conditions sont nécessaires, les mêmes causes d'erreur sont possibles, avec, en plus, les difficultés de coloration, à cause de la fibrine et de la rareté des microbes. Aussi a-t-on imaginé des procédés de recherches spéciaux (inoscopie, homogénéisation, centrifugation)·

En fait, l'inoculation reste le procédé de choix. Abstraction faite des causes d'erreur de technique, le résultat positif ne laisse aucun doute sur la nature tuberculeuse du produit. L'histoire de la pleurésie est là pour montrer l'importance de cette recherche.

c) *Dans les urines*. — A part la possibilité d'une cystite tuberculeuse — cause d'erreur aisément écartée — la constatation du bacille ne laisse guère de doute sur l'existence de la bacillose rénale.

Cependant, on peut trouver le bacille dans les urines sans qu'il y ait lésion rénale.

C'est ainsi qu'on a décrit la bacillurie des tuberculoses aiguës et que Rist et Kindberg, ainsi que nous venons de le rappeler, l'ont constatée, de même que la réaction positive de l'antigène, sans qu'il existât de lésions du rein. On ne saurait donc se baser sur la bacillurie pour admettre la tuberculose rénale; l'importance de cette notion ne saurait échapper, non seulement au point de vue pratique, mais au point de vue nosographique ; elle apporte un élément précieux dans la discussion encore pendante sur l'existence de la néphrite tuberculeuse.

d) *Dans le sang.* — La recherche du bacille — à l'aide des procédés utilisés pour les exsudats — a donné des résultats très variables. Alors que les Allemands (Liebermeisky, Rosenberger, Schnitter, Rumpf et Leube) arrivent à admettre, *par simple coloration*, la fréquence extrême et durable de la bacillémie, l'opinion française, qui veut le *contrôle de l'inoculation*, est actuellement tout à fait contraire : la bacillémie est exceptionnelle et intermittente (Voir *Soc. d'Etudes Scientifiques sur la Tuberculose*, 1912-1913). Les recherches, que j'ai rappelées plus haut, de Rist et Kindberg, sur la fréquence des décharges bacillémiques intermittentes et terminales, sont fort importantes pour la pathogénie des localisations secondaires qui peuvent se produire au cours de la tuberculose pulmonaire, si ces décharges bacillémiques coïncident avec une rupture de l'état d'équilibre allergique.

*

Telle est la critique qu'on peut, à mon sens, présenter de nos méthodes actuelles de diagnostic de la tuberculose et de leur valeur dans l'étude nosographique générale de cette maladie et de ses diverses manifestations.

De l'ensemble de ces réflexions il me semble qu'on peut dégager les considérations suivantes :

1° Pour affirmer la nature tuberculeuse d'une lésion, il faut constater, dans le tissu suspect, la présence du bacille de Koch, accompagnée de réactions inflammatoires plus ou moins typiques ou atypiques.

2° La constatation de réactions générales humorales, même spécifiques, de bacilles circulants, de lésions inflammatoires sans bacilles ne saurait suffire.

3° Toutes les lésions, tous les symptômes, tous les syndromes qu'on observe chez les tuberculeux ne sont pas fatalement d'origine ni de nature bacillaire.

4° La tuberculose est tellement fréquente (95 o/o des adultes environ, d'après la tuberculino-réaction), qu'on risquerait de lui rattacher toutes les maladies si on se contentait de la réponse des réactions humorales . spécifiques du terrain au lieu d'exiger celle des réactions locales du bacille.

Intradermo-réaction à la tuberculine chez les adultes. Valeur diagnostique et pronostique.

(En collaboration avec Pierre Pruvost, interné des hôpitaux.)

(Extrait du Bulletin de la Société d'études scientifiques sur la Tuberculose, Mars 1912.)

Nous avons pratiqué des intradermo-réactions chez les malades du service avec la tuberculine fournie par l'Institut Pasteur : de la solution au centième, nous avons fait des dilutions au 1/10.000 et au 1/100.000 afin. d'injecter dans le derme deux doses différentes : un centième et un millième de milligramme.

Chez la plupart de nos malades, nous avons fait deux intradermo-réactions en même temps, l'une avec 1/100 de milligramme au bras droit, l'autre avec 1/1.000 de milligramme au bras gauche, toutes deux avec le même volume de liquide, c'est-à-dire 1/10 de centimètre cube.

Nous verrons successivement quelle est la valeur diagnostique que l'on peut donner à ces intradermo et quelle est la dilution qu'il est préférable d'employer ; puis, nous envisagerons la valeur pronostique de ces réactions.

Au point de vue diagnostique, il y a lieu de noter à part les résultats fournis par les deux dilutions afin de pouvoir ensuite les comparer.

Nous avons pratiqué 150 intradermo-réactions avec 1/100 *de milligramme* de tuberculine sur des malades pris au hasard et nous avons trouvé les résultats qui suivent : 113 réactions positives, dont 41 chez des sujets reconnus nettement tuberculeux (tuberculose pulmonaire, épanchements pleuraux sérofibrineux, mal de Pott, hydarthrose tuberculeuse); les 72 autres réactions positives étaient des malades quelconques, parmi lesquels des sujets atteints de rhumatisme articulaire aigu, entérite muco-membraneuse, grippe, asystolie, épilepsie, paralysie générale, artério-sclérose, fièvre typhoïde, angine.

A côté de ces réactions franchement positives, nous en avons constaté 5 qui n'étaient positives que partiellement et qui ne se caractérisaient que par un érythème discret, rosé, sans induration nette; elles correspondaient à des malades emphysémateux, rhumatisants et tuberculeux.

En regard de ces 118 réactions positives, les 32 réactions négatives étaient réparties de la façon suivante : 11 chez des tuberculeux pulmonaires dont l'état général était mauvais et dont nous reparlerons en étudiant la valeur pronostique de l'intradermo ; 21 chez des malades pris au hasard et non soupçonnés de tuberculose cliniquement.

A côté de ces réactions nous devons mettre en parallèle les résultats obtenus par des intradermo faites avec 1/1.000 *de milli gramme de tuberculine :* 111 malades ont été soumis à cette injection; parmi eux, 58 ont réagi positivement; ils comprenaient, d'une part, 17 individus nettement bacillaires, et, d'autre part, 41 sujets pris au hasard et atteints de maladies diverses autres que la tuberculose.

Il restait donc 53 cas négatifs qui se décomposent ainsi : 14 tuberculeux et 39 non tuberculeux cliniquement. Pour ce qui concerne les tuberculeux, nous dirons de suite que leur état général était très mauvais ou leurs lésions suffisamment avancées pour expliquer la négativité de la réaction.

Si, maintenant, nous comparons les résultats des intradermo faites avec ces deux dilutions de tuberculine, nous voyons que les réactions positives sont beaucoup plus nombreuses lorsqu'on opère avec un centième de milligramme, puisque dans ce cas 78 p. 100 des malades réagissent. Au contraire, avec un millième de milligramme, les résultats négatifs sont beaucoup plus nombreux, 47 p. 100 comme réaction globale. Ici donc, c'est la moitié des sujets et non pas les 2/3 comme précédemment qui réagissent. Or, ces résultats négatifs sont, au point de vue diagnostique, plus importants que les résultats positifs : lorsqu'un malade réagit positivement à la tuberculine, on n'en peut pas conclure que la lésion qu'il porte est tuberculeuse ; on peut dire seulement que cette lésion évolue sur un terrain qui contient plus ou moins de bacilles de Koch. Au contraire, si le malade ne réagit pas (nous éliminons évidemment tout sujet porteur de signes cliniques de tuberculose), on peut assurer que l'affection dont il est atteint ou la lésion qu'il porte n'est pas tuberculeuse.

Parmi les observations de malades auxquels nous avons fait des intradermo, il en est deux vraiment démonstratives à ce sujet. L'une était une malade asystolique depuis longtemps, qui fit sournoisement, sans point de côté et sans crachats hémoptoïques, un épanchement pleural droit : la température s'étant élevée et ayant persisté pendant plusieurs jours entre 38 et 39 degrés avec de légères sueurs nocturnes, le diagnostic était hésitant entre une réaction pleurale d'origine tuberculeuse et une réaction d'origine cardiaque. Or, l'intradermo fut pratiquée deux fois chez cette malade avec 1/100 de milligramme de tuberculine, à quinze jours de distance, et fut négative dans les deux cas. L'épanchement, la fièvre et la transpiration diminuèrent bientôt en même temps que les phénomènes asystoliques s'amendèrent. L'autre malade était une jeune fille que l'on croyait atteinte de péritonite tuberculeuse, elle avait été mise au traitement de recalcification et, malgré cela, le ventre augmentait de volume : c'est sur ces entrefaites que l'opération fut décidée, sur l'avis du chirurgien. Or, l'intradermo, faite à deux reprises chez cette malade, avait été deux fois négative et ce résultat coïncida avec celui de la laparotomie qui montra que l'on était en présence d'un kyste de l'ovaire.

Ces intradermo négatives, chez des individus ne portant pas de lésions tuberculeuses appréciables cliniquement, ont un certain intérêt puisqu'elles permettent de mieux fonder le diagnostic : il y a donc une certaine importance à trouver une dilution de tuberculine qui fournisse le maximum de réactions négatives, sans que cependant la réaction soit modifiée chez des malades nettement tuberculeux. C'est pour cette raison que nous croyons préférable d'employer la dilution de tuberculine au millième de milligramme. Nous l'avons trouvée bien plus fréquemment négative chez des sujets pris au hasard qui n'avaient pas de lésions tuberculeuses apparentes en évolution.

Et, d'autre part, chez les tuberculeux, cette dilution faible nous a toujours donné des résultats semblables à ceux qui correspondent à la dilution plus forte, et que nous retrouverons en parlant de la valeur pronostique des intradermo. Nous avons bien noté que quelques tuberculeux réagissaient à la dilution forte et restaient insensibles à la dilution faible, mais dans ces cas la réaction positive obtenue était toujours très minime (érythème peu étendu, induration très limitée, durée très courte de la réaction) et coïncidait avec des lésions avancées ou un état général mauvais.

Il nous semble donc que : 1° la dilution de choix est une solution de tuberculine telle que l'on injecte un millième de milligramme ; 2° que l'intradermo-réaction ne possède de valeur diagnostique que si l'on considère les résultats négatifs : toutefois, nous devons ajouter que cette négativité perd de son importance s'il s'agit de sujets anémiés ou cachectiques, comme nous l'avons vu chez quelques cancéreux du service, qui, tous sans exception, n'ont pas réagi.

Nous devons ajouter que, parmi ces intradermo, il en a été pratiqué chez des malades en pleine évolution syphilitique, malades ne présentant pas de lésions des sommets. Chez ces malades, dont le Wassermann était positif, les réactions furent négatives : deux fois avec les deux dilutions, en particulier chez une femme ayant une éruption secondaire papuleuse généralisée; deux autres fois, la réaction ne fut négative qu'avec la dilution faible. Ces faits viennent une fois de plus contredire les résultats que M. Nicolas avait trouvés chez les syphilitiques et que l'un de nous a déjà critiqués (1).

Si la valeur diagnostique de l'intradermo chez l'adulte n'a qu'une importance restreinte, cette réaction nous paraît avoir un intérêt tout spécial lorsque l'on envisage *sa valeur pronostique*.

Nos recherches chez les individus porteurs de lésions bacillaires, évidentes cliniquement, nous ont amené aux résultats suivants :

La réaction était très nette, même intense, dans les tuberculoses à forme lente, torpide, sans fièvre, sans lésions avancées ; elle était surtout très marquée chez les pottiques n'ayant pas d'abcès par congestion ; nous avons noté chez ces malades un nodule avec érythème périphérique du volume d'une pièce de 2 à 5 francs ; plusieurs fois le centre du nodule était jaunâtre, d'aspect phlycténoïde.

D'autres fois, la réaction était nette, de moyenne intensité, apparaissant six à dix heures après l'injection sous forme d'un nodule érythémateux de la grandeur d'une pièce de 1 franc (avec la dilution forte) ou de 0 fr. 50 (avec la dilution faible). Nous l'avons rencontrée dans les tuberculoses bénignes (emphysème), dans les épanchements pleuraux séro-fibrineux primitifs, qui réagissent toujours nettement à la tuberculine, dans les cas de tuberculose pulmonaire chronique à évolution lente, avec peu de fièvre et état général satisfaisant. L'un de nos malades présentait une hémo-

<hr>

(1) Emile SERGENT : « Valeur de la réaction à la tuberculine chez les syphilitiques. » (Soc. d'études scient. sur la tuberculose, novembre 1911.)

ptysie légère qui s'arrêta très rapidement; un autre présentait d'un seul côté des lésions cavitaires torpides, sans fièvre, sans transpirations ; les autres avaient des lésions d'infiltration ou de ramollissement très limitées.

Chez d'autres sujets, la réaction, tout en restant nettement positive, nous est apparue plus petite, soit sous l'aspect d'un érythème franc du volume d'une pièce de o fr. 5o, soit sous forme d'un nodule rouge de la grandeur d'une pièce de o fr. 5o ou d'une lentille, suivant que l'intradermo avait été faite avec un centième ou un millième de milligramme. Nous avons noté cette réaction chez des tuberculeux à lésions avancées avec état général atteint, amaigrissement, sueurs passagères, mais sans cachexie. L'une de nos malades présentait une pneumonie caséeuse datant de trois mois (excavation sous l'aisselle gauche, expectoration peu abondante).

Chez plusieurs malades, la réaction fut positive avec 1/100 de milligramme et négative avec 1/1000 de milligramme ; la réaction positive se présentait sous forme d'un petit nodule incolore ou rosé, d'un simple érythème du volume d'une lentille. Ces malades étaient tous des tuberculeux à lésions multiples dont l'état général était très alarmant (fièvre hectique, sueurs); l'un d'eux en particulier avait des cavernes aux deux sommets, une tumeur blanche du coude en évolution et un mal de Pott dorsal.

Enfin, nous avons noté des réactions négatives avec les deux dilutions de tuberculine dans deux formes de tuberculose : d'une part, chez tous les cachectiques bacillaires avec entérite, néphrite, ou broncho-pneumonie caséeuse, ou encore granulie ; d'autre part, chez des tuberculeux en état de moindre résistance momentanée. En particulier, nous avons noté une réaction négative chez un malade entré pour une hémoptysie très abondante qui se prolongea dix jours, hémoptysie de début chez un malade présentant antérieurement un bon état général et des lésions très discrètes au sommet droit ; douze jours après son entrée, l'hémoptysie étant guérie, nous avons refait une intradermo qui fut positive; un mois après, le malade sortait en très bon état de santé.

De ces résultats, nous pouvons conclure que le degré d'intensité de l'intradermo est en raison directe du degré de résistance du malade. Si celui-ci est affaibli momentanément, comme dans le cas de l'hémoptysie précédente, ou si cet affaiblissement est définitif et dure depuis un certain temps, le malade ne réagit pas. Au contraire, si le malade lutte bien, s'il conserve ses forces malgré des lésions profondes, dans ce cas il réagit à la tuberculine. Dans certaines circonstances, lorsque les résultats sont douteux, si l'on est en présence d'une poussée ou d'un accident, et si l'on désire connaître l'évolution ultérieure de la maladie, il semble que l'on puisse préciser le pronostic en pratiquant des intradermo à plusieurs semaines de distance, comme cela nous est arrivé dans l'observation d'hémoptysie déjà signalée.

Pour le pronostic, comme pour le diagostic, il nous semble préférable d'employer comme dose un millième de milligramme. Si nous nous reportons, en effet, aux résultats intermédiaires signalés, c'est-à-dire positifs avec la dilution forte, négatifs avec la dilution faible, nous devons reconnaître que les observations qui leur correspondent appartiennent à des malades très atteints, dont le pronostic était très grave; nous pouvons donc dire que la dilution faible donne une plus grande sensibilité dans les réactions. Chez un de nos malades, atteints de lésions de ramollissement aux deux sommets, se trouvant dans un état général moyen, la réaction négative avec 1/1.000 de milligramme a précédé de six à huit jours une poussée aiguë avec hémoptysie, alors qu'elle avait été légèrement positive avec 1/100. La dilution faible a donc été particulièrement sensible dans ce cas.

L'intradermo-réaction à la tuberculine et la recherche du caractère évolutif de la tuberculose.

(*Société Médicale des Hôpitaux*, 2 mai 1919.)
(A propos de la communication du Dr P. Pruvost, sur ce sujet.)

Au cours de ces cinq dernières années, ayant eu à expertiser, en raison de mes fonctions spéciales, un très grand nombre de militaires tuberculeux, ou réputés tels, j'ai perçu, plus que je ne l'avais fait jusqu'alors, la très grande difficulté qu'il y a pour le médecin à apprécier si les localisations pulmonaires décelées par les signes physiques sont en évolution active ou cicatricielles. Je n'insisterai point ici sur les éléments de cette appréciation que j'ai étudiés ailleurs (*Journal médical français*, décembre 1918 (1); je me bornerai à signaler que je me suis demandé si la valeur pronostique de la tuberculino-réaction, connue de tous les phtisiologistes, ne pourrait être utilisée. Pourrait-on trouver un rapport direct entre le degré de la réaction et le degré évolutif de la lésion? Serait-il possible d'étendre à la solution de ce problème clinique les conclusions des recherches dont nous avions, en mars 1912, mon ancien interne Pruvost et moi, apporté les résultats à la *Société d'Etudes scientifiques sur la Tuberculose*, lorsque nous avions étudié la valeur diagnostique et pronostique de l'intradermo-réaction à la tuberculine chez l'adulte ? (Voir l'article précédent). Je conseillai au Dr Pruvost, qui était devenu mon adjoint à l'hôpital sanitaire du Vésinet, de vérifier cette hypothèse en cherchant si, avec des dilutions de plus en plus étendues de tuberculine, introduites, sous un volume constant, par intradermo-réaction, on ne trouverait pas une sorte de dose limite provoquant une réaction positive pour une tuberculose encore active et restant négative pour une tuberculose éteinte.

Les résultats obtenus (Voir le détail de sa communication) établissent nettement que cette hypothèse ne peut être confirmée. La valeur pronostique de l'intradermo-réaction n'existe qu'autant qu'il s'agit de reconnaître si un tuberculeux en évolution est, dans le moment présent, en état de défaillance allergique ; elle ne peut servir à établir si une tuberculose, physiquement constatée, est encore active ou ne l'est plus. *L'intradermo-réaction à la tuberculine fixe, par ses caractères, par le degré de son intensité, le degré de résistance de l'organisme, mais elle ne peut fixer le degré d'intensité de la lésion.*

Il en est de même de la cuti-réaction. Dans le même temps, en effet, où Pruvost faisait au Vésinet les recherches dont il expose

---

(1) Voir au chapitre Pronostic l'article « Sur la difficulté d'apprécier si une tuberculose pulmonaire chronique est à évolution active ou non. »

la technique et les résultats dans sa communication, je poursuivais à la Charité, avec mon ancien assistant militaire, le Dr Labro, et avec mon interne, Mme Corot de Tannenberg, une série de recherches du même ordre, à l'aide de la cuti-réaction. Avec la cuti-réaction, il n'est pas possible de fixer la dose de tuberculine absorbée, on ne peut se baser que sur l'importance de la réaction locale. Or, les résultats nous ont conduits aux mêmes conclusions. Les réactions nettement positives ont été obtenues aussi bien chez des tuberculeux cavitaires ou ayant de grosses lésions ouvertes que chez des sujets ne présentant que des signes très circonscrits, soit des lésions bénignes en évolution, soit des lésions anciennes, scléreuses, cicatricielles. Les réactions très faiblement positives ont été constatées aussi bien chez des tuberculeux cachectiques que chez des sujets en voie de cicatrisation ou, même, ne présentant pas de signes apparents de tuberculose.

La tuberculose pulmonaire de l'adulte.
Les éléments du diagnostic étudiés en général (1).
(*Progrès Médical*, 4 octobre 1919.)

Mon intention n'est pas de passer en revue au cours de cette conférence toutes les formes cliniques de la tuberculose pulmonaire de l'adulte : pareil exposé demanderait de trop grands développements. J'en ferai seulement une énumération rapide, en soulignant surtout celles dont le diagnostic peut présenter de grosses difficultés et insistant sur les moyens pratiques dont dispose le médecin pour l'établir.

De suite nous nous heurtons aux obstacles presque insurmontables qu'ont rencontrés tous ceux qui ont tenté de classer les multiples formes cliniques que peut présenter la tuberculose pulmonaire ; leur polymorphisme est tel que l'on peut dire, sans crainte d'exagération : autant de malades autant de variétés diffé-

(1) Conférence faite à l'hôpital de la Charité, le 12 juin 1919, et recueillie par M. Bordet, intrne du service.

rentes. Nombre de classifications ont été successivement proposées, puis abandonnées ; les unes basées sur la forme anatomopathologique des lésions (Bayle), d'autres sur les principaux symptômes (Laënnec, Plicque, etc.) ou sur l'étendue des lésions (Turban, Gerhardt). Or, ce serait faire une grossière erreur que de croire que la même lésion anatomique se traduit toujours par les mêmes signes cliniques, ou que tel ensemble symptomatologique correspond invariablement au même processus anatomo-pathologique. Pour répondre à de telles objections Küss fit entrer en ligne de compte non seulement l'étendue des lésions, mais aussi, et en même temps, leurs diverses tendances évolutives· Sa conception fut le point de départ de la classification proposée par Bard, classification basée d'une part sur les localisations anatomiques et d'autre part sur leurs modalités évolutives. Cet auteur distingue quatre formes anatomiques principales : les formes *parenchymateuse, interstitielle, bronchique et post-pleurétique,* auxquelles il convient d'ajouter une *forme septicémique.*

Chacune de ces formes comprend un certain nombre de subdivisions basées sur les caractères de l'évolution clinique.

Pour si schématique que soit cette classification, elle a le mérite de mettre un peu d'ordre dans une revue rapide de l'ensemble des modalités cliniques que peut affecter la tuberculose pulmonaire.

1º La *forme parenchymateuse* comprend, d'une part, la *tuberculose abortive* de Bard, d'autre part, les *formes progressives, extensives,* qui, suivant la prédominance des processus caséeux ou fibreux, prendront le nom de formes caséeuses, fibro-caséeuses, fibreuses. Ces dernières affecteront tantôt le masque de la sclérose dense, tantôt celui de la sclérose diffuse avec emphysème.

2º Dans la catégorie des *formes interstitielles* rentrent la granulie généralisée, la granulie pulmonaire suppurée, la granulie migratrice, la granulie discrète. Il s'agit là, le plus souvent, de processus évolutifs aigus dans lesquels les signes généraux dominent la scène sans que, parfois, la recherche du bacille, seul signe de certitude, donne des résultats positifs. Certaines variétés, par leurs signes fonctionnels, simulent l'asthme ; d'autres affec-

tent une allure de fièvre typhoïde, d'où la dénomination de typho-
bacillose que leur a donnée Landouzy. Voisinant avec ce groupe,
prennent place les *formes septicémiques*, décelables grâce à la bacillémie et à la bacillurie, dont la recherche nécessite une technique
qui ne peut aisément être assurée dans la pratique courante.

3° Parmi les *formes bronchiques* citons la bronchite capillaire
diffuse, plus fréquente chez l'enfant, la broncho-pneumonie nodulaire tuberculeuse et, comme variétés à allure chronique, la bronchite chronique profonde avec dilatation des bronches, et la bronchite chronique superficielle avec emphysème.

4° La *tuberculose post-pleurétique* comprend la forme pleurétique proprement dite, reliquat de la pleurésie *a frigore*, les pleurites à répétition de Piéry et la pleurite apicale, dont j'ai précisé
les caractères. Dans les cas de pleurésie à grand épanchement
l'évolution est, en général, bénigne, l'atteinte pulmonaire est
minime. Dans d'autres cas, au contraire, la zone corticale pulmonaire est le siège de processus actifs qui, suivant leur importance
et leur mode d'évolution, donnent lieu aux formes corticales
fibreuses, à la pneumonie chronique pleurogène, à la forme corticale fibro-caséeuse.

Cette énumération suffit à montrer combien est étendu le polymorphisme de la tuberculose pulmonaire de l'adulte. Combien
apparaît-il plus grand encore lorsqu'on se souvient des *formes
latentes larvées*, dont je vous ai parlé dans la précédente conférence et qui élargissent ce cadre déjà si vaste, en donnant à ses
contours une démarcation quelque peu imprécise.

*
* *

Comment, dans un cas donné, faut-il procéder pour éviter de
pécher par excès ou par défaut, pour ne pas verser dans la tuberculophobie, pour savoir s'il s'agit, oui ou non, d'une affection de
nature tuberculeuse. Ce sera surtout dans les cas douteux, dits
« suspects », qu'il faudra s'entourer de toutes les garanties d'examen, recourir à l'ensemble des procédés d'exploration actuelle-

ment en usage et ne se prononcer qu'après avoir recueilli la plus grande somme des éléments d'information. ,

On devra se souvenir, ainsi que je me suis attaché à le préciser, que le diagnostic de la tuberculose pulmonaire comporte deux étapes : tout d'abord un *diagnostic de nature et de localisation*, qui vise à établir le siège et la nature tuberculeuse de la lésion, ensuite, un *diagnostic d'évolution*, qui a pour but de rechercher si cette localisation pulmonaire, ainsi reconnue tuberculeuse, est en évolution active ou non· Ces deux étapes du diagnostic sont fondées sur l'interprétation de la valeur des constatations recueillies par un examen complet, méthodiquement poursuivi.

Voyons, tout d'abord, quels sont les *éléments du diagnostic de localisation.*

Ils sont constitués par l'ensemble des signes physiques et des constatations microscopiques recueillies par l'examen des crachats.

Or, il faut bien se convaincre que pas un signe stéthoscopique, que pas un signe de localisation, n'est pathognomonique de la tuberculose. Si, en combinant les divers procédés d'investigation clinique, on a pris l'habitude de rechercher les signes physiques principalement dans la zone apicale, c'est surtout parce que les sommets se laissent facilement explorer, parce qu'une lésion, même peu étendue, risque moins d'y passer inaperçue, tandis qu'ailleurs elle a beaucoup de chances de demeurer longtemps indécelable, au centre d'une épaisse couche de parenchyme pulmonaire par exemple. D'ailleurs, ces mêmes signes, on les retrouve tout aussi bien dans d'autres affections que la tuberculose pulmonaire, chez d'anciens blessés de poitrine, par exemple.

Cela est vrai surtout pour les signes radioscopiques ou radiographiques, aucune image n'étant spéciale à la tuberculose ; bien plus, l'examen radiologique ne peut fournir, à lui seul, aucune certitude sur la variété de la lésion anatomique, et il serait téméraire de vouloir, par un simple examen aux rayons X, distinguer une sclérose apicale d'origine traumatique d'une induration tuberculeuse du sommet.

La recherche des signes physiques nous permet seulement de conclure à l'existence d'une localisation pulmonaire dont l'examen des crachats, s'il y en a, nous révélera seul la nature. La présence de bacilles dans l'expectoration constitue le seul signe de certitude, sans lequel il est impossible d'affirmer le diagnostic de tuberculose pulmonaire. Dans l'intérêt du malade et de son entourage c'est une recherche que tout médecin ne doit jamais négliger de faire. C'est elle qui permettra de poser un diagnostic précoce, précoce non pas dans le sens où on l'entend quelquefois, c'est-à-dire aussi voisin que possible du début de la tuberculose, mais dans le sens pratique, c'est-à-dire aussi voisin que possible du moment où le diagnostic ferme peut être établi. J'entends dire par là que bon nombre de prétendues bronchites chroniques seraient plus rapidement reconnues comme des manifestations de la tuberculose si on n'attendait pas plusieurs mois, sinon davantage, avant de songer à faire l'examen bactériologique des crachats (1).

La constatation du bacille de Koch dans l'expectoration ne laisse aucun doute sur l'existence d'une localisation pulmonaire. Avec une technique rigoureuse, les causes d'erreur sont rares. Cependant certains bacilles acido-alcoolo-résistants, provenant parfois des enduits pathologiques de la muqueuse buccale, peuvent se trouver dans l'expectoration et être la cause d'un diagnostic erroné.

Les autres recherches de laboratoire ont une valeur beaucoup plus relative ; l'albumino-réaction peut être d'un certain secours, mais elle est loin d'avoir une valeur absolue ; l'examen cytologique des crachats fournit des renseignements intéressants, mais ne comporte aucune conclusion radicale.

Quant aux diverses variétés de tuberculino-réaction elles n'ont, chez l'adulte, aucune valeur diagnostique. Presque toujours positives (96 o/o des adultes donnent une réaction positive) elles indiquent l'existence d'une imprégnation tuberculeuse, mais elles ne permettent pas d'en rapporter la source à une lésion pulmonaire. Elles ont la valeur d'un élément de diagnostic général et non d'un signe de localisation.

(1) Voir à l'appendice : Le diagnostic précoce de la Tuberculose et son importance au point de vue social.

J'en dirai autant du séro-diagnostic, qui a une certaine valeur quand il est négatif, et de la recherche de l'indice opsonique, qui a une bonne valeur pronostique. Je ferai une exception pour la réaction de l'antigène, qui contient une certaine signification de localisation. Au reste, toutes ces réactions humorales seront étudiées en détail, dans une prochaine conférence de cette série, par M. Pruvost (1).

En somme, en matière de tuberculose pulmonaire, ou bien le diagnostic est très facile grâce à la mise en évidence immédiate du bacille, ou bien il est très dificile, et il faut s'astreindre à poursuivre très méthodiquement les recherches qui permettront de vaincre les difficultés.

Il arrive souvent que la découverte de bacilles dans les crachats conduit à recommencer un examen stéthoscopique et radioscopique jusque-là négatif.

Je vous ai dit que, seule, la constatation du bacille permettait d'affirmer la tuberculose ; il convient d'ajouter que ce serait une erreur de croire que les tuberculeux n'expectorent des bacilles qu'à la 2ᵉ ou à la 3ᵉ période ; ces termes, d'ailleurs, doivent être rayés de la nomenclature clinique : ils ne désignent que des périodes anatomiques et non cliniques, et chacun connaît la fréquence relative de ces vieux cracheurs de bacilles, porteurs de grosses cavernes qui n'évoluent pas. Toutefois, si un résultat bactériologique positif est suffisant pour certifier le diagnostic de tuberculose, plusieurs examens négatifs ne suffisent pas pour l'éliminer, car il est exagéré de prétendre qu'il n'y a aucune forme évolutive en dehors de celles qui s'accompagnent d'expectoration de bacilles. La non-constatation de bacilles n'autorise pas à exclure le diagnostic de tuberculose ; mais en l'absence de bacilles (seul signe de certitude), les autres signes n'ont qu'une valeur de présomption ou de probabilité.

Il ne faut pas se borner à ne rechercher les signes physiques de localisation qu'au sommet : si c'est là qu'on les trouve le plus aisément et le plus souvent, il n'en est pas moins vrai qu'ils peu-

(1) P. PRUVOST. « Réactions humorales dans la tuberculose pulmonaire ou chronique » (*Gazette des Hôpitaux*, 6 septembre 1919). Voir, en outre, les chapitres précédents de ce Recueil.

vent se rencontrer partout, à la base, dans la région interscapulo-vertébrale et, surtout, dans la portion axillaire de la zone scissurale.

L'importance des signes fonctionnels et généraux apparaît maintenant avec évidence pour étayer un diagnostic que les signes de localisation rendent déjà probable, même en l'absence du bacille. Ces signes vont nous renseigner sur l'état évolutif de la lésion Ils constituent l'ensemble des *éléments du diagnostic d'évolution*, qu'il nous reste à examiner.

Ici, ni les signes physiques, ni la présence du bacille, ne sont des éléments d'appréciation suffisants ; ce sont les troubles fonctionnels (toux, expectoration, hémoptysie, dyspnée, douleurs thoraciques, valeur spirométrique, indice respiratoire) et, surtout, les signes généraux (poids, température, tachycardie, transpirations nocturnes, troubles dyspeptiques, anémie, asthénie, état de la tension artérielle, intensité de la tuberculino-réaction) qui permettront de juger de l'état, évolutif ou non, des lésions constatées.

Nous étudierons tous ces signes en détail dans une prochaine conférence et nous verrons la valeur qu'il faut accorder à chacun d'eux. Dans mon article du *Journal médical français* (décembre 1918) (1), je me suis attaché à montrer que ce diagnostic d'évolution ne repose pas sur des signes absolus, mais qu'il est le résultat de l'interprétation de constatations recueillies par une technique sûre mise au service d'une expérience prolongée et qu'il comporte une large part pour l'impression personnelle.

Pour terminer, je vous rappellerai ma formule :

Le diagnostic de la tuberculose ne peut et ne doit être que l'interprétation de l'ensemble des constatations fournies par les divers moyens et procédés d'exploration de l'appareil respiratoire. De là découle la nécessité, dans tous les cas suspects, de mettre les malades en observation prolongée, de renouveler les examens, de recueillir toutes les informations cliniques possibles et de ne rejeter le diagnostic de tuberculose que si, plusieurs résultats bactérioscopiques étant restés négatifs, la maladie fait sa preuve par ailleurs·

(1) Voir la note de la page 50.

B. NOTIONS SUR LE DIAGNOSTIC PHYSIQUE (1)
(STÉTHOSCOPIQUE ET RADIOSCOPIQUE)

DIAGNOSTIC DE LOCALISATION

Dans quelle région du sommet faut-il chercher les premiers signes physiques de la tuberculose pulmonaire?

(Extrait des *Bulletins et Mémoires de la Société Médicale des Hôpitaux de Paris*. Séance du 14 juin 1912.)

Depuis mon internat, j'ai toujours été frappé par la fréquence de l'apparition initiale et de la prédominance des signes physiques de la tuberculose dans la fosse sus-épineuse. Depuis que j'ai des élèves, je leur ai toujours enseigné à explorer le sommet, surtout en arrière, contrairement à l'habitude qu'ils ont, en général, de l'explorer en avant. C'est ainsi que mon ancien interne, Stéphen Chauvet, a été conduit, au cours de l'année qu'il passa dans mon service de consultation de Necker, il y a quatre ans, à préciser, sur un grand nombre de malades, la valeur séméiologique d'une zone très limitée de la partie tout à fait interne de

(1) On trouvera dans la 4e partie des articles et mémoires qui compléteront la lecture de ce chapitre, notamment les mémoires sur la *Pleurite du sommet.*

la fosse sus-épineuse, à laquelle il donna le nom très imagé de
zone d'alarme (1).

L'observation attentive m'a convaincu personnellement que cette
dénomination était parfaitement exacte et légitime. C'est là qu'il

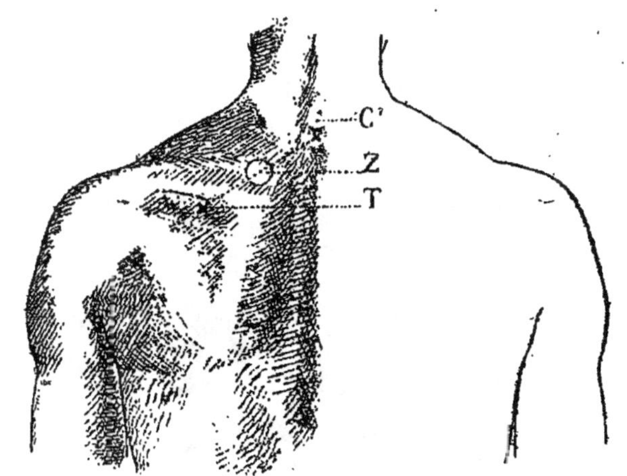

Fig. 1. — Zone d'alarme.
C' 7e cervicale — T tubercule du trapèze — Z zone d'alarme.

faut chercher les premiers signes de la tuberculisation des sommets; c'est là qu'on les trouve le plus souvent, et cela, parce que
cette région correspond précisément à la partie la plus accessible
à une exploration complète, en raison des dispositions anatomiques qui favorisent, mieux que partout ailleurs, la transmission des sons et facilitent l'examen.

Quelle est donc exactement la zone d'alarme de Chauvet?

Elle correspond à la partie tout à fait interne de la fosse sus-
épineuse et confine par en bas à l'espace interscapulo-vertébral.
Pour la délimiter, on procède de la façon suivante : du milieu de
l'espace qui sépare l'apophyse épineuse de la 7e cervicale de celle

(1) Stéphen CHAUVET. Séméiotique de la fosse sus-épineuse. Zone d'alarme
dans la tuberculose. *Presse Médicale*, 4 novembre 1908.

de la 1re dorsale, on tire une ligne jusqu'au tubercule saillant sur l'épine de l'omoplate et dénommé, par Poirier, tubercule du trapèze; sur le milieu de cette ligne, pris comme centre, on décrit une circonférence du diamètre d'une pièce de cinq francs; cette circonférence circonscrit la zone d'alarme.

Il suffit de jeter un regard sur les radiographies et sur les figures ci-jointes pour constater que cette zone répond exactement au sommet du poumon. Les radiographies montrent nettement qu'un point de repère métallique, fixé au centre de la zone

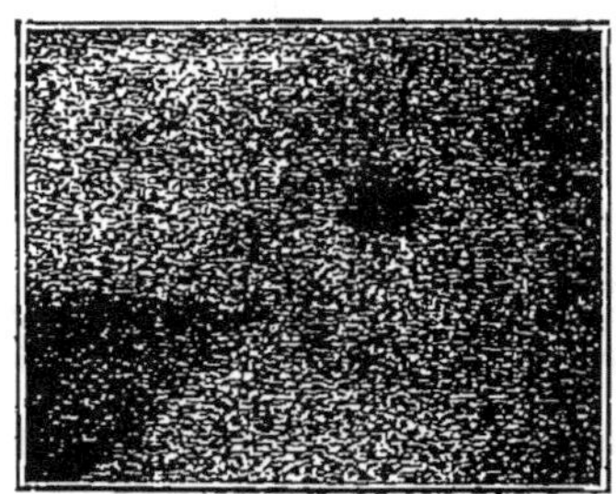

Fig. 2. — Projection du sommet
(radiographie, position ventrale).

d'alarme, se projette dans le dôme même du poumon et qu'il correspond en arrière à la partie *tout à fait interne de la fosse sus-épineuse* et, en avant, à la partie *tout à fait interne du creux sus-claviculaire, à une hauteur notable au-dessus de la clavicule.*

Ces radiographies, qui ont été prises sur un malade dont la cage thoracique pouvait être considérée comme normalement construite, montrent combien est grande l'erreur de ceux qui prétendent ausculter ou percuter le sommet, lorsqu'ils auscultent ou percutent le creux sous-claviculaire ou les parties moyenne ou externe de la fosse sus-épineuse. Elles établissent que l'exploration, en arrière comme en avant, du sommet doit être faite *tout à fait en dedans* (zone d'alarme et fossette sterno-cléido-mastoïdienne) et *beaucoup plus haut* qu'on en a coutume.

A cet égard, elles précisent les données que nous devons aux anatomistes sur la hauteur de projection du sommet sur la paroi et montrent que celui-ci déborde la clavicule de 4 à 5 centimètres, comme le veulent Cruveilhier et Richet, et non pas seulement de 1 à 2 centimètres, comme le veulent Sappey et Poirier.

Elles prouvent, sans constestation possible, que, si on ausculte ou percute sous la clavicule, ce n'est pas le sommet qu'on ausculte ou percute, mais bien la partie moyenne du lobe supérieur.

Ainsi, à mon sens, se trouve établie l'indéniable supériorité de la région sus-claviculaire interne et de la région sus-épineuse interne sur les autres régions, dans la recherche des signes physiques de la tuberculose au début.

Des raisons d'ordre physique, relatives à la transmission des sons, plaident dans le même sens. Il est évident que les bruits pulmo-

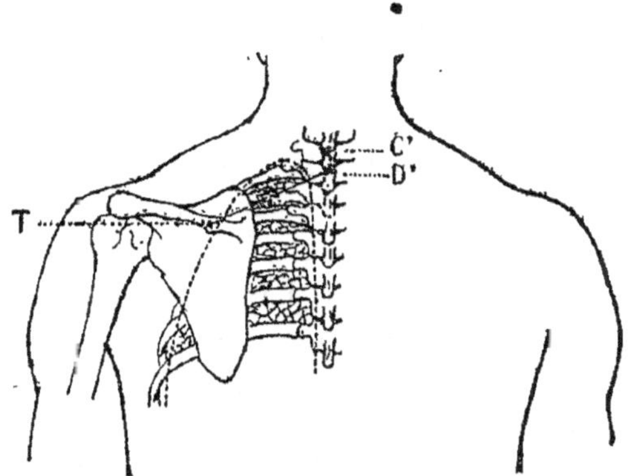

Fic. 3 — Projection de la zone d'alarme.
C' 7° cervicale — D' 1re dorsale — T tubercule du trapèze.

naires et le son de percussion se transmettent d'autant plus facilement que l'épaisseur des parties molles qui recouvrent la cage thoracique est moindre. Or, dans les parties moyenne et externe de la fosse sus-épineuse, la présence du muscle sus-épineux et de l'omoplate, l'interposition, entre l'omoplate et les côtes, du muscle sous-scapulaire et d'une couche plus ou moins molle de tissu cellulo-adipeux, obscurcissent le murmure vésiculaire, éteignent les bruits adventices, interceptent les vibrations vocales et atténuent l'intensité du son de percussion; de même, en avant, sous la clavicule, la présence des muscles pectoraux et d'une couche de graisse, parfois assez forte, surtout chez la femme, alors qu'il s'agit de malades qui ne sont pas encore amaigris. Dans la partie tout à fait interne de la fosse sus-épineuse, au contraire, l'épaisseur des parties molles est réduite au minimum et représentée presque exclusivement par le trapèze. Bien plus, si on prend soin d'imposer au malade une attitude de détente complète destinée à éviter la contracture des muscles périscapulaires et consistant simplement à leur faire prendre la position classique, les épaules tombantes, les avant-bras posés sur les cuisses, on réalise les conditions les plus favorables à la conductibilité des sons, l'élasticité du plan costo-musculaire demeurant parfaite· Dans la partie tout à fait interne du creux sus-claviculaire, ces conditions sont plus difficilement réalisables, étant donné que l'exploration de cette région nécessite de la part du sujet une extension plus ou moins complète de la tête mettant en jeu la contraction des muscles et surtout la tension des aponévroses. Ajoutons que, si la percussion et la palpation du creux sous-claviculaire peuvent être pratiquées sans difficulté, l'auscultation immédiate y est presque impossible et doit céder la place à l'auscultation médiate à l'aide du stéthoscope. Sans doute, ce n'est là qu'une objection de faible importance, encore qu'il soit nécessaire de convenir qu'elle s'appuie sur la nécessité d'une éducation spéciale, en raison de la modification des bruits pulmonaires par le stéthoscope. Notons, en outre, que, dans cette région, le bruit trachéal voisin et les bruits vasculaires possibles concourent à rendre assez délicate l'interprétation des signes fournis par l'auscultation. Ces réserves faites, je reconnais avec Courtellemont (*La Clinique*, 1ᵉʳ novembre 1907) qu'il est regrettable de constater combien l'exploration sus-claviculaire est tombée en désuétude, alors qu'elle peut donner des résultats si précieux, ainsi que l'ont rappelé tout récemment encore, ici même, Ramond, Rist et Lemoine (*Soc. Méd. des Hôp.*, 15 avril 1910). Il n'en est pas moins vrai que c'est à ces difficultés de technique que le creux sus-claviculaire a dû son abandon, de même, d'ailleurs, que le creux axillaire, dont l'exploration est bien loin de donner, il est vrai, des renseignements utiles en matière de tuberculose.

C'est pour des raisons du même ordre, mais inverses, que l'examen des sommets, depuis Laënnec, a été communément pratiqué dans la fosse sus-épineuse et dans le creux sous-claviculaire, régions éminemment accessibles. Mais il convient de ne pas s'en tenir à cette seule considération dans le choix de la région d'élection et de se baser surtout sur les données que je viens de rappeler et qui visent à préciser les zones de projection véritable du sommet. Au reste, Grancher, qui accordait ses préférences à la région sous-claviculaire, reconnaît qu'on entend quelquefois les premiers craquements dans la fosse sus-épineuse; il ajoute, il est vrai, que « les signes les plus délicats de la période de germination y sont mal perçus, à cause de l'épaisseur des masses musculaires qui séparent l'oreille du poumon ». A cette restriction, je ne puis que souscrire lorsqu'il s'agit des zones moyenne et externe de la fosse sous-épineuse.

Mais j'estime qu'il convient, comme l'a déjà montré Letulle dans une série d'articles de la *Presse Médicale* (novembre et décembre 1905) de distinguer trois zones dans la fosse sus-épineuse : zone externe, zone moyenne, zone interne, et j'ajoute que c'est à la partie tout à fait interne de cette zone interne, dénommée par certains, et notamment par Kuss, « isthme du poumon », qu'il faut accorder la préférence, c'est-à-dire à la zone d'alarme de Chauvet. C'est là que l'on trouve les renseignements les plus précoces et les plus complets, ainsi que j'ai pu m'en assurer par une recherche systématique, portant sur plusieurs centaines de malades. Sur cent fiches, prises au hasard, de tuberculose au début, je relève les constatations suivantes : 68 *fois*, les premiers signes sont notés dans la zone d'alarme, 16 *fois* dans le creux sous-claviculaire, 16 *fois* dans ces deux régions en même temps; par conséquent, dans plus des trois quarts des cas, la zone d'alarme est le siège des premiers signes physiques.

Bien plus, ce ne sont pas seulement les premiers signes, les simples modifications initiales du murmure vésiculaire, qu'on trouve dans cette zone, ce sont aussi les signes plus complets, plus nombreux des périodes plus avancées, qui y prédominent tout d'abord, ainsi qu'on peut s'en assurer, si on suit les malades un temps suffisant. Il m'est arrivé bien souvent de trouver dans la zone d'alarme de petits foyers de ramollissement, de petites cavernules, tout à fait isolés et limités, tels qu'on en trouve si souvent aux autopsies, et qui auraient complètement échappé à mon investigation si j'avais exploré seulement le creux sous-claviculaire et la partie moyenne de la fosse sus-épineuse. J'ai fait si souvent de telles constatations que ma conviction est, aujourd'hui, fermement établie·

Ces constatations m'on conduit à admettre que la tuberculose est plus fréquente au sommet droit qu'au sommet gauche, que, tout au moins, elle débute plus souvent par le sommet droit que par le gauche. Sur 100 fiches, prises au hasard, je note le sommet droit 56 *fois*, le sommet gauche 28 *fois*, les deux sommets 16 *fois*, ce qui fait près des 2/3 des cas pour le sommet droit.

Or, les opinions, sur ce point, sont partagées; alors que Laënnec, Fournet... admettent la prédominance du sommet droit, Grancher, Marfan, Morgagni, Louis, Andral se prononcent en faveur du sommet gauche. Je pense que, à cet égard, l'exploration de la zone d'alarme est importante; je n'ignore point qu'il est fréquent de noter au sommet droit, à l'état physiologique, — sauf chez les gauchers, — un son plus obscur, des vibrations vocales plus fortes, une respiration moins moelleuse, parfois même une tendance à la bronchophonie, et je sais que Grancher n'accordait une réelle valeur à ces signes que lorsqu'ils siégeaient au côté gauche. Toutefois j'estime que les résultats fournis par une exploration méthodique de la zone d'alarme *à toutes les périodes de la tuberculose* sont tellement concordants qu'ils sont de nature à modifier quelque peu l'absolutisme de cette formule, et je conclus en insistant sur la valeur des indices que fournit cette exploration et sur la signification réelle de la dénomination que Chauvet a si justement donnée à cette zone.

Dans quelle région du poumon faut-il chercher les premiers signes physiques de la tuberculose pulmonaire chronique?

(Monde Médical, 25 décembre 1912 et 5 janvier 1913.)

La première loi de Louis : « les tubercules siègent primitivement au sommet des poumons et ils y sont toujours plus anciens qu'à la base » exprime encore, pour la majorité des médecins, une sorte d'axiome clinique. Aussi bien, ai-je cru pouvoir intituler ma communication à la Société Médicale des Hôpitaux, le 14 juin 1912 : « Dans quelle région du sommet faut-il chercher les premiers signes physiques de la tuberculose pulmonaire? » Or, l'intéressante discussion qui s'éleva à propos de cette communication et à laquelle prirent part L. Bernard, Ribadeau-Dumas, Rist, Etienne (de Nancy), m'a permis de constater que, pour éviter toute équivoque, il était *nécessaire de faire une distinction entre le siège initial des lésions et le siège initial des signes physiques de la tuberculose pulmonaire* — je parle ici, bien entendu, de la phtisie chronique, commune, — qui ne sont pas nécessairement superposés. C'est pourquoi il m'a paru qu'il ne serait pas inutile de reprendre l'étude de cet important problème clinique et, tenant compte des réflexions qui se dégagent de cette discussion, de préciser ma pensée en déterminant dans quelle région du poumon, et non pas seulement du sommet, il convient de rechercher les premiers signes physiques de la tuberculose pulmonaire.

* **

A priori, il est fort simple de trouver une réponse à cette question, si on se contente de mots dissimulant, sous les apparences de la logique la plus élémentaire, l'absence de tout contrôle réel; il suffit d'énoncer que *les premiers signes physiques doivent être cherchés là où siègent les première lésions;* puis, faisant de cette proposition une sorte de loi ou d'axiome, il ne reste plus qu'à établir dans quelle région du poumon apparaissent les premières lésions, c'est-à-dire les premiers tubercules; prenant alors la loi de Louis comme l'expression d'une vérité anatomique absolue, on arrive nécessairement à la conclusion que c'est au sommet qu'il faut chercher les premiers signes physiques de la phtisie commune. Or, cette conclusion est vraie; mais, ainsi obtenue, elle est le résultat d'un simple syllogisme, dont les prémisses, non seulement ne sont pas démontrées, mais même sont fréquemment en contradiction avec la réalité. C'est là que réside l'origine de la discussion qui s'est élevée à propos de ma communication : c'est dans *la confusion qui s'est établie entre l'idée de lésions initiales et l'idée de signes initiaux.* Il n'en reste pas moins évident et certain, *pour tous les cliniciens,* que, si les lésions initiales de la tuberculose chronique ne siègent pas fatalement au sommet, c'est cependant au sommet qu'il convient de rechercher, *par les moyens d'exploration usuels,* les premiers signes physiques; quel est le médecin qui, soupçonnant la tuberculose chez un de ses malades, en recherchera les signes à la base et négligera de constater leur présence au sommet? C'est que, en vérité, *les premiers signes physiques doivent être cherchés là où ils sont le plus sûrement et le plus aisément constatables et que ces deux conditions ne sont réalisées nulle part ailleurs mieux qu'au sommet et, particulièrement, dans certaines zones du sommet.*

Voici donc deux propositions qui se trouvent posées par ce rapide aperçu et qui forment les bases fondamentales de la recherche de la solution de notre problème :

1° Il importe de ne pas confondre l'idée contenue dans l'expression « premiers signes physiques » avec l'idée contenue dans l'expression « lésions initiales »;

2° Les premiers signes physiques de la tuberculose pulmonaire chronique doivent être cherchés là où ils sont le plus sûrement et le plus aisément constatables.

Etudions et analysons ces deux propositions.

* *
*

I. — Il importe de ne pas confondre l'idée contenue dans l'expression « premiers signes physiques » avec l'idée contenue dans l'expression « lésions initiales ».

Les premiers signes physiques de la tuberculose pulmonaire chronique ne sont pas fatalement superposables au siège des lésions initiales, *pour la raison très simple que les lésions initiales peuvent faire leur apparition dans des régions du poumon qui ne sont pas accessibles aux moyens d'exploration usuels·* Il est bien évident que, si la localisation tuberculeuse initiale se développe au centre même du lobe inférieur du poumon, les altérations anatomiques très discrètes qui caractérisent la période de germination ne pourront, en raison de leur éloignement de l'oreille, être décelées par l'auscultation la plus fine, seul moyen d'exploration possible à ce moment; à une période plus avancée, à défaut de signes stéthoscopiques, la radioscopie pourra sans doute fournir des éléments d'appréciation confirmatifs des soupçons soulevés par l'altération de l'état général ou par l'existence de symptômes fonctionnels révélateurs; mais, outre que ce procédé d'exploration n'est pas à la portée de tous, pour cette raison qu'il nécessite une instrumentation que tous les médecins n'ont pas à leur disposition et qui n'est pas aisément transportable, il ne saurait passer pour un sûr moyen d'investigation en matière de lésions initiales, germinatives.

Ces réflexions suffisent à montrer qu'il est des lésions initiales dont aucun signe physique, dont aucun procédé d'exploration directe, ne peuvent déceler l'existence; dès lors, il apparaît clairement que la notion du siège des lésions initiales de la tuberculisation du poumon est complètement indépendante de celle du siège des premiers signes physiques dont l'apparition confirme un diagnostic présumé.

Il n'en est pas moins vrai que, *au point de vue doctrinal et pathogénique,* il est fort important de savoir et de retenir que *la loi de Louis est loin d'avoir la valeur d'un axiome anatomo-cli-*

nique et que la tuberculose ne débute pas nécessairement par le sommet. Tous les médecins, qui font des autopsies, ont constaté qu'il n'est point rare de trouver des lésions tuberculeuses prédominantes, en activité ou cicatricielles, dans les parties moyennes ou inférieures du poumon et que, même, il arrive assez souvent que ces lésions soient les seules et ne soient accompagnées, notamment, d'aucune atteinte des sommets. Si toutes les localisations sont possibles, il en est une qui est incontestablement plus fréquente, c'est la *localisation à la base*, notamment chez l'enfant. Küss, dans sa thèse, a eu le mérite d'insister sur cette donnée et s'est attaché à en montrer la valeur dans l'interprétation du processus de tuberculisation pulmonaire. L. Bernard, et surtout Ribadeau-Dumas et Rist, dans la discussion dont j'ai parlé plus haut, ont poussé plus loin les vues de cet observateur, au point de ne pas craindre de soutenir que la localisation des lésions initiales à la base était la règle, contrairement à la loi de Louis. Ribadeau-Dumas a basé son opinion sur les constatations qu'il a faites chez l'enfant, tant par l'autopsie que par l'examen radioscopique (1). Rist, s'appuyant sur ces constatations, les a étendues à l'adulte, en insistant sur la fréquence des lésions cicatricielles de la base, reconnues à l'autopsie des tuberculeux ou contrôlées pendant leur vie par la radioscopie. Pour ces auteurs, la tuberculisation du sommet n'est qu'une étape secondaire, parfois très tardive, un réveil en quelque sorte d'une tuberculose primitivement localisée à la base pendant l'enfance et incomplètement éteinte. Rist a même donné une curieuse explication du mécanisme qui favorise l'ensemencement du sommet par la toux : à la faveur de l'examen radioscopique, il a pu s'assurer que « la toux chasse l'air des bases pulmonaires et remplit d'air les sommets »; chaque effort de toux établit un courant de bas en haut dans la canalisation bronchique : « le contenu bronchique expulsé s'échappe en grande partie par la trachée, mais il est impossible

---

(1) On sait que les cavernes sont très rares chez les nourrissons : lorsqu'on en trouve dans les poumons, non seulement elles siègent *de préférence à la base,* mais, ainsi que l'a montré le Pr Hutinel et que je l'ai rappelé dans mon livre *Syphilis et Tuberculose,* il s'agit, en pareil cas, presque toujours, d'hérédosyphilitiques et vraisemblablement de lésions hybrides.

que des parcelles n'en soient pas chassées vers les sommets; les auto-inoculations par la voie bronchique se font donc nécessairement de la base au sommet. »

Il convient de reconnaître que ces constatations apportent un appui intéressant aux idées actuellement en honneur sur le processus évolutif de la tuberculisation pulmonaire. On tend aujourd'hui à admettre que nombre d'accidents infectieux, bactériologiquement indéterminés, de la première et de la seconde enfance, et communément étiquetés entérites, adénoïdites, fièvres ganglionnaires, sont des poussées tuberculeuses, atténuées ou curables, consécutives à l'ensemencement bacillaire de l'organisme. Cet ensemencement bacillaire, suivant sa voie d'apport, se fixe dans le tube digestif ou le poumon ; or, chez l'enfant, — pour ce qui est de la voie d'apport respiratoire, — en raison du calibre et de la direction des bronches, en raison de la suractivité fonctionnelle des bases du poumon comparativement à la moindre valeur respiratoire des sommets, c'est vers la base que tend à se porter l'ensemencement bacillaire. A la base se développent donc un ou plusieurs foyers tuberculeux; suivant le degré de virulence de l'infection, suivant le degré de généralisation, des accidents de bacillose aiguë, plus ou moins rapides, se succèdent et emportent l'enfant, ou bien la lésion reste locale, limitée, se bornant à provoquer, de temps en temps, quelqu'une de ces soi-disant poussées d'entérite, d'adénoïdite, de fièvre ganglionnaire, jusqu'au jour où, — si une granulie méningée ou généralisée n'a pas terminé la série des étapes morbides — le foyer générateur initial s'éteint, radicalement ou incomplètement. Si la cicatrisation n'est pas absolue, toute condition intercurrente qui, tôt ou tard, diminuera les résistances organiques (puberté, surmenage, privations, maladies débilitantes) pourra devenir l'occasion d'un réveil du foyer tuberculeux mal éteint : alors apparaîtront de nouveaux accidents, généraux ou locaux; locaux — les seuls qui nous intéressent — ils consisteront en la production de nouveaux foyers pulmonaires. Ici, interviennent les diverses hypothèses qui ont été proposées pour expliquer la localisation aux sommets : parmi ces hypothèses, celle de Rist mérite d'être retenue. Ainsi comprise, la localisation des lésions

tuberculeuses au sommet ne serait pas primitive, au sens anatomique et pathogénique du mot. Sur ce point, je ne vois, pour ma
part, aucun inconvénient à admettre que la loi de Louis est trop
exclusive et qu'il convient de la reviser. Mais il me paraît impossible d'en conclure que les premiers signes physiques de la tuberculisation pulmonaire devront, dorénavant, être cherchés ailleurs
qu'au sommet. Cette manière de raisonner nous conduirait aux
plus fatales erreurs : elle repose sur une confusion entre deux
idées qui ne sont pas nécessairement associées, l'idée de « lésions
initiales » et l'idée de « signes physiques initiaux ». Le siège des
signes physiques initiaux ne correspond pas fatalement à celui
des lésions initiales. Au surplus, certains signes physiques associés, fréquemment constatables au début, comme dans tout le
cours de la tuberculose pulmonaire, n'ont que des relations indirectes avec les lésions parenchymateuses spécifiques et apparaissent souvent à distance ; il en est ainsi pour les signes d'adénopathie trachéo-bronchique, de bronchite, de pleurite. Il en est de
même pour certains signes physiques qui révèlent la présence
d'une congestion pulmonaire de la base, contemporaine de la germination bacillaire du sommet; Fernet a montré, en effet, que,
dans presque toute tuberculose commençante, il y a un certain
degré d'adénopathie trachéo-bronchique et que celle-ci, par la
compression qu'elle exerce sur le pneumogastrique, provoque dans
la circulation pulmonaire des troubles vaso-moteurs qui se traduisent par la congestion de la base. Pour Fernet, qui a inspiré
la thèse très documentée de son élève Cattet (1879), ces congestions de la base, contemporaines du début de la tuberculose pulmonaire, reconnaîtraient donc une origine purement mécanique
et nullement tuberculeuse; leur présence apporterait un appoint
confirmatif de haute valeur à la signification des signes, parfois
si discutables, fournis par l'examen du sommet.

Peut-être est-il permis de penser aujourd'hui que, tout en conservant la même valeur diagnostique, ces congestions pulmonaires
sont passibles d'une autre interprétation, et que, au lieu de
reconnaître une origine purement mécanique, elles sont la conséquence immédiate et locale de réactions parenchymiques entre-

tenues par des lésions bacillaires de la base, au même titre que celles qui accompagnent les lésions initiales du sommet et provoquent l'apparition des premiers signes physiques constatables par les moyens d'exploration usuels.

De tout ce qui précède il résulte qu'il est de la plus haute importance, au double point de vue théorique et pratique, de ne pas confondre le siège des signes physiques initiaux avec celui des lésions tuberculeuses initiales. La distinction est d'autant plus nécessaire que la recherche des signes physiques *initiaux* n'est possible que dans certaines conditions de siège anatomique : il est des lésions initiales qui ne peuvent être décelées par aucun moyen d'exploration physique, pas plus par les moyens stéthoscopiques que par l'examen radioscopique; ce sont celles qui, siégeant dans la profondeur du parenchyme, au centre du lobe inférieur du poumon par exemple, ne sont pas accessibles à l'oreille et sont encore trop minimes pour être visibles à l'écran. De telles lésions, lorsqu'elles sont très circonscrites, resteraient latentes durant toute leur évolution, si la radioscopie ne permettait de les découvrir à un stade plus avancé. A cet égard, la radioscopie rend les services les plus considérables et éclaire d'une lumière nouvelle l'étude de la tuberculose pulmonaire. Nous avons tous rencontré des sujets qui présentaient tous les signes généraux et fonctionnels de la phtisie, qui avaient eu des hémoptysies, dont les crachats contenaient des bacilles et chez lesquels l'auscultation la plus attentive ne pouvait découvrir aucun foyer évident, ni dans les sommets, ni dans les bases. Aujourd'hui les rayons X permettraient de constater, au centre du lobe inférieur, la présence d'une caverne, trop lointaine, trop unique, pour que les bruits respiratoires qu'elle provoque puissent être perçus par l'oreille.

Mais, si grand que soit l'intérêt des études radiologiques en matière de phtisiologie, il ne saurait faire oublier aux cliniciens que les procédés d'exploration antérieurement connus conservent toute leur valeur. Les uns et les autres doivent confronter leurs résultats, se prêter, en quelque sorte, un mutuel concours. Les uns trouvent leur emploi là où les autres ne peuvent être utilisés.

Or, pour ce qui est du diagnostic de la tuberculose pulmonaire *au début*, je ne crois pas avancer une opinion rétrograde en affirmant que la radioscopie ne peut fournir que des renseignements tout à fait négligeables ou accessoires et que c'est, au contraire, aux procédés d'exploration usuelle, et notamment à l'auscultation, qu'il faut s'adresser· Ces procédés visent à découvrir, non pas peut-être des lésions initiales chronologiquement, mais, à coup sûr, les premiers signes physiques des lésions dont l'apparition annonce le début de la tuberculose chronique commune, chez l'adulte. Or, c'est au sommet, ainsi que nous allons le voir, que siège le lieu d'élection de cette exploration.

⁎
⁎ ⁎

II. — Les premiers signes physiques de la tuberculose pulmonaire doivent être cherchés là où ils sont le plus sûrement et le plus aisément constatables.

Pour les diverses raisons que nous venons de passer en revue, c'est au sommet qu'il convient de chercher les premiers signes physiques de la tuberculose pulmonaire. C'est là qu'ils sont, d'une façon générale, le plus sûrement et le plus aisément constatables. Dans son ensemble, le sommet représente une sorte de dôme de faible épaisseur, si bien qu'une lésion minime, développée en son centre, ne sera pas assez éloignée de la surface ni de la paroi thoracique pour rester complètement silencieuse; d'autre part, ainsi que nous allons le préciser, ce dôme déborde notablement l'ouverture supérieure de la cage thoracique, de telle façon qu'il peut être exploré sans difficulté par ses deux faces principales, au-dessus de la clavicule en avant, et au-dessus de l'omoplate en arrière.

Mais, ici, surgit une question des plus importantes. Y a-t-il une région du sommet qui, se prêtant mieux que les autres à l'exploration méthodique et complète, doit être préférée? En d'autres termes : *Quelle est la zone de choix pour la recherche des premiers signes physiques de la tuberculose du sómmet ?*

Il est évident que la zone de choix est celle qui est le plus accessible à l'auscultation, puisque, au début de la tuberculose, c'est l'auscultation seule qui peut donner d'utiles renseignements en permettant de constater les modifications du murmure vésiculaire. Or, cette zone de choix est définie par trois ordres de conditions : des conditions anatomiques, des conditions physiques, des conditions relatives à la facilité de l'examen.

1° CONDITIONS ANATOMIQUES. — Les notions que nous devons aux anatomistes sur la projection des sommets sont quelque peu variables, mais s'accordent toutes à reconnaître que le dôme pulmonaire déborde notablement en avant la partie interne de la clavicule et la première côte, de 1 cm. 1/2 à 2 cm. pour Sappey, de 1 à 2 pour Poirier, de 3 à 4 pour Richet, de 5 cm. pour Cruveilhier, et qu'en arrière il s'élève à la hauteur de la septième cervicale ou de la première dorsale.

L'exploration radiographique permet de reconnaître que le sommet remonte *beaucoup plus haut qu'on ne le croit généralement;* elle a montré, en outre, qu'il se projette très en dedans, au-dessus de la partie tout à fait interne de la clavicule en avant et de la fosse sous-épineuse en arrière, *beaucoup plus en dedans qu'on ne le croit généralement.*

De ces constatations, il résulte que les conditions anatomiques les plus favorables à l'auscultation du sommet sont réunies par deux zones principales : la partie tout à fait interne du creux sus-claviculaire en avant et la partie tout à fait interne ou juxta-vertébrale de la fosse sus-épineuse en arrière ; il résulte des mêmes constatations que, si on croit ausculter le sommet en auscultant sous la clavicule, on se trompe singulièrement : ce n'est pas le sommet qu'on ausculte mais bien la partie moyenne du lobe supérieur.

2° CONDITIONS PHYSIQUES. — Il se trouve que, dans les deux zones internes (antérieure et postérieure), l'épaisseur des parties molles est notablement moindre que dans les zones moyennes et externes. Cette disposition anatomique réalise les conditions physiques les plus favorables à la transmission des sons. Dans les parties moyennes et externes de la fosse sus-épineuse, ainsi que je l'ai écrit dans ma communication à la Société Médicale des

Hôpitaux, la présence du muscle sus-épineux et de l'omoplate, l'interposition entre l'omoplate et les côtes, du muscle sous-scapulaire et d'une couche plus ou moins épaisse de tissu cellulo-adipeux, obscurcissent le murmure vésiculaire, éteignent les bruits adventices, interceptent les vibrations vocales et atténuent l'intensité du son de percussion; de même, en avant, sous la clavicule, la présence des muscles pectoraux et d'une couche de graisse, parfois assez forte, surtout chez la femme, alors qu'il s'agit de malades qui ne sont pas encore amaigris· Dans la partie tout à fait interne de la fosse sus-épineuse, au contraire, l'épaisseur des parties molles est réduite au minimum et représentée presque exclusivement par le trapèze. Bien plus, si on prend soin d'imposer au malade une attitude de détente complète, destinée à éviter la contraction des muscles périscapulaires et consistant simplement à lui faire prendre la position classique, les épaules tombantes, les avant-bras posés sur les cuisses, on réalise les conditions les plus favorables à la conductibilité des sons, l'élasticité du plan costo-musculaire demeurant parfaite. Dans la partie tout à fait interne du creux sus-claviculaire (fossette sterno-cléïdo-mastoïdienne), ces conditions sont plus difficilement réalisables, étant donné que l'exploration de cette région nécessite, de la part du sujet, une extension plus ou moins complète de la tête mettant en jeu la contraction des muscles et surtout la tension des aponévroses.

De ces considérations il résulte que, des deux zones de choix indiquées par les conditions anatomiques, la zone postérieure l'emporte sur l'antérieure au point de vue des conditions physiques.

3° Conditions relatives a la facilité de l'examen. — Pour qu'une auscultation donne de bons résultats, il importe que les manœuvres qu'elle nécessite soient simples et aisées. C'est pourquoi, depuis Laënnec, l'examen des sommets a été communément pratiqué dans le creux sous-claviculaire ou dans la fosse sus-épineuse. Or, les notions anatomiques nous ont montré que dans le creux sous-claviculaire ce n'est pas le sommet qu'on ausculte, en réalité, mais la partie moyenne du lobe supérieur. Au reste, Grancher, qui accordait ses préférences à la région sous-claviculaire, reconnaît qu'on entend quelquefois les premiers craquements dans la fosse sus-épineuse, tout en ajoutant que « les signes les plus délicats de la période de germination y sont mal perçus, à cause de l'épaisseur des masses musculaires qui séparent l'oreille du poumon ». Cette restriction tombe si, au lieu d'ausculter dans les parties moyennes et externes de la fosse sus-épineuse, on ausculte dans la partie tout à fait interne, ainsi que nous l'ont montré les données anatomiques. Or, cette zone tout à fait interne de la fosse sus-épineuse se prête admirablement à l'examen et particulièrement à l'auscultation. A ce point de vue encore elle est supérieure à la zone sus-claviculaire interne; dans cette dernière, sans doute, la percussion et la palpation peuvent être pratiquées sans grande difficulté; mais l'auscultation n'y est guère possible qu'à l'aide du stéthoscope. Certes, ce n'est là qu'une objection de faible importance, et qui ne repose que sur la nécessité d'une éducation spéciale de l'oreille, en raison des modifications que le stéthoscope fait subir aux bruits respiratoires. Ajoutons que le voisinage du bruit trachéal normal et des bruits vasculaires possibles concourent à rendre assez délicate l'interprétation des signes fournis par l'auscultation pratiquée dans cette zone. Sous ces réserves, on peut regretter avec Courtellemont (*La Clinique*, 1ᵉʳ novembre 1907), que l'auscultation sus-claviculaire soit tombée en désuétude, alors qu'elle peut donner des renseignements très précieux, ainsi que l'ont rappelé récemment Ramond, Rist, Lemoine (*Soc. Méd. des Hôpit.*, 15 avril 1910).

Les conditions relatives à la facilité de l'examen jouent donc un rôle important dans le choix de la zone d'élection pour l'auscultation du sommet; peu favorables à la fossette sus-claviculaire interne de Ramond, de même, d'ailleurs, qu'au creux axillaire, elles le sont tout particulièrement à la zone sus-épineuse interne, qui se trouve ainsi réunir les trois ordres de conditions requises.

En résumé, c'est donc la zone interne de la fosse sus-épineuse qu'il convient théoriquement de considérer comme la zone de choix pour l'exploration du sommet· Or, les constatations cliniques s'accordent à confirmer la valeur de cette zone, au point de vue pratique, ainsi que je le rappellerai dans un instant. Mais, auparavant, il convient de préciser les limites et le siège exact de la zone de choix.

Ainsi que Letulle l'a montré dans une série d'articles de la *Presse Médicale* (novembre, décembre 1905), la fosse sus-épineuse

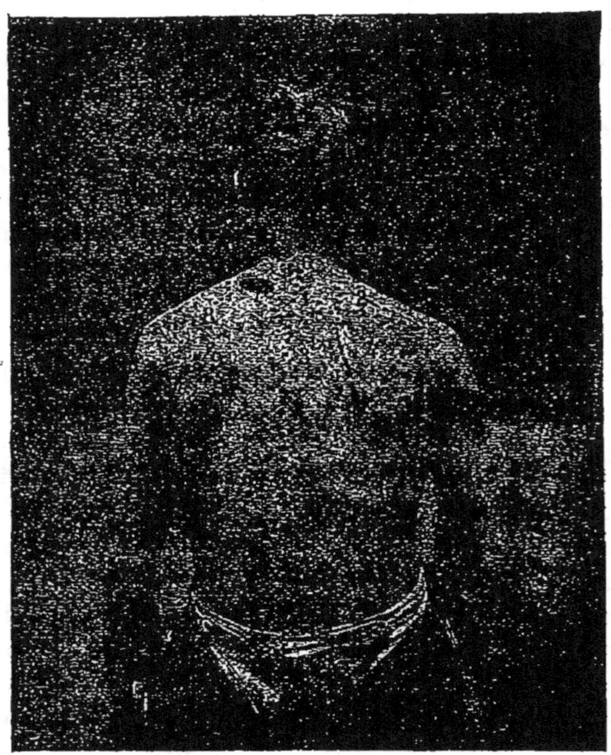

FIG. 4 — TOPOGRAPHIE POSTÉRIEURE DU THORAX
1. Fosse sus-épineuse interne. — 2. Fosse sus-épineuse moyenne et externe. — 3. Espace inter-scapulo vertébral. — 4. Fosse sous-épineuse et région axillaire postérieure. — 5. Région de la base. — 6. Milieu de la ligne qui sépare l'apophyse épineuse de la première cervicale de celle de la première dorsale. — 7. Zone d'alarme de Stephen Chauvet. — 8. Tubercule interne du trapèze. — 9. Scissure interlobaire. — 10. Dixième côte. — 11. Onzième côte.

doit être divisée en trois zones : externe, moyenne et interne; cette dernière a été dénommée par Kuss « isthme du poumon ». C'est à la partie tout à fait juxtavertébrale de cette zone interne que la préférence doit être accordée; c'est là qu'il faut placer la zone de choix que mon ancien interne, St. Chauvet, a décrite sous la dénomination très juste de *zone d'alarme*. Pour la délimiter on procède de la façon suivante : du milieu de l'espace qui sépare l'apophyse épineuse de la septième cervicale de celle de la première dorsale, on tire une ligne jusqu'au tubercule saillant sur l'épine de l'omoplate et dénommé par Poirier tubercule du tra-

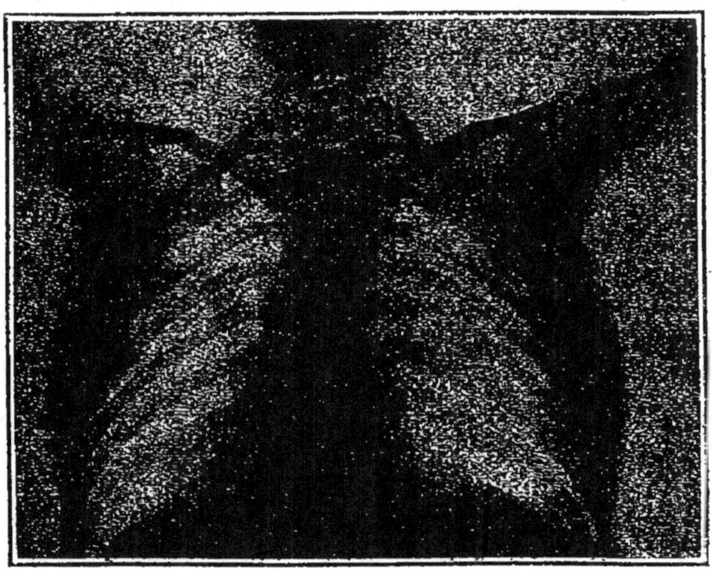

Fig. 5. — Projection radiographique de la zone d'alarme.

pèze (ce tubercule siège à peu près exactement à l'union du tiers interne avec le tiers moyen de l'épine de l'omoplate; sur le milieu de cette ligne, pris comme centre, on décrit une circonférence du diamètre d'une pièce de cinq francs; cette circonférence circonscrit la zone d'alarme.

Il est aisé de s'assurer que cette zone d'alarme correspond bien à la projection du sommet sur la paroi par le moyen suivant : plaçant au centre de la zone d'alarme un petit disque métallique, collé avec du collodion, et soumettant le sujet à l'examen radioscopique ou radiographique, on voit le disque métallique se projeter nettement dans le centre même du dôme pulmonaire, à la partie tout à fait interne de la fosse sus-épineuse, en arrière, et à la partie tout à fait interne du creux sus-claviculaire, en avant, à une hauteur notable au-dessus de la clavicule.

J'avais toujours été frappé par la fréquence de l'apparition initiale et de la prédominance des signes physiques de la tuberculose dans la fosse sus-épineuse, et j'ai toujours enseigné à mes élèves à explorer le sommet surtout en arrière, contrairement à l'habitude qu'ils ont, en général, de l'explorer en avant. C'est de cette idée qu'est parti mon ancien interne, St. Chauvet, pour préciser la valeur de sa zone d'alarme. Depuis, je me suis convaincu de la légitimité et de l'exactitude de cette dénomination. C'est dans cette zone qu'il faut chercher les premiers signes physiques de la tuberculisation des sommets; et cela précisément parce que c'est elle qui réunit le mieux les trois ordres de conditions requises pour assurer les résultats de l'exploration physique. C'est là qu'on trouve les signes physiques les plus précoces et les moins douteux, ainsi que j'ai pu m'en assurer par une recherche systématique portant sur plusieurs centaines de malades. Sur cent fiches de tuberculeux au début, prises au hasard, je relève les constatations suivantes : 68 fois les premiers signes physiques sont notés dans la zone d'alarme, 16 fois dans le creux sous-claviculaire, 16 fois dans ces deux régions en même temps; de cette statistique, il résulte que, *dans plus des trois quarts des cas, c'est dans la zone d'alarme qu'on trouve les premiers signes physiques de la tuberculisation du sommet.* Cette conclusion, qui confirme entièrement les constatations de Chauvet, se trouve corroborée par les observations qu'Etienne (de Nancy) a apportées à l'appui de ma communication à la Société Médicale des Hôpitaux.

Au reste, la valeur diagnostique de la zone d'alarme trouve un autre argument dans ce fait que ce ne sont pas seulement les signes physiques initiaux, c'est-à-dire les simples modifications du murmure vésiculaire, qu'on peut enregistrer par l'auscultation de cette zone, mais aussi les signes plus manifestes, plus nombreux, plus complets, des périodes plus avancées; si on suit les malades un certain temps, on peut s'assurer que c'est là que les signes prédominent toujours. Bien plus, il peut arriver qu'on découvre dans la zone d'alarme la présence de signes évidents, de petites cavernules, de petits foyers de ramollissement, très circonscrits, isolés, tels ceux qu'on est tout étonné de trouver aux autopsies et qui ont échappé à l'examen, parce qu'on s'est borné à explorer le creux sous-claviculaire et la partie moyenne de la fosse sus-épineuse.

Ces constatations, outre qu'elles contribuent à établir la nécessité et l'importance de l'examen de la zone d'alarme dans le diagnostic de la tuberculose pulmonaire commençante, apportent également de sérieux arguments pour *la détermination de la fréquence relative de la tuberculose dans chaque sommet*. Or, sur ce point, les opinions sont partagées; alors que Laënnec, Fournet... admettent la prédominance du sommet droit, Bonnet, Morgagni, Louis, Andral, Grancher, Marfan, se prononcent en faveur du sommet gauche. On sait que Lancereaux a voulu trouver dans le siège initial à droite ou à gauche une sorte de conséquence de l'étiologie de la tuberculose; se basant sur des considérations que commente la thèse de son élève d'Hotel, il avance que la tuberculose du sommet droit est celle des manœuvres, des alcooliques, des surmenés et que la tuberculose du sommet gauche appartient aux individus sédentaires et surtout aux phtisiques héréditaires. Il ne semble pas, en réalité, qu'il soit possible de tirer des statistiques des conclusions aussi rigoureuses et systématiques.

Pour ma part, depuis que j'explore méthodiquement la zone d'alarme, j'ai constaté que les signes initiaux apparaissent plus fréquemment au sommet droit. Sur cent fiches prises au hasard, je relève : 56 fois le sommet droit, 28 fois le sommet gauche, 16 fois les deux sommets en même temps; ce qui fait *près des deux tiers des cas pour le sommet droit.*

Je sais très bien qu'on ne manquera pas de m'objecter que les simples modifications du murmure vésiculaire sont bien délicates à apprécier et que, à l'état normal, il existe entre les deux sommets, au point de vue de l'exploration stéthacoustique, des différences physiologiques qui risquent d'en imposer pour des altérations pathologiques, et que, notamment, on peut percevoir au sommet droit, sauf chez les gauchers, un son plus obscur, des vibrations vocales plus fortes, une respiration moins moelleuse, parfois même une certaine tendance à la bronchophonie, si bien que Grancher ne conseillait d'accorder une réelle valeur à ces signes que lorsqu'ils siégeaient du côté gauche. Mais cette objection tombe devant cette constatation que ce ne sont pas seulement les signes initiaux, mais bien les signes de toutes les périodes de la tuberculose, qu'on trouve dans la zone d'alarme, plus sûrement et plus aisément que partout ailleurs·

Ma conviction personnelle est bien arrêtée; lorsque je trouve dans la zone d'alarme des signes physiques, je dis : zone d'alarme à surveiller, ou bien zone d'alarme déjà envahie, — malade en voie de germination tuberculeuse — et, sans plus attendre, j'institue une thérapeutique active.

*
* *

Des données qui précèdent, on peut extraire les conclusions suivantes :

Tout d'abord, il ne faut pas confondre le siège initial des signes physiques initiaux avec le siège initial des lésions, dans la tuberculose pulmonaire.

En second lieu, le choix des procédés d'exploration physique est, dans une certaine mesure, commandé par l'ancienneté et le siège des lésions; la radioscopie et la radiographie ne peuvent déceler les lésions germinatives, tandis qu'elles démasquent les lésions circonscrites, mais conglomérées ou excavées, qui siègent en plein centre des lobes inférieurs. Au contraire, l'auscultation, seule, peut permettre de contater les signes physiques, très discrets, qui caractérisent, dès son début, la tuberculisation du sommet.

Enfin, si la radioscopie et la radiographie peuvent parvenir à établir que les lésions du sommet ne sont pas les premières en date, il n'en restera pas moins vrai que les lésions du sommet sont les premières constatables par les moyens d'exploration usuelle, notamment l'auscultation, à la condition que cette auscultation soit pratiquée dans les régions où les signes physiques initiaux sont le plus sûrement et le plus aisément constatables, c'est-à-dire surtout dans la zone d'alarme.

Valeur de l'exploration des sommets dans la recherche des premiers signes physiques de la tuberculose pulmonaire chronique de l'adulte.

(*La Clinique*, 11 juillet 1913.)

Une opinion déjà ancienne, que l'histoire a consacrée sous la dénomination de « loi de Louis », du nom de son promoteur, affirmait que la tuberculose du poumon commençait aux sommets et qu'elle y était plus accentuée qu'ailleurs. Cette conception est encore classique aujourd'hui.

Bien qu'elle soit sujette à critiques et susceptible d'être revisée, il ne faudrait pas la taxer d'erreur absolue et la jeter par-dessus bord, si j'ose m'exprimer ainsi, d'un geste trop dédaigneux. Plus près de nous, au surplus, elle avait été adoptée par Grancher, qui allait préciser de façon merveilleuse le début de ces localisations bacillaires des sommets et décrire des signes stéthacoustiques d'une si grande importance pour leur exploration.

Contre la loi de Louis et les idées de Grancher se sont élevées des objections, formulées par des auteurs récents et notamment par Küss qui, dans une thèse remarquable, soutenait que le « chancre d'inoculation » de la tuberculose pulmonaire, pour employer ses propres termes, se déclarait le plus généralement au niveau de la région inférieure du poumon.

Non seulement, au dire de ces observateurs, parmi lesquels il faut surtout citer Ribadeau-Dumas, Rist, L. Bernard, la bacillose pulmonaire avait son siège initial à la base, mais encore les signes décrits par Grancher ne s'observaient-ils que sur des lésions scléreuses, haut placées, déjà anciennes, nées vraisemblablement à la même époque que le chancre d'inoculation· Les « germinations » ou éclosions de la tuberculose des sommets n'étaient, à leurs yeux, que des réveils de vieux foyers datant de l'enfance, demeurés longtemps assoupis.

Il est possible que les *premières lésions* de la bacillose pulmonaire se localisent plus souvent à la base qu'au sommet, et ceci dans le bas âge, mais il n'en est pas moins évident que *les premiers signes physiques* de la tuberculose pulmonaire chronique de l'adulte apparaissent le plus généralement dans les régions élevées du poumon et qu'aucun médecin n'aura la pensée de les chercher à la base. Il suffit de s'entendre et de ne pas faire une confusion entre les deux termes « lésions initiales » et premiers « signes physiques ».

*_**

La notion du siège des lésions initiales de la tuberculose pulmonaire soulève une question de doctrine dont vous apprécierez l'importance. Elle tend à distinguer le début apparent du début réel de la tuberculose de l'appareil respiratoire de l'adulte.

Quand vous découvréz chez l'adulte les *signes physiques* auxquels je fais allusion, s'agit-il d'un réel début de bacillose initiale ou, au contraire, n'avez-vous affaire qu'à une reprise, une reviviscence d'une tuberculose ancienne endormie depuis l'enfance? Ne vous trouvez-vous pas devant un réveil, sous l'influence de « causes secondaires » ou occasionnelles, d'une tuberculose latente?

En la circonstance, il faut envisager le germe morbide et l'organisme de l'adulte. Celui-ci est-il résistant, il triomphe du bacille de Koch; les inoculations du parasite auxquelles il est soumis peuvent fort bien demeurer stériles, inagissantes. Et, à ce propos, certains se sont dit que si des inoculations de bacilles de Koch ne peuvent à elles seules, en dehors d'une déchéance de leurs porteurs, édifier la maladie, c'est que ce parasite n'est guère dangereux.

Cette interprétation pèche par excès; car il ne suffit pas qu'un

individu se déminéralise pour qu'il devienne de ce fait tuberculeux. Le terrain, quelque important facteur qu'il soit, n'est pas
tout en matière de tuberculisation.

Qu'un enfant ait subi une inoculation bacillaire après sa naissance, qu'il ait été contaminé par des parents phtisiques ou tuberculeux, il succombera généralement au mal, si cette inoculation
fut très virulente, si les bacilles de Koch introduits dans son organisme étaient en grand nombre. Par contre, il se peut qu'il soit
doué d'une certaine force de réaction, qu'il fasse les frais de cette
première atteinte; l'infection, quelle qu'ait été sa porte d'entrée
(les téguments, l'intestin, la région bucco-pharyngée, la cavité
nasale, etc., etc), tendra à aller se localiser dans le poumon, de
préférence à la base ou niveau du hile. Consécutivement se pro-
duira une adénopathie trachéo-bronchique, dont vous savez la
fréquence chez l'enfant, et ainsi sera réalisée la forme ganglio-pulmonaire autrefois décrite par Rilliet et Barthez et dont M. Ségard
vient de nous donner une étude très détaillée dans sa thèse récente.

Ce petit tuberculeux, qui a résisté à cette infection, n'en conserve pas moins un foyer pulmonaire incomplètement éteint, une
lésion torpide susceptible de se raviver un jour, à l'occasion d'une
déchéance de son organisme. La puberté, la menstruation, la
grossesse, une existence de dissipations trop juvéniles, les fatigues
du service militaire, etc., etc., pourront diminuer la résistance du
terrain où est depuis longtemps déposée la graine bacillaire. Celle-
ci va germer, et voilà comment se constituera la tuberculose de
l'adulte, simple réveil de la tuberculose de l'enfant.

Ces considérations vous devaient être rappelées, de même que
vous aviez à savoir que le siège initial de la tuberculose pulmonaire
de l'enfant se trouve le plus généralement aux bases des poumons.

Ce réveil de l'infection lointaine, cette seconde étape de la bacillose infantile, devenue désormais la tuberculose de l'adulte, où
vont-ils s'effectuer? Au niveau des bases ou ailleurs?

M. Rist fait observer que si l'on soumet à la radioscopie le poumon d'un adulte dont le sommet présente les « premiers signes
physiques » de tuberculose, on voit souvent se projeter sur l'écran

des images dénonçant de manière incontestable l'existence au niveau de la base de nodules et même parfois de cavernes. La chose est hors de conteste et nul n'y contredit. Mais s'ensuit-il qu'il faille rechercher à la base, je ne dis pas les lésions initiales, mais les premiers signes physiques de la tuberculose pulmonaire de l'adulte? Ces derniers, vous aurez à les chercher là où ils sont le plus sûrement et le plus aisément constatables, c'est-à-dire aux sommets. Encore une fois, lésions initiales et signes physiques initiaux ne sont nullement synonymes ni superposables.

* *

La tuberculose pulmonaire se révèle, chez l'adulte, par l'auscultation du sommet. Pourquoi, allez-vous me demander, ce renouveau d'une infection datant de plusieurs années, se localise-t-il en cet endroit? Pourquoi ces lésions initiales de la base ou du hile, ces « chancres d'inoculation » bas situés, propagent-ils leurs effets, lors de cette seconde étape de l'affection, au sommet du poumon?

Les anciens auteurs, se basant sur des considérations anatomo-physiologiques, incriminaient une infection des sommets, tributaire de l'inhalation directe des bacilles, qui s'attardaient et élisaient domicile en ces régions moins ventilées; que parfois il en soit ainsi, la chose est possible.

M. Rist a émis une autre hypothèse, suggérée par l'examen radioscopique des sujets, sains ou malades, au moment de la toux. Quand on les invite à tousser, on s'aperçoit qu'il se produit un courant allant de la base au sommet où tend à pénétrer l'air venu des parties inférieures du poumon. Qu'un foyer tuberculeux ouvert siège à la base, les efforts de toux projetteront vers les sommets des mucosités bacillifères qui, si elles sont en partie expulsées par la trachée, sont en partie aussi refoulées dans les territoires bronchiques supérieurs où elles s'ensemencent.

Quoi qu'il en soit de ces explications, il n'en est pas moins incontestable que la tuberculose pulmonaire de l'adulte se manifeste, à son début, par des signes physiques qui, dans l'immense majorité des cas, se localisent au sommet.

Cette règle souffre néanmoins quelques exceptions; certains sujets, autrefois porteurs d'adénopathie trachéo-bronchique (lien de transition entre l'inoculation inférieure de l'enfance et la localisation supérieure de l'adulte) peuvent faire des bronchites tenaces, bas situées; ils peuvent aussi être atteints d'une de ces pleurésies, brusquement survenues, que l'on qualifiait jadis de pleurésies primitives *a frigore* et qui représentent, en réalité, la deuxième étape d'une tuberculisation contractée pendant l'enfance.

Il en est de même de certaines congestions de la base, bien étudiées par Fernet en 1879, et qui sont contemporaines des poussées congestives paraphymiques du sommet. Quand le sommet du poumon, disait Fernet, est envahi par la tuberculose, il se produit autour de la trachée et des bronches des engorgements ganglionnaires qui compriment le nerf pneumogastrique; la conséquence de cette compression nerveuse est l'apparition d'une congestion mécanique de la base par production d'une vaso-dilatation excessive.

Aujourd'hui nous pensons que, si ces congestions de la base méritent de conserver la valeur séméiologique que leur attribue Fernet, elles sont passibles d'une autre interprétation et doivent être considérées comme l'effet d'une germination des bacilles déposés anciennement à ce niveau, d'un réveil d'un vieux foyer bacillaire contemporain de l'apparition des signes physiques de la tuberculose des sommets.

Ainsi donc, la tuberculose pulmonaire de l'adulte peut se manifester ailleurs que dans les sommets; mais, j'y insiste à nouveau, c'est surtout à leur niveau qu'elle se révélera à vos investigations, et c'est là que vous irez à la découverte des premiers signes physiques qui la trahissent.

* * *

Les signes initiaux de la tuberculose de l'adulte, comme je viens de l'énoncer, ne se rencontrent pas fatalement — il s'en faut! — aux points mêmes où siégèrent les lésions initiales. Des désordres identiques, des désordres commençant, il va sans dire, existeraient-ils simultanément au sommet et à la base, que vous ne pourriez les constater, les repérer en cette dernière région.

Vous les constaterez aisément aux sommets, car, là, en raison du peu d'épaisseur du dôme pulmonaire, ils ne sauraient échapper à une investigation attentive et raisonnablement conduite. Comment prétendre, par contre, percevoir à l'oreille les signes physiques provoqués par un tout petit nodule, gros comme un pois par exemple, qui siégerait dans une base pulmonaire, en plein centre du lobe inférieur?

En avant, le sommet (Voir p. 6o) s'élève au-dessus de la cage thoracique qu'il déborde visiblement. Comment allez-vous l'explorer, y surprendre des lésions qui débutent, reconnaître le stade précoce de congestion paraphymique? Car, en l'occurrence, il ne s'agit pas de lésions de ramollissement ni de cavernes?

Recourrez-vous à l'examen radioscopique? Je le défie de vous déceler les désordres initiaux. Je sais bien que mon collègue et ami, Ribadeau-Dumas, nous a montré récemment, à la Société Médicale des Hôpitaux, de remarquables radiographies instantanées qui lui ont permis de saisir sur le vif, en quelque sorte, de nombreuses granulations dans les poumons d'un enfant et de faire ainsi le diagnostic d'une granulie qu'on aurait pu confondre avec une broncho-pneumonie; mais, lorsqu'il n'existe qu'une ou deux granulations dans un sommet, les conditions sont bien différentes et la radioscopie ni la radiographie ne sauront révéler la présence de la congestion qui les entoure. C'est la palpation, la percussion et surtout l'auscultation qui, seules, vous permettront de découvrir les signes de la germination des tubercules au niveau d'un sommet d'adulte, signes que Grancher a eu le grand mérite de décrire d'une façon incomparable.

Cette exploration du sommet, en quel point convient-il de la pratiquer?

Il nous faut tenir compte des conditions anatomiques de la région pour préciser le lieu exact où devront porter nos recherches. Le sommet déborde la clavicule d'un centimètre et demi à trois centimètres, en moyenne, comme l'avait fixé Poirier. C'est vous dire le cas que vous pourrez faire d'une auscultation, prétendue minutieuse, qui n'aurait été effectuée qu'à hauteur du creux sous-claviculaire. C'est la partie moyenne du lobe supérieur qu'on ausculte là, et non le sommet.

Ce dernier se projette, comme vous le montre cette figure (Voir p. 61), tout à fait en dedans de la région sus-claviculaire; en cette région, vous ne pouvez appliquer votre oreille, à moins que votre malade ne soit affligé d'un cou démesurément long.

Force vous sera de vous munir d'un stéthoscope, instrument qui modifie de manière notable les bruits pulmonaires, dont l'appréciation exige, en la circonstance, toute la finesse d'une oreille exercée. Ajoutez qu'en cette région l'auscultation fine sera troublée par le voisinage du bruit trachéal et, parfois aussi, des souffles vasculaires.

En arrière, il existe une zone où l'épaisseur de la masse musculaire est assez faible pour vous permettre de procéder à une auscultation on ne peut plus utile du sommet pulmonaire; j'ai nommé la région la plus interne de la fosse sus-épineuse, que recouvre seul le trapèze. C'est bien là le lieu d'élection pour l'examen du sommet du poumon; c'est à son niveau que l'on a le plus de chances de surprendre les premiers signes physiques d'une tuberculose commençante de l'adulte; aussi, mon ancien interne, Stephen Chauvet, lui a-t-il donné l'appellation de « zone d'alarme ».

Pour vous apprendre à délimiter exactement cette zone, je marque sur ce malade l'apophyse épineuse de la septième vertèbre cervicale, apophyse dont la proéminence naturelle s'accuse encore davantage par la flexion du cou ; je marque également d'un point celle de la première dorsale, située au-dessous d'elle; je ponctue encore le milieu de l'intervalle qui les sépare.

Par ailleurs, sur l'épine de l'omoplate, je repère le tubercule du trapèze; enfin, je trace une ligne droite qui le relie au milieu de l'espace inter-apophysaire déjà mentionné. Sur le milieu de cette ligne, je place un point; de ce point comme centre, je décris une circonférence du diamètre d'une pièce de 5 francs; cette circonférence correspond à la zone d'alarme, où, je le dis à nouveau, se perçoivent les signes physiques initiaux de la tuberculose pulmonaire chronique de l'adulte.

Si l'on fixe au centre de cette zone un petit disque métallique et que l'on procède ensuite à une radiographie du thorax, on se rend compte que ce disque se projette précisément en plein dôme pulmonaire, soit, en arrière, à la partie tout à fait interne de la fosse sus-épineuse et, en avant, la partie tout à fait interne du creux sus-claviculaire, sensiblement au-dessus de la clavicule.

* * *

Gardez-vous de croire que cette indication soit simplement hypothétique et réponde à une idée purement théorique. Depuis de nombreuses années, j'ai toujours été frappé par la plus grande fréquence des signes physiques initiaux en arrière qu'en avant; je l'ai toujours enseigné à mes élèves, et c'est de cette donnée qu'est parti Chauvet pour préciser les limites de la zone d'alarme. Je ne saurais trop m'élever contre l'opinion classique qui veut que l'exploration du sommet porte surtout sur le creux sous-claviculaire.

J'ai soigneusement consulté toutes mes fiches et j'ai été frappé de l'extrême fréquence de ce siège des signes initiaux de la bacillose de l'adulte. Quand celle-ci est avancée, mais limitée, c'est encore dans la « zone d'alarme » que vous la découvrirez le plus communément. Cette constatation a été confirmée, lors de la discussion qui a suivi ma communication à la Société Médicale des Hôpitaux (1), par M. Etienne (de Nancy); elle relève, au surplus, de faits incontestables. Tout récemment encore, vous avez

(1) Société Médicale des Hôpitaux, 14, 21 et 28 juin 1912.

vu dans le service une femme qui présentait en cette zone, alors que le reste de son poumon semblait absolument indemne, les signes d'une excavation du volume d'un haricot.

On a dit que la tuberculose du sommet était plus fréquente à droite qu'à gauche; c'était, notamment, l'opinion de Laënnec. D'autres auteurs, tels Grancher, Marfan, etc., ont soutenu l'assertion contraire. L'exploration systématique de la zone d'alarme m'a conduit à constater que, dans les deux tiers des cas observés par moi, la tuberculose débutait au sommet droit.

En guise de conclusion, je vous rappelle, une dernière fois, que c'est au sommet que vous devez rechercher, *chez l'adulte*, les *premiers signes physiques* d'une tuberculose pulmonaire, qui n'est elle-même que la seconde étape d'une bacillose contractée *dès l'enfance, période de la vie dans laquelle les lésions bacillaires se localisent de préférence dans les bases.*

De quelques erreurs d'interprétation dans l'exploration stéthacoustique des sommets chez l'adulte.

(Journal des Praticiens, 27 juin 1914.)

Le sommet est certainement la région du poumon la plus importante, au point de vue de l'exploration clinique. C'est au sommet que vous devez, chez l'adulte, rechercher les signes initiaux et prédominants de la tuberculose pulmonaire et cette raison suffit pour classer le sommet au premier rang des régions qu'il faut explorer. La loi de Louis reste toujours exacte, le sommet est le siège de prédilection de la tuberculose. Certains auteurs, récemment, tels Ribadeau-Dumas et Rist, ont bien démontré que la localisation primitive du tubercule pulmonaire était la base, mais ces auteurs portaient leurs recherches sur l'enfant et seulement sur l'enfant. Il n'en est pas de même chez l'adulte. Supposez par exemple que le tubercule initial de la base guérisse; l'enfant survit; il atteint l'âge adulte et alors, après ce premier contact avec l'infection tuberculeuse, si une réinfection se produit, c'est au sommet qu'elle se manifestera, au moins dans la plus grande majorité des cas. Vous devez donc distinguer nettement la *localisation initiale*, souvent latente, qui siège à la base, et les *signes initiaux* qui siègent au sommet. La localisation initiale à la base ne donne, le plus souvent, aucun signe stéthacoustique. La germination du sommet provoque l'apparition, par contre, de signes stéthacoustiques qui en permettent le diagnostic. Mais les signes stéthacoustiques ne sont pas le propre de la tuberculose; on peut se tromper, on peut faire des erreurs d'interprétation : affirmer la tuberculose là où elle n'existe pas, la nier là où elle existe. C'est pourquoi j'ai cru utile de vous rappeler quelques notions essentielles sur cette question importante de clinique journalière.

Avant d'étudier les causes d'erreur, je voudrais vous rappeler les données topographiques indispensables. Il ne faut pas vous en tenir étroitement aux idées courantes; elles sont imparfaites et même erronées. Par exemple, ne vous contentez pas d'examiner la fosse sous-claviculaire; cette région ne correspond pas anatomiquement au sommet du poumon. Examinez sur l'écran radioscopique la projection du poumon, vous le verrez se projeter bien au-dessus de la clavicule : il déborde la clavicule de trois centimètres. Si on ausculte sous la clavicule, l'oreille explore une région située à environ sept centimètres au-dessous du sommet. Pour explorer le sommet, vous devez examiner la région sus-claviculaire au stéthoscope, ou, mieux, vous devez faire porter votre auscultation en arrière et surtout dans la partie interne de la fosse sus-épineuse, dans cette région décrite par Stéphen Chauvet sous le nom de « zone d'alarme », que j'ai souvent étudiée devant vous.

Pendant longtemps, les signes sont uniquement localisés à cette région et évoluent sur place. C'est à la « zone d'alarme » qu'il vous faut demander le diagnostic précoce de la tuberculose pulmonaire.

Certaines erreurs résulteront de la méconnaissance des données topographiques. Il vous arrivera souvent, en auscultant la partie interne du creux sous-claviculaire — croyant ausculter le sommet

— d'entendre un souffle expiratoire, rude et dur à l'oreille; ne prononcez pas trop vite le diagnostic de tuberculose pulmonaire; il peut s'agir d'un souffle d'adénopathie trachéo-bronchique. Vous n'avez pas exploré le sommet, mais le hile.

Ce n'est pas tout. Il est encore des points importants de technique. L'attitude du malade joue un rôle capital. Tel malade, assis sur une chaise, s'appuie sur les coudes et enfonce son cou entre ses deux épaules. Vous percutez : matité. Vous auscultez : silence respiratoire ou, tout au moins, diminution du murmure vésiculaire. Ne vous hâtez pas de dire tuberculose. Faites baisser les épaules de votre patient, mettez ses muscles en relâchement : la matité disparaît, vous entendez la respiration.

Voici un autre malade : il présente une atrophie musculaire et dilate avec peine sa cage thoracique. La respiration est mécaniquement insuffisante, elle est diminuée à l'auscultation. C'est encore une cause d'erreur.

Ne vous contentez pas de corriger l'attitude de votre malade, regardez-le respirer. Beaucoup de sujets ne savent pas respirer. Tel malade respire bruyamment en faisant un bruit considérable; le souffle, ainsi produit, peut se transmettre, peut être pris pour un signe de lésion. Tel autre, — et il s'agit alors surtout d'une femme émotive, — retient sa respiration, qu'elle effectue en plusieurs fois : vous entendez à l'auscultation une respiration saccadée.

Ces deux types de respirations anormales, respiration bruyante et respiration saccadée, vous pouvez facilement les corriger en regardant respirer votre malade le torse nu et en lui montrant ensuite, avant tout examen, comment il doit respirer avec calme, sans violence et sans émotion. De cette façon, vous éviterez la suspension si fréquente de l'inspiration chez les nerveux.

Il ne suffit pas de vous occuper du malade, occupez-vous de vous-même et sachez ausculter. Il est fréquent de voir des médecins qui ne savent pas ausculter. N'employez pas, sauf dans certaines circonstances spéciales, le stéthoscope, qui éloigne et affaiblit les bruits. N'employez pas non plus des appareils à caisse de résonance, qui exagèrent et amplifient souvent beaucoup trop.

En tout cas, si vous êtes contraint à vous servir d'appareils, ne comparez pas les résultats à ceux obtenus par la simple auscultation immédiate; faites toujours la part qui revient à l'appareil dans l'amplification ou la diminution des bruits.

D'autre part, en auscultant, comparez des régions strictement symétriques. Un sommet doit être comparé à un sommet, une base à une base.

Ces points de technique fixés, voyons maintenant l'interprétation des signes constatés. Une discussion intéressante s'est attachée par exemple à la valeur séméiologique *de la diminution du murmure vésiculaire*. Grancher avait dit « que la diminution du murmure vésiculaire à un sommet et particulièrement au sommet droit pose un problème et ne le résout pas ». On crut pendant longtemps que Grancher avait affirmé l'évolution d'une tuberculose pulmonaire sur ce seul symptôme. Cette opinion ne tarda pas à soulever des protestations. Bard (de Genève) remarque que cette diminution du murmure n'est pas la traduction d'une lésion qui germe, mais seulement d'une tuberculose ancienne et abortive. Certains sujets présentent ce symptôme pendant de nombreuses années. Il ne s'agit donc pas d'un signe de lésion en évolution. Des preuves cliniques, évolutives et radioscopiques, ont été apportées à l'appui de cette manière de voir.

La diminution du murmure vésiculaire peut encore prêter à une autre confusion : normalement le sommet respire mieux à droite qu'à gauche; il en résulte nécessairement, d'une part, qu'il ne faut pas prendre pour un état morbide ce qui est un état physiologique et, d'autre part, qu'une diminution respiratoire est un signe important quand on l'observe au sommet droit, moins important quand on l'observe au sommet gauche.

Ce n'est pas tout. Des états pathologiques extrapulmonaires et non tuberculeux peuvent donner une diminution respiratoire, surtout à droite : l'obstruction nasale incomplète, partielle, par déviation de la cloison, lésions des cornets, végétations, polypes. Supprimez la cause nasale, la respiration retrouve son caractère normal. Les statistiques de Lemoine et Sieur sont des plus instructives à cet égard. Mais, ne vous trompez pas : ne passez pas à côté d'une tuberculose. Le fait suivant vous montrera les difficultés du diagnostic.

Un grand gaillard est réformé pour une diminution de la respiration au sommet droit, sans apparition ni de toux ni d'expectoration; il avait une obstruction nasale. On le traite, croyant que les signes pulmonaires pouvaient en résulter. Le symptôme persiste et, quelques semaines plus tard, nous constatons dans la zone d'alarme des signes de petite caverne que confirme l'examen radioscopique. En voulant éviter une erreur, nous nous étions trompés.

Un autre signe important est la *rudesse respiratoire*. Elle est de premier ordre quand elle se localise à un sommet, mais elle est loin de suffire. Il peut s'agir d'une séquelle de trachéo-bronchite; mais alors vous l'observerez, le plus souvent, aux deux sommets. En pareille occurrence ne vous prononcez pas immédiatement; attendez, vous pourrez assister à la disparition des symptômes qui vous avaient paru inquiétants.

L'erreur est encore possible dans le diagnostic des *souffles*. Souvenez-vous qu'un souffle hilaire sous-claviculaire correspond moins à une lésion des poumons qu'à une adénopathie trachéo-bronchique ; qu'un souffle respiratoire entendu en arrière vient de la même cause si, léger dans la zone d'alarme, il va en augmentant d'intensité à mesure que l'oreille se rapproche du hile. L'erreur est possible aussi dans le cas de pneumonie du sommet. Exemple : cette vieille femme, que nous avons observée dernièrement, chez laquelle les signes rappelaient ceux d'une tuberculose du sommet, et que vous avez vu guérir dans le service.

Chez d'autres malades, ce ne sont pas des souffles rudes et tubaires, mais des souffles caverneux et amphoriques que vous entendrez dans la région du sommet. Malgré leur analogie avec des signes de tuberculose cavitaire, vous pourrez les voir disparaître. Ce sont des signes pseudo-cavitaires. Ils résultent le plus souvent de volumineux épanchements pleuraux, dont les autres signes physiques permettent facilement le diagnostic.

Les *bruits adventices* du sommet ne sont pas non plus pathognomoniques de la tuberculose. Certains malades, qui respirent mal en temps ordinaire, font de grands efforts durant l'examen. Dans ces premières inspirations forcées vous pouvez entendre des bouffées de râles fins. Ne vous pressez pas d'affirmer une lésion du sommet. Les alvéoles en collapsus peuvent très bien, sous l'effet de la poussée aérienne, produire en se déplissant des bruits analogues à des craquements; ce sont des *râles de déplissement*. Ils sont comparables à ceux qu'on observe au niveau de la base des sujets brusquement examinés après décubitus prolongé. Les râles de déplissement, qui sont facilement confondus avec des craquements et des râles sous-crépitants, sont très fréquents dans la zone d'alarme; si bien que leur présence pourrait contribuer à enlever à l'exploration de cette zone la valeur capitale que je n'ai cessé de lui accorder, si on ne prenait soin d'éviter l'erreur en faisant porter l'examen sur plusieurs inspirations et non pas seulement sur les premières.

Vous devez savoir aussi que des *râles sous-crépitants* peuvent s'observer au cours de l'évolution de certaines bronchites non tuberculeuses et dans les congestions œdémateuses des sommets, surtout du sommet gauche, chez les cardiaques et les rénaux.

Il n'est pas jusqu'aux *frottements pleuraux* qui ne puissent donner lieu à confusion. Tel malade présente à l'auscultation de gros frottements. Il s'agit d'une rhumatisante. Ce n'est pas dans la plèvre que se produisent ces frottements, mais dans la bourse séreuse sous-scapulaire. Ces frottements sont intenses, *craquants*, se perçoivent facilement à la main et peuvent être entendus dans toute l'étendue du poumon.

La *bronchophonie* avec retentissement de la toux se retrouvera dans n'importe quelle cause de condensation du poumon. C'est un signe courant dans les adénopathies trachéo-bronchiques; il en est de même de la *pectoriloquie aphone*.

Ces notions élémentaires sont uitles à connaître et jamais vous ne vous en imprégnerez assez. Les erreurs sont faciles, fréquentes, nombreuses. Gardez bien présente à l'esprit cette idée que c'est au sommet que vous devez rechercher les premiers signes de la tuberculose, mais que les signes observés au sommet ne sont pas forcément des signes de tuberculose pulmonaire en évolution.

L'inégalité pupillaire dans les affections pleuro-pulmonaires (1)

(Progrès Médical, 11 mai 1912.)

Vous savez qu'on a une certaine tendance à considérer que le sujet porteur d'une inégalité pupillaire est entaché de syphilis, qu'il commence une paralysie générale ou qu'il est tabétique. Or, c'est là une exagération : tous les sujets qui présentent de l'inégalité pupillaire sont loin d'être syphilitiques.

Je crois, pour ma part, que la valeur séméiologique de l'inégalité pupillaire est beaucoup plus complexe et qu'il est de toute nécessité, pour l'apprécier dans chaque cas particulier, de soumettre le malade à un examen approfondi.

En effet, à elle seule, lorsqu'elle existe sans symptômes associés, sans modifications des réflexes de la pupille, elle n'a que la valeur d'un symptôme dont la cause peut être liée à un grand nombre de circonstances différentes. Parmi celles-ci les affections pleuro-pulmonaires occupent une place importante.

Mon attention a été attirée sur ce point de séméiologie depuis longtemps déjà; j'ai pensé qu'il pouvait être intéressant, si limité que parût ce sujet, de lui consacrer une de ces conférences.

Mais il est nécessaire, tout d'abord, de vous expliquer ce que c'est que l'inégalité pupillaire, et de vous indiquer les conditions anatomiques et physiologiques qui président à son apparition.

Vous savez que la pupille est l'orifice central du diaphragme constitué par l'iris et que les variations de son diamètre sont commandées par deux ordres de muscles; les uns, par leur disposition en faisceaux concentriques, produisent, en se contractant, du rétrécissement de la pupille, ou myosis, et sont innervés par des ramifications du moteur oculaire commun; les autres, ou muscles radiés, ont pour conséquence de déterminer la dilatation de la pupille ou mydriase et sont innervés par des branches du sympathique· Vous concevez aisément que toutes les causes, qui

(1) Conférence faite à l'hôpital de la Charité, le 19 mars 1912.

troublent le fonctionnement normal de ce système, en l'excitant ou en le paralysant, ont pour effet de modifier le diamètre du diaphragme pupillaire, que le *myosis* peut être produit aussi bien par une excitation portant sur la sphère du moteur oculaire commun que par une paralysie portant sur la sphère du sympathique et que la *mydriase* obéit, au contraire, à des conditions inverses. D'autre part, à l'état normal, il existe une synergie fonctionnelle entre les deux pupilles, qui sont égales. Mais, dans certaines conditions pathologiques, l'état de dilatation n'est pas le même : il y a inégalité pupillaire.

Tout n'est pas dit, cependant, quand on a fait ces constatations; il faut procéder, en outre, à l'examen des réflexes pupillaires, que je vais rapidement passer en revue devant vous.

Tout d'abord le *réflexe lumineux* : lorsque les pupilles sont soumises à une source lumineuse vive, intense, elles se contractent, se rétrécissent ; lorsque, au contraire, la lumière est très faible, lorsque l'individu regarde dans une demi-obscurité, ses pupilles se dilatent. Ce réflexe n'est, en somme, que la protection de la rétine, contre l'excès du rayon lumineux, par un diaphragme contractile placé devant elle.

Sur le même plan, le *réflexe de l'accommodation à la distance*, ou réflexe de convergence : si un individu regarde un objet rapproché, sa pupille se contracte; si, au contraire, il fixe un objet éloigné, sa pupille se dilate.

Vient ensuite, *le réflexe à la douleur* : lorsqu'on provoque une excitation périphérique un peu violente, un pincement, par exemple, on voit les pupilles se dilater.

Reste enfin le *réflexe consensuel* : les deux pupilles sont synergiques; si une excitation est produite sur l'un des deux systèmes pupillaires, elle est transmise sympathiquement à l'autre et vous voyez se produire le même degré de rétrécissement ou de dilatation que du côté excité.

Il existe de nombreuses circonstances pathologiques dans lesquelles ces réflexes sont altérés. L'un des troubles les mieux classés de la réflectivité pupillaire est connu de tous sous le nom de *signe d'Argyll Robertson.* Il consiste en ce que le réflexe lumineux est aboli tandis que le réflexe d'accommodation à la distance est conservé.

La valeur séméiologique de ce signe est considérable; il indique la syphilis, dont il est l'un des stigmates les plus caractéristiques. Aussi bien, ne devrez-vous jamais négliger de le rechercher, particulièrement lorsque vous constaterez une inégalité pupillaire, étant donné l'association fréquente du signe d'Argyll Robertson et de l'inégalité pupillaire.

Il ne suffit pas de connaître la physiologie des mouvements pupillaires et la nature des troubles pathologiques qu'ils peuvent présenter, il faut aussi savoir les rechercher. L'examen des pupilles réclame une technique et une méthode rigoureuses, faute de quoi, de grossières erreurs ne pourront être évitées.

Tout d'abord, il faut, lorsqu'on veut s'assurer de l'égalité ou de l'inégalité des pupilles, un éclairage égal pour les deux yeux : nombre de sujets présentent de l'inégalité pupillaire lorsque les deux rétines ne sont pas soumises à une source lumineuse d'égale intensité. Il faut, d'autre part, que les pupilles soient maintenues à un degré de dilatation suffisant pour qu'on puisse observer leurs variations sous l'influence des causes qui excitent leur réflectivité. Il est évident, en effet, que, si vous examinez des pupilles soumises à une lumière trop vive, elles présenteront un rétrécissement tel que vous ne pourrez ni apprécier leur égalité de diamètre, ni juger de leur contraction sous l'influence d'une source lumineuse plus intense encore.

Pour explorer les réflexes pupillaires, vous prierez le sujet de regarder, dans un angle sombre de la pièce, un objet placé à une distance suffisante pour que l'accommodation maintienne les pupilles en état de moyenne dilatation.

Puis, vous examinerez successivement les deux pupilles en recouvrant hermétiquement avec la main, appliquée à plat, l'œil que vous n'explorez pas, de façon à éviter la mise en jeu du réflexe consensuel. Vous rechercherez ainsi le réflexe lumineux, puis le réflexe de convergence.

Lorsque vous voulez observer le réflexe consensuel, vous procédez de même, mais vous appliquez la main sagittalement à la racine du nez, au lieu de l'appliquer à plat sur chaque œil successivement, et, tandis que vous soumettez un des deux yeux à une source de lumière vive, vous regardez comment réagit l'autre pupille.

Je m'en tiendrai à ces données rapides sur l'examen des pupilles et de leurs réflexes, et je passe à l'étude séméiologique des inégalités pupillaires.

***

D'une façon générale, il existe deux grandes catégories d'inégalités pupillaires : celles qui s'accompagnent d'altérations des réflexes pupillaires et celles qui ne s'accompagnent d'aucune altération de ces réflexes.

Les premières sont les inégalités pupillaires qui procèdent surtout de la syphilis : je viens de vous rappeler qu'on rencontre fréquemment, chez les sujets entachés de syphilis, le signe d'Argyll Robertson.

On peut aussi observer chez eux, associée ou non à l'ophtalmoplégie externe, l'ophtalmoplégie interne, consistant en dilatation de la pupille associée à la perte du réflexe d'accommodation à la lumière et à la distance.

Dans les deux cas précédents, la vision reste normale, à moins de névrite optique concomitante (amaurose tabétique).

Mais l'inégalité pupillaire avec altération des réflexes peut s'observer en dehors de la syphilis : c'est ainsi que la cécité unilatérale, en raison de la perte de l'impressionnabilité rétinienne, provoque la mydriase et l'abolition des réflexes d'accommodation; en pareil cas, la pupille, n'étant point paralysée, réagira, grâce au réflexe consensuel, à une excitation portée sur l'œil sain. Ces quelques exemples suffisent à vous montrer l'importance d'un examen complet dans l'interprétation des syndromes pupillaires.

Aussi, lorsque vous aurez mis en évidence une inégalité pupillaire, par une technique écartant toute cause d'erreur, vous n'aurez pas fini votre examen; il faudra que vous cherchiez l'état des différents réflexes pupillaires et de la vision.

Ces indications générales étant posées, passons à l'étude de l'inégalité pupillaire simple, c'est-à-dire sans altérations des réflexes,
ni de la vision, variété que j'ai principalement en vue dans cette
conférence.

Cette variété peut reconnaître plusieurs causes qu'on peut ranger
sous deux chefs principaux : celles qui touchent l'une des parties
constituantes du globe oculaire; celles qui dépendent d'un trouble
portant sur les nerfs moteurs de la pupille.

Parmi les premières, citons l'inégalité pupillaire congénitale,
l'inégalité pupillaire provoquée par l'action locale de certaines substances mydriatiques (atropine) ou myotiques (pylocarpine, ésérine),
l'inégalité pupillaire liée à une affection oculaire (cataracte, kéra-
tite, corps étrangers de la cornée).

Parmi les secondes, prennent place toutes les causes qui atteignent les nerfs moteurs de la pupille, sur une partie quelconque de
leur trajet : pour le moteur oculaire commun, les tumeurs de la
base du crâne, les méningites, les tumeurs de l'orbite, l'angine
phlegmoneuse (1); pour le sympathique, les affections du cou ou
du thorax (anévrismes, tumeurs du médiastin, maladies pleuro-
pulmonaires).

C'est cette dernière catégorie, ainsi située au point de vue
séméiologique, que nous allons maintenant étudier.

*
* *

Il est bien évident qu'un sujet qui est atteint d'une affection
pleuro-pulmonaire quelconque : pleurésie, pneumonie, tuberculose... peut présenter une inégalité pupillaire avec altération des
réflexes pupillaires, s'il est syphilitique en même temps. Nous en
avons vu plusieurs exemples dans le service, et je vous rappellerai même que, chaque fois que je me trouve en présence d'un cas
de tuberculose fibreuse, j'ai coutume de rechercher systématiquement la syphilis dans le passé du sujet, en faisant appel aux notions

(1) H. VINCENT. « Le rétrécissement unilatéral de la pupille dans l'angine phlegmoneuse » (Société Médicale des Hôpitaux, 20 mai 1904.)

actuellement établies sur la valeur séméiologique des différents stigmates syphilitiques, notamment la leucoplasie buccale et les troubles pupillaires (1).

Mais il ne s'agit, en pareil cas, que d'une coïncidence, dans laquelle les troubles pupillaires provoqués par la syphilis n'ont qu'une relation indirecte avec l'affection pulmonaire.

L'inégalité pupillaire, indépendante de la syphilis, dans les affections pleuro-pulmonaires, la seule que j'aie en vue ici, se rencontre beaucoup plus souvent qu'on ne le croit généralement. Massalongo (2), qui en a étudié dans plusieurs mémoires la valeur séméiologique, a trouvé qu'on la constatait dans 30 o/o environ des cas de maladies pleuro-pulmonaires aiguës ou chroniques.

Dans une statistique qui a été faite dans le service, sur 64 malades présents le même jour dans nos salles, nous avons trouvé 14 cas d'inégalité pupillaire simple; ces 14 malades étaient atteints d'affections pleuro-pulmonaires diverses :

2 étaient emphysémateux, sans prédominance des signes d'un côté;

9 étaient tuberculeux; parmi eux, 7 avaient de la mydriase du côté des lésions prédominantes, les 2 autres, du côté le moins lésé;

1 était atteint de pleurésie sèche de la base gauche et présentait de la mydriase du même côté;

2 étaient des typhiques; l'un présentait de la mydriase à gauche et était atteint de bronchite bilatérale; l'autre présentait de la mydriase à gauche et était atteint de congestion pulmonaire de la base droite.

Ceci ne veut pas dire que tous les individus qui présentent une affection pleuro-pulmonaire doivent présenter en même temps une inégalité pupillaire; et, en effet, sur le même total de 64 malades, il y en avait dix autres qui étaient atteints de maladies des voies respiratoires et qui ne présentaient pas d'inégalité pupillaire.

(1) Consulter à ce sujet la thèse de mon élève Chabbert : « Valeur séméiologique de la tuberculose fibreuse dans la recherche de la syphilis. » Paris, 1909.

(2) MASSALONGO. « Pathologie de la pneumonie aiguë » (Vérone, 1889). L'inégalité pupillaire dans les maladies pleuro-pulmonaires aiguës et chroniques. (*Répertoire de Médecine internationale*. Juin 1911).

En résumé, cette statistique signifie que sur 24 malades atteints d'affections pleuro-pulmonaires, 14, c'est-à-dire 58 o/o, présentaient de l'inégalité pupillaire; si on remarque, d'autre part, que l'inégalité pupillaire ne fut constatée, ce jour-là, que chez des malades atteints d'affections pleuro-pulmonaires, on voit la valeur séméiologique qu'il convient d'accorder à ce symptôme.

Or, quelles sont les affections pleuro-pulmonaires dans lesquelles on le rencontre le plus souvent?

Parmi les affections aiguës, on a surtout constaté l'inégalité pupillaire dans la pneumonie et dans la pleurésie franche aiguë : Massolongo l'a étudiée dans la pneumonie; Chauffard et son élève Lœderich en ont donné une intéressante analyse clinique et pathogénique dans un mémoire sur lequel je reviendrai (1).

Parmi les maladies chroniques, la tuberculose à ses différentes périodes occupe le premier rang, particulièrement la tuberculose du sommet accompagnée de réaction pleurale avec symphyse, ainsi que l'ont établi, notamment, les intéressantes recherches de Souques (2); viennent ensuite l'emphysème pulmonaire si souvent associé à la tuberculose fibreuse, puis, les symphyses pleuro-pulmonaires.

*
* *

Voyons maintenant quelles sont les modalités cliniques que peut revêtir l'inégalité pupillaire suivant les symptômes qui lui sont associés. C'est ici que la question présente pour nous un réel intérêt au point de vue pratique.

Dans une première variété prennent place les cas dans lesquels l'inégalité pupillaire est le seul symptôme : il y a inégalité pupillaire, et c'est tout; pas de troubles vaso-moteurs de la pommette ni de l'oreille, aucun symptôme associé (3).

(1) CHAUFFARD et LŒDERICH. « Les inégalités pupillaires dans les pleurésies avec épanchement » (*Archives générales de Médecine*, 1905, p. 585.)

(2) SOUQUES. « Société Médicale des Hôpitaux », 1903, p. 414.

(3) Fodor a récemment attiré l'attention sur l'inégalité des pupilles dans la tuberculose pulmonaire; il estime que ce symptôme existe dans le plus grand nombre des cas et que, s'il a échappé à l'attention des cliniciens, c'est qu'il

Ici, il est fort difficile de savoir quelle est la pupille anormale; y a-t-il dilatation d'une pupille ou rétrécissement de l'autre? Ce n'est que par l'examen attentif des signes physiques fournis par l'exploration de l'appareil respiratoire qu'on peut porter un diagnostic; encore faut-il que ces signes indiquent une lésion unilatérale, parce que, si les deux poumons sont atteints, le problème reste entier·

Voici un sujet qui a une pleurésie droite et une inégalité pupillaire, vous avez le droit de dire que c'est la pupille droite qui est anormale, parce que la lésion siège du côté droit.

Sur cette première variété, il y a, en somme, peu de choses à dire.

Il n'en est pas de même pour les inégalités pupillaires qui s'accompagnent de symptômes associés; ici se place le syndrome sur lequel M. Souques a attiré l'attention dès 1903 dans la tuberculose du sommet, et qui est le *syndrome oculo-pupillaire* des neurologistes.

Ici, l'inégalité pupillaire est caractérisée par le myosis, c'est-à-dire par le rétrécissement de la pupille du côté malade ; à ce myosis sont associées une diminution de la fente palpébrale et une rétraction du globe oculaire qui apparaît, en même temps, plus petit. C'est là, comme vous le voyez, un syndrome complexe, et c'est précisément pour cela qu'il est aisé de distinguer la pupille anormale puisque le myosis pathologique s'associe à un syndrome oculo-palpébral.

nécessite une technique très rigoureuse : il importe, comme je l'ai rappelé plus haut, d'examiner les pupilles à un faible éclairage; on voit alors que la pupille correspondant au poumon malade se dilate plus vite et plus complètement que celle du côté opposé, si bien qu'elle est plus large à la fin de la réaction; si, alors, on fait agir une source lumineuse plus vive, on voit que cette pupille réagit plus faiblement et se contracte plus lentement que l'autre. Pour Fodor, ce symptôme est indépendant de l'étendue et de l'intensité de la lésion pulmonaire; il existe souvent alors que les signes d'auscultation sont à peine constatables; aussi peut-il jouer un rôle assez important dans le diagnostic de la tuberculose au début, bien qu'on le rencontre aussi dans bon nombre d'affections d'une des moitiés du thorax (pleurésie, anévrisme, tumeur...), qui toutes agiraient par le même mécanisme, c'est-à-dire par l'excitation du grand sympathique. (*Wien. med. Woch.*, 12 mars 1910. Réaction inégale des pupilles à la lumière en tant que symptôme précoce de la tuberculose pulmonaire.)

Une troisième variété est représentée par une inégalité pupillaire associée au même syndrome oculo-palpébral et en même temps à des troubles vaso-moteurs portant sur la pommette et sur l'oreille du même côté. Ici encore la pupille anormale est rétrécie et peut être distinguée par la présence des autres éléments symptomatiques du syndrome.

Voilà différents types d'inégalité pupillaire que vous pourrez différencier les uns des autres et dont les caractères vous permettront, dans une certaine mesure, de préciser le siège de la lésion qui les provoque, ainsi que je vous le dirai dans un instant, quand j'étudierai leur mécanisme pathogénique.

Il y a une dernière variété sur laquelle on n'a pas encore attiré l'attention et qui me paraît devoir prendre place dans la classification nosographique. J'en ai observé plusieurs cas : dans les deux variétés précédentes, nous avions affaire au *myosis* avec syndrome oculo-palpébral et avec ou sans troubles vaso-moteurs; ici, le syndrome est constitué par une *dilatation de la pupille* associée à des troubles vaso-moteurs, mais sans syndrome oculo-palpébral.

Ce syndrome s'observe assez fréquemment; je vous en donnerai le mécanisme dans un instant. Dès maintenant je vous dirai qu'on l'observe surtout chez des sujets atteints d'affections pleuro-pulmonaires chroniques, particulièrement dans la tuberculose torpide avec réactions pleurales et médiastinales : les troubles vaso-moteurs précèdent de plusieurs mois et même de plusieurs années la dilatation pupillaire, ainsi qu'on peut s'en assurer chez des malades suivis pendant longtemps.

Maintenant que vous connaissez les différentes modalités cliniques de l'inégalité pupillaire au cours des affections de la plèvre et du poumon, cherchez comment vous pouvez les expliquer. Il n'est pas suffisant de savoir les déceler, encore faut-il tâcher de les comprendre.

Ce sera, d'ailleurs, compléter le diagnostic en précisant le siège de la lésion sur le trajet du sympathique.

Trois théories ont été mises en avant et sont surtout soutenues par différents auteurs pour expliquer le mécanisme pathogénique des inégalités pupillaires dans les cas que nous avons en vue.

La première est la *théorie anatomique*. Pour la comprendre, il faut que vous vous souveniez de quelques notions anatomiques que voici.

Les filets pupillo-dilatateurs passent par les rameaux communicants du premier nerf dorsal pour se rendre au premier ganglion thoracique, dont les travaux de Mme Déjerine ont montré l'importance dans la pathogénie du syndrome oculo-palpébral, et de là au troisième ganglion cervical inférieur du sympathique. Toute cette région se trouve en contact presque immédiat avec le dôme pulmonaire et avec le cul-de-sac pleural supérieur. De là le tronc sympathique s'élève de chaque côté du cou et monte vers l'encéphale. Un peu plus bas, émanant des 3ᵉ, 4ᵉ, 5ᵉ, 6ᵉ paires dorsales et passant dans les rameaux communicants correspondants, partent les filets sympathiques qui sont destinés aux vaso-moteurs de la face et de l'oreille.

Connaissant cela, vous pouvez facilement concevoir qu'une lésion, qui siégera d'une façon précise sur telle ou telle partie de cette région ou qui portera sur toute la région, déterminera soit de l'inégalité pupillaire simple, soit de l'inégalité pupillaire avec toubles vaso-moteurs, soit le syndrome oculo-pupillaire complet de Mme Déjerine.

Grâce à ces notions anatomiques, vous concevez qu'une altération du sommet du poumon, telle que la tuberculose puisse déterminer, par l'intermédiaire des réactions pleurales et ganglionnaires qu'elle provoque, une excitation ou une paralysie des nerfs pupillo-dilatateurs, ou des ganglions, ou du tronc sympathique, ou des uns et des autres en même temps.

Si la lésion détruit simplement les filets pupillo-dilatateurs, elle détermine le myosis; si elle détruit en même temps les ganglions sympathiques, elle provoque le syndrome oculo-pupillaire de Mme Déjerine et de Souques; si elle détruit aussi le tronc du sympathique, elle entraîne, en outre, la vaso-dilatation de la pommette et de l'oreille.

Ces données cliniques complètent et confirment ce que les expériences déjà anciennes de Pourfour du Petit et de Claude Bernard avaient démontré.

Je vous ai décrit un syndrome qui consiste, non pas dans le myosis, mais dans la mydriase avec troubles vaso-moteurs de la pommette et de l'oreille sans syndrome oculo-palpébral. Comment peut-on l'expliquer?

Ce syndrome s'observe chez les tuberculeux torpides, dans la tuberculose fibreuse, dans les médiastinites; il n'implique pas la nécessité d'une localisation étroite au sommet. Or, de telles lésions s'accompagnent presque fatalement d'adénopathie siégeant précisément à hauteur des origines des nerfs vaso-moteurs de la face au niveau des 3ᵉ, 4ᵉ, 5ᵉ et 6ᵉ nerfs dorsaux; peu à peu sont détruits les nerfs communiquants et le tronc lui-même du sympathique à ce niveau; ainsi s'établissent les troubles vaso-moteurs de la face. Mais, de proche en proche, l'inflammation gagne le tissu cellulaire et atteint, dans sa marche extensive, la région des filets pupillo-dilatateurs qu'elle **excite** sans les détruire encore: ainsi apparaît secondairement la dilatation de la pupille correspondante.

Je crois, d'ailleurs, que la dilatation pupillaire simple, si fréquemment observée dans la tuberculose au début, reconnaît une origine analogue, c'est-à-dire l'excitation des nerfs pupillo-dilatateurs : la même opinion a été soutenue par Fodor, dans un travail très documenté que je vous ai déjà signalé.

Toutes ces considérations ont une grande importance au point de vue séméiologique.

Telle est la théorie anatomique. Mais, étant donné qu'on ne peut pas toujours constater des lésions portant sur cette zone très limitée alors qu'on trouve cependant de l'inégalité pupillaire, on s'est demandé si cette inégalité pupillaire ne pourrait pas tenir aussi à d'autres causes.

Chauffard et Lœderich, en étudiant l'inégalité pupillaire dans la pleurésie, sont arrivés à admettre qu'elle pouvait être d'origine purement fonctionnelle et ont invoqué une *théorie réflexe* pour l'expliquer. Ils ont constaté que cette inégalité pupillaire est telle que c'est toujours (ou presque toujours) la pupille du côté de l'épanchement qui est la plus large; ils ont constaté également que l'inégalité pupillaire varie d'un jour à l'autre et disparaît avec la résorption complète de l'épanchement, tandis qu'au contraire elle n'est pas influencée par la thoracentèse; ils ont constaté, enfin, que cette inégalité pupillaire disparaît avec un éclairage intense ou une convergence extrême, ce qui prouve que la pupille est seulement paresseuse ou faiblement excitée. Cette dilatation de la pupille ne serait qu'un cas particulier de la loi de Schiff, d'après laquelle toute excitation sensitive périphérique provoque la dilatation irienne.

Et si, dans ce cas particulier, la dilatation de la pupille est unilatérale, c'est en vertu d'une autre loi, la loi de l'unilatéralité des réflexes, posée par Pflugger.

La troisème théorie est la *théorie toxi-infectieuse*, soutenue par Massalongo. Voici en quoi elle consiste : il n'y a ni lésion anatomique, ni trouble réflexe, mais simplement une sorte d'inhibition des centres bulbaires des mouvements de la pupille par un poison mydriatique. La preuve, c'est qu'on n'observe l'inégalité pupillaire dans les maladies pleuro-pulmonaires que lorsqu'elles présentent une activité intense, lorsqu'elles sont particulièrement toxiques; c'est qu'on l'observe aussi dans les maladies telles que la scarlatine, la diphtérie, la fièvre typhoïde, dans des cas où il n'y a pas de localisation pleuro-pulmonaire; une autre preuve, c'est que l'inégalité pupillaire, dans les affections pleuro-pulmonaires, peut varier d'un jour à l'autre, et que la pupille la plus dilatée aujourd'hui sera demain la plus rétrécie.

Il faut donc admettre une action générale, et non pas une action locale.

Je crois que ces théories ont toutes une valeur, une signification, qu'elles contiennent chacune une part de vérité et qu'il est impossible d'attribuer toutes les inégalités pupillaires des affections pleuro-pulmonaires à la même cause. Il est évident qu'il y a tout d'abord une grande différence à faire entre les maladies aiguës et les maladies chroniques; dans le premier cas, les inégalités pupillaires sont passagères, transitoires; dans le second cas, elles sont durables, permanentes.

De cet exposé, je veux que vous reteniez au moins une conclusion : c'est qu'il est important de reviser la question de la valeur séméiologique des inégalités pupillaires ; il ne faut pas que vous conserviez cette opinion très simpliste que l'inégalité pupillaire est toujours un symptôme syphilitique ; cela est une grosse erreur : l'inégalité pupillaire n'a, à elle seule, aucune signification immédiate. Ce n'est qu'après une étude approfondie de votre malade, de ses réflexes pupillaires, de sa vision, que vous aurez le droit de soupçonner les relations que peut avoir avec la syphilis l'inégalité pupillaire qui a attiré votre attention.

Souvenez-vous que l'inégalité pupillaire peut être congénitale ; qu'elle peut être en rapport avec un vice de réfraction des milieux de l'œil ; que toutes les causes qui portent atteinte au jeu normal du sphincter irien peuvent la provoquer, particulièrement celles qui s'exercent sur le sympathique ; que, dans cette occurrence, l'inégalité pupillaire est souvent associée à des troubles vaso-moteurs de la face et à un syndrome complexe oculo-palpébral; qu'enfin, dans cette variété, une place importante appartient aux affections pleuro-pulmonaires.

Aussi bien, lorsque vous constaterez l'inégalité pupillaire, soit simple, soit associée à l'un des syndromes complexes dont je vous ai parlé, devrez-vous songer aux affections de la plèvre et du poumon, et particulièrement à la tuberculose, s'il s'agit d'une inégalité pupillaire fixe, habituelle, durable. Il pourra même arriver que le syndrome oculo-pupillaire observé chez un ancien syphilitique soit indépendant de la syphilis et soit provoqué par l'existence d'une tuberculose fibreuse, si souvent observée chez de tels malades; en pareil cas les réflexes pupillaires sont normaux; ne vous hâtez donc pas, même chez un syphilitique, et surtout si vous constatez la présence d'une affection pleuro-pulmonaire, de conclure de l'inégalité pupillaire simple à l'imminence du tabes ou de la paralysie générale (1).

---

(1) Compléter la lecture de cet article par celle des articles consacrés à la *pleurite des sommets*.

La médiastinite chronique considérée dans ses rapports avec la tuberculose (1)

(Presse Médicale, 3 août 1912.)

Nous allons continuer aujourd'hui l'étude de la médiastinite chronique par celle de ses rapports avec la tuberculose.

Je ne reviendrai pas sur ce que je vous ai déjà dit dans la conférence précédente; je vous rappellerai simplement que j'ai passé rapidement en revue devant vous les principales formes de la médiastinite chronique, ses grands syndromes, les différentes variétés de compressions auxquelles elle donne lieu suivant le siège des lésions; je vous ai dit que la médiastinite chronique, abstraction faite des cas dans lesquels elle est provoquée par la présence d'une tumeur quelconque du médiastin, est si fréquemment d'origine syphilitique que, chaque fois que vous en constaterez l'existence, vous devrez songer à la possibilité de la syphilis.

Il ne faudrait pas croire, cependant, qu'elle reconnaît toujours cette origine, et il faut, notamment, que vous sachiez qu'elle est souvent liée à la tuberculose. Ceci ne signifie pas, d'ailleurs, que la médiastinite chronique que vous pouvez observer chez les tuberculeux est elle-même fatalement de nature tuberculeuse, car vous pouvez vous trouver en présence de cas douteux, chez des sujets entachés à la fois de syphilis et de tuberculose.

On observe, chez les tuberculeux, la médiastinite chronique sous trois types cliniques principaux :

La médiastinite tuberculeuse proprement dite, accompagnant on non l'adénopathie trachéo-bronchique;

La médiastinite des sujets syphilitiques et tuberculeux;

Enfin, une forme particulière, la médiastino-péricardite calleuse avec asystolie hépatique, qui s'observe surtout chez les enfants, mais qu'on rencontre aussi quelquefois chez l'adulte.

---

(1) Conférence clinique faite à l'hôpital de la Charité, le 27 février 1912, faisant suite à une conférence sur les rapports de la médiastinite chronique avec la syphilis.

1° MÉDIASTINITE TUBERCULEUSE PROPREMENT DITE. — J'ai publié, il y a quelques années, à la Société Médicale des Hôpitaux, avec mon interne Combier (1), une observation qui est, à cet égard, tout à fait démonstrative.

La voici, rapidement résumée :

Un homme d'une cinquantaine d'années entre à l'hôpital avec un syndrome d'oblitération de la veine cave supérieure, accompagné simplement d'oppression légère, et sans aucun autre symptôme apparent de compression.

L'oblitération veineuse était telle que la circulation collatérale était développée à un point extrême et qu'on observait — particularité signalée déjà comme symptôme des oblitérations totales de la veine cave supérieure — la présence sur la partie inférieure du thorax d'une sorte de ceinture de veines variqueuses, ressemblant presque à de petites sangsues appendues à la paroi.

Cet homme, qui n'avait jamais eu la syphilis, qui n'en présentait aucun stigmate, toussait depuis quelques années et expectorait en abondance des crachats dans lesquels on trouvait des bacilles de Koch. L'examen de la poitrine permettait de constater la présence d'une vaste excavation dans la partie moyenne du poumon droit. C'est là une localisation extrêmement rare dans la tuberculose; c'est, au contraire, le siège le plus habituel des lésions pulmonaires de la syphilis, s'il faut en croire, du moins, Grandidier.

En présence de ces constatations, il y avait lieu de se demander si cet homme n'était pas syphilitique sans le savoir, s'il n'était pas atteint d'une pneumopathie syphilitique ancienne sur laquelle serait venue se greffer la tuberculose, et si la compression de la veine cave supérieure n'était pas le fait d'une médiastinite syphilitique.

Cet homme mourut après quelques jours de séjour à l'hôpital, emporté par une poussée de tuberculose aiguë.

L'autopsie nous permit de constater l'existence d'une compres-

(1) Emile SERGENT et COMBIER. « Oblitération de la veine cave supérieure. » *Société Médicale des Hôpitaux*, 10 février 1906.

sion de la veine cave supérieure, telle, qu'il était absolument impossible d'isoler le tronc veineux; il fallut sculpter la gangue scléreuse qui l'englobait pour le découvrir sous la forme d'un mince cordon fibreux complètement oblitéré.

Le médiastin antérieur était rempli par une masse fibreuse énorme, dure, dans laquelle le couteau rencontrait des noyaux calcaires et des conglomérations caséeuses; il s'agisait, en somme, d'une tuberculose ganglionnaire du médiastin autour de laquelle s'était peu à peu développée une réaction inflammatoire du tissu cellulaire.

Nous vérifiâmes l'existence de l'excavation du lobe moyen du poumon droit et nous vîmes, tout autour, la poussée de granulie terminale secondaire que nous avions diagnostiquée.

La nature tuberculeuse de cette médiastinite fut prouvée par les constatations cliniques, par les résultats de l'autopsie et aussi par les vérifications faites au laboratoire : le bacille de Koch put être retrouvé dans les ganglions et dans le poumon.

Cette observation est extrêmement importante à deux points de vue : d'abord au point de vue du diagnostic, ensuite au point de vue nosographique.

En ce qui concerne le diagnostic, nous avions le devoir de considérer tout d'abord cet homme, qui disait n'être pas syphilitique, comme l'étant peut-être, en raison même des particularités symptomatiques qu'il présentait. Aujourd'hui, nous aurions recours à la réaction de Wassermann. A cette époque, nous ne possédions pas ce précieux moyen de diagnostic.

Si jamais je me retrouvais en présence d'un cas analogue, je n'hésiterais pas à recourir au traitement d'épreuve, parce que, lorsqu'on constate une caverne dans la partie moyenne du poumon, le droit surtout, il faut toujours songer à la syphilis.

Et, pourtant, cette observation établit de façon incontestable l'existence de la médiastinite tuberculeuse. Elle suffit à montrer que la tuberculose ne se borne pas à engendrer dans le médiastin la production des adénopathies trachéo-bronchiques que nous connaissons bien, mais qu'elle peut aussi s'y manifester sous la

forme de réactions inflammatoires chroniques du tissu cellulaire.

2° MÉDIASTINITE CHEZ LES SUJETS SYPHILITIQUES ET TUBERCULEUX.
— Si la médiastinite tuberculeuse doit avoir, dans nos descriptions nosographiques, sa place marquée à côté de celle de la médiastinite syphilitique, il faut que vous sachiez que l'une et l'autre
se confondent étroitement, et cela d'autant plus que la syphilis et
la tuberculose peuvent se trouver réunies chez le même sujet, soit
qu'il s'agisse de lésions locales hybrides, soit qu'il s'agisse simplement de sujets qui sont à la fois syphilitiques et tuberculeux
et chez lesquels la lésion locale est sous la dépendance d'une des
deux affections dont ils sont simultanément tarés.

Vous verrez dans notre salle de femmes une malade qui est
entrée dans le service il y a quelques mois; elle est âgée de 57 ans;
et son mari est mort *subitement* à 57 ans (je note, en passant,
cette mort subite).

Elle n'a jamais eu ni enfant ni fausse couche; elle a eu, en 1892,
une pleurésie gauche — notez encore cet antécédent —; en 1906,
elle a eu une éruption généralisée sur tout le corps et accompagnée
de chute des cheveux; nous ne pouvons pas rétrospectivement
affirmer la nature de cette éruption, mais nous devons tenir
compte de son existence.

En janvier 1911, cette femme contracta une bronchite, à la
suite de laquelle elle conserva de l'oppression; une dyspnée assez
considérable se manifesta progressivement, s'exagérant si la malade se couchait, et particulièrement si elle se couchait sur le côté
gauche.

Sur cette oppression constante, progressive, se greffèrent peu
à peu de véritables crises de suffocation; la malade emploie cette
image : elle dit qu'elle ressent « comme si cela se bouchait »; il
lui semble que l'air ne peut plus pénétrer par suite d'une obstruction des voies aériennes.

En même temps, cette femme présenta peu à peu une expectoration muco-purulente, rappelant les crachats nummulaires des
phtisiques et contenant de temps en temps des filets de sang; elle

avait également une légère élévation de température, des sueurs nocturnes, et ne tarda pas à maigrir.

Lorsqu'elle entra dans le service, nous constatâmes que la dyspnée était considérable, présentait les caractères de l'orthopnée et s'accompagnait d'un bruit de cornage strident, indiquant certainement l'existence d'une compression portant sur les voies respiratoires supérieures, compression qu'affirmait encore la constatation d'un tirage sus et sous-sternal.

En même temps que ce syndrome, dont vous ne pouvez ignorer la valeur séméiologique, elle présentait une toux spéciale, coqueluchoïde, de caractère un peu aboyant, qu'on rencontre si souvent également dans les cas de compression bronchique et qui fait partie du syndrome médiastinal. On constatait aussi un développement plus marqué que normalement des veines présternales, indiquant un léger degré de gêne dans la circulation veineuse intrathoracique.

Le pouls et le cœur ne présentaient aucun caractère anormal. Mais les poumons étaient le siège de signes physiques très particulièrement intéressants. D'une part, aux deux sommets, et surtout à gauche, la percussion, l'auscultation et la palpation révélaient des signes d'infiltration tuberculeuse à forme fibro-caséeuse. Si on portait l'examen dans les espaces interscapulaires, à hauteur du hile des poumons, on percevait une zone de matité et un souffle bronchique bi-latéral, surtout intense à gauche et affectant un timbre spécial rappelant le cornage que l'on entendait à distance lorsqu'on se trouvait près de la malade.

En poussant l'examen plus loin, on constatait que cette femme ne présentait pas de modifications des réflexes achilléens ni rotuliens; le signe d'Argyll Robertson n'existait pas; mais les deux pupilles étaient inégales, la gauche étant plus grande que la droite; en passant, j'insiste sur cette particularité : dans une prochaine leçon (Voir p. 95), je vous entretiendrai de la valeur séméiologique de cette inégalité pupillaire, qu'on observe très fréquemment au cours des affections pleuro-pulmonaires et médiastinales, aiguës ou chroniques, et qui consiste dans l'inégalité pupillaire simple avec conservation des différents réflexes d'accommodation à la lumière et à la distance.

Enfin, nous fîmes une constatation qui, avant tout contrôle de laboratoire, nous permit de reconnaître que cette femme était syphilitique : sur le bord antérieur de la jambe gauche, dans la région tibiale antérieure, elle présentait une ulcération qu'on ne pouvait rattacher à autre chose qu'à la syphilis. Aucun doute n'était possible; d'ailleurs, la réaction de Wassermann fut nettement positive.

Donc, nous avions affaire à un terrain entaché de syphilis et de syphilis active, puisqu'il y avait sur la jambe une lésion tertiaire en pleine évolution. Mais la malade était, en même temps, une tuberculeuse; la constatation de nombreux bacilles de Koch dans les crachats ne laissait sur ce point aucun doute.

Enfin, nous avons poussé l'examen plus à fond et nous avons fait une exploration radioscopique qui a permis de constater que le syndrome de compression bronchique était bien dû à l'existence d'une opacité du médiastin et qu'il n'y avait pas de centre de mouvements expansifs pouvant révéler la présence d'un anévrisme de l'aorte.

L'espace clair dont je vous ai parlé dans la précédente conférence et qu'on aperçoit chez l'individu normal, placé obliquement contre l'écran, était, chez cette femme, occupé par une ombre; par conséquent, tout le médiastin était bouché.

Or, sous l'influence du traitement, cet espace est redevenu clair, ainsi que nous avons pu nous en assurer par des explorations radioscopiques successives, ce qui est la preuve que la lésion a fondu.

J'avais soumis, en effet, la malade au traitement spécifique; car, si elle était tuberculeuse, elle était en même temps syphilitique. La syphilis était prouvée par le résultat de la réaction de Wassermann et par les caractères de la plaie de la jambe qui ne tarda pas, d'ailleurs, à se cicatriser. La tuberculose était attestée par la constatation du bacille de Koch dans les crachats et par le résultat positif d'une intradermo-réaction à la tuberculine.

J'instituai le traitement spécifique, parce que je me demandais dans quelle mesure la médiastinite était liée à la syphilis ou à la tuberculose. Je crois, en raison des phénomènes régressifs qui sont survenus, qu'elle était surtout syphilitique, mais je n'oserais affirmer qu'elle n'était que syphilitique.

En effet, la médiastinite a considérablement diminué d'étendue, puisque l'espace clair, supprimé au début, est aujourd'hui nettement visible. Mais, si la malade a été améliorée, si le cornage a diminué peu à peu, on constate encore chez elle le souffle bronchique bilatéral et un certain degré d'oppression. Je crois donc qu'elle a présenté une association syphilo-tuberculeuse sur l'importance de laquelle je reviendrai dans un instant.

Cette observation montre qu'il y a des médiastinites qui évoluent chez des sujets à la fois syphilitiques et tuberculeux et qu'en pareil cas il est extrêmement difficile d'affirmer si la médiastinite appartient à l'une ou à l'autre de ces deux maladies ou aux deux simultanément.

3° MÉDIASTINO-PÉRICARDITE CALLEUSE AVEC ASYSTOLIE HÉPATIQUE. — Je voudrais maintenant vous dire quelques mots de la dernière forme : la médiastino-péricardite calleuse avec asystolie hépatique.

On l'observe aussi bien, d'ailleurs, chez les syphilitiques que chez les tuberculeux; et, bien qu'elle se rencontre parfois chez l'adulte, elle est surtout l'apanage de l'enfant.

Elle se caractérise essentiellement par un syndrome anatomo-clinique fort important à connaître, qui a été étudié surtout chez l'enfant par le Pr Hutinel et dont vous trouverez une excellente description dans la thèse déjà ancienne (1897) de mon ami Venot sur la « cirrhose cardio-tuberculeuse avec symphyse péricardiaque ».

Les travaux plus récents de Nobécourt et Paisseau, la thèse de Lambour (1911) et un article de Comby dans les *Archives de médecine des enfants*, viennent de préciser l'histoire de la médiastinite chronique chez l'enfant et de montrer qu'elle peut affecter les mêmes allures cliniques que chez l'adulte. Quoi qu'il en soit, le type que j'envisage actuellement appartient plus en propre à l'enfant et se présente avec des caractères assez particuliers pour constituer une forme spéciale.

Les accidents commencent, en général, par un syndrome hépato-abdominal, caractérisé par une augmentation de volume du foie, un peu d'ascite et de circulation veineuse collatérale et, finalement, par l'asystolie.

Il semble qu'au début la médiastinite succède à la péri-hépatite et se localise surtout autour de la veine cave inférieure; le plus souvent, en effet, on constate d'abord le syndrome de compression de la veine cave inférieure et, ensuite seulement, le développement de l'asystolie avec symphyse cardiaque.

Si cette forme s'observe surtout chez l'enfant, on la rencontre aussi, vous ai-je déjà dit, chez l'adulte; tout récemment, Hirtz et Delbet en ont rapporté une curieuse observation à l'Académie de médecine. J'y reviendrai dans un instant, lorsque je vous dirai ce qu'on peut attendre du traitement chirurgical dans les médiastinites chroniques avec symphyse péricardiaque.

De ce qui précède, et de ce que je vous ai dit dans la conférence précédente, il résulte que la médiastinite chronique reconnaît deux causes principales : la syphilis et la tuberculose, et que ces deux maladies existent assez souvent en même temps chez le même sujet; aussi, est-il fort important de discuter la valeur des arguments qui vous permettront, dans un cas particulier, de rattacher la médiastinite à sa véritable origine.

* *

Comment pouvez-vous faire le diagnostic? Sur quels éléments vous appuierez-vous pour distinguer la syphilis de la tuberculose ou pour présumer qu'elles sont associées?

Je n'insisterai pas à nouveau sur l'importance de la constatation de stigmates ou de lésions spécifiques en activité ou cicatricielles. Je vous rappellerai que vous ne devrez pas vous fier aveuglément à l'interrogatoire.

Il y a des malades qui vous disent de très bonne foi qu'ils ne sont pas syphilitiques et qui, cependant, ont eu la syphilis et n'en ont conservé aucun stigmate. Or, vous avez aujourd'hui un moyen de le savoir : c'est la réaction de Wassermann. Je considère qu'elle a une valeur générale à peu près absolue; elle vous prouvera, si elle est positive, que vous avez affaire à un syphilitique; mais elle ne vous permettra en aucune façon d'affirmer que telle ou telle localisation morbide dont le malade est actuellement atteint est inévitablement provoquée par la syphilis.

N'accordez à ce procédé qu'une valeur relative; demandez-lui ce qu'il peut vous donner, rien de plus; j'en dis autant de l'intra-dermo-réaction et des autres procédés de réaction à la tuberculine.

Ces moyens ne peuvent prétendre qu'à révéler des qualités humorales de terrains, et non point la nature intime de toutes les localisations morbides développées sur ces terrains.

Chez la femme dont je vous parle, la réaction de Wassermann a été positive, la réaction à la tuberculine l'a été également : cela prouve simplement qu'elle était à la fois syphilitique et tuberculeuse, mais cela ne contribue guère à élucider l'étiologie véritable de sa médiastinite.

J'estime, pour ma part, qu'on ne peut affirmer la nature d'une lésion tuberculeuse ou syphilitique que si l'on constate la présence du germe qui la détermine; en dehors de cette condition, ce qui confirme le plus sûrement l'opinion que l'on peut avoir, c'est le résultat du traitement.

J'ai cru utile et opportun de m'arrêter sur cette discussion relative à la valeur diagnostique de ces procédés de réactions humorales, car vous avez une tendance à vous figurer que, pour faire de la médecine, il suffit d'avoir une seringue à la main et un laboratoire. J'estime, pour ma part, que la clinique aujourd'hui est mieux armée qu'elle n'était autrefois, que nous possédons des armes nouvelles, que ces armes ont leur valeur, mais que les anciennes n'ont pas perdu la leur pour cela.

Aussi bien, si vous vous tenez seulement au courant des découvertes nouvelles et si vous négligez de vous familiariser avec les notions anciennes et classiques, vous serez aussi ignorants que certains médecins, d'esprit sceptique ou paresseux, qui s'en tiennent aux vérités qu'ils ont apprises dans leur jeunesse et qui se vantent de ne point connaître les acquisitions du progrès scientifique.

La conclusion pratique de ces réflexions est que, d'abord, il est très difficile de faire un diagnostic, et que, pour y parvenir, il faut être muni de bonnes armes et savoir s'en servir : un procédé d'exploration a une valeur; mais il ne suffit pas de savoir l'employer; il faut aussi être capable de comprendre et d'interpréter les résultats qu'il apporte. C'est en confrontant les résultats de tous les procédés d'exploration dont il dispose que le médecin arrive à une interprétation qui peut se rapprocher de la vérité. Je dis : qui peut se rapprocher de la vérité, car il me paraît impossible d'affirmer d'une façon absolue que tel ou tel malade présente, à coup sûr, telle ou telle lésion sur tel ou tel point; nous avons des présomptions, des probabilités, mais pas de certitude.

Poser un diagnostic, c'est tenir compte de constatations cliniques qui conduisent à une interprétation dont peut être tiré le pronostic et dont peuvent, dans une certaine mesure, dépendre la santé et la vie du malade.

Or, quand vous vous trouvez en présence d'un sujet qui est tuberculeux, cela ne veut pas dire que tous les accidents qu'il présente sont tuberculeux; de même s'il est syphilitique. Sachez faire la part de ce qui est lié, dans chaque cas, à la nature du terrain présenté par le malade, et de ce qui en est indépendant. Bien plus, une affection comme la tuberculose est extrêmement fréquente chez les syphilitiques; je mets en fait que, si on faisait une statistique prise sur des syphilitiques recueillis au hasard et si on regardait combien sont tuberculeux, on en trouverait plus de la moitié. Si on faisait une intradermo-réaction à la tuberculine chez un syphilitique, elle est presque constamment positive; sur ce point, je suis d'accord avec M. Nicolas (de Lyon); mais, ainsi que je l'ai dit il y a quelque temps à la *Société d'Etudes scientifiques sur la tuberculose*, je ne puis admettre avec lui que, s'il en est ainsi, c'est parce que la syphilis, *ipso facto*, suffit à provoquer cette réaction positive qui, dès lors, cesse d'avoir une valeur diagnostique; je dis que, si la réaction à la tuberculine chez les syphilitiques est beaucoup plus souvent positive que chez les non syphilitiques, c'est que les syphilitiques sont beaucoup plus facilement tuberculisables que les non syphilitiques, ainsi que je l'ai écrit dans mes publications antérieures, et notamment dans mon livre « Syphilis et tuberculose ». Et la preuve, c'est que, si vous faites cette recherche chez les petits syphilitiques, chez les enfants tout jeunes qui n'ont pas encore eu le temps de se tuberculiser, la réaction est négative, ainsi que je l'ai établi.

Retenez donc que la syphilis et la tuberculose sont très souvent associées chez le même sujet, et cela précisément parce que la syphilis, comme je l'ai souvent répété, « prépare le terrain pour la graine de la tuberculose ».

Il y a des cas où la tuberculose et la syphilis, associées l'une à l'autre sur place, réalisent ce que Ricord a appelé le scrofulate de vérole; on a affaire alors à une lésion complexe, hybride; il n'y a pas fusion, au sens vrai du mot, mais simple juxtaposition. Leloir (de Lille), Longin, ont fait d'intéressantes recherches sur les lésions hybrides cutanées et ont montré que, lorsqu'on avait affaire à ces faux lupus, si on soumettait le sujet au traitement syphilitique et si on faisait une biopsie avant le traitement et une autre après, on constatait que certaines régions avaient été modifiées et que d'autres n'avaient subi aucun changement; tout ce qui appartenait à la tuberculose persistait, tandis que tout ce qui appartenait à la syphilis avait fondu.

Cela est important : il faut savoir cependant qu'il y a bien des lésions tuberculeuses localisées, évoluant sur des terrains syphilitiques, qui sont, dans une certaine mesure, améliorées par un traitement antisyphilitique, pour cette raison que, s'étant développées à la faveur du terrain syphilitique, elles ne trouvent plus les conditions propices à leur germination lorsque le traitement spécifique a modifié ce terrain.

Aussi bien, lorsque vous vous trouverez en face d'un sujet tuberculeux et syphilitique, vous n'aurez pas peur de le saturer de mercure ou, tout au moins, de lui donner du mercure. On a dit que le mercure était dangereux pour les tuberculeux; c'est une erreur grossière; à moins, bien entendu, que le malade ne soit déjà arrivé à la période de cachexie ou à une phase très avancée de la tuberculose.

Si vous donnez du mercure à un tuberculeux syphilitique encore résistant, vous verrez les accidents fondre pour une grande part, parce que beaucoup d'entre eux sont imputables à la syphilis. Vous verrez, d'autre part, persister des lésions qui sont purement et simplement des lésions tuberculeuses, ainsi que vous pouvez le constater chez la malade dont je vous ai raconté l'histoire.

Donnerez-vous à cette catégorie de malades d'autres médicaments? Vous pourriez répondre : l'iodure. Cela serait dangereux. Ne donnez jamais d'iodure à un syphilitique qui est en même temps tuberculeux, parce que ce médicament pourrait déterminer des poussées congestives.

Aurez-vous recours au Salvarsan? Tout dernièrement, M. Jacquet a communiqué à la Société Médicale des Hôpitaux l'observation d'un malade arrivé à un état voisin de la cachexie et qui était à la fois syphilitique et tuberculeux. Le 606 produisit un effet merveilleux. Il n'y a là rien d'étonnant, car nous savons que la syphilis et la tuberculose, chacune pour leur compte, sont favorablement influencées par l'arsenic.

Telles sont les conclusions pratiques qui doivent se dégager de cette leçon. Je désire, cependant, ne pas la terminer sans vous dire que des observations récentes nous ont montré tout le bénéfice que l'on peut tirer d'une intervention chirurgicale dans le traitement de la médiastinite chronique.

Le traitement chirurgical doit être réservé surtout à la médiastino-péricardite calleuse, tuberculeuse ou syphilitique. Il consiste à enlever un volet costal et à détacher les adhérences qui réunissent entre eux et aux tissus voisins les deux feuillets du péricarde. C'est là une opération délicate et hardie, mais qui, dans certains cas, lorsque les sujets sont exposés à des accidents mortels, peut être une planche de salut et ne doit pas être négligée.

Décrite sous le nom de cardiolyse par Brauer et von Beck, elle a été pratiquée en France par Lejars, Lecène, Roux-Berger, Hirtz et Delbet (1), et par Leriche et Cotte (2), qui en ont rapporté plus de vingt observations.

Dans l'observation de Hirtz et Delbet, il s'agissait d'un malade atteint d'asystolie et chez lequel le diagnostic de symphyse s'imposait; on n'hésita pas à lui donner le bénéfice d'une opération chirurgicale; le résultat fut merveilleux. Quelques semaines après, il montait facilement les escaliers.

Si, le plus souvent, la médiastinite chronique impose la nécessité d'un traitement antisyphilitique d'épreuve, il arrive parfois que, même si elle est de nature syphilitique, elle est arrivée à un degré tel qu'elle est, en quelque sorte, cicatricielle et que le tissu fibreux n'est plus influençable par le mercure; seules, les lésions en évolution pourront encore disparaître; dès lors, il pourra être indiqué de compléter le traitement par une intervention chirurgicale ou, tout au moins, d'en discuter l'opportunité; vous voyez donc que la cardiolyse ne trouve pas seulement son indication dans la médiastino-péricardite tuberculeuse, mais qu'elle peut devenir utile aussi dans la médiastinite syphilitique.

Le médiastin chez les tuberculeux adultes

(Bulletin Médical, 27 juin 1914.)

Si je reviens aujourd'hui sur ce sujet que j'ai déjà traité en partie l'autre année, c'est parce que la question a été remise sur le chantier dans ces derniers temps. A son propos ont été émises des idées nouvelles qui sont peut-être un peu excessives.

Les lésions du médiastin relèvent d'étiologies fort diverses, parmi lesquelles la tuberculose occupe une place des plus importantes.

(1) HIRTZ et DELBET. « Communication à l'Académie de médecine, 5 juillet 1910. »

(2) LERICHE et COTTE. « A propos du traitement chirurgical de la symphyse du péricarde et de la médiastino-péricardite. » *Lyon chirurgical,* 1er janvier 1911. « Traitement chirurgical de la symphyse du péricarde et de la médiastino-péricardite. » *Lyon chirurgical,* 1er octobre 1909.

Vous savez combien je vous incite, lors de l'examen de tout tuberculeux, à rechercher si les signes d'auscultation perçus par vous ne se rapportent pas à une lésion médiastinale. Que de fois n'ai-je pas attiré votre attention sur ces souffles bronchiques, prédominant au niveau du hile, d'où ils se propagent vers les fosses sous-épineuses et sus-épineuses? Souvent vous avez pu vous rendre compte qu'un souffle de ces dernières régions n'était, en somme, qu'un souffle de propagation, né dans le médiastin et ayant son maximum dans l'espace interscapulo-vertébral.

Je vous rappelle que cette ausculation de l'espace interscapulo-vertébral nous la faisons précéder par la palpation, la percussion. En outre, pour confirmer les résultats de nos investigations cliniques, nous faisons appel au contrôle de la radioscopie. Ce dernier procédé d'exploration nous démontre que ce souffle bronchique bien particulier est lié à l'effacement de l'espace clair médian médiastinal, qui se trouve remplacé dans sa totalité ou dans sa partie supérieure par une zone d'obscurité complète indiquant la présence d'une masse ganglionnaire ou inflammatoire.

Tout en recherchant les signes physiques des lésions médiastinales, vous apprenez encore à connaître, chez nos bacillaires, les symptômes fonctionnels ressortissant à la compression des divers organes (bronches, trachée, vaisseaux, nerfs, etc.) contenus dans le médiastin, sans négliger les troubles généraux dus à leur infection.

Je ne veux pas, aujourd'hui, passer en revue les multiples lésions que l'on peut rencontrer dans le médiastin des tuberculeux. Ces malades peuvent, au même titre que d'autres sujets, être porteurs d'une tumeur, d'une ectasie de l'aorte, et, s'il vous en souvient, nous avons parfois eu affaire à des individus dont la bacillose se doublait d'une syphilis ayant donné lieu à une dilatation ou à un anévrisme aortique.

Je laisse de côté pour l'instant toutes ces affections; je ne ferai pas davantage allusion à ces médiastinites tributaires d'une pleurésie tuberculeuse suppurée ou d'un abcès vertébral ayant fusé dans l'espace médiastinal, s'y entourant d'une réaction inflammatoire susceptible de comprimer la trachée, l'œsophage, la veine cave supérieure, etc., etc.

J'élimine délibérément tous ces désordres du médiastin pour vous parler tout simplement de l'adénopathie trachéo-bronchique et de la médiastinite tuberculeuse de l'adulte.

I. — Adénopathie trachéo-bronchique bacillaire de l'adulte.

Vous savez quelle est l'importance, chez l'enfant, de l'adénopathie trachéo-bronchique; elle constitue un chapitre bien spécial de la pathologie infantile. Quand vous assisterez à l'autopsie d'un petit tuberculeux, vous serez surpris de découvrir, autour de la trachée et des bronches, un volumineux paquet marronné, lobulé, formé de masses ganglionnaires caséeuses, et dans lequel chemine le conduit trachéal. Ces ganglions se ramollissent parfois et s'ouvrent dans la trachée ou les bronches, y déversant leur contenu bacillifère et constituant, dès lors, de véritables cavernes ganglionnaires.

Pour être rare, chez l'adulte, l'adénopathie trachéo-bronchique purement bacillaire, exempte de toute association syphilitique, n'en existe pas moins parfois. Il est exagéré de prétendre que jamais elle ne saurait se rencontrer en dehors de l'enfance et de l'adolescence.

Récemment, MM. Rist et Ameuille ont conclu, d'une fort intéressante étude qu'ils ont apportée à la Société Médicale des Hôpitaux, que l'adénopathie trachéo-bronchique tuberculeuse n'existait jamais chez l'adulte.

Ma suprise, je l'avoue, fut grande d'entendre émettre une pareille assertion, car des souvenirs très fidèles me rappelaient que j'avais souvent constaté d'indiscutables adénopathies tuberculeuses médiastinales chez l'adulte. Aussi ai-je résolu d'entreprendre systématiquement l'examen spécial du médiastin dans toutes mes autopsies de phtisiques.

Je donnerai plus tard le résultat de ces recherches; pour l'instant, je me bornerai à constater que, sur sept autopsies récentes, il n'en est qu'une dans laquelle nous n'avons pas trouvé de masses ganglionnaires importantes dans le médiastin.

Il va sans dire que ces adénopathies de l'adulte n'ont pas des caractères aussi frappants que celles de l'enfant, qu'elles ne sont pas aussi considérables. Toutefois, vous en trouverez un exemple remarquable dans une observation que j'ai publiée, il y a quelques années, avec Combier, à la Société Médicale des Hôpitaux (6 février 1906) et qui prête à quelques considérations intéressantes au point de vue des conceptions actuelles sur l'évolution du processus tuberculeux.

Il s'agissait d'un homme de cinquante-quatre ans, dans les antécédents duquel on ne découvrait — j'insiste sur ce point — aucune trace de syphilis; il affirmait avoir toujours joui d'une santé excellente jusqu'aux tout derniers mois précédant son entrée à l'hôpital. Il était venu se faire soigner pour des accidents de compression médiastinale : congestion de la face, du cou, des membres supérieurs, dont l'un était particulièrement volumineux, oppression très accusée dont témoignait un cornage intense. Malgré nos soins il ne tarda pas à succomber.

A l'autopsie, nous découvrîmes une médiastinite considérable, consistant en un énorme bloc fibreux parsemé de ganglions caséeux, bloc qui refoulait l'aorte, le cœur, les poumons auxquels il adhérait. La trachée et la bifurcation des bronches étaient enserrées dans une sorte de gangue scléreuse qui avait englobé la veine cave supérieure, transformée elle-même en un vrai cordon fibreux. Nous avions affaire, en somme, à une adénopathie caséeuse semblable à celle que l'on retrouve chez l'enfant; elle en différait simplement par l'addition d'un processus de sclérose ayant transformé le tissu cellulaire du médiastin en un corps dense, fibreux; c'est là une complication qui ne se constate pas à ce degré chez les petits bacillaires.

Le poumon gauche de cet homme, dont les crachats contenaient, ainsi que nous nous en étions assurés pendant sa vie, de nombreux bacilles de Koch, était creusé à sa base, d'une vaste caverne d'où partaient, à la façon des rayons d'une roue, des tubercules caséeux plus ou moins gros. Le reste du poumon était semé de nombreuses granulations jeunes.

Cette observation est on ne peut plus significative; elle a trait à un adulte, nullement syphilitique, purement tuberculeux, dont l'infection a évolué rigoureusement comme chez l'enfant. Il s'agissait vraisemblablement d'un organisme vierge de toute atteinte tuberculeuse antérieure : l'inoculation et le foyer primitifs s'étaient localisés à la base du poumon. Conformément à la loi de l'adénopathie similaire de Parrot, s'était constituée une adénopathie caséeuse, autour de laquelle le médiastin avait réagi par un processus de sclérose.

Cette observation vous prouve, de façon indiscutable, que l'adulte peut, dans certains cas, exceptionnels je l'accorde, faire une adénopathie trachéo-bronchique exactement semblable à celle de l'enfant.

Les faits de ce genre (car il en a été cité quelques autres) justifient l'habitude que je vous ai inculquée de rechercher toujours les signes de l'adénopathie médiastine. Au reste, les constatations cliniques, les constatations sur le vivant, ont une valeur qui n'est pas moindre, à mon sens, que celles que l'on peut faire sur le mort. À ce propos, permettez-moi de vous rappeler brièvement deux cas qu'il nous a été donné de suivre dans le service.

Une jeune femme, qui nous est revenue au sortir d'un sanatorium, s'était présentée à nous avec une toux coqueluchoïde et des signes très évidents d'adénopathie trachéo-bronchique. Examens cliniques et radiographiques nous permirent de comparer l'état actuel de son médiastin avec celui qu'elle présentait lors de son hospitalisation dans nos salles. Il s'agissait d'une tuberculose ganglio-pulmonaire dans laquelle l'élément ganglionnaire était grandement prédominant; son amélioration est, en ce moment, indiscutable.

Je vous rappelle encore cette femme et sa fillette venues le même jour à notre consultation; leur toux était assez caractéristique pour qu'on pût, avant tout examen, les croire vraisemblablement atteintes toutes deux de coqueluche. L'une et l'autre, porteuses de ganglions cervicaux, avaient une matité très nette de la zone interscapulo-vertébrale et un souffle bronchique à hauteur du hile, plus accentué d'un côté. A l'écran l'espace clair médiastinal était franchement opaque.

De pareils faits, et ils ne sont pas rares, protestent contre la négation de l'existence de l'adénopathie trachéo-bronchique tuberculeuse chez l'adulte. Celle-ci peut exister avec des caractères anatomiques comparables à ceux qu'elle présente chez l'enfant, à condition que l'adulte soit neuf, j'entends non immunisé déjà contre l'infection bacillaire par une atteinte antérieure. Il est juste de reconnaître que, le plus souvent, elle est beaucoup moins exubérante que chez l'enfant, et surtout beaucoup moins caséeuse et beaucoup plus souvent associée, au contraire, à la médiastinite scléreuse.

II. — Médiastinite bacillaire de l'adulte.

Chez l'enfant tuberculeux la médiastinite accompagne invariablement une réaction ganglionnaire bacillaire; chez l'adulte, la médiastinite tuberculeuse, toujours beaucoup plus accentuée lorsqu'elle accompagne une adénopathie trachéo-bronchique, peut exister seule.

La médiastinite pure de l'adulte sans adénopathie concomitante est le plus généralement syphilitique; souvent elle s'observe chez des tuberculeux qui sont, en même temps, syphilitiques; si bien que ce sera surtout à la syphilis que vous devrez penser quand vous constaterez une médiastinite chronique.

Malgré tout, il n'en est pas moins avéré que le bacille de Koch peut, à lui seul, édifier une médiastinite chronique. Dans une revue du *Paris médical* du 16 novembre 1912, Lian et Baron en ont cité quelques cas typiques. D'ordinaire l'espace interpulmonaire est comblé par une gangue de tissu scléreux très dur, au centre de laquelle on découvre de petites masses crétacées, calcifiées, témoins d'une adénopathie trachéo-bronchique ancienne, remontant à l'enfance ou à l'adolescence.

Les médiastinites tuberculeuses de l'adulte ont été divisées en médiastinites supérieures et inférieures.

Les médiastinites supérieures, je me borne à vous le rappeler, se manifestent par des phénomènes de compression de la trachée, des bronches, des vaisseaux artériels et veineux et, plus particulièrement, de ces derniers, plus faciles à affaisser (la veine cave supérieure entre autres), des nerfs de la région et surtout du nerf récurrent. Je n'insiste pas sur les signes fonctionnels dont peuvent s'accompagner ces médiastinites (troubles dyspnéiques, cornage, toux quinteuse, gêne circulatoire des régions céphalique et thoracique, des membres supérieurs, voix bitonale, etc.). J'attire votre attention sur l'inégalité pupillaire, avec conservation des réflexes à la lumière et à la distance, qu'on observe si fréquemment dans les affections pleuro-pulmonaires aiguës ou chroniques et qui est liée, comme je vous l'ai montré dans une conférence antérieure (Voir p. 95), à l'irritation des filets pupillo-dilatateurs contenus dans les *rami communicantes* qui, de la moelle, se rendent au troisième ganglion cervical et au premier ganglion dorsal.

Alors que les médiastinites supérieures sont, chez l'adulte, beaucoup plus souvent d'origine syphilitique, de par la fréquence, chez les spécifiques, des lésions aortiques, les médiastinites inférieures sont, par contre, plus communément tuberculeuses. Elles sont spécialement l'apanage de l'enfance et évoluent d'ordinaire conjointement avec la symphyse cardiaque.

Chez l'adulte, la médiastinite inférieure tuberculeuse est plutôt consécutive à une pleurésie chronique, à la symphyse pleurale. Elle peut s'accompagner de congestion hépatique, par le fait de la compression de la veine cave inférieure, et rappelle alors la forme qui a été étudiée chez l'enfant par M. Hutinel.

Je vous signale au passage la possibilité de dextrocardies dues à la traction exercée sur le cœur par des pleurites accusées ayant déterminé l'adhérence de la plèvre droite avec le péricarde.

A côté de ces médiastinites exclusivement tuberculeuses, je dois vous faire mention de celles qui relèvent de l'association de la tuberculose et de la syphilis, que j'ai étudiées l'autre année (*Presse médicale*, 3 août 1912), à propos de l'observation que voici, résumée en quelques mots :

Il y a deux ans, entrait dans le service une femme présentant des phénomènes très nets de compression bronchique, une paralysie récurrentielle rendant sa voix bitonale, un cornage typique. Elle portait une tuberculose cavitaire, expectorait des crachats riches en bacilles de Koch; en outre, elle présentait le signe d'Argyll-Robertson et la réaction de Wassermann était franchement positive. Une lésion cutanée située au niveau de l'un de ses tibias céda rapidement à un traitement mercuriel. A l'autopsie nous découvrîmes une médiastinite volumineuse que nous avions diagnostiquée sans peine de son vivant, médiastinite englobant des ganglions crétacés, et un anévrisme de l'aorte que nous n'avions nullement suspecté. Songez à la fréquence de cette association, songez-y surtout quand vous notez, chez un tuberculeux, une médiastinite pure.

*
* *

En guise de conclusion, je vous dirai que l'adénopathie trachéo-bronchique tuberculeuse de l'adulte conserve toujours sa place dans la nosographie et qu'il serait excessif d'adopter sans restrictions les négations récentes de Rist et Ameuille et de L. Bernard. Aussi devrez-vous toujours explorer on ne peut plus attentivement l'*espace interscapulo-vertébral* de vos bacillaires; grâce à cette précaution vous rattacherez souvent à une manifestation médiastinale un souffle perçu au sommet, que vous pourriez *a priori* être tentés de mettre sur le compte d'une lésion du parenchyme pulmonaire, alors qu'il s'agit d'un souffle bronchique se propageant loin de son lieu d'origine.

Poser un semblable diagnostic, c'est être autorisé à escompter une amélioration de l'état de vos malades. Cette mère et cette fillette, dont je vous ai parlé, atteintes simultanément d'adénopathie cervicale et médiastinale, ont vu leurs lésions s'amender notablement à la suite du traitement général et radiothérapique qu'elles ont suivi. C'est vous donner à entendre combien la notion de ces adénopathies médiastinales chez les tuberculeux adultes importe au double point de vue du diagnostic et du pronostic.

L'espace inter-scapulo-vertébral envisagé au point de vue de la séméiotique physique de l'appareil respiratoire

(Extrait de *L'Hôpital*, janvier 1914.)

1° DÉFINITION ET TOPOGRAPHIE MÉDICALES. — Sous le nom d'espace interscapulo-vertébral on désigne la région limitée en dedans par la crête épineuse, en dehors par le bord interne de l'omoplate, en haut par une ligne fictive horizontale prolongeant l'épine de l'omoplate, en bas par une autre ligne fictive horizontale passant par l'angle inférieur de l'omoplate (Voir p. 76). Les deux espaces, droit et gauche, se réunissent, en réalité, par leur bord interne de façon à constituer une large zone, limitée en haut et en bas par ces deux lignes horizontales fictives et de chaque côté par le bord interne des omoplates. L'étendue de cette zone varie, d'une façon absolue, avec la taille du sujet, et, d'une façon relative, avec la conformation du thorax et la position des omoplates. Dans l'attitude normale, les bras pendant le long du corps, chaque espace interscapulo-vertébral a une largeur moyenne de trois travers de doigt et une hauteur telle que la limite supérieure correspond à la partie moyenne de la 3ᵉ vertèbre dorsale et la limite inférieure à la partie moyenne de la 8ᵉ dorsale.

Cette zone pourrait être dénommée *région hilaire*. En effet, elle doit son importance à la projection dans son aire des hiles pulmonaires et des grosses bronches entourées des ganglions péribronchiques et intertrachéo-bronchiques. Le hile du poumon se projette, sur la paroi thoracique antérieure, derrière le bord sternal du 3ᵉ espace intercostal; mais, en avant, l'exploration stéthacoustique du hile est relativement moins aisée qu'en arrière, en raison de la présence des languettes antérieures du poumon et des gros vaisseaux de la base du cœur. En arrière, au contraire, le hile est beaucoup plus accessible : outre qu'il est plus rapproché de la paroi thoracique postérieure que de l'antérieure, il n'est masqué par la présence d'aucun organe important; là, il se projette dans l'extrémité interne du 5ᵉ espace intercostal, c'est-à-dire à mi-

hauteur de l'espace inter-scapulo-vertébral **et** dans la partie para-vertébrale de cet espace, partie dont la forme n'est pas modifiée par les mouvements de l'omoplate. C'est à cette partie paravertébrale de l'espace interscapulo-vertébral qu'il convient de réserver la dénomination de *région hilaire* proprement dite; c'est là la *zone d'exploration hilaire*, c'est-à-dire, du point de vue qui nous occupe, la partie centrale et la plus importante de la région interscapulo-vertébrale.

2° SÉMÉIOLOGIE RESPIRATOIRE NORMALE. — L'exploration de la région hilaire, chez un sujet sain, permet de recueillir quelques constatations qu'il est indispensable de connaître, si on veut éviter de considérer comme des signes pathologiques des phénomènes purement physiologiques.

L'intensité du son de *percussion* est moindre que dans les régions sous-scapulaires et surtout basales, qui correspondent au poumon; toutefois, la sonorité n'est pas complètement abolie, et, même, si on exerce une percussion forte, on obtient un son assez intense, car, alors, on provoque l'apparition d'une sorte de résonance de voisinage due à la mise en vibration de la cage thoracique.

Pour des raisons analogues, les *vibrations vocales*, perçues lorsque le sujet parle à voix forte, peuvent être amplifiées par suite de la transmission des vibrations des régions voisines.

L'*auscultation* donne des renseignements plus précis. Il est nécessaire, ici, de rappeler brièvement quelques notions élémentaires, trop souvent oubliées d'ailleurs. On sait que le bruit respiratoire se décompose en deux temps : un bruit inspiratoire et un bruit expiratoire. Au *bruit inspiratoire* est réservée l'appellation du *murmure vésiculaire;* ce murmure vésiculaire a pour siège principal de production les lobules et les alvéoles du poumon, si bien que, lorsqu'on veut étudier ses caractères, il convient de faire porter l'examen sur les régions du poumon qui sont le plus éloignées des grosses bronches et, par conséquent, du hile, c'est-à-dire sur les bases, les aisselles, les sommets. Le *bruit expiratoire* a pour siège, au contraire, les bronches de gros calibre, les deux grosses

9

bronches, la bifurcation trachéale. C'est dans la région hilaire qu'on devra surtout faire porter l'exploration lorsqu'on voudra étudier les caractères du bruit expiratoire. Or, lorsqu'on ausculte la région hilaire on entend, chez l'individu sain, un bruit intense, très différent du murmure vésiculaire, doux et moelleux; ce bruit intense ,qui a son maximum pendant l'expiration, a les caractères d'un souffle, souffle léger sans doute, mais souffle : c'est le souffle respiratoire normal, qu'il faut se garder de confondre avec le souffle bronchique pathologique, qui est beaucoup plus intense; mais, en réalité, la différence se résume en une question de degré, qu'on ne peut apprécier qu'avec une habitude et une expérience suffisantes.

D'ailleurs, ce souffle hilaire normal varie dans son intensité avec l'amplitude et la force des mouvements respiratoires, d'une part, et, d'autre part, avec le degré d'épaisseur des parties molles qui recouvrent la cage thoracique.

C'est ainsi que, *chez l'enfant*, dont le thorax est étroit, dont les bronches sont relativement larges et rapprochées de la paroi, dont les couches musculaires et cellulo-graisseuses sont peu épaisses, dont la respiration costale est large et ample, le bruit respiratoire est perçu avec une intensité particulière; cette *respiration puérile* a son maximum dans la région hilaire, où elle est assez accentuée pour faire croire, parfois, à l'existence d'un souffle d'adénopathie trachéo-bronchique.

L'auscultation de la *toux* et de la *voix* décèle des constatations de même ordre.

La toux est un phénomène expiratoire; il est donc vraisemblable, *a priori*, qu'elle s'accompagnera d'un retentissement particulier si on l'ausculte dans la région de choix pour l'exploration des bruits expiratoires; c'est précisément ce qu'on peut constater, chez l'individu normal, dont la toux éclate bruyamment sous l'oreille appliquée dans la région hilaire.

De même, la voix est perçue, en cette région, avec un retentissement plus vibrant que partout ailleurs dans la cage thoracique; d'origine glottique les vibrations vocales se transmettent le long de la trachée et des bronches; il est naturel qu'elles soient perçues d'autant plus vivement que la région explorée est plus accessible et plus proche à la fois du point d'origine; c'est le cas pour la région hilaire. Lorsque le sujet parle, à voix basse (*voix chuchotée*), l'oreille perçoit parfois un murmure indistinct, une sorte de vague susurrement, mais ne distingue pas les mots ni les syllabes prononcées; encore ce murmure n'est-il perçu que si l'oreille est appliquée directement sur les vertèbres mêmes (2e à 5e vertèbre dorsale) et il ne peut être comparé, en aucune façon, au chuchotement nettement articulé qui mérite seul le nom de *pectoriloquie aphone* et qui est un signe sûrement pathologique, que nous retrouverons plus loin.

La recherche de la *transsonnance* ne donne, lorsque l'oreille est appliquée dans la région hilaire, alors que le doigt frappe à petits coups sur la clavicule, aucun renseignement différent de ceux qu'elle décèle lorsque l'oreille est appliquée en toute autre région voisine.

L'*exploration radioscopique* révèle, chez l'individu sain, l'intégrité de l'espace clair que l'on aperçoit, en position oblique, entre l'ombre du cœur et des gros vaisseaux de la base, d'une part, et celle de la colonne vertébrale, d'autre part. J'y reviendrai plus loin.

3° SÉMÉIOLOGIE RESPIRATOIRE A L'ÉTAT PATHOLOGIQUE. — Dans tous les états pathologiques qui s'accompagnent de lésions portant sur le hile des poumons et les grosses bronches, les constatations que nous venons de passer rapidement en revue se trouvent modifiées et les différents procédés d'exploration permettent de déceler la présence de tels ou tels signes physiques dont la valeur séméiologique est plus ou moins pathognomonique.

La *percussion* peut fournir d'utiles renseignements. Parfois le son de percussion n'est point modifié; tel est le cas pour les inflammations bronchiques aiguës, pour les bronchites chroniques, pour les sténoses bronchiques intrinsèques (rétrécissements cicatriciels, syphilome trachéo-bronchique tertiaire sans médiastinite), pour les corps étrangers des grosses bronches. Au contraire, dans toutes les causes de compression bronchique, dans tous les cas qui entraînent autour des bronches, dans le médiastin, le développement d'un tissu inflammatoire dense (médiastinite) ou d'une tuméfaction quelconque (adénopathie trachéo-bronchique simple, tuberculeuse ou cancéreuse, syphilome médiastinal, tumeurs diverses), la percussion décèle, dans la région hilaire, une zone de submatité ou de matité absolue plus ou moins large et étendue. Il en est de même dans les pleurésies abondantes, non seulement du côté où siège l'épanchement, mais aussi de l'autre côté, les parties moyenne et inférieure de l'espace interscapulo-vertébral correspondant au sommet du triangle de matité paravertébral de Grocco.

La *percussion plessimétrique* et la *phonendoscopie* donnent des renseignements plus précis.

La *palpation* donne des résultats inconstants. Tantôt les vibrations vocales sont abolies, tantôt elles sont exagérées; cela dépend de la densité du tissu néoplasique ou inflammatoire développé autour des bronches et du degré de perméabilité à l'air des grosses bronches. Dans les adénopathies trachéo-bronchiques les vibrations sont, en général, exagérées dans la région hilaire, surtout chez l'enfant. Dans les bronchites simples, il n'est pas rare que la main ou l'extrémité des doigts, appliquée dans l'espace interscapulo-vertébral, perçoive des vibrations fortes dues aux gros ronchus bronchiques.

L'*auscultation* révèle, soit la présence de bruits adventices bruyants, soit seulement des modifications du souffle bronchique respiratoire normal, dont nous avons étudié les caractères il y a un instant; elle révèle aussi des modifications de la *toux* et de la *voix* dont la valeur séméiologique doit être discutée.

Les *bruits adventices* qu'on peut entendre sont des râles de grosse bronchite, c'est-à-dire les râles ronflants et les gros râles humides. Les sibilances qui sont, parmi les râles secs, ceux qui appartiennent à la congestion et à l'inflammation des petites bronches ne sont guère perçues en cette région que par transmission à distance; il en est de même pour les petits râles sous-crépitants fins, et cela pour la même raison.

Les modifications du souffle respiratoire normal sont de plusieurs ordres. La plus commune consiste en un ronflement qui constitue le *souffle bronchique* proprement dit, ou *souffle tubaire*. Ce souffle s'entend aux deux temps, mais il est surtout net et intense pendant l'expiration. Il a son maximum au siège de projection du hile et s'étale en éventail sur les fosses sus et sous-épineuses, les parties moyennes et la base du poumon, en diminuant d'intensité à mesure qu'il s'éloigne de la région hilaire. Il est caractéristique des compressions bronchiques peu serrées ou plutôt de la présence autour de la grosse bronche et du hile d'un manchon ganglionnaire ou néoplasique qui, s'enfonçant en coin dans le poumon, provoque une induration parenchymateuse plus ou moins profonde.

Lorsque la sténose bronchique est très accentuée, ce souffle prend un timbre particulier, qui l'a fait comparer au *cornage*. Ce bruit de cornage s'étale, lui aussi, en éventail, en mourant peu à peu. Il appartient aux compressions extrinsèques très serrées (cancer et syphilome médiastinal, tumeurs diverses) et aux sténoses cicatricielles ou néoplasiques de la bronche (syphilome trachéo-bronchique tertiaire). Ce cornage s'entend, d'ailleurs, à distance, sans qu'il soit nécessaire de placer l'oreille sur le thorax du sujet.

Il n'est pas rare de trouver dans la région hilaire un souffle *pleurétique*, voire un souffle *caverneux*, ou un souffle *amphorique*.

Le *souffle pleurétique*, entendu en cette région, n'est point toujours un signe de pleurésie; il peut être simplement pseudo-pleurétique et n'emprunter ses caractères qu'à des modifications acoustiques du souffle bronchique; en pareil cas, ce souffle accompagne presque toujours la congestion pulmonaire et n'est autre chose que la propagation vers le hile du bruit respiratoire modifié par l'état congestif du poumon. Ce souffle pleurétique hilaire est souvent cependant l'indice d'un épanchement pleural; lorsque la quantité de liquide épanché dans la plèvre est très abondante, l'auscultation du poumon dans toute sa hauteur ne permet le plus souvent de « n'entendre que le silence »; si l'oreille vient se poser sur la partie tout à fait interne du poumon, à hauteur du hile, elle perçoit le souffle respiratoire hilaire, mais modifié et nettement pleurétique; j'ai, bien des fois, pu faire cette observation, et je crois que, abstraction faite de la constatation des autres signes d'épanchement, cette particularité peut permettre d'affirmer l'existence de la pleurésie. Au reste, il est aisé de contrôler que, dans toute pleurésie *non enkystée*, de moyenne quantité, le souffle pleurétique devient de plus en plus net à mesure qu'on se rapproche du hile. Le souffle pleurétique ne diffère en cela d'aucun souffle; les souffles ne sont que des altérations du bruit respiratoire normal — et particulièrement du bruit expiratoire, dont le maximum a son siège dans les grosses bronches — par les modifications anatomiques survenues dans l'état du poumon ou de la plèvre. Il n'est point surprenant que le souffle pleurétique, *quand l'épanchement est libre dans la grande cavité pleurale,* soit perçu avec ses caractères les plus nets là où se perçoit le plus nettement le souffle respiratoire normal, dont il n'est qu'une modification due à l'interposition d'une couche liquide, c'est-à-dire dans la région hilaire.

Dans des conditions analogues, le souffle bronchique hilaire peut prendre le timbre *caverneux*. Il arrive quelquefois, en effet, qu'un épanchement pleural semble s'accompagner d'une caverne dans la région ganglio-hilaire; en réalité, il s'agit d'une fausse caverne ou plutôt de signes cavitaires sans caverne. Voici comment on peut interpréter ce fait : un épanchement abondant de la plèvre refoule complètement le poumon sur le hile, à la condition, bien entendu, qu'il n'existe aucune adhérence pleurale antérieure. Ainsi refoulé, le poumon est réduit à l'état d'une sorte de petit moignon, au centre duquel la grosse bronche, moins compressive, reste béante et fait en quelque sorte office de cavité. Pour peu que cette grosse bronche soit encombrée de mucosités, elle devient le siège de gros râles bulleux, qui, s'ajoutant au souffle caverneux, simulent le gargouillement. Mais cette éventualité est exceptionnelle et, le plus souvent, ce souffle caverneux existe seul, sans gargouillement; cette particularité, jointe au siège insolite pour une caverne, contribue grandement à faciliter le diagnostic.

Bien plus, il peut arriver que, par un processus analogue, ce soufflé pseudo-cavitaire, si la bronche est très large, devienne plus grave encore et, par l'adjonction de bruits harmoniques surajoutés, prenne les caractères du souffle *amphorique*.

Des modifications analogues de la *toux* peuvent accompagner celles du bruit respiratoire normal de la région hilaire. C'est ainsi que le soufflé bronchique s'accompagne de toux retentissante, le cornage de toux cornée, aboyante, le souffle caverneux de toux caverneuse ou amphorique.

L'auscultation de la *voix* dans la région hilaire peut donner des renseignements fort importants, soit qu'on fasse parler le sujet à haute voix, soit qu'on le fasse parler à voix basse. Lorsqu'on fait parler à voix haute un sujet chez lequel on a constaté le souffle bronchique où l'une de ses modifications (cornée, pleurétique, caverneuse, amphorique), on constate des modifications homologues de la voix; ici, c'est la voix bronchique retentissante, la *bronchophonie;* là, c'est la voix cornée, éructante, ou bien la voix *chevrotante*, ou bien la *pectoriloquie*, cette dernière accompagnant le souffle caverneux et donnant l'impression que le sujet parle directement à voix forte dans l'oreille qui ausculte.

Si le malade parle à voix basse, au lieu d'entendre ce susurrement indistinct qui existe presque constamment à l'état normal dans la région hilaire, on perçoit, nettement articulés, les mots qu'il prononce; on dirait qu'il les chuchote à l'oreille; c'est la *pectoriloquie aphone* ou *voix chuchotée*. On a voulu attacher à la présence de la voix chuchotée une signification diagnostique primordiale. Pour d'Espine, la constatation de la voix chuchotée dans la région hilaire comporterait, chez l'enfant, le diagnostic certain d'adénopathie trachéo-bronchique. Roch attribue la même valeur à ce signe chez l'adulte et en fait un moyen de diagnostic entre le spasme et le cancer de l'œsophage; dans le cancer de l'œsophage, la présence de l'adénopathie péritrachéo-bronchique similaire provoquerait l'apparition de la voix chuchotée qui n'existe pas quand il y a simple spasme. En réalité, ainsi que je l'ai fait remarquer dans mon manuel de *Technique clinique et séméiologie élémentaires*, et ainsi que Rist l'a montré de son côté, la voix chuchotée ne saurait, à elle seule, comporter un diagnostic aussi précis. La vérité, c'est que, lorsqu'on la constate, on constate en même temps la bronchophonie et le souffle bronchique, soit avec leurs caractères communs, soit sous l'une des formes pleurétique, caverneuse, cornée, que nous avons passées en revue.. Ces trois signes forment une triade, un syndrome, qu'on pourra rencontrer dans toutes les conditions physiques qui substituent au bruit respiratoire normal le souffle bronchique. Il n'est donc point étonnant qu'on les trouve si souvent dans l'espace interscapulo-vertébral.

Il est intéressant et utile de contrôler par un *examen radioscopique* les résultats fournis par les moyens d'exploration stéthacoustique. Alors que ces moyens d'exploration, portant sur l'espace interscapulo-vertébral, se bornent à recueillir les symptômes physiques qui, nés au niveau de la région hilaire, se projettent en quelque sorte dans cet espace, la radioscopie et la radiographie permettent d'inspecter directement la région hilaire et de constater si elle est normale ou anormale.

A cet effet, l'examen radioscopique ou radiographique devra être pratiqué en position oblique. Lorsque le malade est placé face à l'écran et tourne lentement, sur ses talons, vers la gauche, il arrive un moment où on aperçoit entre l'ombre du cœur et des gros vaisseaux, qui est en avant, et l'ombre de la colonne vertébrale, qui est en arrière, une bande claire qui correspond à la projection du poumon dans le médiastin. Si le médiastin est le siège d'une tumeur quelconque, d'une adénopathie ganglionnaire suffisamment volumineuse, d'une inflammation scléreuse, scléro-gommeuse, cette bande claire disparaît, en totalité ou en partie, et il est ainsi assez aisé d'apprécier l'étendue et le volume de la lésion médiastinale.

En comparant les résultats de la radioscopie avec ceux de l'exploration stéthacoustique, on pose, de façon assez précise, le diagnostic de localisation. Encore convient-il, cependant, de confronter l'ensemble de ces signes physiques avec les particularités des symptômes généraux et fonctionnels, qui renseignent autant sur la nature de la lésion que sur son siège exact. Qu'il me suffise de rappeler ici l'importance des compressions vasculaires, des compressions nerveuses, des troubles pupillaires et vaso-moteurs, et d'évoquer le souvenir de la toux coqueluchoïde et des accidents imputables à la compression du nerf récurrent.

De cette étude nous retiendrons quelques notions pratiques.

Tout d'abord, il est nécessaire de bien connaître la séméiologie respiratoire de cette région à l'état normal, pour éviter de prendre pour des signes d'adénopathie trachéo-bronchique le bruit expiratoire hilaire, le retentissement normal de là voix haute et le léger susurrement de la voix basse.

En second lieu, il faudra se souvenir que c'est dans cet espace qu'on devra chercher l'ensemble des signes qui constituent le syndrome de compression bronchique, représenté par la matité profonde, l'exagération des vibrations vocales, le souffle bronchique, la bronchophonie, la voix chuchotée; on n'oubliera pas que, en même temps que ce syndrome est constaté dans la région hilaire, on constate au delà, dans le reste du poumon, — et cela du fait de l'atélectasie relative consécutive à l'imperméabilité partielle de la bronche — la diminution de la sonorité, la diminution des vibrations vocales, la diminution considérable ou la suppression du murmure vésiculaire.

En troisième lieu, on n'oubliera pas que cette région est le siège fréquent de signes cavitaires sans qu'il y ait cependant caverne. On devra toujours se garder de conclure d'emblée à la présence d'une caverne dans la partie interne de la fosse sous-épineuse; il faudra éliminer la possibilité d'une fausse caverne, par suite de modifications caverneuses du souffle bronchique de compression. A cet égard, on se souviendra de l'importance de l'exploration hilaire dans les grands épanchements pleuraux. Enfin, il convient de souligner l'importance des zones para-vertébrales dans l'exploration de l'appareil respiratoire et, particulièrement, dans la recherche des signes de la tuberculose. On sait l'intérêt que j'attache à l'exploration de la partie tout à fait interne de la fosse sus-épineuse, de cette « zone d'alarme » si bien étudiée par mon ancien interne, Stephen Chauvet. C'est là qu'on pourra, le plus souvent, découvrir, comme je ne cesse de le rappeler, les premiers signes physiques de la tuberculose chez l'adulte, ou plutôt du réveil, chez l'adulte, de la tuberculose endormie depuis l'enfance. Or, c'est au-dessous même de cette zone, que commence, contigu avec elle, l'espace interscapulo-vertébral, dont la partie moyenne, dans sa zone juxta-vertébrale, correspond précisément à la projection du hile, centre si commun des réactions ganglionnaires contemporaines de la tuberculisation du poumon.

DEUXIÈME PARTIE

Le rôle du terrain dans la tuberculose
Pathogénie de la tuberculose

DEUXIÈME PARTIE

Le rôle du terrain dans la tuberculose
Pathogénie de la tuberculose

A. — SYPHILIS ET TUBERCULOSE

Le lecteur trouvera une étude d'ensemble de la question « Syphilis et Tuberculose » dans la monographie que j'ai publiée en 1907, chez Masson et qui comprend deux parties : le diagnostic des différentes manifestations locales et viscérales de la syphilis et de la tuberculose, d'une part ; les diverses modalités d'association de ces deux maladies chez le même sujet, d'autre part.

Je n'ai réuni ici que les travaux postérieurs à cette monographie, à l'exception des deux mémoires qui lui sont antérieurs, la communication au Congrès de la Tuberculose et l'article « A propos d'un cas de pneumopathie syphilitique ». La première est le résumé de l'étude du terrain syphilo-tuberculeux ; la seconde est le prototype du diagnostic différentiel de la syphilis pulmonaire et de la phtisie tuberculeuse.

Syphilis et tuberculose (1)

(Archives générales de Médecine, 3 octobre 1905.)

La syphilis et la tuberculose sont incontestablement, dans nos pays, les deux plus répandues des maladies contagieuses chroniques. Elles ne sont pas incompatibles, contrairement à l'opinion soutenue autrefois par Hunter. Aussi bien, n'est-il pas étonnant que le médecin les trouve fréquemment associées chez le même individu.

D'autre part, certaines de leurs localisations, même viscérales, offrent des caractères symptomatiques tellement comparables, qu'il est parfois malaisé de reconnaître si la lésion observée est de nature syphilitique ou tuberculeuse; *a fortiori*, ce diagnostic différentiel devient-il plus difficile encore, lorsque le sujet est en même temps syphilitique et tuberculeux.

Enfin, les conditions pathologiques créées par leur association ne sauraient nous laisser indifférents. En effet, quel que soit l'ordre de succession, cette association, dès qu'elle existe, constitue, à proprement parler, un surcroît de maladie. Définir l'avenir réservé au syphilitique tuberculisé ou au tuberculeux syphilisé; établir les bases de la thérapeutique dont l'un et l'autre sont justiciables : voilà une tâche bien digne de tenter le médecin. Je me propose d'exposer, dans un prochain travail, le résultat de mes recherches sur ce sujet.

Je ne veux, aujourd'hui, soumettre à la section d'hygiène du Congrès de la tuberculose que les réflexions qui l'intéressent, et je limiterai ma communication à l'étude des relations étiologiques de la syphilis et de la tuberculose.

(1) Communication au *Congrès de la Tuberculose*, 2 octobre 1905.

A. — Importance de la syphilis dans l'étiologie de la tuberculose.

TUBERCULISATION DIRECTE, PAR INOCULATIONS BACILLAIRES AU NIVEAU DES ULCÉRATIONS CUTANÉES OU MUQUEUSES. TUBERCULISATION DIRECTE, PAR DÉCHÉANCE DE L'ORGANISME SYPHILISÉ.

Si la tuberculose ne crée vis-à-vis de la syphilis aucune prédisposition, exception faite pour les rares inoculations observées à la surface des ulcères tuberculeux, si même elle prémunit, dans une certaine mesure, le malade, en l'invitant à espacer les chances de contamination vénérienne, la syphilis n'use pas, à cet égard, de réciprocité; bien au contraire, elle constitue un puissant facteur de disposition à la tuberculose.

Tous les classiques, tous les syphiligraphes sont aujourd'hui unanimes pour constater la réalité de ce fait et reconnaître que la tuberculisation des syphilitiques peut être *directe* ou *indirecte*.

La tuberculisation *directe* est le résultat d'inoculations bacillaires au niveau d'ulcérations cutanées ou muqueuses déterminées par la syphilis. Pour si simple qu'il paraisse *a priori*, ce mode de contamination tuberculeuse n'en est cependant pas moins le plus rarement observé. Sans doute, les ulcérations syphilitiques, si petites soient-elles, ouvrent des solutions de continuité largement suffisantes pour la pénétration du bacille de Koch; mais, à leur niveau, le processus de réaction inflammatoire est en pleine activité et constitue une barrière protectrice sur laquelle la phagocytose s'exerce avec efficacité; aussi bien doit-on admettre, et l'observation clinique le démontre, que cette inoculation tuberculeuse, pour être positive, exige une sorte d'atonie particulière de l'ulcère syphilitique sur lequel elle s'opère; jamais un chancre ni une syphilide secondaire, cutanée ou muqueuse, ne servira de porte d'entrée au bacille de Koch; les syphilides ulcéreuses à évolution lente et serpigineuse, les gommes, les nécroses sont à peu près les seules lésions syphilitiques sur lesquelles puisse « prendre » l'inoculation de la tuberculose.

C'est à ce titre que la syphilis laryngo-trachéale, si rebelle et si tenace, devient souvent l'occasion d'une tuberculose par inhalation, qui ne tarde pas à se propager au poumon. « Le laryngopathe syphilitique, même guéri, a des titres acquis pour une candidature à une tuberculose laryngée qui peut s'ouvrir d'un jour à l'autre. » (Pr Landouzy.)

D'ailleurs, les deux affections peuvent évoluer, en quelque sorte, parallèlement; la lésion syphilitique initiale n'a servi que de porte d'entrée; elle est restée nettement syphilitique et n'est pas devenue tuberculeuse; mais la tuberculisation n'en existe pas moins, et c'est à distance qu'on en constate les localisations; témoin la fameuse observation de Gouguenheim qui montra, à l'autopsie, à côté de gommes et de cicatrices scléreuses du poumon, des foyers tuberculeux typiques.

En somme, d'une façon générale, on peut considérer comme rare, sinon exceptionnelle, la tuberculisation directe des syphilitiques.

Bien au contraire, la tuberculisation *indirecte* apparaît comme le mode pathogénique le plus fréquent.

« La vérole, disait Ricord, est un branle-bas dans l'économie, un branle-bas susceptible d'évoquer les vices organiques, d'éveiller toutes les diathèses en puissance. » — « Pour ma part, écrit le Pr Fournier, j'ai déjà vu nombre de jeunes sujets, chez lesquels la syphilis avait exercé puissamment son influence dépressive, devenir tuberculeux dans les premiers mois ou les premières années de l'infection. J'ajoute même que, développée dans ces conditions, la phtisie suit quelquefois une évolution hâtive, fait des progrès rapides et tue à bref délai. Aussi, d'après mon expérience personnelle, comme aussi d'après ce qu'ont dit sur ce point les observateurs les plus autorisés, n'hésiterai-je pas à *inscrire la syphilis au chapitre étiologique de la tuberculisation pulmonaire* ».

Le Pr Landouzy et son élève Jacquinet appuient encore cette conclusion, tout en prenant soin de diviser, à cet égard, les syphilitiques en deux catégories : ceux qui présentent une prédisposition héréditaire ou acquise, ceux qui ne sont entachés d'aucun antécédent suspect, — les chances de tuberculisation étant plus grandes chez les premiers, sans qu'il y ait, toutefois, dans cette distinction, aucun exclusivisme.

Mes observations personnelles m'ont conduit également à cette constatation; je dirai même qu'elles m'ont amené à considérer que les relations étiologiques ,de la syphilis et de la tuberculose sont beaucoup plus étroites qu'on ne l'admet généralement; j'ai la conviction que la *syphilisation crée un terrain d'élection pour la tuberculisation* et que cette prédisposition s'exerce d'une façon toute particulière chez les enfants issus de parents syphilitiques, ainsi que je m'efforcerai de le démontrer dans le paragraphe suivant.

Or, parmi les syphilitiques qui se tuberculisent, on peut faire deux catégories : les uns deviennent tuberculeux dès le début de la syphilis, pendant la période secondaire; les autres tardivement, alors que l'infection syphilitique paraît depuis longtemps éteinte.

Dans le premier cas, la tuberculisation apparaît avec évidence, comme la conséquence de l'action dépressive, débilitante et anémiante exercée par la syphilis sur un organisme quelquefois affaibli déjà par des tares pathologiques antérieures. Ici, le sujet est placé en état de réceptivité morbide, du fait de sa moindre résistance; il est une proie facile pour la contagion tuberculeuse. C'est pourquoi il ne suffit pas de donner du mercure à ce syphilitique débutant; il est de toute nécessité de le prémunir contre le danger menaçant de tuberculisation; il importe de lui interdire les contacts prolongés avec les phtisiques et de le placer, d'une façon générale, dans des conditions de parfaite hygiène.

Lorsque la syphilis est ancienne, lorsque l'organisme, profondément ébranlé au début, a fait les frais d'une lutte réactionnelle contre l'infection massive, s'est ressaisi, en quelque sorte, et a repris l'équilibre normal de ses fonctions, les conditions de réceptivité vis-à-vis de la tuberculose sont différentes. Pourtant la tuberculose est loin d'être rare au cours de la syphilis tertiaire.

En dehors des faits de tuberculisation directe que j'ai envisagés précédemment, il est certain que nombre de sujets, chez lesquels la syphilis semble éteinte depuis longtemps, deviennent tuberculeux. Sans doute, l'alcoolisme n'est pas toujours étranger à la pathogénie de cette tuberculisation; sans doute, beaucoup d'autres causes favorisantes peuvent intervenir; mais, assez souvent, il n'existe aucun autre antécédent pathologique que la syphilis, remontant à une date plus ou moins lointaine.

En pareil cas, on ne saurait invoquer l'insuffisance de résistance d'un organisme épuisé par une lutte contre une toxi-infection brutale et récente, ainsi qu'on y est autorisé lorsque la tuberculose survient pendant la période secondaire; ici, en effet, la syphilis n'est plus en activité et depuis longtemps l'organisme a retrouvé son équilibre; cependant il reste imprégné; cette imprégnation latente, qui crée une sorte d'état réfractaire, d'immunité acquise, vis-à-vis des chances de réinfection syphilitique, crée au contraire, à mon sens, un état de réceptivité toute spéciale vis-à-vis des chances de contamination tuberculeuse; elle est ce que j'appellerai *le terrain syphilitique*, sorte d'état humoral procédant d'une syphilis ancienne et éteinte, et transmissible à la descendance.

*
* *

B. — Le terrain syphilitique et sa transmission héréditaire

PRÉDISPOSITION DES ENFANTS DES SYPHILITIQUES A LA PHTISIE ET AUX TUBERCULOSES LOCALES
HÉRÉDO-SYPHILIS, « SCROFULATE DE VÉROLE » ET SCROFULE

La prédisposition à la tuberculose, engendrée par la syphilis, ne reste pas limitée à l'individu; elle s'étend à sa descendance.

Les recherches du Pr Fournier ont puissamment contribué à vulgariser la notion de l'hérédité syphilitique. Elles nous ont montré qu'à côté de l'hérédo-syphilis proprement dite, précoce ou tardive, il fallait faire une large place aux tares dystrophiques, qui, pour être exemptes de manifestations syphilitiques réelles, n'en procèdent pas moins de la syphilis. Elles font des enfants du syphilitique des êtres dégénérés, au développement incomplet ou retardé, chétifs et malingres, qui entrent dans la vie, désignés, en quelque sorte, par la faiblesse de leur constitution aux coups de la maladie.

La tuberculose les guette. Sans hériter du virus syphilitique, ils héritent du *terrain syphilitique*, terrain éminemment propice à la genèse et à l'évolution de la tuberculose.

Je crois, pour ma part, que cette notion du terrain syphilitique est des plus importantes et qu'elle domine la pathogénie de bon nombre des manifestations de la tuberculose.

Je ne me dissimule nullement que ma thèse pourra paraître hardie, qu'elle semblera réactionnaire ou révolutionnaire suivant le sens que chacun attachera à ces mots; mais elle repose sur une conviction profonde, basée sur des faits cliniques incontestables; je la considère comme l'expression d'une vérité pathologique dont je vais m'attacher à préciser les termes.

J'estime qu'en matière de syphiligraphie nous négligeons trop la notion de terrain. Déjà, sans doute, nous avons vu naître, avec la parasyphilis du Pr Fournier, la première manifestation de cette idée; nous avons appris à rattacher à la syphilis des maladies, des lésions, telles que le tabes, la paralysie générale et la leucoplasie buccale, qui « pour n'être pas de nature syphilitique n'en sont pas moins d'origine syphilitique »; mais cette conception envisage surtout des lésions inflammatoires organisées, qu'elle considère comme des localisations d'une sorte d'étape quaternaire de la syphilis; elle suppose, à la vérité, l'existence d'une imprégnation persistante et indélébile de l'organisme par le virus syphilitique, vieilli et atténué plus ou moins; mais elle ne franchit pas les limites de cette conception.

Or, dans ma pensée, cette imprégnation syphilitique persiste, dans la syphilis acquise, alors même que tout retour de manifestations locales indiquant l'état d'activité de la toxi-infection a disparu depuis longtemps; elle demeure à l'état de modification humorale rendant l'individu réfractaire à une nouvelle contamination; la syphilis a créé un terrain spécial et ce terrain est transmissible à la descendance au même titre que l'est la syphilisation. En d'autres termes, lorsque la procréation s'accomplit dans les périodes d'activité de la syphilis, l'enfant naît ou peut naître syphilitique; lorsqu'elle ne s'accomplit qu'aux périodes d'extinction de la virulence, l'enfant n'hérite que de cet état humoral spécial qui constitue ce que j'appelle le terrain syphilitique. Ainsi l'hérédité syphilitique se manifeste sous deux formes : l'hérédité *complète* (virus et terrain), et l'hérédité *incomplète* (terrain).

Il pourrait paraître logique de déduire que l'hérédité de terrain, ainsi comprise comporte la transmission de l'immunité acquise par le générateur. Le fait est possible et je ne suis pas éloigné de penser que certains individus bénéficient, par là-même, d'un état réfractaire qui explique l'impunité des trop nombreuses chances de contamination vénérienne auxquelles ils s'exposent. Mais si cette immunité héréditaire est possible, elle n'est pas constante, car tous les médecins ont vu des fils de syphilitiques devenir syphilitiques eux-mêmes. L'immunité acquise, c'est là une loi de pathologie générale, n'est jamais que plus ou moins durable, en effet.

Quoi qu'il en soit, la notion de l'hérédité de terrain, en matière de syphiligraphie, ne saurait, à mon sens, être négligée dans l'étude des rapports de la syphilis et de la tuberculose; elle permet de concevoir pourquoi les enfants des syphilitiques présentent une prédisposition toute spéciale à la phtisie, en même temps qu'elle resserre les liens qui unissent indiscutablement l'hérédo-syphilis à la scrofule et aux tuberculoses locales.

La prédisposition des enfants des syphilitiques à la phtisie n'est évidemment pas fatale; elle suppose la transmission héréditaire d'une faiblesse de constitution inhérente au terrain syphilitique; or, beaucoup d'enfants issus de parents syphilitiques sont parfaitement robustes.

Il est évident, *a priori*, que la réalité de cette prédisposition à la phtisie ne pourra être démontrée définitivement que par la recherche systématique de la syphilis dans le passé pathologique des parents des tuberculeux. Or, cette recherche est des plus délicates et ne peut être poursuivie que dans des circonstances particulières; il est rare, en effet, qu'on puisse demander à un malade si son père a eu la vérole; il est plus exceptionnel encore que ce malade puisse répondre à cette question. Pour que l'enquête soit réalisable, il faut qu'elle soit discrète et sûre à la fois; ces deux conditions se trouvent réunies lorsque le médecin est en même temps le médecin des parents et des enfants. Ainsi se trouve supprimée la formalité d'un interrogatoire condamné par avance à l'inutilité; les faits parlent d'eux-mêmes. Pour ma part, les observations que j'ai recueillies m'ont amené à la conception que je soutiens actuellement : chaque fois que j'ai pu rechercher la syphilis dans les antécédents héréditaires des tuberculeux, je l'ai trouvée chez l'un des ascendants, le père en général. Je citerai seulement les observations dans lesquelles j'ai moi-même soigné les parents et les enfants.

Une jeune femme d'une trentaine d'années, portant des cicatrices d'écrouelles datant de l'enfance, commença, il y a huit ans, une tuberculose pulmonaire, à marche torpide, aujourd'hui presque complètement éteinte; son père, vieillard de 76 ans, avait eu la syphilis à 20 ans; quand je le connus, il était porteur d'une leucoplasie buccale, de cicatrices de gommes et d'une aortite.

Un jeune homme de 22 ans, il y a six ans, eut plusieurs hémoptysies; son sommet droit s'infiltra; à plusieurs reprises, pendant deux ans, il eut des poussées congestives avec hémoptysies; son expectoration, qui montra pendant longtemps des bacilles de Koch, n'en contient plus depuis un an; son état général s'est amélioré considérablement sous l'influence d'une hygiène sévère et du traitement mercuriel; ses lésions pulmonaires sont en voie de cicatrisation. Or, j'ai soigné et je soigne encore le père de ce jeune homme, qui a eu la syphilis dix ans avant son mariage (quinze ans avant la naissance de cet enfant); il est artérioscléreux et porte une leucoplasie linguale.

Un ancien syphilitique meurt d'hémorrhagie cérébrale il y a trois ans; deux de ses fils avaient succombé à la tuberculose, l'un à 19 ans, des suites d'une pleurésie, l'autre à 21 ans d'une phtisie galopante.

Un jeune homme de 20 ans est atteint de pleurésie droite et présente pendant deux ans des signes non douteux d'induration du sommet, accompagnés de poussées fébriles, d'expectoration mucopurulente contenant quelques rares bacilles de Koch; son père, alors âgé de 60 ans, avait eu la syphilis à 18 ans.

Un homme, syphilitique depuis huit ans, bien traité et n'ayant pas eu d'accident depuis huit ans, épouse une jeune fille très saine et n'ayant aucune tare tuberculeuse. Un enfant naît cinq ans après le mariage; cet enfant, qui a aujourd'hui 8 ans, est bien portant, mais il offre certains stigmates d'hérédo-syphilis (dents d'Hutchinson, etc.); or, la mère commença, il y a quatre ans (neuf ans après le mariage, quatre ans après la naissance de l'enfant), une tuberculose pulmonaire qui a suivi, depuis, une marche progressive; elle n'a présenté à aucun moment d'accidents syphilitiques. On peut admettre cependant qu'elle a été syphilisée, étant donné les stigmates d'hérédo-syphilis constatés chez l'enfant, et que c'est à la faveur de cette imprégnation de terrain que la tuberculose, pour laquelle elle n'avait aucune prédisposition, a fait son apparition.

Si je fais abstraction de cette dernière observation, en raison des particularités qu'elle présente et du doute qui peut planer sur la réalité de la syphilisation en quelque sorte indirecte de la malade, je reste en présence de cinq cas de tuberculose évoluant chez cinq descendants de syphilitiques. Si j'ajoute que, dans tous les autres cas de tuberculose que j'ai eu l'occasion d'observer, je n'ai pu rechercher les traces de la syphilis chez les générateurs, je me vois amené à constater que, dans les cinq cas où cette recherche fut possible, elle donna cinq fois le même résultat positif, et que, dans aucun des cinq cas, le malade ne présentait le moindre stigmate d'hérédo-syphilis.

Je n'ai nullement la prétention de soutenir que la tuberculose nécessite, pour sa germination, l'existence d'un terrain syphilitique; une pareille proposition serait contraire à la saine raison; je cherche simplement à montrer que la syphilis n'est pas seulement pour le syphilitique lui-même une menace de prédisposition à la phtisie, mais que cette prédisposition se transmet aussi à sa descendance, alors même que celle-ci n'hérite que du terrain syphilitique et nullement de la graine qui engendre l'hérédo-syphilis proprement dite.

Quant aux allures spéciales, au pronostic de cette tuberculose et au traitement qui lui convient, ce sont là des considérations du plus haut intérêt; mais elles sortent du cadre de cette communication et je me réserve de les exposer ailleurs.

Si l'hérédité syphilitique prédispose à la phtisie, elle est loin d'être indifférente à l'éclosion des autres tuberculoses et particulièrement de la scrofule. Ici s'ouvre un débat où retentira fatalement l'écho des discussions doctrinales, pas trop anciennes encore, sur les différences de nature et les analogies d'aspect de la syphilis héréditaire et de la scrofule.

Loin de moi la pensée de soulever une réaction contre les idées actuellement reçues et de revenir aux conceptions aujourd'hui abandonnées.

Je ne puis cependant m'empêcher de constater que la démarcation entre ces deux états morbides est bien souvent factice, tant au point de vue du diagnostic qu'au point de vue pathogénique. Entre les cas extrêmes, nettement différenciés, il y a place pour toute une échelle de faits intermédiaires, dont le subtratum trouve son expression dans l'ancien « scrofulate de vérole » de Ricord.

J'entends parler ici non pas des allures particulières que revêt la syphilis lorsqu'elle survient chez un individu entaché de tuberculose, mais seulement des cas, assez fréquents, où les manifestations de l'hérédo-syphilis s'associent et se combinent avec celles de la scrofule; je n'ai en vue que la variété qu'on pourrait dire *héréditaire* du scrofulate de vérole. Il est certain, en effet, et bon nombre d'observations en fournissent la preuve irréfutable, que les deux maladies, les deux diathèses comme on disait autrefois, peuvent évoluer simultanément, soit sous la forme de localisations voisines et distinctes, soit sous la forme de lésions hybrides méritant au plus haut chef la dénomination de scrofulates de vérole.

En pareil cas, on peut admettre que les lésions d'hérédo-syphilis ont ouvert la porte à l'inoculation tuberculeuse, qu'en d'autres termes la tuberculisation est secondaire à la syphilisation et a suivi, comme chez l'adulte syphilitique, la voie directe.

Il est même très admissible, ainsi que le soutient M. Gallois, que la rhino-pharyngite syphilitique ait été l'occasion de l'infection adénoïdienne qui serait à l'origine de la scrofule.

Mais, à côté de ces faits où se trouvent associées, en proportions variables, les manifestations de l'hérédo-syphilis et de la scrofule, il en est d'autres, et ce sont les plus nombreux, dans lesquels les stigmates de l'hérédo-syphilis font défaut alors que les manifestations scrofuleuses sont portées à leur maximum.

C'est ici, chez ces enfants de syphilitiques, qu'intervient l'influence de ce que j'ai dénommé « le terrain syphilitique ». Sans lésions d'hérédo-syphilis préalables qui lui ouvrent une voie d'accès, le bacille de Koch, à la faveur d'une poussée d'adénoïdite, d'une bronchite, d'une entérite, pénètre et, trouvant un terrain propice à sa germination, se fixe sur les ganglions, les os, les articulations, la peau, les muqueuses, voire le poumon et les viscères. Ainsi devient scrofuleux ou tuberculeux l'enfant non syphilitique du syphilitique; la syphilisation du père a préparé le terrain pour la tuberculisation du fils.

Or, je crois que la scrofule n'a pas, le plus souvent, d'autre pathogénie. Je la considère comme un dérivé de la syphilis et j'ai la conviction que, si nous pouvions, dans tous les cas de scrofule que nous observons, rechercher la syphilis dans le passé des parents, nous la trouverions bien souvent, sinon toujours.

Est-ce à dire, comme on l'a prétendu récemment, que la scrofule, que la tuberculose ne sont que des formes cliniques, abâtardies, de la syphilis, que syphilis et tuberculose ne sont qu'une même maladie. Les arguments que M. Dias, de Lisbonne, invoque à l'appui de cette conception sont d'ordre purement théorique et ne reposent que sur une dialectique hypothétique, qu'une seule constatation suffit à ébranler : il n'est pas rare de voir un tuberculeux contracter la syphilis.

D'ailleurs, les toutes récentes recherches sur le parasite de la syphilis apportent une démonstration nouvelle des différences de nature qui la séparent de la tuberculose, et il faudrait pousser bien loin la foi dans les doctrines en vogue pour admettre que le bacille de Koch n'est qu'une forme évolutive de la spirochœte pallida.

Je m'en tiens aux faits cliniques; c'est sur l'observation médicale que je base ma conception des rapports étroits qui unissent la syphilis à la tuberculose.

Je pense que la syphilis et la tuberculose sont deux infections nettement différenciées; qu'il ne suffit pas d'être syphilitique pour devenir tuberculeux; que cette prédisposition se transmet héréditairement et qu'elle a son origine dans une aptitude spéciale du terrain syphilitique à favoriser la germination du bacille de Koch. Je pense que, si la tuberculisation est souvent l'aboutissement de la syphilisation, ce n'est pas parce que la tuberculose est une manifestation tardive de la syphilis, mais parce que la syphilis prépare le terrain pour la graine de la tuberculose. Je pense que l'hérédité syphilitique a ses degrés; qu'à côté de la transmission héréditaire de la syphilisation, qu'à côté de l'hérédo-syphilis, il y a la transmission simple du terrain syphilitique, puissant facteur de tuberculisation. Je pense, enfin, que nombre de manifestations tuberculeuses, et particulièrement la scrofule, ne se développent le plus souvent qu'à la faveur du terrain syphilitique et j'en veux pour preuves les cures si fréquentes obtenues par le traitement antisyphilitique.

*
* *

C. — Influence du traitement spécifique sur la tuberculose des syphilitiques et sur certaines tuberculoses locales.

J'ai la conviction (et cette conviction repose sur un nombre suffisant de cas bien et longtemps observés) que la tuberculose chez les syphilitiques est justiciable du traitement antisyphilitique et qu'elle est améliorable et même curable par ce moyen dans la grande majorité de cas, au moins dans les cas où elle n'est pas trop avancée dans son évolution pour échapper aux ressources de la thérapeutique.

A cet égard (et bien qu'ici je sorte des limites que je me suis fixées pour cette communication), il faut distinguer le syphilitique devenu tuberculeux du tuberculeux devenu syphilitique.

Le premier voit sa tuberculose se développer à la faveur d'un terrain préparé; les moyens qui visent à modifier ce terrain le rendent moins propice à la tuberculisation et par là-même, influencent avantageusement la marche de la tuberculose. Aussi bien, et sans négliger pour cela le précieux adjuvant que constitue la cure d'air, de repos et de suralimentation, la première indication thérapeutique est-elle de recourir à l'administration du traitement mercuriel. Je dis *mercuriel* car la médication iodurée, qui expose aux poussées congestives paraphymiques, doit être rigoureusement proscrite en pareil cas. Je pourrais mentionner ici une série d'observations qui montrent l'efficacité de cette méthode; je me bornerai à rappeler celle que j'ai communiquée le 3 mars de cette année à la Société Médicale des Hôpitaux et qui me permit d'assister à la fonte d'une tumeur blanche, chez un syphilitique porteur d'ulcérations cutanées non douteuses et atteint, en même temps, d'une tuberculose pulmonaire qui s'améliora rapidement, à tel point que les bacilles, très nombreux dans les crachats avant le traitement, disparurent complètement après une vingtaine d'injections mercurielles, tandis que les signes stéthoscopiques s'amendaient parallèlement et que le malade engraissait de 5 kilogrammes sans qu'aucune autre médication fût mise en œuvre, sans qu'aucun régime alimentaire spécial fût institué.

Lorsque, au contraire, la syphilis survient chez un tuberculeux, le grand « branle-bas » qu'elle détermine dans un organisme déjà chancelant risque le plus souvent d'épuiser sa résistance et de précipiter l'apparition de la consomption; c'est à ces cas que s'applique la réflexion du Prof. Landouzy : « La pire association morbide que je connaisse est l'union d'une tuberculose pulmonaire avec une syphilis commençante. » Il n'en est pas toujours ainsi cependant; lorsque la tuberculose est peu avancée et d'allure peu sévère, elle peut supporter le choc de la syphilisation intercurrente, et, après avoir ou non subi, de ce fait, une exaltation plus ou moins temporaire, y trouver, dans la suite, une source de guérison; la syphilis, en effet, favorise souvent le processus de sclérose et de cicatrisation fibreuse des lésions tuberculeuses. A ce moment, la tuberculose, qui pourtant avait précédé la syphilisation, est améliorable par le traitement mercuriel qui modifie avantageusement le terrain sur lequel elle s'est acclimatée.

Ce qui est vrai pour le syphilitique devenu tuberculeux, type que j'ai surtout en vue aujourd'hui, l'est aussi pour l'hérédosyphilitique devenu phtisique ou scrofuleux.

Dans les cas de ce genre, qui rentrent dans le cadre du « scrofulate de vérole », l'action du traitement mercuriel se conçoit aisément.

Or, il n'est pas rare de voir cette action s'exercer utilement aussi sur certaines tuberculoses locales qui paraissaient exemptes de toute association syphilitique, acquise ou héréditaire. C'est ainsi que des tumeurs blanches, des lupus, ont été guéris par des onctions ou des injections mercurielles. Evidemment, il est certain que bon nombre de ces observations se rapportent à des lésions syphilitiques prises pour des manifestations tuberculeuses.

Le Prof. Gaucher, notamment, a tout récemment (*Annales de médecine et de chirurgie infantiles*, 1ᵉʳ juin 1905) signalé deux cas de lésions hérédo-syphilitiques simulant la tuberculose et guéries par le traitement spécifique.

Cependant il ne s'ensuit pas que tous les cas de ce genre, guéris par le mercure, doivent être considérés comme ressortissant à la syphilis et non à la tuberculose. Je crois, pour ma part, que la notion *du terrain syphilitique*, telle que je l'aie définie, intervient utilement dans ce débat; pour moi, ces tuberculoses locales ont pu, indépendamment de tout stigmate d'hérédo-syphilis, se développer à la faveur d'une prédisposition toute spéciale créée par un terrain propice; si elles ont été améliorées ou même guéries par le mercure, c'est parce que le mercure a modifié ce terrain, l'a rendu inapte à la culture du bacille de Koch. Il en est ainsi, à mon sens, pour nombre d'expressions cliniques de la scrofule (écrouelles, lupus, ostéites, etc.), et c'est par là que la scrofule n'est pas si éloignée de l'hérédo-syphilis qu'elle le paraît actuellement à la majorité des médecins.

Par ces considérations j'espère avoir montré que la prophylaxie anti-tuberculeuse est étroitement unie à la prophylaxie anti-syphilitique et que le Congrès de la tuberculose ne saurait se désintéresser de cette notion.

**

Conclusions

Des données précédentes, que je reprendrai, en les étendant, dans un prochain travail, je crois pouvoir tirer les conclusions siuvantes :

1° Les relations de la syphilis et de la tuberculose sont des plus étroites.

2° La syphilisation, acquise ou héréditaire, crée un terrain d'élection pour la tuberculisation.

3° Lutter contre la syphilis c'est, dans une certaine mesure, lutter contre la tuberculose.

A propos d'un cas de pneumopathie syphilitique

(Journal des Praticiens, 22 décembre 1906.)

« On ordonna un électuaire pour un phtisique qui était dans une situation désespérée; par une méprise d'apothicaire, l'électuaire fut donné à un malade vénérien pour s'en frotter et le phtisique reçut l'onguent mercuriel, au lieu de l'électuaire, pour le prendre à l'intérieur. Celui-ci, ne se doutant pas de la méprise, prit de cet onguent environ la grosseur d'une noix muscade, deux à trois fois par jour, et il fut radicalement guéri de sa maladie, au grand étonnement du médecin, qui apprit ensuite, par hasard, de l'apothicaire, comment la chose s'était faite » (1).

Cet exemple fameux, reproduit dans tous les traités, résume, à lui seul, sous une forme saisissante, tout l'enseignement pratique que comporte une étude clinique de la syphilis pulmonaire. Il évoque les ressemblances étroites qui la rapprochent de la tuberculose et justifient la dénomination de *phtisie vérolique*, pro-

(1) BRAMBILLA, « *Traité du phlegmon* », 1777.

posée par Astruc et demeurée classique. Il montre que la syphilis pulmonaire, au moins dans ses modalités les plus communes et les plus fréquentes, aboutit presque fatalement à la consomption et à la mort, si elle est méconnue, tandis qu'elle est susceptible d'une guérison, parfois inespérée, lorsqu'elle reçoit le traitement qui lui convient. Il invite enfin le médecin à chercher dans un examen clinique rigoureux les éléments d'un diagnostic dont dépend la vie du malade. Qu'il ne laisse pas échapper une occasion, trop rare, hélas! d'exercer son rôle de guérisseur! Qu'il sache reconnaître la vérole si elle se manifeste ouvertement; qu'il songe à la démasquer si elle se dissimule et se cache! Qu'il ne méconnaisse ni la valeur ni la signification d'aucun des stigmates de la syphilis acquise ou héréditaire. Qu'il n'ignore aucun des indices révélateurs qui peuvent éveiller ou confirmer ses soupçons. Qu'il pense à la syphilis si le soi-disant phtisique qui se présente à lui n'a pas les allures habituelles du parfait tuberculeux, si la localisation des lésions est anormale, si leur profondeur et leur étendue sont en désaccord avec le peu d'importance de l'altération générale de la santé! Qu'il se souvienne qu'un phtisique en apparence bien portant (Bazin) est parfois, sinon souvent, un syphilitique. Qu'il sache enfin que la syphilis pulmonaire est capable de simuler toutes les formes de la tuberculose, ainsi que nous l'ont appris les travaux de Lagneau, Lancereaux, Landrieux, Fournier, Jullien, Mauriac, Dieulafoy...; pour ne citer que les principaux.

Ici, plus peut-être que dans aucune autre manifestation viscérale de la syphilis, le diagnostic n'est possible qu'au prix d'une enquête minutieuse. Jamais, dit Mauriac, il n'est aussi nécessaire « de rechercher les antécédents, de fixer la chronologie, de fouiller dans tous les sens le passé pathologique des malades, d'analyser scrupuleusement les signes physiques, de mesurer la portée des troubles fonctionnels et des symptômes généraux, de passer en revue tous les tissus et tous les organes pour y découvrir les déterminations actuelles ou le vestige de celles qui ont précédé l'affection pulmonaire. »

La syphilis pulmonaire bien souvent réalise le tableau complet de la phtisie tuberculeuse; non seulement le siège des lésions locales mais même l'ensemble des troubles fonctionnels et généraux ne se distinguent en rien des signes habituels de la tuberculose : la fièvre, l'amaigrissement, les sueurs, la toux, les hémoptysies achèvent la confusion. En pareil cas, si aucun stigmate objectif n'éveille immédiatement l'attention, la vie du malade est suspendue, si j'ose dire, à une circonstance fortuite telle que l'apparition intercurrente d'une autre manifestation syphilitique, à moins que la rigueur de l'interrogatoire ou de l'examen pratiqué par le médecin ne révèle dans le passé ou le présent un élément de présomption suffisant pour justifier l'épreuve du traitement spécifique.

C'est grâce à un examen méthodique et complet que le diagnostic put être établi ou soupçonné dans la plupart des observations publiées. Là c'est une gomme de l'œil (Panas), ici c'est un ulcère phagédénique du pied (Fournier), qui éveillent l'attention; ailleurs, c'est une syphilide cutanée ou osseuse, une cicatrice d'aspect caractéristique, une destruction partielle du voile du palais qui font naître le soupçon. Il est vraisemblable que si l'existence et la nature de ces indices révélateurs avaient été méconnues, la pneumopathie syphilitique aurait poursuivi son évolution et achevé son œuvre consomptive.

C'est ainsi que s'acheminait peu à peu vers la cachexie et la mort une jeune femme dont l'histoire mérite à tous égards d'être racontée. Elle ne dut la guérison qu'à une série de coïncidences heureuses (1) alors que le début de sa maladie fut pourtant marqué par une localisation gommeuse sternale qui aurait dû permettre d'éviter l'erreur.

Voici cette très instructive observation :

Observation. — Le 4 *avril* 1906, Mme X..., âgée de trente-deux ans, vient me consulter, amenée par son mari, *parce qu'elle tousse depuis cinq*

---

(1) Lorsque cette malade vint me consulter, je poursuivais la rédaction de mon livre édité peu après par Masson, avec le titre : « Syphilis et tuberculose ». Cette étude m'incitait tout naturellement à songer à la possibilité d'une syphilis pulmonaire, alors que, dans toute autre circonstance, je n'aurais peut-être point attaché la même importance aux quelques vagues indices qui me mirent sur la voie du diagnostic.

ans. Elle sait qu'elle est tuberculeuse ou, tout au moins, elle le croit et me le dit.

Elle est très maigre et un peu pâle, et a les apparences d'une phtisique.

Ses parents sont très bien portants; ses grands-parents sont morts très âgés (quatre-vingt-deux et quatre-vingts ans); elle a trois frères très robustes et n'a perdu ni frère ni sœur.

Elle-même n'a jamais été malade, mais elle a toujours été chétive et maigre.

Le début de sa maladie actuelle remonte à six années. *Il y a six ans,* elle fut atteinte d'une ostéite sternale, considérée comme tuberculeuse, opérée chirurgicalement et aujourd'hui parfaitement guérie; une cicatrice non pigmentée un peu irrégulière, avec saillie du rebord osseux ruginé, en indique le siège. Un an après (*il y a cinq ans*), apparurent les premiers symptômes pulmonaires; la malade commença à tousser, puis à cracher. Elle consulta alors plusieurs médecins, et non des moindres, qui tous déclarèrent un début de tuberculose du sommet gauche, en avant.

Sur les conseils de l'un d'eux, elle fit une cure à La Bourboule, où elle inaugura une suralimentatinon qui, depuis lors, ne cessa plus.

L'hiver suivant, elle se rendit à Leysin, où elle séjourna toute une année sans engraisser, malgré la suralimentation, et sans aucun profit apparent. Depuis, elle habite constamment la campagne aux environs de Paris. Elle n'a pas cessé de tousser.

L'an dernier, la voix devint rauque; cette laryngite est encore en traitement.

Enfin, *le mois dernier,* pour la première fois, elle eut une hémoptysie.

Elle est mariée depuis cinq ans; elle n'a pas d'enfants, n'a pas fait de fausses couches et n'est pas enceinte.

Elle est facilement oppressée et ne peut courir ni monter un escalier, sans éprouver un pénible essoufflement.

Elle n'a jamais eu de fièvre, sauf exceptions très courtes, et n'a que très rarement des sueurs nocturnes.

Elle digère très difficilement, et est obligée de faire un grand effort de volonté pour manger, car elle n'a aucun appétit; toutefois, elle parvient à continuer la suralimentation, à force d'énergie; elle se plaint d'une saveur acide constante dans la bouche; elle n'est pas constipée et n'a pas de diarrhée. L'estomac est très dilaté et un peu douloureux.

Le foie ne paraît pas augmenté de volume. Le pouls est très rapide (120); le cœur est régulier, mais éréthique; il ne présente, d'ailleurs, aucun signe de lésion.

L'examen de la poitrine montre les signes suivants :

Poumon gauche : en avant, matité sous la clavicule, frottements pleuraux superficiels, souffle cavitaire et gargouillement sur une surface large comme la paume de la main.

En arrière, submatité dans la fosse sus-épineuse, frottements pleuraux, propagation des bruits perçus en avant; au niveau du hile, souffle bronchique à timbre râpeux; rappelant le cornage; ronchus dans tout le poumon.

Poumon droit : au sommet, on ne constate pas actuellement de signes d'infiltration, mais on y aurait trouvé des signes congestifs intermittents; dans toute la hauteur du poumon, on trouve de gros râles ronflants et sibilants, et la respiration a un timbre soufflant et râpeux, moins accentué cependant que du côté gauche.

En raison du mode de début de la maladie, de sa durée, des caractères des symptômes actuels, je partage l'opinion des médecins qui ont examiné antérieurement la malade et dont l'autorité contribue à m'influencer. Je fais le diagnostic de tuberculose pulmonaire torpide, avec excavation du sommet gauche, tendance à la sclérose généralisée et adénopathie trachéo-bronchique.

Je conseille le traitement de recalcification de Ferrier, comportant la suppression de la suralimentation; je prescris des inhalations à l'eucalyptol et au benjoin, des badigeonnages à la teinture d'iode gaïacolée au cinquième.

Le 14 mai (six semaines après), la malade revient; elle se réjouit de l'amélioration des fonctions digestives; depuis qu'elle ne se suralimente plus et qu'elle suit son régime, l'appétit est revenu; l'estomac est beaucoup moins dilaté et n'est plus douloureux, mais la malade s'inquiète parce qu'elle tousse toujours, et qu'elle est de plus en plus gênée pour respirer; elle entend une sorte de ronflement strident dans ses bronches. Les lésions pulmonaires n'ont pas bougé.

Le 22 juin, les fonctions digestives sont tout à fait parfaites; la malade ne souffre plus de l'estomac; elle a retrouvé la sensation de faim, mange avec appétit et digère parfaitement. Elle se sentirait très bien, si la persistance de la toux et de l'expectoration ne l'inquiétait. La toux est même devenue plus déchirante, plus quinteuse. L'oppression est plus forte. Les signes d'auscultation sont les mêmes.

Le 3 août, aucune modification nouvelle. Concevant, ce jour-là, un vague soupçon, je demande une analyse des crachats qui, faite par le Dr Hallion, est absolument négative quant aux bacilles de Koch.

Le 31 août, le mari vient seul pour me donner des nouvelles de la malade, qui est très fatiguée. Il me dit que la toux et l'expectoration n'ont jamais été si abondantes; mais que les fonctions digestives continuent de rester très améliorées; que, d'autre part, pour la première fois, il y a quelques jours, sa femme a éprouvé de *vives douleurs dans les os, le long des crêtes tibiales, surtout le soir et la nuit.* Ce fait, s'ajoutant à mes soupçons précédents, venant après le résultat négatif de l'analyse des crachats, éveillant l'idée de *douleurs ostéocopes,* m'incite à profiter de l'occasion qui s'offre à moi d'interroger librement le mari, en dehors de la présence de la malade.

Or, cet interrogatoire confirme mes soupçons et c'est de ce jour qu'éclate la probabilité d'un diagnostic que les résultats du traitement d'épreuve devaient confirmer.

Voici ce que mon enquête me révéla :

Le mari n'a jamais eu la syphilis; il n'en présente aucun stigmate.

Tous les parents de la malade sont robustes et bien portants; mais, alors que ses trois frères ont été nourris par la mère, *elle a été confiée à une nourrice;* cette circonstance est importante, car la malade ne présentant aucun stigmate d'hérédo-syphilis, il est possible qu'elle ait été contaminée dès le premier âge. En effet, il est impossible d'invoquer chez elle une autre origine, car à aucun moment, depuis qu'elle est revenue de nourrice, elle n'a été malade. D'autre part, le mariage n'a eu lieu qu'après la guérison opératoire. de l'ostéite sternale. Les circonstances qui ont entouré le début de cette ostéite méritaient d'être précisées, elles aussi. Or, voici que les renseignements que m'apporte cette enquête viennent donner plus de corps encore à mes soupçons. En effet, la lésion initiale consista en une tumeur rouge violacé, qui grossit peu à peu, sans s'accompagner d'aucune douleur. Un médecin, consulté à ce moment, diagnostiqua une manifestation spécifique et fit une injection de calomel. La malade en éprouva une telle douleur que, *bien malheureusement,* elle ne voulut plus revoir ce médecin.

Elle consulta successivement plusieurs chirurgiens en renom, qui déclarèrent tous qu'il s'agissait, sans aucun doute, d'une ostéite tuberculeuse du sternum qu'il fallait opérer.

L'opération fut pratiquée, *avec succès,* par l'un d'eux. La cicatrisation ne se fit que lentement; six mois après, au pourtour de la cicatrice apparut un bourrelet violacé, non douloureux, qui s'affaissa spontanément après quelques semaines. Mais bientôt apparaissait la bronchite qui ne devait plus cesser, et qui conduisit la patiente, non plus chez les chirurgiens, mais chez les médecins.

Tous, et certains étaient des maîtres éminents, influencés par le récit précédent et confirmés dans leur idée première par les résultats de leur examen, conclurent à la tuberculose, bien que cinq analyses des crachats fussent successivement négatives. Je fis tout d'abord comme les confrères qui m'avaient précédé. Il fallut qu'un hasard vînt transformer en quasi-certitude les doutes qui commençaient à ébranler ma conviction du début. L'absence de bacilles de Koch dans les crachats, alors que la toux et l'expectoration devenaient de plus en plus abondantes, et qu'il y avait des signes physiques non douteux de caverne, m'avait fortement impressionné déjà. L'apparition des douleurs, ayant les caractères des douleurs ostéocopes, me troublèrent davantage. Enfin, les résultats de mon enquête auprès du mari achevèrent de me décider. Je résolus de soumettre la malade au traitement d'épreuve. Ne pouvant, vu son éloignement de Paris, recourir aux injections mercurielles solubles, ne voulant lui donner le mercure par ingestion, dans la crainte de réveiller les troubles gastriques je *prescrivis les frictions mercurielles* (5 grammes d'onguent napolitain par jour; dont une friction tous les quatre jours, sous la clavicule gauche, au niveau de l'excavation pulmonaire), tout en continuant le traitement général précédent.

Le 5 octobre, la malade a fait *trente frictions*; elle va beaucoup mieux; pour la première fois, elle a cessé de maigrir; même, elle a augmenté de poids (1 livre), malgré des métrorrhagies abondantes: l'estomac reste très bon. La toux et l'expectoration persistent encore, mais un peu diminuées. L'examen des poumons permet de constater *l'atténuation considérable des signes cavitaires* qui existaient sous la clavicule gauche; mais les signes de trachéo-bronchite persistent, et le cornage fait craindre une sténose définitive de la bronche gauche.

Devant ce résultat, le diagnostic devient certain, et il est évident que le traitement spécifique doit être poursuivi. Mais la malade se refusant à faire de nouvelles frictions, je conseille l'élixir Déret à la dose de 2 cuillerées à soupe par jour (soit 2 centigrammes de biodure Hg).

Le 23 novembre; changement extraordinaire d'aspect; facies coloré, teint frais. La voix qui était rauque depuis un an, est redevenue claire, et la malade a pu recommencer à chanter; elle a augmenté à nouveau de 800 grammes.

Et surtout, *elle ne tousse plus du tout*, sauf le matin pour expectorer quelques crachats. Les signes stéthoscopiques sont de plus en plus atténués; *il n'y a plus trace d'excavation sous la clavicule gauche*, mais le cornage et les râles de trachéo-bronchite persistent encore, quoique notablement affaiblis.

En somme, la pneumopathie syphilitique de forme scléro-gommeuse, à marche chronique, est enrayée dans son évolution. Mais, en raison de la longue période (cinq ans), pendant laquelle elle a couvé, il est à craindre qu'elle ne laisse derrière elle un certain degré de sténose définitive, vestige d'un double processus de cicatrisation, l'un spontané, lent et exubérant; l'autre, plus rapide, provoqué par le traitement.

En tout cas, il importe de faire continuer le traitement spécifique pendant assez longtemps encore, car, outre que la guérison de la caverne gommeuse doit être consolidée, il est permis d'espérer que les signes actuels de sténose peuvent encore, en partie tout au moins, être la conséquence de lésions scléro-gommeuses en activité de la trachée et des bronches influençables par le mercure.

L'enseignement pratique que contient cette observation est des plus importants. Elle affirme une fois de plus les difficultés du diagnostic différentiel entre la syphilis pulmonaire et la tuberculose, surtout lorsque la pneumopathie revêt la forme sclérogommeuse, excavante, à marche chronique, calquée sur l'évolution de la phtisie bacillaire commune. Elle montre que si quelquefois la constatation d'un indice révélateur préexistant ou intercurrent, telles les douleurs ostéocopes de ma malade, fait naître un soupçon jusque-là ignoré, en règle générale les éléments du diagnostic doivent être cherchés dans une enquête approfondie, d'où pourra jaillir un faisceau de présomptions.

La pneumopathie syphilitique demande à être cherchée. Elle ne possède pas de symptômes qui lui soient propres; elle se dissimule et se cache sous le masque de la phtisie. Or, abandonnée à elle-même, elle conduit le plus souvent le malade à la cachexie et à la mort; traitée par les moyens appropriés, au contraire, elle guérit complètement dans la majorité des cas. Si bien que, dans la pratique, il est permis de dire qu'en face d'une pneumopathie chronique, alors même qu'elle paraît notoirement déterminée par la tuberculose, le médecin a le devoir de rechercher toujours la syphilis; il ne doit pas oublier qu'une enquête rigoureuse, méthodique et complète, a parfois réussi à la dépister, alors qu'elle se cachait.

« A coup sûr, écrit le Pr Fournier, cette enquête n'aura pas de résultats utiles dans la grande majorité des cas, étant donné l'énorme supériorité de fréquence de la phtisie tuberculeuse, par rapport à la phtisie syphilitique. Mais tenez pour certain qu'à un jour donné, le jour peut-être où vous vous y attendrez le moins, elle aboutira à redresser une erreur diagnostique, à convertir en une phtisie spécifique une phtisie jusqu'alors imputée à la tuberculose, c'est-à-dire, au total, à sauver la vie de votre malade. »

C'est parce que l'observation que j'apporte aujourd'hui confirme d'une manière éclatante le bien-fondé de ce conseil donné par un maître autorisé, qu'il m'a paru utile de la publier. Sans doute, il ne faut rien exagérer, et ce serait une erreur que de chercher toujours et en toutes circonstances la syphilis; mais il est nécessaire de n'ignorer aucun des signes de présomption qui sont de nature à la faire soupçonner et à motiver une investigation dont dépendent à la fois le diagnostic et le pronostic. D'une façon générale, chaque fois que la phtisie se présente avec des allures sortant quelque peu de la banalité, il faut songer à la possibilité d'une pneumopathie syphilitique, ne fût-ce que pour éliminer ce diagnostic après enquête, voire après épreuve du traitement spécifique.

Formes scrofuloïdes de la syphilis

(Extrait des *Bulletins et Mémoires de la Société Médicale des Hôpitaux de Paris*. — Séance du 6 mars 1908.).

Dans une série de publications antérieures (1), je me suis attaché à montrer que les liens qui unissent la syphilis à la tuberculose sont des plus étroits, tant au point de vue des relations étiologiques — la syphilisation, acquise ou héréditaire, créant un terrain d'élection pour la tuberculisation — qu'au point de vue des ressemblances cliniques. Celles-ci sont parfois telles que le diagnostic différentiel peut être des plus délicats et même demeurer hésitant. Tel est le cas, non seulement en matière de manifestations cutanées, mais aussi et surtout en matière de localisations viscérales ganglionnaires, osseuses ou articulaires. La ressemblance peut être d'autant plus frappante que l'une et l'autre de ces deux grandes maladies peuvent affecter des allures générales identiques, et que, abstraction faite des cas où elles évoluent simultanément chez le même sujet, il n'est pas rare de les voir revêtir le masque de la scrofule, telle que la décrivaient les anciens cliniciens.

Tous les médecins connaissent la tuberculose à type de scrofule, caractérisée par l'existence simultanée ou successive d'une série de tuberculoses locales, cutanées, ganglionnaires, ostéo-articulaires..., associées ou non à la phtisie pulmonaire; beaucoup d'entre eux sont moins familiarisés avec la notion des formes cliniques analogues de la syphilis; trop souvent des syphiloses locales sont prises

(1) Emile SERGENT, « A propos d'un cas de tumeur blanche chez un tuberculeux syphilitique » (*Société Médicale des Hôpitaux*, 3 mars 1905). — « Syphilis et tuberculose. » (*Congrès de la tuberculose*, Paris 1905, et *Archives générales de de médecine*, 3 octobre 1905.) — « A propos d'un cas de pneumopathie syphilitique. » (*Journal des Praticiens*. 22 décembre 1906.). — *Syphilis et tuberculose* (Masson, édit., 1907.) — Article « Syphilis des voies respiratoires », in *Précis de Syphiligraphie* de Gaucher (sous presse.)

pour des tuberculoses locales et traitées comme telles plus ou moins chirurgicalement.

Il n'est donc point superflu de signaler les exemples instructifs à cet égard. J'en ai réuni antérieurement dans mon livre « Syphilis et tuberculose » un certain nombre. J'en apporte aujourd'hui un nouveau, qui me servira de prétexte pour attirer l'attention des médecins sur ce qu'on pourrait appeler *les formes scrofuloïdes de la syphilis*.

OBSERVATION. — D..., Marie, âgée de trente-neuf ans, couturière, m'est adressée le 27 octobre 1907, à ma consultation de l'hôpital Necker, par lé Dr Raoult, de Vernon.

ANTÉCÉDENTS HÉRÉDITAIRES. — Père vivant, bien portant; mère morte, à trente-deux ans, d'une fluxion de poitrine.

Trois frères vivants, bien portants, ayant des enfants bien portants.

Une sœur morte à trente-trois ans de tuberculose pulmonaire.

ANTÉCÉDENTS PERSONNELS. — A eu dans son enfance une otite aiguë suppurée. Est venue à Paris à dix-neuf ans pour entrer en service. A eu à vingt-deux ans une laryngite aiguë qui a duré trois semaines.

A vingt-neuf ans (1897) elle se marie.

Quatorze mois après son mariage (février 1899), quelque temps après s'être heurtée contre un meuble, elle voit apparaître, à la face externe du genou gauche, une tumeur de la grosseur d'une noix, qui rend presque impossible la flexion du genou. Elle est opérée trois semaines après par le Dr Guinard (à Ivry), qui fait une incision simple, qu'on voit encore, et qui prescrit ensuite du *sirop de Gilbert;* la malade en prend de septembre à novembre.

En février 1900, abcès froid au niveau du plastron sterno-costal, au-dessous du sein gauche, incisé et gratté au bout de deux mois à l'hôpital Saint-Louis.

En avril 1901, nouvel abcès froid au niveau du sternum, incisé et gratté par le même chirurgien, qui prescrit la liqueur de Fowler, que la malade prend pendant deux mois.

En janvier 1902, congestion pulmonaire à droite, soignée pendant un mois à l'hôpital Tenon où on lui faisait des injections de cacodylate de soude.

En 1903, nouveaux abcès, au niveau de la clavicule gauche, qui s'ouvrent et s'étendent dans le creux sus-claviculaire; à cette occasion, la malade reste quatre mois en observation à Saint-Louis; elle sort de l'hôpital conservant une plaie suppurante, qu'elle panse elle-même, et part pour Vernon.

En 1906, à l'occasion d'une bronchite avec laryngite, qui l'oblige à s'aliter pendant deux mois, elle reçoit à Vernon les soins du Dr Raoult, qui fait appliquer sur la plaie persistante du creux sus-claviculaire de l'emplâtre de Vigo. Dès lors, celle-ci se cicatrise rapidement, mais, en même temps, apparaît au niveau de la bosse frontale droite une petite tuméfaction légèrement douloureuse, qui disparaît après l'application d'onguent mercuriel pendant quelques jours. Le traitement général institué consiste dans l'association du tanin et de l'arséniate de soude.

En octobre 1907, la tuméfaction frontale apparaît de nouveau exactement au même endroit, et s'accroît en quelques jours au point d'atteindre le volume d'un œuf de pigeon; en même temps, le coude gauche devient le siège de douleurs sourdes accompagnées de gonflement articulaire et d'impotence relative.

C'est à ce moment que le Dr Raoult m'adresse la malade.

Le 27 octobre 1907, je constate l'existence d'une exostose frontale, à peu près indolente, saillante et assez régulière, en même temps qu'un gonflement ostéo-périostique fusiforme de toute la moitié inférieure de la face postérieure de l'humérus gauche et qu'une arthropathie du coude gauche revêtant les allures de la tumeur blanche; la flexion et l'extension complètes sont impossibles. La malade tousse un peu; sa voix est un peu rauque. Elle est assez maigre et d'aspect chétif; l'impression générale plaide en faveur de la tuberculose. Pourtant, il n'existe aucun signe physique de lésions localisées aux sommets, mais seulement quelques rares gros râles de trachéo-bronchite; il n'y a pas de tachycardie, ni de fièvre, ni d'anorexie, ni de diarrhée, ni de sueurs; enfin, si l'histoire des séjours successifs de la malade dans des services de chirurgie est suggestive, si le nombre des cicatrices qu'elle porte est impressionnant, l'aspect de quelques-unes est troublant et la présence d'une exostose frontale singulièrement significative. Je songe à la possibilité de rattacher à la syphilis ces différents accidents, et je soumets la malade au traitement d'épreuve (frictions mercurielles et iodure de potassium).

Le 10 novembre 1907 (douze jours après le début du traitement), l'exostose frontale a complètement disparu et l'état général s'est considérablement amélioré; le gonflement du coude et de l'humérus est à peine modifié. J'augmente la dose d'iodure de potassium et j'insiste sur la nécessité de recourir aux injections mercurielles sans pouvoir décider la malade; aux frictions mercurielles j'ajoute deux cuillerées à soupe chaque jour d'élixir de Déret (soit 2 centigrammes de biiodure Hg).

Le 17 novembre 1907, la périostose humérale a très notablement diminué mais persiste encore ainsi que le gonflement du coude gauche.

Le 1er décembre 1907, la périostose humérale a presque complètement disparu, mais le coude reste gonflé. Le traitement mercuriel doit être suspendu en raison d'une gingivite assez intense; l'iodure est maintenu à la dose de 5 grammes.

Le 25 janvier 1908, la malade vient d'avoir la grippe; elle est restée chez elle pendant un mois et a suspendu tout traitement; on constate à nouveau un certain degré de périostose humérale et le coude demeure dans le même état. — Reprise des frictions et de l'iodure.

Le 9 février 1908, la périostose humérale a disparu complètement, mais le coude demeure gonflé.

Le 23 février 1908, la malade se décide à se soumettre aux injections mercurielles solubles. Elle reçoit chaque jour 2 centigrammes de benzoate Hg; dès la sixième injection, l'amélioration est tellement manifeste que la guérison peut être considérée comme radicale.

Aujourd'hui 7 mars, après la quatorzième injection, toute trace d'épaississement périostique fusiforme de l'humérus a disparu; le coude ne présente plus le moindre gonflement ni la moindre douleur; mais il demeure en légère flexion, ce qu'il faut attribuer vraisemblablement à la longue durée de l'arthrite, dont la guérison n'a pas été obtenue sans un faible degré d'ankylose.

Voici donc une femme qui, en l'espace de neuf années, a présenté une série de lésions cutanées, osseuses et articulaires, dont les caractères furent tels qu'elles furent presque invariablement considérées comme des tuberculoses locales et traitées chirurgicalement. Il semble bien pourtant que le Dr Guinard, qui fut appelé à constater et à soigner la première de ces manifestations, n'eut guère de doute sur sa nature après l'avoir incisée, puisqu'il soumit la malade au traitement mixte. Est-ce à dire que les accidents consécutifs furent également de nature syphilitique? Ne peut-on admettre, au contraire, que cette femme est à la fois syphilitique et tuberculeuse et que les diverses lésions osseuses et cutanées dont elle fut atteinte au cours des années suivantes ont été, comme l'ont pensé les chirurgiens qui les ont traitées, réellement tuberculeuses?

Ce qui est bien certain, c'est que les plaies consécutives aux grattages ne se sont fermées que très lentement et en quelque sorte par cicatrisation spontanée; c'est que l'énorme ulcération serpigineuse qui couvre la clavicule, le creux sus-claviculaire et la région sous-claviculaire du côté gauche est restée ouverte et suppurante aussi longtemps qu'elle n'a été traitée que par l'application de pansements simples; du jour, au contraire, où le Dr Raoult eut l'idée de la recouvrir d'emplâtre de Vigo, elle se cicatrisa rapidement. D'autre part, l'aspect même de cette cicatrice est instructif; en effet, si l'irrégularité de la surface, sillonnée de brides saillantes, rappelle l'aspect des cicatrices scrofuleuses, les bords, au contraire, laissent voir encore la disposition circinée si caractéristique des lésions et des cicatrices syphilitiques. Enfin, un argument bien convaincant vient confirmer le diagnostic porté à l'origine par le Dr Guinard, c'est l'évolution des derniers accidents, c'est l'histoire de cette exostose frontale et de cette ostéo-arthropathie du coude gauche et de l'humérus, améliorées progressivement et guérissant finalement sous mes yeux par le traitement spécifique.

Un point mérite encore d'être discuté; on relève, au milieu de cette série de lésions locales, cutanées, osseuses et articulaires, une tendance aux manifestations broncho-pulmonaires. A deux reprises différentes, la malade a eu des bronchites et fut vraisemblablement considérée comme suspecte de tuberculose par les médecins qui la soignèrent, si l'on en juge d'après la médication instituée. Là encore, je ne vois qu'une preuve de la difficulté du diagnostic; lorsque j'ai vu la malade pour la première fois, elle toussait précisément et avait la voix rauque, et ma première impression fut qu'elle devait être tuberculeuse. Cependant l'examen le plus minutieux me permit de constater l'intégrité absolue de ses poumons et l'interrogatoire, en montrant l'absence des symptômes fonctionnels et généraux habituels, confirma l'opinion qu'imposait, à mon sens, la présence de l'exostose frontale. Et il n'est point douteux pour moi, aujourd'hui, que tous les accidents qu'a présentés cette femme doivent être rattachés à une seule et même cause, la syphilis.

N'est-il point curieux et bien démonstratif à cet égard, d'ailleurs, de constater que la série de ces accidents a commencé seulement quatorze mois après le mariage?

N'y a-t-il pas là encore un argument de grande probabilité en faveur de l'identité de nature de tous ces accidents?

Si bien que l'intérêt de cette observation consiste, à mon avis, non point dans une discussion sur la nature exacte des lésions constatées dans le cas particulier, laquelle ne saurait faire de doute, mais bien dans la notion d'ordre général qu'elle met en relief relativement aux ressemblances cliniques qui unissent la syphilis et la tuberculose, notamment lorsqu'elles prennent le masque de la scrofule, ressemblances qui justifient la description de *formes scro-*

fuloïdes de la syphilis par opposition *aux formes scrofuloïdes de la tuberculose.*

⁂

Les *formes scrofuloïdes de la syphilis* sont souvent l'apanage des scrofuleux syphilitiques, « la scrofule appelant la syphilis sur son propre terrain » (Fournier). Mais alors il s'agit d'une hybridité de lésion ou simplement de terrain, à laquelle Ricord faisait une allusion imagée lorsqu'il parlait de « scrofulate de vérole », et dont l'étude, fort complexe, soulève une question de doctrine toujours grosse de discussions relativement à la nature exacte de la scrofule. Je ne veux point approfondir ici cet intéressant problème clinique des rapports de la scrofule et de la syphilis; je l'ai longuement discuté dans mon livre; j'ai insisté sur le rôle capital que joue la syphilis, et notamment l'hérédité syphilitique, dans l'étiologie de la scrofulo-tuberculose, et je n'ai pas craint de conclure que, pour moi, la scrofulo-tuberculose n'était, dans la majorité des cas, qu'un dérivé de la syphilis.

Je veux surtout envisager ici les cas dans lesquels la syphilis — abstraction faite de toute idée de doctrine relativement à la nature de la scrofule — revêt, par la simultanéité de ses localisations cutanées, ganglionnaires, ostéo-articulaires, le type clinique communément décrit sous la dénomination de scrofule. Dans ces cas, la question de diagnostic seule importe, mais elle est capitale.

Or, il faut que tous les médecins soient bien imprégnés de cette notion que la syphilis peut, dans certaines conditions, réaliser, par des manifestations isolées ou multiples, les allures des tuberculoses locales et de la scrofule, que le diagnostic différentiel peut être quelquefois presque impossible, et qu'en conséquence le médecin doit toujours songer à la possibilité d'une syphilis méconnue et donner à son malade le bénéfice d'un essai thérapeutique qui ne peut que lui être utile et ne saurait lui nuire. C'est là une donnée pratiques sur laquelle le Prof. Fournier n'a cessé d'insister et dont le Prof. Gaucher apporte fréquemment de saisissants exemples dans ses cliniques du mercredi.

Quelle que soit l'opinion qu'on soutienne sur la nature de la scrofule, on ne saurait nier qu'à titre de type ou de formule clinique elle représente en quelque sorte un trait d'union entre la syphilis et la tuberculose, ces deux maladies pouvant, l'une et l'autre, revêtir le masque sous lequel l'ont décrite les anciens auteurs; soit que le cadre de la scrofule soit trop large, soit qu'on reconnaisse, au contraire, qu'on l'a trop rétréci, soit que ce cadre renferme aujourd'hui trop de syphilis ou pas assez, trop de tuberculose ou pas assez, il n'en contient pas moins un tableau fixé par l'observation clinique, et c'est pourquoi — outre qu'elle se prête à l'ambiguïté des conceptions doctrinales — la dénomination de *formes scrofuloïdes de la syphilis*, sous laquelle se rangent les cas analogues à celui que je viens de relater, me paraît la plus opportune et la plus compréhensive.

« Et de fait, ainsi que je n'ai cessé de le souligner chaque fois que l'occasion s'en offrait, lorsque la syphilis revêt les allures de la scrofule, c'est-à-dire lorsqu'elle s'accompagne de localisations torpides sur les os, les articulations, les ganglions, les muqueuses et la peau, il est presque impossible de la distinguer, en toute certitude, de la scrofulo-tuberculose; seule l'épreuve d'un traitement mercuriel peut faire cesser le doute. Mais, dans certains cas, ce moyen de diagnostic laisse subsister lui-même quelque hésitation, en raison même des résultats incomplets qu'il fournit. Or, précisément, dans les cas de ce genre, et ils sont nombreux, ces particularités cliniques trouvent leur explication dans ce fait qu'il ne s'agit ni de tuberculose proprement dite, ni de syphilis simple, mais bien de syphilo-scrofule. L'évolution générale des accidents, les caractères particuliers des manifestations locales, pour qui observe avec attention, ont quelque chose d'insolite; ce n'est ni franchement de la syphilis, ni franchement de la tuberculose; c'est quelque chose d'hybride, qui tient de l'une et de l'autre à la fois. » (Syphilis et Tuberculose, p. 200.)

Si je me suis permis de me citer ainsi, c'est pour montrer combien sont factices les limites de la scrofule et, partant, celles des formes scrofuloïdes de la syphilis: elles définissent un type clinique, mais ne doivent point exclure la possibilité d'une hybridité de nature, d'une association de la syphilis et de la tuberculose; en d'autres termes, *à côté de la syphilis scrofuloïde il y a la syphilo-scrofule*, mais la délimitation est indécise et peut-être inutile, si on admet que la scrofule est un dérivé de la syphilis.

Les formes scrofuloïdes de la syphilis (1)

(Bulletin médical, 28 mai 1913.)

Je me propose d'étudier avec vous aujourd'hui les affinités, autant d'évolution clinique que de nature, que la syphilis présente avec la tuberculose. Certes l'idée n'est point neuve; mais elle a passé par des phases très différentes et il m'a paru qu'il pouvait être intéressant de la remettre au point.

Or, il est impossible d'aborder cette discussion si on ne s'entend point, au préalable, sur la signification des termes. Qu'est-ce donc que la scrofule? N'est-ce qu'un mot, au sens vague, qu'il serait préférable, comme certains le demandent, de rayer de notre vocabulaire? Ce mot, au contraire, définit-il un état morbide?

Il est bien évident que nous nous faisons aujourd'hui une idée de la scrofule toute différente de celle que s'en faisaient nos pères. Au temps de Bazin, de qui les merveilleuses descriptions cliniques demeurent intangibles, la scrofule et la tuberculose voisinaient étroitement, si même elles n'étaient point deux aspects de la même maladie. Il fallut, d'une part, la découverte du bacille de Koch et, d'autre part, les belles recherches du Pr Fournier pour distinguer de la scrofule la scrofulo-tuberculose et les manifestations scrofuloïdes de la syphilis héréditaire tardive.

Vous avez tous vu ou vous pourrez voir, dans des services de médecine infantile, des enfants au facies pâle et cireux, au nez volumineux, aux lèvres épaisses s'écartant sur des dents irrégulièrement implantées; leurs paupières sont rouges et chassieuses, leur

---

(1) Conférence faite à l'hôpital de la Charité et recueillie par M. Nadal, interne du service.

peau se couvre de dartres; leurs oreilles sont le siège d'un écoule-
ment à peu près intarissable; ils ont des amygdales énormes et des
végétations adénoïdes; cette rhino-pharyngite, au moindre rhume,
s'exacerbe et s'accompagne de gonflement des ganglions cervicaux
qui, trop souvent, suppurent et se transforment en écrouelles indélébiles. Ce sont des scrofuleux, des strumeux, comme on dit encore.

Que si cet état est abandonné à lui-même, il ne tardera pas à se
compliquer, non seulement de ces infections secondaires banales
qui provoquent l'otorrhée et les écrouelles, mais, même, d'une
greffe tuberculeuse *in situ* qui, ensuite, se généralisera et provo-
quera l'apparition de ces tuberculoses cutanées, de ces adénites
tuberculeuses, de ces ostéites et ostéo-arthrites qui, dans leur ensemble, constituent ce qu'on appelle aujourd'hui la scrofulo-tuberculose.

C'est ainsi qu'avec Gaucher, avec Gallois, avec les observateurs
contemporains, l'ancienne scrofule de Bazin doit être interprétée
et considérée comme le terrain sur lequel a germé secondairement
le bacille de Koch. Bien plus, ces scrofulo-tuberculeux ne se con-
tentent pas de faire des tuberculoses locales torpides, suppurant
intarissablement; ils font aussi de la tuberculose pulmonaire; mais
cette tuberculose demeure torpide, elle aussi; elle dure des années,
sujette à des poussées successives et à des accalmies qui semblent
alterner avec celles des localisations périphériques; cette « phtisie
scrofuleuse », dont Bazin a si bien décrit les caractères évolutifs,
demeure cliniquement vraie; il suffit aujourd'hui de savoir que
l'épithète « scrofuleuse » n'exclut pas sa nature bacillaire.

Le scrofuleux a donc une manière particulière de réagir vis-à-vis
du bacille de Koch. Voilà ce qui reste des idées anciennes. Supprimer le vocable « scrofule » serait, à mon sens, faire table rase d'une
étape qui a laissé une ineffaçable empreinte dans l'histoire clinique
de la tuberculose. C'est pourquoi il me paraît opportun de substituer simplement au mot « scrofule » le terme « scrofulo-tuberculose » qui, tout en conservant l'allusion au passé et au type clinique, contient la notion de nature.

Or, cette nomenclature, aujourd'hui possible et déjà classique,
a un autre avantage, celui d'établir une démarcation nettement

tranchée entre deux affections qu'englobait autrefois la scrofule et qui tirent actuellement leur autonomie de son démembrement, à savoir : cette scrofulo-tuberculose et la syphilis héréditaire tardive. Sans vouloir faire ici l'historique, même rapide, des discussions qui s'élevèrent à ce propos, laissez-moi vous rappeler que c'est aux recherches d'Hutchinson et de Fournier que nous devons surtout la vulgarisation de cette idée. Avant eux, la scrofule englobait à son profit la syphilis héréditaire; ce sera l'un des grands mérites du professeur Fournier d'avoir démontré qu'un grand nombre de soi-disant scrofuleux sont, en réalité, des syphilitiques héréditaires. Or, si cette confusion a été possible nosographiquement pendant si longtemps, si elle est encore commise trop souvent, à l'heure actuelle, en tant qu'erreur de diagnostic, c'est précisément parce que la syphilis et la scrofulo-tuberculose peuvent se manifester par des accidents de localisation identique, d'aspect analogue, d'allure générale similaire. Et cela est vrai non seulement pour la syphilis héréditaire tardive, mais aussi pour la syphilis acquise. C'est pourquoi j'ai proposé, dans une publication antérieure (1), de faire une place en pathologie aux *formes scrofuloïdes de la syphilis*. Ne croyez pas, cependant, que l'étude de ces formes soit aussi simple qu'elle vous apparaît ainsi. En effet, si la scrofulo-tuberculose et la syphilis à forme scrofuloïde sont nettement distinctes, elles peuvent s'associer, sous l'une des modalités que j'ai étudiées dans mes recherches antérieures (2) et que je vous ai rappelées dans l'une de nos dernières conférences, soit qu'elles s'unissent sur le même point (hybridité de lésions), soit qu'elles se bornent à évoluer simultanément chez le même sujet (hybridité de terrains). Ainsi s'expliquent les divergences des cliniciens d'avant la découverte du bacille de Koch en matière de syphilis héréditaire, de tuberculose et de scrofule; ainsi se confirment, dans une certaine mesure, les idées qui, au temps d'Astruc, de Stoll, d'Alibert, de Lugol, de Devergie, tendaient à considérer la scrofule comme un dérivé de la tuberculose.

(1) Société Médicale des Hôpitaux, 6 mars 1908.
    Syphilis et tuberculose (Masson, éditeur).

Vous voyez donc que l'étude des formes scrofuloïdes de la syphilis est plus complexe qu'elle ne pouvait paraître *a priori* et qu'elle offre matière à d'intéressants développements que je grouperai sous deux chefs principaux :

1° Les ressemblances cliniques de la syphilis et de la scrofulo-tuberculose;

2° Les affinités et la répercussion réciproque de la syphilis et de la scrofulo-tuberculose.

* *

I. — Ressemblances cliniques de la syphilis et de la scrofulo-tuberculose,

ÉTUDE DES FORMES SCROFULOIDES DE LA SYPHILIS

Dans ma communication à la Société Médicale des Hôpitaux sur les formes scrofuloïdes de la syphilis (citée plus haut), j'ai pris comme point de départ une observation très démonstrative que je vous rappellerai brièvement.

Une jeune femme m'est adressée par le Dr Raoult (de Vernon) parce qu'elle tousse depuis quelque temps et souffre d'une ostéo-arthrite du coude gauche. Tout son passé plaide en faveur de l'origine scrofulo-tuberculeuse des accidents. Cependant, elle a toujours joui d'une santé excellente jusqu'à son mariage. Toutes ses misères datent de ce moment; or, il est curieux de noter que son mari, dont la conduite n'était pas irréprochable, la quitta au bout de peu de temps. Un an après le mariage elle eut une synovite du genou gauche, qui fut traitée chirurgicalement par le regretté Guinard; il est probable que Guinard conçut quelque soupçon à la suite de son intervention, car il conseilla à la malade de prendre du sirop de Gilbert.

L'année suivante apparut, dans le creux sus-claviculaire gauche, un paquet ganglionnaire qui bientôt donna lieu à des ulcérations qu'un chirurgien traita par le bistouri et les larges cautérisations ignées; la cicatrice ne fut obtenue que très lentement et il est intéressant de noter qu'elle fut plus rapide dans les parties qui ne furent pas touchées par le chirurgien; une ulcération analogue survint ensuite sur la région présternale. A quelque temps de là elle se mit à tousser en même temps que sa voix se cassa; on fit alors, sans hésitation, le diagnostic de tuberculose pulmonaire et laryngée; peu après, le coude gauche devint le siège d'une gêne à peine douloureuse et s'ankylosa lentement en demi-flexion; en même temps apparut sur la bosse frontale gauche une saillie ovoïde, des dimensions d'une petite noix, nullement douloureuse et présentant tous les caractères d'une périostose.

Ce fut à ce moment que je vis la malade. Cette périostose frontale attira mon attention; vous savez que cette localisation périostée est particulièrement affectionnée du tréponème; cette constatation m'incita à un examen détaillé des cicatrices; celles qui correspondaient à des lésions traitées chirurgicalement étaient irrégulières et pouvaient à la rigueur être mises au compte de la scrofulo-tuberculose; mais les autres étaient lisses, non adhérentes, à bords réguliers ou polycycliques; le coude était peu douloureux, en demi-flexion; enfin, l'auscultation attentive des poumons ne me révéla aucun signe de lésion parenchymateuse, mais seulement quelques râles de trachéo-bronchite; rapprochant ces constatations des résultats de l'interrogatoire, qui affirmaient que cette femme n'avait jamais été malade avant son mariage et que le mari avait une mauvaise conduite, je n'hésitai pas à instituer le traitement mercuriel (injections de benzoate Hg, puis d'huile grise) et je vis, peu à peu, disparaître la périostose frontale, les signes laryngés et bronchiques et l'ostéo-arthrite du coude. A aucun moment, malgré plusieurs examens, on ne put trouver de bacilles dans les crachats.

J'ai revu cette malade trois ans après; elle n'avait plus eu aucun accident et sa santé était redevenue excellente.

Voici donc un exemple remarquable de manifestations à type de scrofulo-tuberculose et dans l'étiologie desquelles la syphilis seule est en cause. C'est bien là le type des formes scrofuloïdes de la syphilis.

Je pourrais vous citer un certain nombre d'autres observations analogues. Vous en trouverez quelques-unes dans mon livre « Syphilis et tuberculose ». Vous en trouverez de très démonstratives dans les travaux du Prof. Fournier et de mon maître, le Prof. Gaucher, qui a montré de nombreux exemples de toutes les localisations pseudo-tuberculeuses de la syphilis — pseudo-tumeurs blanches, pseudo maux de Pott, voire spina ventosa ou encore syphilides cutanées lupiformes...

La notion de ces formes scrofuloïdes de la syphilis doit être présente à l'esprit de tout médecin. S'il est prévenu de leur existence, il pourra les reconnaître, les dépister sous le masque de la scrofulo-tuberculose et, par son diagnostic précoce, épargner à son malade de longs mois, sinon de longues années, de malaise, d'impotence, d'infirmité et quelquefois la perte d'un membre menacé d'une cure chirurgicale un peu trop radicale. Où cherchera-t-il donc les éléments de son diagnostic?

Pour chaque localisation il devra tenir compte des caractères différentiels dans chacune des deux affections; je ne puis entrer ici dans ces détails.

Au reste, c'est surtout aux éléments généraux du diagnostic différentiel qu'il conviendra de se fier. Souvenez-vous de ce que je vous ai dit, à ce propos, dans une de nos premières conférences (1). Vous ferez un interrogatoire méthodique et détaillé. Vous examinerez entièrement le malade, recherchant le moindre stigmate, le moindre indice révélateur d'une syphilis acquise ou héréditaire. Vous ferez une réaction de Wassermann. Enfin, en cas de doute, vous attendrez le résultat d'un traitement d'épreuve. En même temps, vous éliminerez la tuberculose en recherchant le bacille de Koch — dont la présence, il est vrai, est rare et difficilement constatable dans les tuberculoses locales — et en pratiquant une tuberculino-réaction; mais, vous vous souviendrez que ce dernier procédé, chez l'adulte, n'a qu'une valeur restreinte, étant donné que 95 o/o environ des adultes réagissent positivement à la tuberculine. A ce propos, laissez-moi, cependant, m'élever contre les observations de Nicolas, de Lyon (2), qui tendraient à établir que

(1) « Eléments généraux du diagnostic de la tuberculose chez les syphilitiques. » (Voir page 181.

(2) Nicolas, Favre, Augagneur et Charlet, Société Médicale des Hôpitaux de Paris, 11 mars 1910 et 21 janvier 1911.

les syphilitiques réagissent toujours à la tuberculine; cela est inexact, comme je l'ai montré en observant sur de jeunes enfants, qui ne réagissent que s'ils sont en même temps tuberculeux; il y a là une question de doctrine très importante; je vous en ai déjà entretenus; je n'y insiste point (1).

.•.

II. — Affinités et répercussion réciproque de la syphilis et de la scrofulo-tuberculose.

ÉTUDE DE LA SYPHILO-TUBERCULOSE

Ceux d'entre vous qui suivent régulièrement le service ont vu quelquefois ce jeune statuaire à qui nous faisons, par intermittences, des séries d'injections d'huile grise.

Son histoire est celle d'un ancien scrofuleux devenu syphilitique. La voici en quelques mots. Dans son enfance il eut des écrouelles cervicales dont vous pouvez voir les cicatrices si spéciales, en cul-de-poule; puis, peu après, une tumeur blanche du genou. Il paraissait guéri, ne conservant qu'une légère boiterie par ankylose, lorsqu'il contracta, à vingt et un ans, la syphilis. Dès lors, ses misères recommencèrent; il fit successivement une série de manifestations locales à type de scrofulo-tuberculose; la scrofule, endormie en quelque sorte, se réveilla et, suivant l'expression du Prof. Fournier, appela la syphilis sur son propre terrain. Ce fut d'abord une syphilis lupiforme du pharynx, puis une ostéo-arthrite du coude, qui guérirent assez rapidement par le traitement mercuriel ; ensuite, survint une ostéo-arthrite de la tibio-tarsienne droite, qui ne fut que partiellement améliorée par les injections mercurielles et dut être traitée chirurgicalement; enfin, ce fut un lupus sous-maxillaire, que nous avons pu croire pendant quelque temps de nature purement syphilitique, mais qui, en réalité, était, lui

---

(1) Emile Sergent, « Valeur de la réaction à la tuberculine chez les syphilitiques. (Voir page 193.)

aussi, une hybride et ne céda qu'à un traitement local. J'ajoute que ce jeune homme tousse et crache, et qu'on a trouvé, à chaque examen, des bacilles de Koch, très rares il est vrai, dans ses crachats; les signes physiques et généraux sont ceux d'une tuberculose torpide apyrétique.

Voici donc un sujet scrofulo-tuberculeux guéri de l'enfance, syphilitique de l'âge adulte, chez lequel la syphilis réveille la scrofulo-tuberculose endormie et s'associe avec elle pour une nouvelle étape morbide, dans laquelle, réagissant l'une sur l'autre, elles s'appellent, s'attirent, se combinent. A côté de localisations purement syphilitiques ou purement tuberculeuses, se dessinent des lésions hybrides, tenant à la fois de l'une et de l'autre, en partie influençables par le traitement spécifique, en partie réfractaires.

C'est l'une des modalités du « scrofulate de vérole » de Ricord. C'est encore l'une des expressions de ces lésions hybrides entrevues par Verneuil, en 1881, et par son élève Lefèvre, et précisées depuis par les recherches de Leloir, puis de Longin, sur les hybrides de syphilis et de lupus. Mais il s'en faut qu'il s'agisse toujours d'hybridité; bien souvent, la localisation est purement syphilitique; seulement du fait qu'elle évolue sur un terrain scrofuleux, elle a une tendance toute particulière à stagner, à demeurer torpide indéfiniment. Cette constatation, qui avait été faite, il y a longtemps déjà, par Lugol, puis par Guibout, fut soulignée par Verneuil et par les observations du Prof. Fournier.

L'observation que je viens de vous rapporter confirme ces données, qui trouvent également leur expression dans une autre observation personnelle que j'ai publiée à la Société Médicale des Hôpitaux il y a quelques années (1) et dont voici le résumé :

Un homme de bonne santé jusque-là, devient tuberculeux; sa tuberculose demeure torpide, apyrétique, bénigne; il contracte la syphilis. Dans la phase secondo-tertiaire apparaissent des syphilides cutanées, ostréacées, exubérantes, peu nombreuses, mais très tenaces. En même temps, la tuberculose pulmonaire subit une petite poussée; mais, assez vite, elle reprend son évolution calme

(1) « **A propos** d'un cas de tumeur blanche chez un tuberculeux syphilitique. » (Société Médicale des Hôpitaux, 3 mai 1905.)

et torpide. Plus tard, survient une ostéo-arthrite du coude gauche qui conduit le malade à l'hôpital. Je constate des signes de tuberculose fibreuse des deux sommets, un empâtement fougueux du coude gauche, qui est légèrement douloureux et en demi-flexion, et je remarque la présence de trois syphilides cutanées ostréacées caractéristiques, qui attirent mon attention. J'institue le traitement mercuriel; assez rapidement les lésions cutanées et l'ostéo-arthrite guérissent.

Il est intéressant de noter que ce tuberculeux a réagi devant la syphilis en l'appelant sur le système ostéo-articulaire, particulièrement cher à la tuberculose, et en imprimant à ses manifestations cutanées successives un caractère ostréacé qui rappelle celui de certaines tuberculoses verruqueuses.

.*.

En outre de cette répercussion réciproque que la syphilis et la tuberculose exercent l'une vis-à-vis de l'autre, il convient de faire une place aux affinités qui les unissent et qui se résument dans la prédisposition créée par la syphilis à la tuberculose. Je ne veux pas revenir sur ce sujet, que j'ai déjà longuement envisagé dans les conférences précédentes; je me bornerai à préciser un point particulier qui rentre dans le cadre de cette leçon, à savoir l'intimité des liens qui unissent la scrofulo-tuberculose à la syphilis héréditaire tardive.

Or, si la syphilis héréditaire tardive a été longtemps englobée, comme je vous l'ai dit en commençant, dans le cadre de la scrofule et si elle en a été disjointe de façon définitive, grâce surtout aux travaux du Prof. Fournier, cela ne veut pas dire qu'il ne peut subsister aucune union entre l'hérédité syphilitique et la scrofulo-tuberculose. Je suis convaincu du contraire et, en cela, je m'abrite derrière l'autorité du Prof. Fournier lui-même. « La syphilis, dit-il, constitue un des affluents de la scrofule. » Pour moi, la syphilis des générateurs transmet aux descendants des aptitudes humorales toutes spéciales à la tuberculose et particulièrement à la scrofulo-tuberculose. Si bien que vous pourrez trouver associés, chez le même sujet, des stigmates et des manifestations de syphilis héréditaire avec des lésions de scrofulo-tuberculose; mais il pourra se faire aussi, si l'enfant n'a hérité que du terrain humoral syphilitique, qu'il présente, sans lésions, ni stigmates de syphilis héréditaire, des lésions scrofulo-tuberculeuses; dans le premier cas, il s'agit d'une hybridité vraie; dans le second, d'une aptitude humorale simple.

Il y a trois ans, lorsque je dirigeais le service de médecine infantile de l'hôpital Saint-Louis, je pus observer un cas bien curieux d'association de syphilis héréditaire et de scrofulo-tuberculose. Une fillette de douze ans entra à l'hôpital pour des lésions cutanées soignées en ville sans résultat, depuis des mois, par des cautérisations ignées, et considérées comme du lupus. Or, ces lésions avaient aussi bien l'aspect de la syphilis que de la tuberculose. Sur ces entrefaites, le père étant venu un matin voir son enfant, je demandai à lui parler; il nia la syphilis, mais se prêta à un examen détaillé; je découvris une leucoplasie bucco-linguale typique. Dès lors, je soumis l'enfant au traitement mercuriel; après les premières injections nous fûmes frappés par l'amélioration obtenue : les lésions pâlissaient et paraissaient s'affaisser; mais bientôt l'état demeura stationnaire en dépit du traitement. Or, à ce moment, le 606 était à ses débuts; j'y eus recours; une nouvelle amélioration fut obtenue, qui, bientôt, à son tour, se figea définitivement, laissant persister de petits nodules sucre d'orge, rappelant les nodules tuberculeux du lupus.

En somme, il s'agissait — l'examen biopsique le démontra — d'une hybridité de lupus et de syphilis chez une syphilitique héréditaire.

Et ceci montre bien que la scrofulo-tuberculose et l'hérédité syphilitique conservent entre elles des liens étroits.

*
* *

Si nous voulons dégager de cet exposé les déductions qu'il comporte, tant au point de vue doctrinal qu'au point de vue pratique, nous les grouperons de la manière suivante :

1° La démarcation doctrinale entre la scrofule et l'hérédo-syphilis est, en réalité, très indécise; bien souvent la scrofule ne fait son apparition qu'à la faveur du terrain syphilitique.

2° La distinction clinique entre la scrofulo-tuberculose et la syphilis — et particulièrement la syphilis héréditaire tardive — est parfois presque impossible; d'où l'opportunité de décrire les formes scrofuloïdes de la syphilis.

3° Ces formes scrofuloïdes sont distinctes de la syphilo-scrofule, qui suppose l'association de la syphilis avec la scrofulo-tuberculose.

4° Certaines scrofulo-tuberculoses sont améliorées par le traitement mercuriel ou par le salvarsan, parce qu'elles ont germé sur un terrain syphilitique.

5° La double notion de la syphilo-scrofule et des formes scrofuloïdes de la syphilis ouvre la barrière qui fait communiquer le champ de la scrofulo-tuberculose avec celui de l'hérédo-syphilis.

Les éléments du diagnostic de la tuberculose chez les syphilitiques (1)

(Bulletin médical, 16 avril 1913.)

MESSIEURS,

Vous ne devez pas ignorer combien est fréquente l'association de la syphilis et de la tuberculose. Beaucoup de syphilitiques deviennent tuberculeux; il y a longtemps qu'en un style imagé le Prof. Landouzy a dit que « la syphilis fait le lit de la tuberculose ». Personnellement, je me suis attaché à l'étude de cette question et j'ai tenté d'établir que la syphilis est l'une des causes prédisposantes les plus importantes de la tuberculose, qu'elle « prépare le terrain pour la graine de la tuberculose ».

(1) Conférence faite à l'hôpital de la Charité.

Si la fréquence de cette association est généralement admise, on discute sur les modalités qu'elle peut revêtir. D'une façon générale, on peut admettre deux modes principaux :

Ou bien les deux affections s'unissent simultanément sur le même tissu, sur le même organe, sur le même point; il y a alors *hybridité de lésions*, c'est-à-dire production d'une lésion qui est à la fois syphilitique et tuberculeuse : c'est l'ancien *scrofulate de vérole* de Ricord, dont Leloir (de Lille) et Longin ont, plus récemment, étudié les manifestations cutanées (hybrides de syphilis tertiaires et de lupus);

Ou bien l'association se caractérise par une sorte d'imprégnation humorale, sans que les deux affections se combinent sur aucun point; c'est *l'hybridité de terrains*, à l'une des formes de laquelle Landouzy a donné la dénomination de *sclérotate de tuberculose* par allusion aux tendances fibreuses de la tuberculose pulmonaire chez les syphilitiques.

Tout ceci est forcément schématique. L'hybridité de lésions n'est, en réalité, qu'apparente. Avec Bazin on doit reconnaître qu'il n'y a *jamais combinaison* « à la manière d'un acide et d'une base formant un sel, dont les propriétés diffèrent des corps composants »; il y aurait *seulement juxtaposition*, ou plutôt, comme je l'ai fait remarquer, *simple intrication*.

Quelle que soit, d'ailleurs, l'interprétation théorique du mode d'association de la syphilis et de la tuberculose, le diagnostic clinique en est des plus importants, tant à cause du pronostic que du traitement.

Le pronostic dépend surtout des conditions qui président aux débuts de l'association. Si un tuberculeux avancé contracte la syphilis, celle-ci donne à la tuberculose une sorte de coup de fouet qui en précipite la marche et en hâte la terminaison. Si la tuberculose est à son début (je n'envisage ici que la tuberculose pulmonaire), la syphilis intercurrente, par le « grand branle-bas » qu'elle apporte, par la dépression qu'elle inflige à l'état général, favorise une poussée aiguë; mais, si le malade parvient à « doubler le cap dangereux » que représentent les premières étapes de la symbiose syphilo-tuberculeuse, il pourra, peu à peu, voir sa tuberculose bénéficier des tendances à la sclérose que favorise la syphilis.

On voit, par ces exemples, tout l'intérêt qui s'attache au diagnostic dans la discussion du pronostic; il en est de même dans la discussion des indications thérapeutiques. On a nié la valeur du mercure chez les tuberculeux : on a dit qu'il aggravait la tuberculose; je ne sais si le mercure, donné à de simples tuberculeux, peut être si nuisible; ce que je sais, c'est que, donné à des tuberculeux syphilitiques, non seulement il n'est pas nocif, mais même il est, le plus souvent, très efficace; avec Potain, avec Barthélemy, je crois qu'il exerce une influence favorable en modifiant le terrain syphilitique sur lequel a germé le bacille de Koch. Ce qui est dangereux chez les tuberculeux ce n'est pas le mercure, mais l'iodure de potassium, qui expose aux poussées congestives. D'autre part, il n'est pas indifférent de rappeler ici que la médication antisyphilitique arsenicale est peut-être appelée à trouver l'une de ses meilleures indications dans la symbiose syphilo-tuberculeuse, si on considère que l'arsenic est aussi un agent important de la cure antituberculeuse. Les faits tels que celui qui a été rapporté par Jacquet, à la Société Médicale des Hôpitaux, méritent à cet égard d'être retenus.

Il m'a paru nécessaire de passer rapidement en revue ces considérations générales sur les caractères de l'évolution clinique de l'association syphilis et tuberculose, afin de vous faire comprendre l'importance qui s'attache à son diagnostic.

***

Le diagnostic de la tuberculose chez un syphilitique suppose une première condition, à savoir la certitude de l'existence de la syphilis dans les antécédents du malade.

Je n'entreprendrai pas ici l'exposé détaillé des éléments du diagnostic de la syphilis. Je me bornerai à rappeler qu'ils sont fournis par quatre moyens d'enquête; l'interrogatoire, l'examen somatique, la recherche du tréponème et la réaction de Wassermann.

L'interrogatoire a une valeur très discutable. Nombre de sujets nient, de bonne foi, la syphilis; ils ignorent qu'ils sont syphilitiques, les uns parce que les accidents initiaux et secondaires ont passé inaperçus ou ont été méconnus, les autres parce que leur tare est héréditaire.

L'examen somatique, méthodiquement conduit, pourra, suivant les cas, faire constater la présence d'accidents cutanés ou muqueux en évolution (accidents secondaires ou tertiaires) ou de cicatrices caractéristiques. Il permettra de constater les stigmates de la syphilis héréditaire (déformation du squelette nasal, altérations dentaires, etc.), ou la signature de la syphilis ancienne et de la parasyphilis (aortite, signes pupillaires, leucoplasie buccale, tabes, paralysie générale).

La *recherche du tréponème* ne donnera de résultats positifs que s'il s'agit d'accidents primitifs ou secondaires; négative, elle ne saura, à coup sûr, infirmer le diagnostic présumé de par l'examen du malade et les caractères des lésions.

La *réaction de Wassermann* pourra bien souvent, lever un doute, confirmer une présomption, affirmer la syphilis méconnue, ignorée ou niée; négative, elle n'aura point une valeur absolue, la syphilis pouvant, à ce moment, n'être point en état d'activté.

Mais, alors même que l'enquête, menée simultanément au lit du malade et au laboratoire, aura conduit le médecin à constater l'existence de la syphilis, elle ne saura l'autoriser à rattacher à la syphilis des accidents qui peuvent relever d'une autre cause et particulièrement de la tuberculose associée.

Or, la recherche de la tuberculose chez un syphilitique est extrêmement délicate et repose sur deux catégories d'arguments : les uns tirés de l'évolution clinique, les autres des constatations faites au laboratoire. Examinons-les.

1° ARGUMENTS TIRÉS DE L'ÉVOLUTION CLINIQUE. — Il peut être très difficile de distinguer certaines manifestations syphilitiques des manifestations analogues de la tuberculose. Tout le monde connaît les difficultés du diagnostic de la scrofulo-tuberculose et de la syphilis héréditaire, de la phtisie tuberculeuse et de la phtisie vérolique par exemple. *A fortiori*, comprend-on l'extrême difficulté du problème qui consiste à faire la part de ce qui revient à la tuberculose et à la syphilis chez le même malade. Les notions que je vous ai rappelées, il y a un instant, sur le retentissement qu'exercent l'une sur l'autre les deux associées (scrofulate de vérole, sclérolate de tuberculose) sur l'influence relative du traitement mercuriel sur certaines tuberculoses évoluant sur terrain syphilitique, suffisent à vous faire mesurer ces difficultés.

Pour simplifier le problème, scindons-le et envisageons successivement les lésions périphériques et les lésions viscérales.

Voici un syphilitique qui est porteur de lésions ganglionnaires, cutanées, ostéo-articulaires, calquées, si j'ose dire, sur le type des lésions de la scrofulo-tuberculose. S'agit-il réellement de localisations tuberculeuses associées à la syphilis ou de manifestations purement et simplement syphilitiques, telles celles que j'ai décrites à la Société médicale des hôpitaux, il y a cinq ans, sous le nom de *formes scrofuloïdes de la syphilis* et que nous étudierons dans une prochaine leçon? (Voir p. 164.)

Ecoutez les deux observations suivantes : la première est celle d'une syphilis scrofuloïde prise pendant des années pour de la scrofulo-tuberculose; la seconde est un type de scrofulate de vérole.

Dans la première observation, que j'ai publiée à la Société médicale des hôpitaux (*loc. cit.*) et que je résume brièvement, il s'agit d'une femme qui se marie à vingt-neuf ans, ayant joui jusque-là d'une très bonne santé. Un an après son mariage, elle est atteinte d'une synovite du genou gauche, qui fut traitée chirurgicalement; l'année suivante apparaissent, au-dessus de la clavicule gauche, des paquets ganglionnaires qui bientôt s'ulcèrent; on la traite par des cautérisations; la cicatrice ne s'obtient que très lentement et, fait remarquable, les parties non cautérisées se cicatrisent aussi bien que les autres; quelques mois plus tard, elle se met à tousser, sa voix se casse et s'enroue; le diagnostic de tuberculose pulmonaire et de laryngite tuberculeuse est posé sans hésitation; six mois plus tard environ, le coude gauche devient le siège d'une gêne douloureuse et s'ankylose lentement en demi-flexion; en même temps apparaît sur la bosse frontale gauche une saillie ovoïde des dimensions .d'une petite noix, nullement douloureuse, présentant tous les caractères d'une périostose. C'est à ce moment que la malade m'est adressée avec le diagnostic de scrofulo-tuberculose. Mon attention est attirée par la périostose frontale, dont la valeur diagnostique ne saurait être méconnue, en tant que stigmate de syphilis. J'examine attentivement le poumon; je ne trouve aucun signe de lésion parenchymateuse; les cicatrices des plaies sus-claviculaires sont bien spéciales; je conclus à la probabilité de la nature syphilitique des accidents et j'institue le traitement mercuriel; rapidement la périostose frontale se dissout, peu à peu le coude reprend sa mobilité, en même temps que la voix s'éclaircit, que la toux disparaît et que l'état général redevient excellent. Des examens bactériologiques de l'expectoration, faits à plusieurs reprises, n'avaient pas montré de bacilles de Koch.

Voici une observation qui est bien démonstrative et qui montre les ressemblances des formes scrofuloïdes de la syphilis avec la scrofulo-tuberculose.

La suivante est plus impressionnante encore; elle nous apporte un type d'association syphilo-tuberculeuse. Le sujet est un homme de vingt-cinq ans, syphilitique depuis quatre ans et scrofuleux depuis l'enfance. Tout jeune, il a eu une tumeur blanche du genou, qui est aujourd'hui complètement ankylosé, puis des écrouelles qui ont laissé, au cou, des cicatrices caractéristiques. Il paraissait tout à fait bien portant lorsqu'il contracta la syphilis; la scrofule, endormie en quelque sorte, se réveilla et « appela, suivant l'expression du Prof. Fournier, la syphilis sur son propre terrain ». Nous avons vu ce malade faire successivement une série de manifestations à type de scrofulo-tuberculose, ou, si l'on veut, de scrofulate de vérole; ce fut tout d'abord un syphilome lupiforme du pharynx, puis une ostéo-arthrite du coude, qui guérirent assez rapidement par le traitement mercuriel, ensuite une ostéo-arthrite de la tibio-tarsienne droite, qui ne fut que partiellement améliorée par les injections mercurielles et dut être traitée chirurgicalement, enfin, une lésion lupiforme sous-maxillaire, que nous avons pu croire pendant quelque temps de nature purement syphilitique, mais qui, en réalité, était, elle aussi, une hybride et ne céda qu'à un traitement local radiothérapique. J'ajoute que ce jeune homme tousse et crache et qu'on a trouvé, à chaque examen, des bacilles de Koch, très rares il est vrai, dans ses crachats; les signes physiques et généraux sont ceux d'une tuberculose torpide apyrétique.

Voici, en résumé, un sujet, ancien scofuleux, chez lequel la syphilis intercurrente réveille la tuberculose latente et provoque l'apparition de lésions locales dont les unes sont purement syphilitiques (scrofuloïdes) et les autres hybrides (scrofulate de vérole, syphilo-scrofule).

Ici, vous voyez la démonstration des observations cliniques et histologiques faites par Leloir, puis, récemment, par Longin, sur les hybrides cutanées de syphilis tertiaire et de lupus. Le traitement mercuriel donne une amélioration rapide, puis, à un certain moment, la lésion demeure en quelque sorte inaccessible, rebelle. Une biopsie faite avant le traitement, comparée à une biopsie faite à ce moment, vous permet de constater que ce qui a disparu était ce qui appartenait à la syphilis, et que ce qui reste est ce qui est dû à la tuberculose.

Ce que vous pouvez observer à propos des déterminations périphériques (osseuses, ganglionnaires, cutanées...) de la syphilo-tuberculose, vous pouvez le voir aussi à propos des déterminations viscérales et notamment des localisations pulmonaires.

Je n'ai pas l'intention d'entrer ici dans le détail des caractères évolutifs de la tuberculose pulmonaire chez les syphilitiques. Je vous renvoie aux travaux de Potain, de Landouzy et de son élève Jacquinet, de Barthélemy, et à mes publications antérieures réunies dans ma monographie « Syphilis et tuberculose ». Je vous

rappellerai les difficultés du diagnostic différentiel entre la phtisie tuberculeuse et la phtisie syphilitique, diagnostic dont les deux
éléments principaux sont la constatation du bacille de Koch et
les résultats du traitement d'épreuve. Je vous rappellerai aussi
que l'efficacité du traitement d'épreuve, au moins partielle, ne
suffit pas à écarter radicalement l'idée d'une tuberculose associée
à la syphilis ou greffée sur elle *in situ;* deux conditions doivent
être envisagées en effet suivant que la tuberculisation est le résultat d'une greffe secondaire sur une pneumopathie syphilitique ou
suivant qu'elle résulte de la prédisposition de terrain créée par
l'imprégnation humorale syphilitique.

Dans le premier cas, il s'agit d'une véritable lésion hybride,
dont l'observation classique de Gouguenheim est un exemple et
dont j'ai apporté dans mon livre une curieuse observation due
à l'obligeance du Prof. Fournier, qui voulut bien me la communiquer verbalement, et que voici brièvement résumée. Le
Prof. Fournier put suivre, pendant plusieurs années, un syphilitique chez lequel on pouvait constater tous les signes physiques
d'une tuberculose pulmonaire excavée, sans qu'à aucun moment
l'état général s'altérât et sans qu'on pût jamais trouver un seul
bacille de Koch. Cet homme, en réalité, avait fait une pneumopathie syphilique de forme gommeuse, qui avait provoqué l'apparition d'une excavation. Or, ultérieurement, l'état général
s'altéra, en même temps que des bacilles apparurent dans les
crachats; puis un beau jour, la mort survint brusquement, provoquée par une hémoptysie foudroyante. Il paraît incontestable
qu'il s'est agi ici d'une tuberculisation secondaire par greffe *in situ,*
ce qui ne saurait étonner pour qui admet, avec le Prof. Fournier,
que le tissu gommeux constitue un excellent terrain pour la
germination du bacille de Koch.

Je crois, d'ailleurs, que l'hybride de syphilis et de tuberculose
est beaucoup plus fréquente qu'on ne le croit, et je ne suis pas
éloigné de penser que, chez un tuberculeux syphilitique, arrivé
au tertiarisme, la tuberculose pulmonaire, si différenciée qu'elle
paraisse, de par la constatation du bacille de Koch, est bien souvent
associée, sur le même point ou en des territoires voisins, à la

syphilis pulmonaire. C'est probablement pour ces raisons que le traitement mercuriel améliore et guérit souvent la tuberculose des syphilitiques, lorsqu'il est institué en temps opportun et poursuivi suffisamment longtemps, et c'est pourquoi, chez un syphilitique, *l'amélioration* d'une pneumopathie par un traitement d'épreuve ne suffit pas rigoureusement à exclure la possibilité d'une association tuberculeuse.

Cela ne signifie pas, cependant, que la tuberculose pulmonaire ne puisse évoluer isolément dans le poumon d'un syphilitique. Bien au contraire, la tuberculisation, conséquence de la prédisposition humorale créée par la syphilis, est très fréquente. Elle affecte des allures cliniques qui, parfois, sont assez particulières pour éveiller le soupçon. C'est ainsi que la laryngopathie est souvent associée aux signes pulmonaires, soit qu'il s'agisse de lésions syphilitiques laryngées tranformées sur place en phtisie laryngée, par greffe locale, ainsi que Schnitzler et Fasano en ont rapporté des exemples, soit qu'il s'agisse de tuberculose laryngée d'emblée. Quoi qu'il en soit de la fréquence de cette laryngite, elle n'est pas le seul caractère qui marque la tuberculose pulmonaire des syphilitiques, abstraction faite ici des évolutions galopantes qui peuvent être observées au début de la syphilisation. Je ne retiendrai que la tendance à la sclérose qui marque l'évolution de la tuberculose chez les anciens syphilitiques, à tel point que j'ai coutume d'enseigner que la tuberculose fibreuse doit inviter le médecin à rechercher la syphilis dans les antécédents du malade. Je reviendrai, dans une prochaine conférence, sur cette question, qui a fait le sujet de la thèse de mon ancien élève Chabbert.

Rien ne peut être plus difficile, d'ailleurs, que de distinguer cette tuberculose fibreuse des anciens syphilitiques des formes de sclérose pulmonaire diffuse avec dilatation des bronches, que Tripier a décrites à la syphilis pulmonaire. C'est ici qu'il convient de faire appel aux éléments fournis par les recherches de laboratoire.

2° ARGUMENTS TIRÉS DES EXAMENS FAITS AU LABORATOIRE. —

Les procédés employés par le laboratoire pour déceler la tuberculose peuvent être rangés sous deux chefs : les *procédés directs* et les *procédés indirects*.

Les procédés directs comprennent l'ensemble des moyens qui peuvent déceler, dans les lésions locales, dans les exsudats et les sécrétions, la présence du bacille de Koch ou d'éléments histologiques spécifiques (biopsies, cytologie) ou, encore, de réactions chimiques spécifiques (albumino-réaction).

Les procédés indirects consistent dans la recherche de réactions humorales générales traduisant la tuberculisation de l'organisme (tuberculino-réaction, séro-diagnostic).

Ces procédés n'ont rien de spécial dans le diagnostic de la tuberculose chez les syphilitiques. Ils obéissent à la même technique, aux mêmes règles que dans les cas où la syphilis n'existe point en même temps que la tuberculose; ils sont soumis aux mêmes causes d'erreur et sont passibles des mêmes critiques et des mêmes réserves. La constatation du bacille de Koch écarte toute discussion; mais la réciproque n'est point vraie; un résultat négatif ne saurait emporter la conviction. Les caractères histologiques des coupes obtenues par biopsie sont loin d'être pathognomoniques; on a été jusqu'à dire que la cellule géante elle-même peut être constatée dans des lésions syphilitiques. J'en dirai autant des examens cytologiques qui montrent, dans la syphilis comme dans la tuberculose, la lymphocytose. Quant à l'albumino-réaction des crachats et des exsudats, découverte par Roger et Valensi, si grande que puisse être sa signification, elle n'est pourtant point radicale; dans le cas d'une pleurésie chez un syphilitique, par exemple, l'albumino-réaction peut faire défaut dans les crachats, malgré la nature tuberculeuse de la pleurésie, si le poumon n'est pour ainsi dire pas touché par la tuberculose.

Il est cependant une discussion qui mérite de nous arrêter un instant, c'est celle de la valeur diagnostique de la tuberculino-réaction chez les syphilitiques. Nicolas (de Lyon), avec ses collaborateurs (1), a prétendu que cette valeur était nulle, pour la

(1) Nicolas, Favre, Augagneur et Charlet, Société Médicale des Hôpitaux de Paris, 11 mars 1910 et 21 janvier 1911.

raison que les syphilitiques réagissaient d'une façon à peu près constante à la tuberculine. Déjà Strauss et P. Teissier avaient, bien antérieurement, conclu dans le même sens. En réalité, il importe, au point de vue doctrinal, de s'élever contre ces conclusions qui ne tendraient à rien moins qu'à nier la valeur spécifique de la tuberculino réaction. Or, si l'on veut bien se souvenir, d'une part, que la tuberculino-réaction donne des résultats positifs d'autant plus nombreux que les sujets sont plus éloignés de la première enfance, et, d'autre part, que la tuberculose est extrêmement fréquente chez les syphilitiques, on conçoit aisément que la valeur réelle de la tuberculino-réaction chez les syphilitiques ne peut être appréciée que si elle est étudiée chez de jeunes enfants. J'ai profité de l'occasion qui s'offrait à moi, il y a trois ans, alors que je dirigeais le service d'enfants de l'hôpital Saint-Louis, de faire cette étude, et j'ai obtenu des résultats absolument opposés à ceux de Nicolas, ainsi que je l'ai dit à la Société d'études scientifiques sur la tuberculose (Voir page 193).

En opérant sur de très jeunes enfants syphilitiques, j'ai pu m'assurer que la syphilis n'entraînait nullement, *ipso facto*, une réaction positive à la tuberculine. Ce qu'il convient, en conséquence, de conclure, c'est que, si les adultes syphilitiques réagissent presque constamment à la tuberculine, ainsi que l'a fort bien vu Nicolas, c'est parce que la syphilis crée une prédisposition toute spéciale à la tuberculose, ainsi que je ne crains pas de le répéter.

A ce propos, je ne saurais trop insister sur l'intérêt d'une des observations que je rapporte dans mon mémoire et que voici en quelques mots. Une fillette de sept ans entre dans le service avec des accidents secondaires cutanés et muqueux, consécutifs à une contamination accidentelle. A ce moment, la tuberculino-réaction est complètement négative. L'enfant séjourne quelques mois dans les salles et se met à maigrir; un matin, je la trouve fiévreuse, elle se plaint d'avoir mal aux genoux et je constate un érythème noueux typique des membres inférieurs. Je fais une nouvelle intra-dermo-réaction qui, cette fois, est nettement positive. Or, peu de temps après, l'enfant fit une pleurésie. A lui seul, ce cas réfute les conclusions de Nicolas et montre que les syphilitiques ne réagissent à la tuberculine que s'ils sont, en même temps, tuberculisés.

Quoi qu'il en soit, la signification de ce procédé indirect de recherche de la tuberculose reste limité. Il permet de conclure que l'organisme porte quelque part un foyer tuberculeux, mais n'autorise en aucune façon à localiser ce foyer. Vouloir diagnostiquer la nature tuberculeuse d'une pleurésie, d'une pneumopathie, d'une ostéo-arthrite, par le résultat positif d'une tuberculino-réaction, c'est commettre une grossière erreur; c'est en raisonnant ainsi qu'on a cherché à démontrer l'origine tuberculeuse de certaines affections, tel le rhumatisme chronique, par exemple, dont la pathogénie est loin d'être univoque (1).

Les mêmes réserves sont nécessaires vis-à-vis des résultats fournis pour le diagnostic de la syphilis par la réaction de Wassermann, tant avec le sérum sanguin qu'avec les divers exsudats (liquide pleural, liquide céphalo-rachidien, etc.). Je ne reviendrai pas sur ces considérations que j'ai exposées devant vous dans la conférence précédente, en étudiant les pleurésies des syphilitiques (*Journal de Médecine et de Chirurgie pratiques*, 10 mars 1913). (Voir plus loin cet article.)

En résumé, vous vous souviendrez que l'évolution clinique de bon nombre de manifestations de la syphilis et de la tuberculose est à ce point comparable que le diagnostic peut présenter les difficultés les plus grandes et que la seule preuve absolue que nous puissions invoquer en faveur de la nature tuberculeuse d'une localisation morbide survenue chez un syphilitique avéré c'est la constatation du bacille de Koch. Les réactions humorales (Wassermann, tuberculino-réaction) ne vous conduiront qu'à un diagnostic de terrain mais non pas à un diagnostic de localisation. L'efficacité partielle du traitement mercuriel n'aura qu'une signification relative; elle vous conduira à admettre la possibilité d'une hybridité de lésions ou de terrains, mais non à

---

(1) Voir à ce propos : « Valeur diagnostique et pronostique de l'intra-dermoréaction à la tuberculine. » Emile SERGENT et P. PRUVOST, Société d'études scientifiques sur la Tuberculose, mai 1912.

rejeter complètement la présence de la tuberculose, qui peut s'être greffée sur la syphilis.

Pour terminer, je veux vous rappeler encore une observation bien intéressante, que plusieurs d'entre vous ont pu suivre dans le service, l'an dernier; c'est celle d'un jeune homme de vingt-trois ans, syphilitique depuis deux ans, qui entra dans nos salles avec tous les signes d'une méningite tuberculeuse; ce jeune homme avait eu, l'année d'avant (un an à peine après le début de la syphilis), une hémiplégie droite qui disparut en quelques jours sous l'influence du traitement mercuriel; cet antécédent jetait une suspicion sur la nature des accidents méningés actuels; nous instituâmes le traitement spécifique, bien qu'il existât des signes de petit épanchement pleural à la base droite et que la fièvre plaidât en faveur d'une poussée de bacillose aiguë; la ponction lombaire, pratiquée à trois reprises différentes en huit jours, en raison du soulagement qu'elle procurait, nous permit de constater une lymphocytose simple; nous ne pûmes trouver de bacilles de Koch dans le culot; des cobayes, inoculés, furent sacrifiés six semaines après; ils ne présentaient aucune trace de tuberculose; or, dans l'intervalle, le malade avait complètement guéri.

Valeur de la réaction à la tuberculine chez les syphilitiques

(Extrait du *Bulletin de la Société d'études scientifiques sur la Tuberculose*, N° 6. — Séance de novembre 1911.)

Strauss et Pierre Teissier (1), en 1893, constatèrent, chez quatre sujets atteints d'accidents syphilitiques secondaires, la production de réactions thermiques consécutives à l'*injection* de tuberculine, et conclurent que la tuberculine pourrait être utilisée comme agent révélateur de la syphilis.

---

(1) STRAUSS et P. TEISSIER, « De l'emploi de la tuberculine comme agent révélateur de la syphilis ». *Congrès pour l'étude de la Tuberculose*, 3e session 1893, page 125.

Ces recherches ne furent pas poursuivies. En 1909, Gœhlinger (de Lille), dans un travail consacré à l'étude de la spécificité des *réactions cutanées* à la tuberculine (1), mentionne des résultats identiques au cours de la syphilis tertiaire, et, généralisant les conclusions de Strauss et P. Teissier, conclut que la tuberculino-réaction, donnant des résultats positifs chez les syphilitiques apparemment indemnes de tuberculose, ne peut servir au diagnostic différentiel de la tuberculose et de la syphilis. Presque au même moment, Nicolas, Favre, Ch. Augagneur et Charlet (de Lyon) (2) arrivaient aux mêmes conclusions. « *La sous-cuti-réaction, pas plus que la cuti-réaction, ni que l'intra-dermo-réaction à la tuberculine ne peuvent servir à distinguer la tuberculose de la syphilis, syphilitiques et tuberculeux réagissant très approximativement de même vis-à-vis de la tuberculine, les syphilitiques présentant même assez souvent des réactions à la tuberculine plus accusées que les tuberculeux avérés.* »

Tous ces observateurs ont poursuivi leurs recherches sur des sujets adultes. Or, nous savons que, dans l'appréciation générale de la valeur qu'il convient d'accorder à la tuberculino-réaction, il est indispensable de tenir compte de l'âge du malade, le pourcentage des résultats positifs étant en raison directe de la moyenne de l'âge des sujets; en effet, plus l'individu avance en âge, plus il a de chances d'avoir été tuberculisé; chez le tout jeune enfant, la fréquence des réactions négatives atteint, dans toutes les statistiques, son maximum (3).

C'est pourquoi il m'a paru que, du double point de vue doctrinal et pratique, les conclusions des auteurs précédents étaient peut-être excessives et qu'il pourrait être important de les contrôler, en observant, non plus sur des adultes, mais sur de jeunes enfants.

(1) H. Gœhlinger, *Thèse de Lille*, 1909.
(2) Nicolas, Favre, Augagneur et Charlet, « Réaction des syphilitiques à la tuberculine ». Société Médicale des Hôpitaux de Paris, 11 mars 1910. « Réaction des syphilitiques aux injections sous-cutanées de tuberculine ». Société Médicale des Hôpitaux de Paris, 27 janvier 1911.
(3) Mantoux, « L'intra-dermo-réaction à la tuberculine et son interprétation clinique ». *La Presse Médicale*, 5 janvier 1910.

J'ai profité de mon passage, durant l'année dernière, dans le service de médecine infantile de l'hôpital Saint-Louis, pour faire cette recherche, à laquelle mes travaux antérieurs sur les effets de l'association de la syphilis et de la tuberculose et sur les difficultés du diagnostic différentiel entre bon nombre de manifestations de ces deux maladies, me faisaient attacher un intérêt particulier.

Dans chaque cas, j'ai pratiqué conjointement la réaction de Wassermann et l'intra-dermo-réaction à la tuberculine (un centième de milligramme) suivant les règles communes. Je n'ai eu recours qu'à l'intra-dermo-réaction, qui me paraît le procédé le plus simple et le plus sûr, et j'ai jugé inutile de faire subir en même temps à mes petits malades les autres procédés de tuberculino-réaction (sous-cuti-réaction, ophtalmo-réaction).

J'ai recueilli *dix observations* complètes, l'une étant celle d'une adulte de vingt-quatre ans, mère de deux de mes petites malades.

Dans les *dix cas*, le diagnostic de syphilis, d'ailleurs non douteux, fut confirmé par le *résultat positif de la réaction de Wassermann* autant que *par les effets du traitement* ou *par les constatations nécropsiques dans deux cas.*

L'intra-dermo-réaction à la tuberculine fut *négative* dans *six cas* et *positive* dans *quatre cas.*

A. — Les six cas négatifs se décomposent ainsi :

1° Cinq cas d'hérédo-syphilis.

Bl. T..., âgée de deux mois : éruption cutanée et muqueuse généralisée, pseudo-paralysie de Parrot;

Paul J..., âgé de trois mois : éruption cutanée et muqueuse pseudo-paralysie de Parrot (succombe cachectique) ;

And. G..., âgé de un an : adénite rétro-sterno-mastoïdienne, condylome anal;

D..., âgé de trois ans : condylomes anaux;

C..., âgée de quatre ans : paraplégie et stigmates d'hérédo-syphilis.

La petite Bl. T..., qui quitta le service après disparition des accidents et en bonne santé apparente, fut ramenée à onze mois; elle avait alors une poussée de plaques muqueuses; elle fut soumise à la même épreuve; cette fois encore le Wassermann fut positif, l'intra-dermo-réaction à la tuberculine fut négative.

2° Un cas de syphilis acquise.

Cam. M..., âgée de douze ans : roséole, plaques muqueuses vulvaires anales et buccales.

Cette petite malade, contaminée accidentellement par son frère aîné, porteur de plaques labiales, jouissait jusque-là d'une santé parfaite. La syphilis devint la source de toute une série d'accidents qui se déroulèrent sous mes yeux : trois mois après son entrée, elle présenta un *érythème noueux;* une intra-dermo-réaction faite à ce moment donna, *cette fois,* un résultat nettement *positif :* quelques semaines après, je constatai des signes *d'induration du sommet gauche,* et, le mois suivant, *une pleurésie nettement tuberculeuse.* Du point de vue particulier qui m'arrête aujourd'hui, cette observation est tout à fait intéressante; la syphilis paraît bien avoir favorisé l'éclosion de la tuberculose à la faveur du séjour dans un milieu hospitalier; à dater de la tuberculisation, *l'intra-dermo-réaction, jusque-là négative, devint positive;* à elle seule, cette observation tend à démontrer que, *lorsqu'un syphilitique réagit de façon positive à l'épreuve de la tuberculine, ce n'est pas parce que tous les syphilitiques se comportent ainsi, mais bien parce qu'il est devenu tuberculeux.*

B. — Les quatre cas positifs se décomposent ainsi :

1° Trois cas d'hérédo-syphilis.

Od. T..., âgée de quatre ans et demi (sœur de Bl. T...) : adénite cervicale banale;

Mar. B..., âgée de six ans et demi : stigmates nets d'hérédo-syphilis; tuberculose pulmonaire à foyers disséminés; autopsie confirmative (bacilles de Koch);

Ann. F..., âgée de dix ans : père syphilitique; dents d'Hutchinson; lésions cutanées *hybrides* ne cédant que *partiellement* au traitement mercuriel et, plus tard, au 606 (biopsie confirmative de l'hybridité).

2° Un cas de syphilis acquise.

T..., âgée de vingt-quatre ans, mère de Bl. T... et de Od. T...; aucun signe apparent actuel de tuberculose.

J'ai fait figurer cette observation — bien qu'elle se rapportât à un adulte — pour deux raisons : d'abord parce que la malade était la mère de deux de mes petites malades, et aussi pour l'opposer précisément à la statistique des neuf autres observations, recueillies toutes sur des enfants. Je pourrais y ajouter cinq autres observations d'adultes que j'ai recueillies depuis et qui, toutes, sans signes apparents de tuberculose, ont fourni des intra-dermo-réactions positives.

*
* *

Telle est ma statistique; bien qu'elle ne porte pas sur un nombre considérable de cas, les observations qui la constituent me paraissent amplement démonstratives et probantes.

Deux données essentielles s'en dégagent : d'une part, la syphilis ne provoque point, *ipso facto*, l'apparition d'une réaction positive à la tuberculine, ainsi qu'on peut s'en assurer en recherchant cette réaction chez de tout jeunes hérédo-syphilitiques; d'autre part, il n'en est pas moins vrai que cette réaction est positive, dans une proportion très élevée, à partir de la seconde enfance.

Sur cinq enfants n'ayant pas dépassé quatre ans, cinq fois la réaction fut négative.

Sur quatre enfants ayant dépassé quatre ans, trois fois elle fut positive et une fois négative; encore, dans ce dernier cas (Cam. M..., douze ans), ne tarda-t-elle pas à se montrer positive, lorsque la fillette, de santé robuste jusqu'à la syphilisation, présenta, quelques mois après, des manifestations évidentes de tuberculisation. Or, dans les trois autres cas, positifs dès l'entrée des enfants dans le service, il existait des lésions tuberculeuses associées incontestables (adénites scrofuleuses, tuberculose pulmonaire, lésions cutanées hybrides).

Que si, dans la seconde enfance et dans l'adolescence, les syphilitiques réagissent très fréquemment à la tuberculine, cela prouve simplement que la syphilis représente un facteur puissant de tuberculisation, « qu'elle prépare le terrain pour la graine de la tuberculose », ainsi que je l'ai écrit, « qu'elle fait le lit de la tuberculose », comme l'a écrit le Prof. Landouzy; cela prouve encore que l'association de ces deux maladies est loin d'être rare, et que cette association se manifeste très souvent sous des formes hybrides, qui rappellent l'ancien scrofulate de vérole de Ricord. Dans ces cas, ce n'est pas le Wassermann, non plus que la tuberculino-réaction, qui pourront trancher un diagnostic hésitant; l'une et l'autre réactions seront positives, ainsi que ce fut le cas chez ma petite malade Ann. F..., fillette de dix ans, dont l'observation fut intéressante, tant au point de vue dermatologique qu'au point de vue de la pathologie générale. Bien plus, dans bon nombre de cas de soi-disant scrofule, si on recherche systématiquement les résultats de la réaction de Wassermann, on les trouvera positifs, en même temps que ceux de l'intra-dermo-réaction à la tuberculine, ce qui apporte un argument nouveau et capital à l'appui de l'opinion que j'ai soutenue moi-même sur l'origine syphilitique de la scrofule.

La prédisposition à la tuberculose créée par la syphilis trouve, à mon sens, une preuve nouvelle dans le pourcentage élevé des réactions positives à la tuberculine, constaté par Nicolas et les autres observateurs chez des syphilitiques adultes. Sur ce point, mes constatations sont pleinement d'accord avec les leurs, puisque, sur six adultes, j'ai trouvé six réactions positives à la tuberculine, bien qu'aucun de ces adultes ne présentât le moindre signe *apparent* d'une lésion tuberculeuse.

A mon sens, c'est ainsi qu'il convient d'interpréter la signification de ces recherches, dont l'intérêt doctrinal est considérable.

Il est inexact de dire que l'intra-dermo-réaction à la tuberculine n'a aucune valeur dans le diagnostic différentiel de la tuberculose et de la syphilis, par la raison que la syphilis entraînerait ipso facto une réaction positive à la tuberculose.

La vérité est que, chez les tout jeunes enfants syphilitiques, elle conserve la même valeur que chez les tout jeunes enfants non syphilitiques, et que, d'autre part, si l'intra-dermo-réaction à la tuberculine, dans la seconde enfance, dans l'adolescence et à l'âge adulte, donne un résultat positif presque constant chez les sujets syphilitiques, beaucoup plus fréquent, en tous cas, que chez les sujets non syphilitiques, cela est une preuve nouvelle de la prédisposition à la tuberculose créée par la syphilis et de la fréquence des associations morbides syphilo-tuberculeuses.

Valeur séméiologique de la tuberculose fibreuse dans la recherche de la syphilis (1)

(Progrès Médical, 26 avril 1913.)

Si, de premier abord, l'énoncé du sujet que j'ai choisi pour cette conférence vous étonne quelque peu, vous reconnaîtrez, j'en suis convaincu, lorsque vous m'aurez entendu, qu'il n'était peut-être pas inutile d'attirer votre attention sur les relations de la tuberculose fibreuse avec la syphilis.

Nous examinerons successivement les deux propositions suivantes :

1° La tuberculose pulmonaire des syphilitiques tend vers la sclérose;

2° La constatation d'une tuberculose fibreuse doit inciter le médecin à rechercher la syphilis dans les antécédents du malade.

I. — La tuberculose pulmonaire des syphilitiques tend vers la sclérose.

Je n'ai en vue dans cette étude que la tuberculose pulmonaire. Mais les idées et les données que je vais envisager sont applicables, en réalité, à toutes les localisations de la tuberculose.

Or, la tuberculose pulmonaire, chez les syphilitiques, présente certains caractères évolutifs sur lesquels j'ai insisté dans mes publications antérieures et que je crois nécessaire de vous rappeler brièvement. Deux conditions principales doivent être considérées, suivant que la syphilis précède la tuberculose ou que la tuberculose précède la syphilis.

(1) Conférence clinique faite à la Charité le 11 mars 1913, recueillie par M. Nadal, interne du service, et revue par le chef.

Dans l'une et l'autre conditions, d'ailleurs, l'évolution et le pronostic sont étroitement commandés par l'âge ou le degré de la première maladie au moment où survient la seconde.

Mais, précisons successivement les deux conditions :

1° LA TUBERCULOSE PRÉCÈDE LA SYPHILIS. — C'est ici que le pronostic peut être considéré comme le plus sérieux et que trouve sa justification l'opinion communément admise sur la gravité de l'association de la syphilis et de la tuberculose pulmonaire. Encore convient-il, cependant, de tenir compte, ainsi que je l'ai montré, de deux éléments d'appréciation : d'une part, l'état du terrain tuberculeux au moment où survient la syphilis, d'autre part, la qualité de l'infection syphilitique intercurrente.

L'état du terrain tuberculeux est fort important. Il est certain, par exemple, qu'un cavitaire verra son état s'aggraver du fait de la syphilisation; il est non moins évident qu'un sujet fatigué, tuberculeux plus ou moins latent et ambulant, s'il prend la syphilis, pourra être rapidement enlevé par une phtisie galopante ou, tout au moins, cesser d'être un suspect pour devenir un condamné. Toutefois, si les accidents plus ou moins aigus qui marquent les débuts de l'association morbide se calment, s'amendent, le malade, s'il consent à se soigner, pourra, une fois doublé le cap dangereux, bénéficier de la tendance sclérosante qu'exerce la syphilis vieillie sur la tuberculose pulmonaire; il se rangera alors dans la même catégorie que ces tuberculeux fibreux, anciens syphilitiques, dont nous nous occuperons plus loin.

La *qualité de l'infection syphilitique* n'est pas davantage négligeable : le degré de virulence de la syphilis varie et, avec lui, la secousse imprimée à la résistance générale du sujet; une syphilis grave, maligne, par le violent branle-bas qu'elle imposera à l'organisme, donnera à la tuberculose préexistante un coup de fouet, parfois terrible, sinon mortel. Au reste, les méfaits de la syphilisation seront d'autant plus redoutables que le traitement spécifique sera moins sérieux, moins rigoureux, et en atténuera moins l'action déprimante et intoxicante.

Je n'insisterai pas davantage sur ces considérations, que j'ai voulu seulement rappeler ici.

2° LA SYPHILIS PRÉCÈDE LA TUBERCULOSE. — Ici, il convient de distinguer deux variétés cliniques, suivant que la tuberculisation survient dans les débuts de la syphilis ou dans ses périodes avancées.

a) *Tuberculisation précoce*. — Voici un syphilitique qui vient de contracter une syphilis grave; son état général est touché; il est anémié, déprimé; il a des plaques muqueuses nombreuses et ulcérées, une laryngite, peut-être même une trachéo-bronchite secondaire (vous savez, ainsi que je vous l'ai dit dans une leçon précédente (1), que la trachéo-bronchite secondaire appartient surtout aux formes graves), qui sont autant de portes ouvertes pour l'inoculation tuberculeuse : la tuberculose se déclare. Peut-être, en réalité, la tuberculisation occasionnelle n'est-elle ici qu'apparente; peut-être n'est-elle que le réveil d'une tuberculose ancienne, latente, muette et silencieuse depuis longtemps? Quoi qu'il en soit de l'interprétation pathogénique, cette poussée tuberculeuse s'annonce avec des allures mauvaises, tout comme celle que nous avons envisagée il y a un instant chez le tuberculeux devenant syphilitique et dont elle ne se distingue guère cliniquement : c'est la tuberculisation du début de la syphilisation.

A côté de ce syphilitique débutant, en voici un qui est arrivé déjà au déclin du secondarisme. Les signes d'infection générale sont atténués; mais le traitement est mal suivi, irrégulier; le malade se fatigue, fait la noce ou boit. Peu à peu, on le voit maigrir, perdre l'appétit, s'anémier, puis se mettre à tousser et, en l'examinant, on trouve, dans une des zones d'alarme, des signes d'auscultation non douteux. Ici, ce n'est plus une tuberculose qui brûle les étapes, c'est une tuberculose sournoise, lente, qui progressera fatalement si on ne la combat pas. Tout espoir n'est pas perdu cependant; si le malade veut bien se soigner, on

____

(1) « Les trachéo-bronchites de la syphilis secondaire. » *Journal des Praticiens*, 19 avril 1913.

pourra gagner du temps, et peut-être arriver, au prix de nombreux accrocs sans doute, à ce stade encore lointain où la syphilis, assagie et vieillie, exercera sa bienfaisante influence sclérosante.

b) *Tuberculisation tardive.* — C'est maintenant surtout que je fais appel à votre attention. Nous voici dans le cœur même de notre sujet. Nous avons vu défiler jusqu'ici des néo-syphilitiques tuberculeux; nous avons vu quelques-uns d'entre eux résister aux dangers de cette mauvaise liaison trop tôt contractée. Voici maintenant une autre série; ceux-là sont d'anciens syphilitiques qui, sur le tard, sont devenus tuberculeux. Par quel processus? De deux manières : les uns, — ils sont l'exception, — ont fait, au cours du tertiarisme, une pneumopathie syphilitique sur laquelle s'est greffée secondairement la tuberculose; les autres — c'est eux surtout qui nous intéressent aujourd'hui — sont devenus tuberculeux par la raison même de la prédisposition de terrain que crée pour la tuberculose l'imprégnation syphilitique.

Regardons d'abord les premiers. Dans une conférence précédente (1) je vous ai rappelé l'observation, que me narra le Prof. Fournier, de cet homme qui se promena pendant des années avec une gomme pulmonaire et qui, tardivement, se mit à maigrir et à cracher le sang, en même temps qu'on put colorer des bacilles de Koch dans ses crachats, alors qu'ils avaient jusque-là fait défaut, et mourut un beau jour d'hémoptysie foudroyante. Je vous ai dit que, pour le Prof. Fournier, le tissu gommeux était un excellent milieu de culture pour le bacille de Koch.

Sans aller aussi loin que Hiller, pour qui toute phtisie syphilitique entraînant la production de cavernes serait une tuberculose entée sur la syphilis, on ne peut cependant se défendre d'une certaine réserve à l'égard des pneumopathies syphilitiques pures de l'adulte; j'en veux pour preuves les observations de Gougenheim, de Potain, de Sokolowski.

Mais, passons à la tuberculose fibreuse proprement dite des vieux syphilitiques, à celle qui survient d'emblée et n'est pas précédée d'une pneumopathie gommeuse.

(1) « Les éléments du diagnostic de la tuberculose chez les syphilitiques. » (Voir page 181.)

La syphilis, vous le savez, vaccine le sujet; elle lui donne une immunité définitive, si tant est qu'on puisse considérer comme tel un état qui consiste en une menace constante d'accidents redoutables. Cette immunité est le fait d'une imprégnation humorale persistante, qui constitue le *terrain syphilitique*. Or, cette imprégnation humorale, à mon sens, représente un milieu de culture particulièrement favorable au bacille de Koch. Il y a longtemps qu'on a insisté sur la prédisposition à la tuberculose créée par la syphilis. En un langage imagé, le Pr. Landouzy a écrit que « la syphilis fait le lit de la tuberculose ».

Mais, en même temps que « la syphilis prépare le terrain, comme je l'ai dit, pour la graine de la tuberculose », elle tend à imprimer à la marche de cette tuberculose une allure particulièrement torpide, à tendances fibreuses. C'est ce que le Pr. Landouzy a exprimé encore en termes heureux lorsqu'il a dit que « la tuberculose des syphilitiques tend au sclérolate de tuberculose », ou bien que « les vieux syphilitiques réagissent devant la tuberculose en sclérogénisants qu'ils sont ». Vous retrouverez ces idées clairement énoncées dans la thèse de son élève Jacquinet (1).

Stieffel, sur 3o cas de tuberculose bénigne observés chez des syphilitiques, constate que la syphilis date au moins de six ans et le plus souvent de vingt à trente ans.

De mon côté, je me suis attaché à établir les relations de la tuberculose fibreuse avec la syphilis et j'ai conseillé à mon ancien élève, le Dr Chabbert, de faire de cette étude le sujet de sa thèse (2). Pour moi, « bon nombre de tuberculoses fibreuses et de scléroses pulmonaires n'ont pas d'autre origine qu'une syphilis ancienne, quelquefois ignorée ou méconnue ». Il suffit d'être prévenu ou plutôt de rechercher systématiquement la confirmation de cette idée pour la trouver très fréquemment.

Mais, pour cette recherche, il faut connaître les éléments indispensables de l'enquête; il faut être familiarisé avec la connais-

_____

(1) Jacquinet, « Contribution à l'étude de la tuberculose pulmonaire chez les syphilitiques ». *Thèse de Paris*, 1895.
(2) Chabbert, « Valeur séméiologique de la tuberculose fibreuse dans la recherche de la syphilis ». *Thèse de Paris*, 1908.

sance des signes et des stigmates qui permettent de déceler la syphilis, alors même qu'elle se cache ou ne s'avoue pas. En effet, dans le cas que j'ai en vue, la tuberculose ne se distingue, par elle-même, par aucun caractère spécial. C'est la tuberculose fibreuse, banale et commune; c'est ce type d'affection pulmonaire qu'on désigne si souvent sous le vocable « emphysème et catarrhe bronchique »; l'examen de la poitrine révèle les signes physiques de l'emphysème, des symphyses pleurales partielles, de la bronchite, de la dilatation des bronches; parfois, vous trouverez, comme chez un malade qui est encore dans nos salles, des signes de dilatations bronchiques, de caverne, à la base ou à la partie moyenne du poumon; presque toujours, il y aura prédominance aux sommets. La dyspnée aura le type emphysémateux; l'expectoration sera abondante, muco-purulente, nummulaire, sanguinolente; les hémoptysies ne seront pas rares. La fièvre sera peu élevée ou nulle; mais, de temps en temps, vous assisterez à de petites poussées. En fait, la tuberculose prend ici un masque discret, qu'elle garde, bien souvent, jusqu'à la fin; en général, ces malades-là ne succombent pas à la phtisie, mais à l'asystolie progressive d'origine pulmonaire; ils meurent comme des cardiaques et non comme des tuberculeux.

Dans bon nombre de cas, vous serez frappés par la tendance congestive, par la répétition des hémoptysies, par leur périodicité, et vous pourrez vous assurer que ces hémoptysies s'accompagnent d'une exagération passagère de la tension artérielle, déjà élevée habituellement chez ces malades, contrairement à ce qu'elle est chez la plupart des tuberculeux, qui sont des hypotendus. A ce propos, je vous rappelle qu'Handfort (1) a voulu expliquer la bénignité relative de la phtisie des artério-scléreux par l'élévation de la tension artérielle. Pour moi, cette hypertension traduit, dans la majorité des cas, la présence de la syphilis ancienne, cause si commune d'artério-sclérose.

Retenez que ce n'est pas dans les caractères évolutifs de cette tuberculose fibreuse, banale et commune, que vous trouverez le signe qui vous conduira au diagnostic étiologique, c'est dans les

(1) *Semaine Médicale*, 1891, page 319.

constatations d'autres stigmates, associés, concomitants, indices révélateurs du passé syphilitique du sujet, que nous allons maintenant passer en revue.

I. — La constatation de la tuberculose fibreuse doit faire rechercher la syphilis.

Si vous cherchez systématiquement la syphilis chez les tuberculeux fibreux, vous la trouverez avec une fréquence qui vous surprendra tout d'abord et qui vous paraîtra toute naturelle lorsque vous aurez pris l'habitude de considérer la tuberculose fibreuse comme un indice de suspicion syphilitique.

Il importe que votre enquête soit rigoureuse et méthodiquement conduite et qu'elle n'omette aucun des éléments de contrôle qui en forment la garantie indispensable.

Tout d'abord vous aurez recours à l'*interrogatoire* : vous fouillerez minutieusement le passé du malade et de ses proches; vous ne négligerez aucun commémoratif. Mais, vous ne vous en tiendrez pas aux résultats de cet interrogatoire; vous le considérerez comme un guide et non comme une preuve. Vous vous fierez surtout aux constatations que vous pourrez faire vous-mêmes et directement. Vous rechercherez soigneusement les *lésions spécifiques concomitantes*, en évolution, ou les *cicatrices* d'aspect caractéristique.

Vous souvenant que de tels malades sont de vieux syphilitiques, c'est aux stigmates de la *parasyphilis* que vous songerez surtout.

Vous examinerez soigneusement l'*aorte* et le *système artériel*. Je vous ai rappelé, il y a un instant, l'étroitesse des liens qui unissent l'*artério-sclérose* à la syphilis. L'*aortite* a une valeur séméiologique plus grande encore. Lorsqu'on la constate chez un sujet qui n'a jamais eu la variole ni la fièvre typhoïde, qui n'est ni paludéen, ni goutteux, ni rhumatisant, il y a toutes les chances que cette aortite soit d'origine, sinon de nature, syphilitique.

A plus forte raison la syphilis s'imposera-t-elle à votre diagnostic s'il existe également des *signes pupillaires*. Aucun de vous n'ignore le syndrome qu'a décrit Babinski et dont la valeur a été confirmée par nombre d'autres cliniciens et particulièrement par Vaquez, syndrome qui consiste dans l'association d'une aortite avec le *signe d'Argyll Robertson*. Mais les troubles pupillaires peuvent exister seuls, sans aortite, et n'être pas représentés par le signe d'Argyll Robertson; parfois, ils consistent en une simple inégalité pupillaire avec irrégularité de la pupille; souvenez-vous cependant que l'inégalité pupillaire, *simple*, sans troubles de la réflectivité, est loin d'avoir la valeur pathognomonique qu'on lui accorde communément, qu'elle n'est pas fatalement liée à la syphilis, qu'elle peut être congénitale et qu'elle reconnaît un grand nombre de causes parmi lesquelles les affections pleuro-pulmonaires occupent une place importante, ainsi que je vous l'ai dit bien souvent (1).

L'examen des pupilles ne doit jamais être négligé quand on recherche la syphilis. Il conduit bien souvent à la constatation d'un *tabes* qu'aucun signe apparent ne révélait encore ou d'une *paralysie générale* au début. Or, les *tabétiques* sont souvent atteints de tuberculose pulmonaire, surtout à l'hôpital, et cette tuberculose affecte précisément la forme fibreuse, torpide. La tuberculose des *paralytiques généraux* est moins connue et a paru moins fréquente; cela tient à ce que, jusqu'à ces vingt dernières années, la paralysie générale avait une évolution assez rapide; mais, depuis que la syphilis est traitée plus énergiquement, depuis qu'on a appris à mieux connaître la valeur des premiers symptômes qui trahissent l'atteinte des centres nerveux et à leur opposer un traitement hâtif et intensif, on a vu la paralysie générale prolonger sa durée; un de mes collègues des asiles m'a dit avoir observé un assez grand nombre de cas de tuberculose fibreuse chez ses paralytiques généraux.

Il est, enfin, un indice révélateur que vous devrez toujours rechercher systématiquement, c'est la *leucoplasie buccale et linguale*. Le Pr. Fournier lui accorde une valeur considérable; avec mon maître, le Pr. Gaucher, dans un mémoire publié en 1900 (1).

---

(1) Emile SERGENT, « L'inégalité pupillaire dans les affections pleuro-pulmonaires ». *Progrès Médical*, 11 mai 1912.

GAUCHER et SERGENT, « Anatomie pathologique, nature et traitement de la leucoplasie buccale ». *Archives de Médecine expérimentale et d'anatomie pathologique*, juillet 1900.

nous avons montré qu'elle est, en quelque sorte, « la signature laissée par la vérole »; le Pr. Landouzy est plus absolu encore et va jusqu'à donner la même signification aux petites plaques « pelures d'oignon » qu'on aperçoit si fréquemment à la face interne des commissures labiales.

Lorsque vous constaterez l'un quelconque de ces stigmates et, *a fortiori*, lorsque vous constaterez simultanément la présence de deux ou plusieurs d'entre eux, vous pourrez affirmer, sans aucun doute, que le sujet est syphilitique; si vous avez le moindre doute, vous ferez une réaction de Wassermann; si elle est positive, vous n'hésiterez plus; si elle est négative, vous serez autorisés à conclure seulement qu'au moment actuel la syphilis est endormie, mais non pas qu'elle n'existe pas. Cette réaction pourra, dans quelques cas, vous permettre de déceler la syphilis, alors même qu'aucun des stigmates que je viens de passer en revue ne sera présent. Par cette réaction, faite systématiquement chez tous les tuberculeux et particulièrement chez les tuberculeux fibreux, on pourra s'assurer de la fréquence de l'association syphilo-tuberculeuse. J'ai pu faire cette constatation chez plusieurs malades du service, chez lesquels l'interrogatoire et l'examen somatique n'avaient révélé aucun indice certain de syphilis.

Or, cette réflexion m'amène à vous dire qu'il vous faudra, pour éviter toute objection, fournir en même temps la preuve que la pneumopathie chronique que vous regardez comme une tuberculose fibreuse est bien de nature tuberculeuse et qu'elle n'est pas une sclérose banale du poumon ni plutôt l'une de ces formes de sclérose broncho-pulmonaire avec dilatation des bronches que Tripier (de Lyon) a décrites à la syphilis du poumon. Pour ce faire, vous devrez rechercher le bacille de Koch dans l'expectoration et faire l'épreuve de la tuberculino-réaction; la constatation du bacille de Koch, seule, aura une valeur absolue; une tuberculino-réaction positive prouvera simplement que le sujet est tuberculeux, mais nullement que les tubercules siègent dans le poumon (1).

---

(1) Voir une de mes précédentes leçons : « Les éléments du diagnostic de la tuberculose chez les syphilitiques ». (*Loc. cit.*)

.⁂.

Des considérations qui précèdent nous tirerons les déductions suivantes :

I. — L'ASSOCIATION DE LA SYPHILIS ET DE LA TUBERCULOSE PULMONAIRE N'A PAS LA SIGNIFICATION FATALE QUE LUI DONNENT COMMUNÉMENT LES LIVRES. — Il convient de tenir compte des conditions dans lesquelles débute cette association : ancienneté, forme, virulence de chacune des deux associées. Si je ne craignais de voir ma pensée mal comprise ou exagérée, je dirais qu'il peut arriver à certains tuberculeux de tirer un bénéfice d'une syphilis intercurrente, par la raison que celle-ci favorise la tendance à la sclérose de léur tuberculose.

II. — LA TUBERCULOSE DES SYPHILITIQUES TEND A LA SCLÉROSE, en effet, surtout chez les anciens syphilitiques, chez lesquels elle peut constituer un type clinique assez particulier, non par ses caractères propres, mais par son association à d'autres stigmates de la parasyphilis.

III. — LA CONSTATATION DE LA TUBERCULOSE FIBREUSE DEVRA INVITER LE MÉDECIN A RECHERCHER LA SYPHILIS; ce qui ne veut pas dire que toute tuberculose fibreuse est d'origine syphilitique, mais ce qui signifie cependant que la *tuberculose fibreuse doit prendre place au nombre des indices révélateurs de la syphilis et de la parasyphilis.*

IV. — CETTE CONSTATATION, si elle est contrôlée par celle d'autres stigmates, par l'aveu du malade ou par le résultat de la réaction de Wassermann, *conduira à instituer le traitement spécifique,* lequel pourra avoir le meilleur effet, sinon sur la tuberculose fibreuse elle-même, du moins sur certaines autres localisations concomitantes de la syphilo-tuberculose.

Les trachéo-bronchites de la syphilis secondaire et leur diagnostic avec la tuberculose (1)

(Journal des Praticiens, 19 avril 1913.)

Les trachéo-bronchites de la syphilis secondaire sont loin d'être classiques. On les ignore généralement et, pourtant, elles sont plus fréquentes qu'on ne le croit. Mais elles demandent à être cherchées.

Il m'a paru qu'il pourrait être utile et intéressant de les étudier avec vous.

Dans une première partie nous chercherons à établir leur existence et à préciser les caractères de leurs variétés cliniques. Dans une deuxième partie, nous discuterons leurs relations avec la tuberculose.

I. — Existence et variétés cliniques de la trachéo-bronchite syphilitique secondaire.

L'existence de la trachéo-bronchite syphilitique secondaire est niée par certains syphiligraphes et considérée comme assez fréquente par d'autres. En réalité, l'observation attentive permet de constater que, dans tous les cas où il existe des signes de laryngite syphilitique secondaire, la trachéo-bronchite, si légère soit-elle, est presque la règle; mais elle passe inaperçue parce que les symptômes laryngés attirent surtout l'attention et l'inscrivent au compte de la laryngite. La fréquence de la trachéo-bronchite secondaire doit donc être calculée d'après celle de la laryngite secondaire; or, d'après les statistiques les plus autorisées, on peut admettre, avec le Pr. Fournier, que 3 à 4 % seulement des syphilitiques font de la laryngite secondaire, ce qui revient à dire que la trachéo-bronchite est plutôt rare puisqu'elle n'accompagne pas fatalement tous les cas de laryngite.

Pour établir son existence de façon absolument certaine, il

(1) Conférence faite à l'hôpital de la Charité, le 18 février 1913, et recueillie par M. H. Philippon, interne du service.

faudrait pouvoir déceler la présence du tréponème dans l'expectoration, comme on colore le bacille de Koch dans les crachats des phtisiques. On pourrait objecter, il est vrai, que le tréponème proviendrait seulement de la gorge ou de la bouche; mais cette objection n'aurait pas grande valeur si des signes d'auscultation indiquaient nettement la trachéo-bronchite et si la recherche du bacille de Koch demeurait négative à plusieurs reprises. Ce qui complique, en effet, l'étude de la trachéo-bronchite syphilitique, c'est la notion bien établie de la fréquence de la tuberculose chez les syphilitiques; je vous ai déjà entretenus de cette intéressante question, dans les conférences précédentes; nous là discuterons dans la seconde partie et nous verrons que, dans bien des cas, il faudra reconnaître que les manifestations trachéo-bronchiques ne sont que la conséquence d'un réveil d'une tuberculose latente par la syphilis.

L'étude des variétés cliniques de la trachéo-bronchite secondaire nous permettra à cet égard d'établir des distinctions nécessaires.

Formes cliniques. — Au point de vue de *la forme des lésions,* on peut distinguer deux types principaux : la *plaque muqueuse trachéale* et l'*hyperémie simple de toute la muqueuse.*

Les *plaques muqueuses trachéales* accompagnent, en général, celles du larynx; elles ont été constatées par Seidel et par Mackenzie à l'aide du laryngoscope.

L'hyperémie simple de la muqueuse trachéo-bronchique, décrite par Lancereaux, consiste en une agglomération de taches rouges ou violacées, plus ou moins confluentes, qui s'accompagnent d'un exsudat légèrement saillant et disparaissent plus ou moins rapidement sans laisser de traces. Elle est comparable à l'angine érythémateuse du début de la syphilis.

Au point de vue de l'*évolution clinique,* il convient de décrire deux formes principales : une *forme initiale, précoce, aiguë,* qui survient dès le début de la période secondaire et évolue en quelques jours, et une *forme tardive, subaiguë* ou *chronique,* qui n'apparaît que quelques mois après la contamination et procède par poussées successives et récidivantes qui prolongent parfois sa durée indéfiniment.

1° FORME INITIALE. — On sait combien sont fréquentes, dans la *syphilis héréditaire précoce*, les localisations portant sur les voies respiratoires supérieures : le coryza avec jetage est un signe pour ainsi dire constant; or, le plus grand nombre des nouveau-nés syphilitiques meurent par le poumon, après avoir présenté, dès le début, des signes de bronchite disséminée; il est plus que probable que la syphilis s'accompagne, ici, d'un énanthème particulièrement confluent sur la muqueuse des voies respiratoires. Voilà donc un argument clinique qui ne saurait être négligé dans l'histoire de la trachéo-bronchite secondaire. Mais je n'y insisterai pas davantage, n'ayant en vue, dans cette conférence, que la trachéo-bronchite secondaire de l'adulte.

Or, chez l'adulte, la forme initiale est l'ébauche en quelque sorte de la rhino-trachéo-bronchite du nouveau-né syphilitique. Moins violente, elle peut être comparée à l'énanthème de la rougeole, pour cette raison qu'elle précède, annonce ou accompagne la roséole. C'est là un caractère essentiel, qui a été bien mis en évidence par les médecins anglais, qui les premiers la décrivirent.

Pour Stokes (1) elle survient peu de temps après le chancre, précède la roséole de quelques jours et s'accompagne de fièvre et de malaise général; il ne l'a observée que dans des cas de syphilis secondaire particulièrement intense.

Byrne confirme les observations de Stokes et ajoute que la gêne respiratoire peut être assez forte pour rendre la saignée nécessaire.

Graves (2) fait les mêmes constatations et Lancereaux (3), qui cite ces auteurs tout en faisant quelques réserves, rapporte qu'il a vu « survenir et se développer tous les signes d'une inflammation subaiguë des bronches, y compris la dyspnée, chez

---

(1) STOKES : *Diseases of the chest*, page 93, London.
(2) GRAVES, *Clinical Medecine*, Dublin, 1843, page 246.
(3) LANCEREAUX, « Traité historique et pratique de la syphilis ». 1866, p. 161.

un jeune homme qui, quelques jours plus tard, fut atteint d'une éruption manifestement syphilitique.

Potain admet l'existence de la trachéo-bronchite secondaire et attire l'attention sur la prédisposition qu'elle crée à la phtisie. Moi-même (1), dans mon livre « Syphilis et Tuberculose » et dans mon article du « Précis de syphiligraphie » de mon maître le Pr. Gaucher, j'ai tenté une description de la trachéo-bronchite secondaire et en ai rapporté une observation personnelle, qui, à elle seule, contient les éléments principaux de cette localisation précoce du tréponème et mérite, à cet égard, d'être rappelée ici. La voici en quelques lignes : Une femme de quarante-huit ans entre à l'hôpital Necker, le 4 novembre 1905, pour une bronchite. Elle n'a jamais été malade et ne présente aucune trace de tuberculose antérieure ni actuelle. Or, au mois d'août précédent, elle avait eu la blennorragie, et, au mois de septembre, un chancre syphilitique vulvaire. Vers la mi-octobre, sans refroidissement, sans cause apparente, elle se mit à tousser et à cracher et eut un peu de fièvre pendant quelques jours. Ne pouvant se débarrasser de ce rhume elle entra à l'hôpital. Au moment de son entrée, la toux était assez quinteuse, les crachats abondants et muco-purulents et l'auscultation révélait des signes de bronchite simple. Quelques jours après apparut, disséminée sur tout le corps, une roséole typique, particulièrement confluente et intense, constituée surtout par de gros éléments papuleux; en même temps se manifesta une vive efflorescence de plaques muqueuses, à la fois dans la gorge, sur les lèvres, la vulve, l'anus et même sur la conjonctive, dont la vive hyperémie masqua pendant quelques jours une iritis concomitante. La recherche du bacille de Koch, faite à plusieurs reprises, demeura constamment négative. En présence de ces manifestations syphilitiques non douteuses, j'instituai, sans retard, le traitement spécifique; je fis faire des injections de benzoate de Hg à la dose de 2 centigrammes par jour, *sans aucune autre médication, pas même du sirop de Tolu.* Or, rapidement les accidents s'amendèrent; le 15 novembre, après la

(1) Emile SERGENT, « Syphilis et Tuberculose ». Masson, éditeur, pages 37 et suivantes. « Précis de syphiligraphie », de Gaucher. Article : « Appareil respiratoire, », pages 220 et suivantes.

10ᵉ injection, la bronchite avait complètement disparu, en même temps que s'effaçaient peu à peu les accidents cutanés, muqueux et oculaires.

Cette observation est tout à fait typique; elle contient, à elle seule, tous les éléments qui caractérisent l'évolution clinique de la trachéo-bronchite secondaire précoce.

Dans sa thèse, Lépine (1) rapporte une observation prise dans le service du Pr. Gaucher. Ici aussi la trachéo-bronchite précéda l'éruption, mais la malade était très amaigrie; elle présenta, quelque temps après la guérison de la bronchite, une écrouelle cervicale suspecte et conserva de la submatité sous la clavicule droite; si bien qu'on peut se demander avec Lépine s'il ne s'est pas agi plutôt d'un réveil d'une tuberculose latente par la syphilis intercurrente, ainsi que nous le verrons plus loin.

Des données qui précèdent on peut extraire un résumé général des caractères classiques de la trachéo-bronchite secondaire initiale aiguë. Deux variétés peuvent être distinguées : une *trachéale* et une *bronchique*.

La *variété trachéale* consiste en une trachéite associée à la laryngite; ses symptômes disparaissent devant la *prépondérance des symptômes laryngés;* aussi risque-t-elle, le plus souvent, de passer inaperçue. Elle se traduit par une raucité plus ou moins grande de la voix accompagnée d'une sensation constante de chatouillement trachéal occasionnant une toux fréquente et quinteuse, parfois coqueluchoïde, et d'une expectoration muco-purulente souvent très abondante. Elle *disparaît dès que le traitement spécifique est institué.*

Dans la *variété bronchique*, dont l'observation personnelle que j'ai résumée offre un type complet, les signes de bronchite attirent tout d'abord l'attention; ils *précèdent l'apparition de la roséole* qui, seule, permet de les rattacher à leur véritable origine. Elle *appartient surtout aux formes confluentes de la syphilis secondaire*, à celles qui se traduisent par l'exubérance de l'éruption cutanée et muqueuse; elle est exceptionnelle dans les formes

<hr>

(1) Lépine, « Accidents syphilitiques pleuro-pulmonaires de la période secondaire », *Thèse de Paris*, 1907.

discrètes; elle nécessite la mise en œuvre hâtive du traitement spécifique, car, par les lésions qu'elle entretient sur les voies respiratoires, *elle ouvre la porte à la tuberculisation*. Aussi bien l'importance d'un diagnostic précoce apparaît-elle avec évidence, d'autant qu'*elle cède rapidement au mercure*, et cela sans qu'il soit nécessaire de recourir à aucune médication, ni révulsive, ni balsamique, ni antispasmodique.

2° FORME TARDIVE. — Elle apparaît dans les quelques mois qui suivent le début de la syphilisation. Son étude est d'un grand intérêt, tant au point de vue doctrinal qu'au point de vue pratique.

Stokes l'a signalée à côté de la forme initiale.

Mais c'est surtout Barthélemy qui, dans une communication au *Congrès de la Tuberculose* (Paris, 1905), en fit une description complète, peut-être un peu trop complaisante d'ailleurs.

Il la compare, au point de vue de la morphologie des lésions, à ces glossites syphilitiques secondaires qui, par la récidive constante *in situ* des plaques muqueuses, donnent à la langue cet aspect classique de *prairie fauchée*. Comme ces glossites, la trachéo-bronchite secondaire tardive aurait une tendance toute spéciale à récidiver et à durer. Sa durée moyenne varierait de cinq mois à trois ans, avec des accalmies plus ou moins longues et des récidives plus ou moins fréquentes. Elle serait constituée par la présence de plaques fissuraires entraînant la persistance de l'inflammation bronchique. Elle serait très rare, puisque Barthélemy n'en observa que 8 cas en vingt-cinq ans.

D'après deux cas qu'il m'a été donné d'observer, elle est entretenue par le tabac; on sait, d'ailleurs, combien, chez les fumeurs non syphilitiques, est fréquente la trachéite subaiguë ou chronique.

Barthélemy insiste sur le *mauvais état général* des malades qui en sont atteints, état tel qu'il fait songer à la tuberculose; dans toutes les observations, il s'agit, en effet, de sujets maigres, anémiques, plus ou moins asthéniques, qui souffrent de points de côté et d'oppression, ont de la fièvre, toussent et expectorent des crachats muco-purulents ou sanguinolents et même ont parfois de véritables hémoptysies. L'auscultation fait entendre des râles de bronchite, plus abondants aux sommets et surtout du côté droit, constatation qui vient encore accentuer le doute qu'on peut avoir sur la nature vraiment syphilitique d'un tel ensemble de symptômes. Il est vrai que Barthélemy insiste, d'une part, sur l'échec des médications ordinaires de la bronchite et sur l'efficacité du traitement mercuriel, qui, après quelques accalmies et récidives successives, arrive à amener la guérison définitive, et, d'autre part, sur l'absence des bacilles de Koch dans les crachats examinés à plusieurs reprises.

En dépit de ces arguments, dont la valeur est certainement impressionnante, il faut avouer que, au point de vue doctrinal, la nature syphilitique de cette variété de trachéo-bronchites du secondarisme ne peut être admise sans de grandes réserves et que, en tout cas, si, au point de vue pratique, le diagnostic avec la tuberculose est des plus délicats et des plus hésitants, il n'en reste pas moins vrai que l'efficacité du traitement mercuriel est incontestable.

Aussi bien est-il indispensable, quelle que soit l'opinion qu'on ait sur leur véritable nature, — qu'on les considère comme manifestations de la syphilis ou de la tuberculose, ou même comme inflammations banales surajoutées à la syphilis, — de leur opposer le traitement mercuriel, seul capable de les amender en agissant sur l'élément syphilitique qui a été le point d'appel de l'infection surajoutée. Je dis traitement *mercuriel*, car il est évident que l'iodure de potassium ne ferait qu'aggraver l'inflammation trachéo-bronchique.

Bien plus, si ces trachéo-bronchites tenaces ouvrent la porte à la tuberculose et sont susceptibles de laisser derrière elles l'emphysème pulmonaire et le catarrhe chronique, elles peuvent également servir de prélude aux accidents redoutables de la sténose trachéo-bronchique tertiaire.

Je suis convaincu, ainsi que j'y ai insisté dans mes publications antérieures (*loc. cit.*), que, si on scrute rigoureusement les antécédents des syphilitiques chez lesquels on constate la sténose trachéale tertiaire, on retrouve presque toujours, dans un passé plus ou moins lointain ou récent, des signes évidents de trachéite tenace, durant la période intermédiaire au secondarisme et au tertiarisme. Mais je ne veux pas insister sur cette redoutable conséquence de la trachéo-bronchite secondaire tardive récidivante, qui, ainsi considérée, établit une sorte de transition entre les accidents aigus rapides, que nous avons décrits il y a un instant, et l'évolution progressive, sténosante, du syphilome trachéal tertiaire, que nous étudierons dans la prochaine conférence.

Je reviens à mon sujet en vous racontant l'observation d'un malade que quelques-uns d'entre vous ont pu voir dans le service et dont l'histoire nous conduira à la seconde partie de cette leçon, à savoir la discussion des relations de la trachéo-bronchite de la syphilis secondaire avec la tuberculose.

Cet homme, âgé de quarante-deux ans, était entré à l'hôpital parce qu'il toussait et crachait abondamment. Il avait de la fièvre; sa température se maintenait aux environs de 38°; il était pâle, maigre; sa voix était complètement éteinte et rauque par instants; il avait tout à fait l'allure générale d'un phtisique et me fut présenté comme tel par l'externe qui avait pris l'observation. Mais, celui-ci avait omis de regarder la langue; or, elle était couverte de plaques muqueuses. Ayant fait cette importante constatation, je complétai mon examen et je découvris des plaques muqueuses dans la gorge, sur les organes génitaux et à l'anus. Je trouvai, derrière le sterno-cléido-mastoïdien, un amas ganglionnaire et je n'eus pas de peine à faire avouer au sujet que, six mois auparavant, il avait eu un chancre de la verge et, peu après, une roséole papulo-croûteuse dont on pouvait encore constater les traces sous la forme de quelques macules pigmentées. Bien plus, nous pûmes mettre en évidence l'existence d'une néphrite secondaire des plus nettes (12 grammes d'albumine par 24 heures). J'insiste sur l'importance de cette complication, car elle est une preuve de l'intensité de l'infection syphilitique chez notre malade et je vous ai dit que la trachéo-bronchite secondaire s'observait surtout dans les syphilis secondaires sévères. Donc, ce soi-disant tuberculeux était un syphilitique et cela est si vrai que, malgré sa néphrite — je dirais presque : à cause de sa néphrite — je le soumis au traitement mercuriel (injections de benzoate de Hg), et je vis les accidents laryngés et bronchiques, en même temps que la néphrite, disparaître en trois semaines.

Cependant, le passé de cet homme n'était pas exempt de suspicion bacillaire : il avait eu une pleurésie à 18 ans. Or, six mois après sa sortie de l'hôpital, il revint nous voir un matin : il toussait de nouveau, avait maigri et, en outre, était atteint d'une orchite droite. Nous le fîmes entrer dans notre salle. Cette fois encore il présentait des signes de trachéo-bronchite et des ganglions cervicaux l'orchi-épididymite rappelait les caractères de la tuberculose testiculaire. Nous instituâmes encore une fois le traitement mercuriel; l'effet fut beaucoup moins rapide que la première fois; la bronchite finit cependant par disparaître en même temps que l'orchite; mais, aussitôt après, le testicule de l'autre côté se prit. Au bout de deux mois, le malade put quitter le service, guéri de sa seconde orchite comme de la première, mais conservant au sommet gauche, en arrière, des signes d'induration évidente.

Retenons de cette observation, que le malade était un tuberculeux latent, qu'il a réagi devant la syphilis en tuberculeux qu'il était, c'est-à-dire que la syphilis a revêtu chez lui la forme scrofuloïde, sur laquelle j'ai attiré antérieurement l'attention et qu'il est parfois presque impossible de distinguer du scrofulate de vérole de Ricord. Nous approfondirons cette question dans une prochaine conférence (1).

II. — Relations de la trachéo-bronchite syphilitique secondaire avec la tuberculose.

Toutes les trachéo-bronchites qu'on peut observer au cours de la syphilis secondaire ne sont pas fatalement des accidents syphilitiques; elles peuvent être banales ou avoir avec la tuberculose des relations plus ou moins étroites. Leurs relations avec la tuberculose se présentent sous deux aspects; soit qu'elles ouvrent la porte à la tuberculisation par les lésions durables qu'elles entretiennent sur la muqueuse trachéo-bronchique, soit qu'elles ne

(1) Voir « Les formes scrofuloïdes de la syphilis », page 164.

soient elles-mêmes que la conséquence d'un réveil d'une tuberculose latente à l'occasion du « grand branle-bas » imposé à l'organisme par la syphilisation débutante.

A cet égard, il convient de discuter isolément le rôle des trachéo-bronchites secondaires aiguës, initiales, et celui des trachéo-bronchites subaiguës, récidivantes, tardives.

Dans *la forme initiale aiguë*, il ne paraît point douteux que la nature syphilitique ne puisse être mise en doute. Rappelez-vous, en particulier, l'histoire de la malade que j'ai vue à Necker : elle est typique et démonstrative. Ici, la trachéo-bronchite apparaît bien comme la conséquence de l'efflorescence particulièrement confluente et généralisée de l'éruption; il y a, à la fois, exanthème et énanthème; l'un et l'autre sont concomitants et cèdent simultanément au traitement mercuriel. Mais, la précocité du diagnostic est indispensable, non seulement pour la guérison de la trachéo-bronchite, mais pour protéger l'individu contre les risques d'une tuberculisation par inoculation à la faveur des lésions de la muqueuse respiratoire.

Dans *la forme tardive récidivante*, dont Barthélemy s'est attaché à démontrer la nature syphilitique, le rôle de la tuberculose est peut-être moins négligeable que ne l'a pensé cet auteur. Ici, la localisation trachéo-bronchique ne peut plus être considérée comme un simple énanthème contemporain de l'efflorescence secondaire initiale généralisée; elle apparaît plus tard, une fois la roséole éteinte; qu'elle soit la conséquence de poussées de plaques muqueuses récidivantes, la chose est possible; mais il n'en est pas moins vrai que, par cette raison même, elle a les plus grandes chances de favoriser la greffe tuberculeuse; d'autre part, chez les malades de cette catégorie, l'état général est particulièrement mauvais, le passé est suspect; que le mercure les améliore, cela ne saurait être une preuve, car nous savons que la tuberculose des syphilitiques est presque constamment, sinon toujours, améliorée par le traitement mercuriel; au reste, ces malades deviennent bientôt des emphysémateux avec catarrhe, au dire même de Barthélemy; or, nous connaissons la tendance toute spéciale de la tuberculose chez les syphilitiques à évoluer vers les formes fibreuses; enfin, l'analyse attentive des observations publiées démontre que, dans la presque totalité des cas, il y avait, dans le passé, des accidents suspects (bronchites répétées, pleurésies, hémoptysie) et que, en conséquence, l'interprétation la plus plausible paraît celle qui considère ces trachéo-bronchites tardives et durables du milieu et de la fin du secondarisme comme la conséquence d'un réveil d'une tuberculose latente. Telle est l'opinion soutenue par Lépine, dans sa thèse; telle est la conclusion qui se dégage pour moi des faits que j'ai observés et de la critique de ceux qui ont été publiés.

L'histoire du malade à la double orchite, que je viens de vous résumer, me paraît démonstrative à cet égard; ancien pleurétique, il contracte une syphilis des plus graves puisqu'elle se manifeste par une éruption exubérante et par une néphrite secondaire intense; il fait de la trachéo-bronchite récidivante; il est amélioré par le traitement mercuriel : mais il reste aujourd'hui un tuberculeux torpide.

Telles sont les données qu'il m'a paru utile de vous exposer sur la question peu classique des trachéo-bronchites de la syphilis secondaire.

Vous en conserverez, présentes à l'esprit, les conclusions suivantes :

Tout d'abord, vous vous souviendrez que, chez un syphilitique secondaire, si vous constatez des signes de trachéo-bronchite, ceux-ci peuvent être dus à une localisation de l'éruption secondaire sur la muqueuse de la trachée et des bronches. Vous ne vous laisserez pas troubler par la présence de certains symptômes, tels que la fièvre, l'anémie, l'amaigrissement, la laryngite, qui pourront, *a priori*, faire songer à la tuberculose.

Votre diagnostic sera, dans certains cas, très délicat, si les accidents cutanéo-muqueux n'ont pas encore fait leur apparition ou s'ils ont déjà disparu. Dans le premier cas, ils ne tarderont pas à survenir; dans le second cas, il vous faudra connaître la valeur séméiologique de tel ou tel stigmate d'une syphilis récente (collier de Vénus, pigmentations maculeuses...) qui vous mettra sur la voie.

Il est d'autant plus nécessaire que vous sachiez dépister la syphilis que l'avenir de votre malade dépend de la rapidité de votre diagnostic. Non traitée, la trachéo-bronchite secondaire peut ouvrir la porte à la tuberculose, conduire à l'emphysème et au catarrhe ou laisser, par ses récidives successives, une prédisposition aux accidents sténosants qui sont l'aboutissement du syphilome trachéal tertiaire, dont elle peut être le prélude.

Les épanchements pleuraux dans la syphilis tertiaire

Extrait des *Bulletins et Mémoires de la Société Médicale des Hôpitaux de Paris.* — Séance du 11 février 1910.)

La très intéressante communication de MM. Roger et Sabaréanu (1), en appelant l'attention sur les manifestations pleurales de la syphilis tertiaire, évoque en même temps les difficultés du diagnostic différentiel de bon nombre de localisations de la syphilis et de la tuberculose, surtout lorsque ces deux maladies évoluent chez le même sujet.

La question de l'association morbide « syphilis et tuberculose », à l'étude clinique de laquelle je me suis personnellement attaché, comporte des considérations pratiques très importantes qui trouvent leur application dans le cas particulier et doivent fixer un instant notre attention.

On sait quel puissant facteur de prédisposition à la tuberculose est la syphilis; c'est dire combien souvent le médecin rencontrera l'association des deux maladies chez le même sujet. Or, rien n'est plus difficile que de faire la part qui revient à chacune dans le déterminisme des accidents morbides en évolution.

La première condition du diagnostic est la notion précise des accidents que chacune des deux maladies, prise isolément, peut provoquer. A cet égard, l'histoire des pleurésies chez les syphilitiques est du plus haut intérêt. « Si on oppose l'extrême fréquence de la tuberculose pleurale à l'extrême rareté des pleurésies syphi-

(1) « Sur la déviation du complément dans les sérosités des syphilitiques ». Société Médicale des Hôpitaux, 21 janvier 1910.

litiques, on conçoit aisément, ainsi que je l'ai écrit ailleurs, que l'hésitation entre la nature syphilitique ou tuberculeuse d'une pleurésie ne sera possible que dans des circonstances tout à fait particulières. Ce ne sera guère que lorsque le sujet sera manifestement syphilitique que le doute devra s'imposer. Il faut savoir, en effet, que certaines déterminations pleurales existent dans la syphilis et que, par conséquent, toute pleurésie qui survient chez un syphilitique, même s'il est en même temps suspect de tuberculose, n'est pas fatalement tuberculeuse. »

Or, pour ne parler ici que des manifestations tertiaires, nous ne connaissions pas, jusqu'à ce jour, de lésions syphilitiques localisées *uniquement* à la plèvre. « On ne saurait affirmer, dit Fournier, qu'il en existe d'essentielles, de primitives, d'indépendantes de toute affection. En tout cas, *je n'en rencontre pas une seule* dans le relevé des autopsies de syphilis faites dans mon service depuis nombre d'années. C'est là, au reste, un sujet qui a été peu exploré et sur lequel de nouvelles recherches sont nécessaires. » (*Traité de la syphilis*, t. II, fascicule II, article : « Pleurésie syphilitique. »)

Jusqu'ici on ne décrivait (voir également mon article du Précis de syphiligraphie de Gaucher) au cours de la syphilis tertiaire que deux variétés de pleurésies : l'une, associée à une pneumopathie syphilitique, l'autre, consécutive à une lésion de voisinage siégeant sur le squelette thoracique, les organes du médiastin, etc.

Dans la deuxième variété, la pleurésie peut rester *sèche* et se borner à la production de simples adhérences (Wirchow, Lancereaux), ou bien elle peut être *exsudative* (cas de Dieulafoy, de Gaucher, de Balzer et Jacquin); dans ce cas, l'épanchement est sanguinolent ou séro-sanguinolent.

Dans la première variété, la pleurésie n'est en somme qu'une complication indirecte, dont la nature n'est nullement syphilitique, à moins qu'il ne s'agisse de la forme décrite par Nikouline sous le nom de *péri-pleurésie syphilitique*, dans laquelle l'épanchement, consécutif à une périostite costale spécifique, reste peu abondant, simule l'abcès froid pleural et est curable par le traitement mercuriel.

Ces deux variétés de pleurésies syphilitiques tertiaires ont leurs homologues dans la tuberculose pleurale. Vu la rareté de ces manifestations de la vérole comparée à la fréquence des lésions tuberculeuses de même allure, le médecin ne songera pas à la syphilis si son attention n'est pas attirée par la constatation de stigmates caractéristiques ou par l'aveu du malade.

Or, voici que la notion des épanchement pleuraux séro-fibrineux, en quelque sorte primitifs, c'est-à-dire indépendants de manifestations syphilitiques pulmonaires, osseuses ou autres, introduite par MM. Roger et Sabaréanu, vient encore élargir le cadre de la syphilis pleurale tertiaire.

Il importe que ces faits ne soient pas ignorés des médecins.

Il convient, toutefois, de remarquer que la nature syphilitique d'un épanchement pleural tertiaire ne peut être admise qu'avec les plus grandes réserves, même lorsque cet épanchement survient chez un sujet notoirement syphilitique, pour cette raison même que le *terrain syphilitique est éminemment favorable à la germination de la tuberculose*. A cet égard, il convient de rappeler l'opinion du Pr. Landouzy, à propos des pleurésies du stade roséolique, étudiées par Chantemesse, Widal, Prétorius, Talamon... et qui, pour lui, sont de *support syphilitique et de nature bacillaire*.

Aussi bien ne saurait-on trop discuter la valeur des éléments du diagnostic différentiel. Ces éléments sont :

D'une part, *la notion de l'existence de la syphilis ou de la tuberculose chez le sujet et l'influence du traitement mercuriel*.

D'autre part, *les résultats des constatations histologiques, cliniques et bactériologiques*.

I. — La notion de l'existence de la syphilis dans le passé d'un malade repose sur *l'interrogatoire et la recherche de stigmates, de cicatrices ou de manifestations spécifiques en évolution*. Mais, abstraction faite des réponses mensongères, il faut tenir compte des syphilis ignorées et méconnues et reconnaître que nombre d'anciens syphilitiques ne présentent aucun stigmate révélateur. Aussi bien a-t-on cherché la démonstration de l'existence de la syphilis dans l'efficacité du traitement d'épreuve et, plus récemment, dans l'emploi de la réaction de Wassermann.

Or, ces deux procédés n'ont pas une valeur absolue au point

de vue du diagnostic de la nature de telle ou telle manifestation syphilitique et particulièrement de la pleurésie.

Le *traitement d'épreuve*, en effet, exerce très souvent une influence favorable sur les localisations tuberculeuses greffées sur le terrain syphilitique, ainsi que Potain l'avait remarqué et que je me suis attaché à en fournir de nombreux exemples dans mon livre. On ne saurait donc conclure rigoureusement qu'une pleurésie survenue chez un syphilitique et guérie par le traitement mercuriel est nécessairement syphilitique.

Quant à la *réaction de Wassermann*, elle prouve simplement que le sujet est syphilitique, mais ne permet nullement d'affirmer que telle ou telle affection dont il est porteur, et particulièrement une pleurésie, est de nature syphilitique, ainsi que le reconnaissent eux-mêmes MM. Roger et Sabaréanu, ce qui ne diminue en rien l'intérêt de leurs recherches sur la déviation du complément par les sérosités des syphilitiques.

Au point de vue du diagnostic, la réaction de Wassermann est l'homologue de la *tuberculino-réaction;* si tant est que cette dernière soit toujours spécifique et permette d'affirmer l'existence de la tuberculisation du sujet, elle ne saurait permettre de conclure que telle ou telle lésion dont il est porteur est de nature tuberculeuse.

Ces réflexions méritent d'être retenues tout particulièrement dans le cas qui m'occupe; elles montrent combien il peut être difficile, sinon impossible, d'établir par des procédés d'examen d'ordre général et indirect la nature syphilitique ou tuberculeuse d'une localisation morbide évoluant chez un sujet qui peut être à la fois syphilitique et tuberculeux.

Les constatations tirées de l'examen direct sont-elles plus démonstratives? C'est ce que nous allons voir. Mais, auparavant, et en manière de transition, il me faut signaler les résultats que peut donner l'examen de l'expectoration.

La *recherche du bacille de Koch*, si elle est positive, permettra de conclure à l'existence de la tuberculose pulmonaire; si elle est négative, elle n'aura sur ce point qu'une valeur restreinte; en aucun cas, elle n'autorisera une conclusion sur la nature de l'épanchement pleural.

J'en dirai autant de *l'albumino-réaction des crachats* indiquée par M. Roger comme un signe qui ne manque jamais dans l'expectoration des tuberculeux. L'absence d'albumino-réaction prouvera que le poumon est indemne, mais sera parfaitement compatible avec la tuberculose pleurale; elle ne saurait être invoquée comme un argument en faveur de la nature syphilitique et non tuberculeuse d'un épanchement pleural.

II. — L'examen direct du liquide épanché ne saurait être négligé.

La *lymphocytose* appartient aussi bien aux exsudats syphilitiques que tuberculeux et ne saurait ici avoir une bien grande portée.

Les différences chimiques n'ont point été étudiées encore.

Restent les caractères bactériologiques. Or, *l'inoculation du liquide pleural au cobaye* peut être démonstrative si elle est positive; négative, elle n'a qu'une valeur de présomption insuffisante. Quant à la *recherche du tréponème*, on sait qu'elle est, en général, stérile dans les exsudats tertiaires; positive, elle entraînerait la conviction.

La réaction de Wassermann, obtenue avec le liquide pleural, de l'avis même de MM. Roger et Sabaréanu, atteste simplement l'état de syphilisation du sujet, mais nullement la nature syphilitique de l'épanchement; elle a pu être obtenue avec la sérosité de vésicatoires appliqués à des syphilitiques.

De ces considérations et de ces critiques il résulte, à mon avis, *qu'on ne sera fondé à admettre l'existence des pleurésies séro-fibrineuses de nature syphilitique que lorsque des autopsies auront établi la réalité de lésions syphilitiques de la plèvre dans ces cas ou lorsque l'examen bactériologique aura démontré la présence du tréponème dans l'exsudat.*

Actuellement, la pleurésie séro-fibrineuse syphilitique n'a pas fait sa preuve, et j'estime, pour ma part, qu'il est encore permis de penser que les pleurésies séro-fibrineuses qui surviennent chez les syphilitiques ne sont que des manifestations tuberculeuses atténuées et curables par le traitement mercuriel.

Les pleurésies des syphilitiques

(Journal de Médecine et de Chirurgie pratiques, 10 mars 1913.)

C'est à dessein que j'ai donné ce titre à cette conférence (1); il contient implicitement la conclusion que nous tirerons des faits que nous allons passer en revue et qui vous montreront, je pense, que, s'il est assez fréquent d'observer une pleurésie chez un syphilitique, il est relativement rare de pouvoir affirmer que cette pleurésie est de nature syphilitique.

L'existence de la pleurésie syphilitique est très discutée, et, en réalité, elle est discutable. Ecoutez ce que pense le Pr. Fournier des pleurésies syphilitiques *tertiaires* : « On ne saurait affirmer, écrit-il (2), qu'il en existe d'essentielles, de primitives, d'indépendantes de toute affection. En tout cas, je n'en rencontre pas une seule dans le relevé des autopsies de syphilis faites dans mon service depuis nombre d'années ». L'opinion d'un autre syphiligraphe, dont la compétence est également reconnue de tous, Darier, n'est pas moins radicale à l'égard des pleurésies *secondaires*, ainsi qu'il n'hésita pas à la formuler à propos de l'intéressante observation qu'apportèrent Bezançon et Gastinel à la Société d'Etudes scientifiques sur la tuberculose, le 11 juillet 1912 : « Il est remarquable, dit-il, que, dans les services spéciaux, où les syphilitiques abondent, on ne rencontre pas de syphilis secondaires de la plèvre; je n'en ai pas observé un seul cas ».

La fréquence relative des pleurésies chez les syphilitiques trouve peut-être son explication dans la fréquence de la tuberculose chez les syphilitiques. Nombre d'observateurs, Potain, Landouzy et son élève Jacquinet, Barthélemy, ont insisté sur la prédisposition que la syphilis semble créer vis-à-vis de la tuberculose; je me suis attaché personnellement à l'étude de cette intéressante question dans mes recherches sur les causes, les variétés cliniques et le traitement de l'association de la syphilis et de la tuberculose.

---

(1) Conférence faite à l'hôpital de la Charité, le 4 février 1913.
(2) « Traité de la Syphilis », tome II, fascicule II, article : *Pleurésie syphilitique.*

Dans cette conférence je m'efforcerai de faire la critique des observations et des travaux qui ont été publiés sur la question des pleurésies syphilitiques. Je tenterai d'établir s'il existe réellement des pleurésies de nature syphilitique ou s'il faut admettre que la nature syphilitique des pleurésies qui évoluent chez les syphilitiques est loin d'être suffisamment démontrée.

Toutefois, avant d'aborder cette discussion pathogénique, il me paraît indispensable de vous rappeler quelles sont les variétés cliniques des pleurésies qu'on peut observer au cours de la syphilis.

I. — Les différentes variétés cliniques des pleurésies qu'on peut observer chez les syphilitiques .

Il convient de distinguer, tout d'abord, deux catégories principales, suivant l'âge de la syphilis : les *pleurésies de la période secondaire* et les *pleurésies de la période tertiaire*.

1º PLEURÉSIES DE LA PÉRIODE SECONDAIRE. — Dès longtemps les cliniciens ont constaté la coïncidence d'une pleurésie avec les accidents cutanéo-muqueux de la période secondaire. C'est de cette coïncidence que ces pleurésies tirent le nom qui leur a souvent été donné de *pleurésies du stade roséolique*.

Bazin croyait à la nature syphilitique de ces pleurésies et expliquait leur pathogénie par la prédilection toute spéciale que la syphilis affecte, à cette période, pour le système lymphatique.

Plus près de nous, en 1890, dans un intéressant mémoire publié à la Société médicale des Hôpitaux de Paris, Chantemesse et Widal, se basant sur la coïncidence de ces pleurésies avec d'autres accidents cutanéo-muqueux, sur l'absence des signes évidents de tuberculose et sur l'efficacité du traitement mercuriel, concluent à leur nature syphilitique. Talamon (1), Prétorius (2), Rochon (3), Carra (4), Monserret (5) arrivent à des conclusions

(1) TALAMON, *Médecine Moderne*, 1891.
(2) PRÉTORIUS, *Annales et Bulletin de la Société de Médecine d'Anvers*, 1891.
(3) ROCHON, *Thèse de Paris*, 1893.
(4) CARRA, *Thèse de Paris*, 1894.
(5) MONSERRET, *Thèse de Montpellier*, 1894.

analogues. Mais, déjà, les preuves paraissent plus convaincantes, car le laboratoire apporte à l'observation clinique le précieux appoint de ses constatations. Spillmann et Etienne, en 1896, *inoculent* des cobayes avec le liquide pleural et l'inoculation reste négative; la tuberculose peut être écartée. Œttinger et Malloizel (1), appliquant les recherches cytologiques nouvelles et fort en honneur à l'époque (1906), soutiennent que, si on cherche systématiquement les réactions pleurales chez tous les syphilitiques en période d'accidents secondaires, on les trouve dans les 2/3 des cas, soit sous la forme de pleurésie sèche, soit sous la forme d'un petit épanchement; ils indiquent une formule cytologique, dont nous discuterons plus tard la valeur. Presque en même temps paraît la thèse de Lépine (2), qui conclut à la nécessité de distinguer deux variétés de pleurésies du stade roséolique : les unes qui sont latentes, qu'il faut chercher, comme le disent Œttinger et Malloizel; les autres, qui, au contraire, occupent le premier rang de la scène morbide par la prédominance de leurs symptômes, par l'importance de l'épanchement; les premières seraient de nature syphilitique, les secondes seraient de nature tuberculeuse et conditionnées par un réveil d'une tuberculose latente sous l'influence de la syphilisation débutante; dans le premier cas, le malade est soigné pour sa syphilis, dans le second cas, il est soigné pour sa pleurésie et c'est accidentellement, par hasard, qu'on constate chez lui la présence plus ou moins nette d'accidents secondaires.

Tout dernièrement enfin, l'observation si pleine d'enseignements que Bezançon et Gastinel (3) ont apportée à la Société d'Etudes scientifiques sur la tuberculose est venue jeter dans le débat des arguments d'une importance considérable, en montrant que, malgré une réaction de Wassermann positive avec le liquide pleural comme avec le sérum sanguin, la pleurésie du stade

(1) ŒTTINGER et MALLOIZEL, *Annales des maladies vénériennes*, septembre 1906.

(2) LÉPINE, « Accidents syphilitiques pleuro-pulmonaires de la période secondaire ». *Thèse de Paris*, 1906.

(3) BEZANÇON et GASTINEL, « Réaction de Wassermann dans un liquide pleural de nature tuberculeuse, au cours d'une syphilis secondaire ». Société d'Etudes scientifiques sur la Tuberculose, 11 juillet 1912.

roséolique peut être tuberculeuse, puisque le liquide inoculé au cobaye le tuberculise.

Cette observation, qui confirme ce que j'ai toujours pensé, contribue à montrer une fois de plus la nécessité de ne pas perdre de vue la fréquence de l'association tuberculeuse et syphilitique. Elle retrouvera sa place dans l'argumentation de notre seconde partie.

Tels sont les principaux documents que nous possédons.

Ne retenant pour l'instant que les données cliniques qui s'en dégagent, nous pouvons assigner à la pleurésie du stade roséolique les caractères suivants :

La pleurésie peut être sèche ou exsudative. L'épanchement est, en général, très peu abondant et souvent bilatéral; c'est du moins ce qui se passe pour les pleurésies latentes d'Œttinger et Malloizel, de Lépine, qui se signalent par l'atténuation habituelle de tous les signes et par leur bénignité ordinaire. Lorsque, au contraire, l'épanchement est abondant et domine la scène, il est, en général, unilatéral; c'est alors qu'on doit redouter la tuberculose, si tant est qu'elle ne soit pas présente aussi dans le premier cas.

La coïncidence de la pleurésie avec les autres manifestations cutanéo-muqueuses de la période secondaire, sa disparition en même temps que celle de ces autres manifestations, sous l'influence du traitement spécifique, achèvent de la définir, d'après les auteurs qui se sont attachés à démontrer et à affirmer son existence, en tant qu'accident de nature syphilitique. Je vous dirai, dans un instant, que j'ai vu, dans un cas, l'épanchement persister alors que le traitement n'effaçait que la roséole concomitante.

2° PLEURÉSIES DE LA PÉRIODE TERTIAIRE. — On en décrit trois grandes variétés :

a) Celles qui accompagnent une pneumopathie syphilitique;

b) Celles qui sont associées à des lésions syphilitiques de voisinage;

c) Celles qui apparaissent primitivement.

Etudions successivement ces trois variétés :

a) *Pleurésies associées à une pneumopathie tertiaire.* — Virchow et Lancereaux insistent sur la fréquence des adhérences pleurales constatées à l'autopsie des sujets atteints de pneumopathie syphilitique. « Une pleurésie membraneuse, chronique et sèche, écrit Lancereaux, est, pour ainsi dire, l'acolyte obligé des lésions syphilitiques circonscrites ou diffuses du parenchyme pulmonaire. »

Mais là n'est pas la seule manifestation de ces réactions pleurales des pneumopathies tertiaires; on peut constater, en effet, un épanchement abondant, le plus souvent sanguinolent, ainsi que l'établissent notamment les observations classiques de Dieulafoy (1), de Gaucher (2), de Balzer et Jacquin (3).

Cette dernière observation mérite d'autant plus d'être retenue que le malade succomba et que l'autopsie put être faite. Un homme de 32 ans fut admis à l'hôpital avec tous les signes d'une pneumonie caséeuse : amaigrissement, fièvre, toux, hémoptysie, dyspnée, matité, souffle bronchique, râles sous-crépitants en foyers; un mois après, apparut un épanchement pleural abondant; on porta le diagnostic de pleurésie tuberculeuse. La mort survint et l'autopsie montra un foie syphilitique et un poumon farci de gommes dont la plus superficielle effleurait la plèvre. Celle-ci, très épaissie, contenait environ deux litres de liquide louche et sanguinolent; la recherche du bacille de Koch dans ces lésions fut négative.

Dans cette première variété, l'épanchement peut être concomitant avec les accidents pulmonaires (cas de Dieulafoy, de Gaucher), ou bien il est consécutif (cas de Balzer et Jacquin) et son apparition est précédée par une période plus ou moins longue d'accidents broncho-pulmonaires.

b) *Pleurésies associées à des lésions tertiaires de voisinage* (osseuses, médiastinales). Nikouline, de Moscou (4), a décrit sous le nom de *péri-pleurésie syphilitique* une lésion consécutive à une périostite costale spécifique, se caractérisant par des signes de

<hr>

(1) DIEULAFOY, Cliniques, 1897-98.
(2) GAUCHER, Congrès de Vienne, 1872.
(3) JACQUIN, *Thèse de Paris*, 1884.
(4) NIKOULINE, « Sur les pleurésies syphilitiques ». *Semaine Médicale*, 1891, page 116.

petit épanchement, simulant l'abcès froid pleural d'origine costale et curable par le traitement mercuriel.

Dans notre salle Cruveilhier, vous pouvez voir actuellement une femme dont je vous ai raconté l'histoire l'an dernier, dans une de ces conférences (1), et qui, atteinte d'anévrisme de l'aorte avec médiastinite syphilitique guérie par le traitement mercuriel, vient de faire une récidive de médiastinite avec propagation de voisinage à la plèvre gauche; elle a fait, sous notre oreille, une réaction sèche de toute la plèvre, qui tend en ce moment à se résoudre sous l'influence d'une nouvelle série de piqûres d'hydrargyre.

c) *Pleurésies tertiaires primitives.* — Dans cette variété, la pleurésie est la première et même la seule manifestation de la syphilis sur l'appareil respiratoire. Nikouline a décrit une forme *sèche*. Ce n'est que tout récemment qu'on a envisagé la possibilité d'une forme exsudative, constituée par un *épanchement séro-fibrineux* et évoluant sous les apparences classiques de la pleurésie dite *a frigore*.

C'est à Roger et à Sabaréanu (2) qu'on doit les premières observations de pleurésie syphilitique tertiaire séro-fibrineuse.

Ces auteurs s'appuient sur le résultat négatif de l'inoculation au cobaye et sur le fait du résultat positif de la réaction de Wassermann, recherchée dans le liquide d'épanchement. Nous discuterons plus loin leur argumentation. Actuellement, bornons-nous à résumer leurs observations cliniques.

Dans la première, il s'agit d'une malade âgée de 38 ans, qui, à l'âge de 17 ans, avait été soignée par Féréol, dans cet hôpital, comme tuberculeuse pulmonaire; à 21 ans, elle contracta la syphilis; à 22 ans, elle fit une pleurésie droite. Cette fois, seize ans après, c'est à gauche que siège la pleurésie. Il faut reconnaître que le passé de cette malade est plus que suspect et paraît fortement entaché de bacillose. Mais, passons : nous y reviendrons.

(1) SERGENT, « La médiastinite syphilitique considérée dans ses rapports avec l'anévrisme de l'aorte ». *Presse Médicale*, 13 juillet 1912.

(2) ROGER et SABARÉANU, Société Médicale des Hôpitaux de Paris, 21 janvier 1910.

Roger et Sabaréanu obtiennent un Wassermann positif avec le sérum sanguin et avec le liquide pleural; ils ne trouvent pas de bacilles de Koch dans les crachats, qui ne contiennent pas non plus d'albumine; l'inoculation du liquide pleural au cobaye reste négative. Enfin, les auteurs instituent le traitement mercuriel et voient l'épanchement disparaître.

Dans leur deuxième observation, il s'agit d'un malade âgé de 32 ans, sans aucun antécédent tuberculeux, qui a eu la syphilis à 15 ans et présente (17 ans après) un épanchement pleural gauche, dont le début remonte à cinq semaines. Les mêmes épreuves sont pratiquées et donnent les mêmes résultats : Wassermann pleural et sanguin positif, inoculation négative, efficacité apparente du traitement mercuriel.

Peu de temps après, Roque et Garin, de Lyon (1), apportent une observation confirmative des recherches de Roger et Sabaréanu.

Chez un homme de 46 ans, qui a eu la syphilis à 24 ans, et qui n'a aucun antécédent tuberculeux, ils constatent un abondant épanchement pleural (3 litres), accompagné de forte dyspnée et de fièvre élevée (40°); ils retirent 1.500 grammes par ponction et ne trouvent aucun signe stéthoscopique aux sommets. L'examen du liquide donne une lymphocytose pure, sans bacilles de Koch; on ne peut y colorer de tréponèmes; le Wassermann est positif avec le liquide pleural et le sérum; l'inoculation au cobaye reste négative. Le traitement spécifique est suivi d'une guérison rapide et complète.

Tels sont les principaux documents que nous possédons pour entreprendre l'histoire des pleurésies syphilitiques.

Voyons s'ils suffisent à établir l'existence réelle de pleurésies syphilitiques.

II. — Discussion sur la nature de ces différentes variétés cliniques.

La critique rigoureuse des faits conduit à distinguer deux catégories de pleurésies chez les syphilitiques :

(1) Roque et Garin, Société Médicale de Lyon, 18 avril 1910.

1° Les pleurésies dont la nature syphilitique est incontestable;

2° Les pleurésies dont la nature syphilitique est discutable.

Les premières appartiennent au tertiarisme et sont constituées par des *lésions scléro-gommeuses de la plèvre*, en évolution ou cicatricielles.

Elles sont associées à la pneumopathie syphilitique (cas de Dieulafoy, de Gaucher, de Balzer et Jacquin), ou à des lésions de voisinage portant sur le squelette, le médiastin (Nikouline).

Les secondes sont les épanchements séro-fibrineux de la période secondaire ou du tertiarisme.

Or, si on veut bien se souvenir, d'une part, de la fréquence de la tuberculose chez les syphilitiques; d'autre part, de la fréquence de la nature tuberculeuse de la pleurésie séreuse, on est tout naturellement porté à soupçonner et à rechercher la tuberculose sous le masque de la syphilis. Si bien que, en définitive, la question revient à discuter si une pleurésie séro-fibrineuse, qui survient chez un syphilitique, est syphilitique ou tuberculeuse. Dans cette discussion, interviennent deux ordres d'arguments : des arguments cliniques et des arguments de laboratoire. Examinons-les.

1° ARGUMENTS TIRÉS DE LA CLINIQUE. — Ce n'est pas moi qui nierai la haute valeur des arguments tirés de la clinique. J'estime que les faits cliniques, rigoureusement observés, ont une valeur aussi probante que les autres faits d'ordre expérimental. Les résultats thérapeuthiques sont trop souvent tenus pour moins probants que ceux que fournissent certaines expériences de laboratoire, d'une interprétation au moins aussi délicate et suspecte. En matière de syphilis, par exemple, il est bien évident que l'efficacité du traitement spécifique constitue un élément de diagnostic d'une haute portée, à tel point qu'on a accoutumé, dans les cas douteux, d'instituer ce qu'on a si justement appelé le *traitement d'épreuve*.

Toutefois, il faut se garder de tirer des conclusions trop systématiques et de construire sur les bases fragiles de quelques cas particuliers des conceptions générales.

La clinique ne doit tirer ses conclusions que d'un ensemble de probabilités qui, en se réunissant, constituent un faisceau assez solide pour prendre figure de preuve.

Or, dans la question qui nous occupe, l'argumentation clinique repose sur les éléments suivants : la notion de manifestations syphilitiques ou tuberculeuses concomitantes, l'action du traitement spécifique, les résultats des réactions humorales de la tuberculose et de la syphilis.

Le groupement de ces éléments représente l'ensemble *des procédés d'examen d'ordre général et indirect* qui permettent de dépister la syphilis ou la tuberculose chez un sujet, alors que les éléments de diagnostic tirés des recherches faites au laboratoire représentent l'ensemble des *procédés d'examen direct*.

Discutons la valeur des arguments tirés de la clinique.

a) Notion de l'existence chez le sujet de la syphilis ou de la tuberculose.

La coexistence d'accidents syphilitiques ou tuberculeux n'a qu'une simple valeur de présomption. Ce n'est pas parce qu'un sujet est syphilitique que tous les accidents, toutes les lésions locales ou viscérales qu'il présente, sont de nature syphilitique; de même pour la tuberculose. Bien plus, l'association des deux maladies est des plus fréquentes et je n'ai pas craint d'écrire ni de répéter que la constatation de la syphilis doit inciter le médecin à rechercher la tuberculose, son associée coutumière.

L'argument qui s'appuie sur la coexistence d'accidents cutanéomuqueux pour décrire la pleurésie syphilitique du stade roséolique est loin d'être probant. Dans l'observation toute récente de Bezançon et Gastinel, la tuberculose est prouvée par la présence du bacille de Koch dans les crachats et par le résultat positif de l'inoculation au cobaye et, cela, en dépit du résultat positif de la réaction de Wassermann avec le liquide pleural.

La coexistence d'accidents tertiaires n'est pas plus valable; pas davantage n'est valable la notion de la syphilis dans le passé. Dans l'une des deux observations de Roger et Sabaréanu, la malade est notoirement entachée de tuberculose; elle a été soignée dix-sept ans auparavant pour des accidents de tuberculose pulmonaire et a déjà eu une première pleurésie, un an après sa syphilisation. Ici, la tuberculose et la syphilis sont présentes et peuvent être incriminées au même titre dans l'interprétation de la pathogénie de la pleurésie actuelle.

b) Action du traitement spécifique. — Le fait qu'une pleurésie secondaire ou tertiaire paraît influencée par le traitement spécifique ne saurait emporter la conviction absolue. Il est nombre d'accidents syphilitiques qui disparaissent spontanément; combien de roséoles sont ignorées du sujet lui-même! D'ailleurs, j'ai observé, il y a dix ans, un malade chez lequel une pleurésie séro-fibrineuse, contemporaine de la roséole et de l'efflorescence des plaques muqueuses, persista longtemps après la disparition de ces accidents cutanéo-muqueux, résista au traitement mercuriel et dut être ponctionnée deux fois; dans la suite, ce malade présenta des signes évidents de tuberculose pulmonaire.

D'autre part, on connaît l'influence favorable du traitement mercuriel sur la tuberculose des syphilitiques. Potain, Barthélemy, d'autres observateurs et moi-même en avons rapporté des exemples probants.

c) Résultat des réactions humorales générales (tuberculino-réaction et Wassermann).

Les réactions humorales du sérum sanguin n'ont aucune signification dans l'interprétation de la nature d'une lésion locale. Un Wassermann positif prouve simplement — si tant est que la valeur du Wassermann soit absolue, ce qui est bien probable — que le sujet est entaché de syphilis; une tuberculino-réaction positive atteste qu'il est tuberculeux; un séro-diagnostic d'Arloing a la même signification; ni l'une ni l'autre de ces méthodes ne saurait permettre d'affirmer que telle lésion locale est de nature syphilitique ou tuberculeuse. Ceci ne veut pas dire cependant que la tuberculino-réaction n'a aucune valeur diagnostique chez les syphilitiques, ainsi que l'a prétendu Nicolas, de Lyon (1); j'ai

(1) NICOLAS, FAVRE, AUGAGNEUR et CHARLET, Société Médicale des Hôpitaux de Lyon, 11 mars 1910 et 21 janvier 1911.

montré (1) que, si on fait l'épreuve chez les jeunes enfants syphilitiques et non chez l'adulte, on constate que la syphilis n'entraîne nullement, *ipso facto*, une réaction positive à la tuberculine. Cela signifie simplement que si les adultes syphilitiques
réagissent à la tuberculine beaucoup plus souvent que les adultes
non syphilitiques, comme l'a vu Nicolas, c'est parce que la syphilis crée une prédisposition toute spéciale à la tuberculose.

De ce rapide aperçu il découle que les arguments tirés de l'observation clinique et des procédés d'examen indirect sont loin
d'être probants pour nous autoriser à admettre la nature syphilitique des pleurésies séro-fibrineuses observées pendant le stade
roséolique ou au cours du tertiarisme.

Les arguments tirés des procédés d'examen direct employés
dans les laboratoires sont-ils plus convaincants? C'est ce que nous
allons voir.

2° ARGUMENTS TIRÉS DES PROCÉDÉS D'EXAMEN DIRECT EMPLOYÉS
AU LABORATOIRE.

On peut les diviser en deux groupes : les uns sont tirés de
l'examen des crachats, les autres de l'examen du liquide pleural.

a) L'examen des crachats, pratiqué en vue d'établir ou de rejeter l'existence de la tuberculose, doit porter, d'une part sur la
recherche du bacille de Koch, d'autre part sur la recherche de
l'albumino-réaction.

La *recherche du bacille de Koch*, pour être valable, doit tout
au moins s'entourer de toutes les garanties de technique qui sont
le plus capables d'écarter les causes d'erreur. Les examens devront
être multiples et répétés et il importera de recourir à la méthode
de l'*homogénéisation*, préconisée par Bezançon et ses élèves. Encore conviendra-t-il d'observer une prudente réserve : si la recherche est négative, on ne saura conclure d'un façon ferme que la
tuberculose n'existe pas, mais simplement qu'on n'a pas trouvé

(2) Emile SERGENT, « Valeur de la réaction à la tuberculine chez les syphilitiques ». Société d'Etudes scientifiques sur la Tuberculose, 11 novembre 1911.
(Voir page 193.)

de bacilles; d'ailleurs, la plèvre peut être tuberculisée sans que le poumon soit le siège de lésions tuberculeuses ouvertes; — si la recherche est positive, il n'y aura pas de doute sur l'existence de la tuberculose pulmonaire; mais cela ne permettra pas d'exclure la possibilité d'une syphilis associée.

L'*albumino-réaction*, conseillée par Roger et Valensi, qui ont montré sa valeur diagnostique dans la tuberculose pulmonaire, prête exactement aux mêmes réserves d'interprétation.

b) L'examen du liquide pleural comporte trois opérations :

La recherche de la formule cytologique, la recherche du bacille de Koch, la réaction de Wassermann.

La *formule cytologique* diffère peu dans la syphilis et dans la tuberculose; c'est surtout la lymphocytose qui la caractérise.

Toutefois, après avoir rappelé une observation de la thèse de Ravaut, Œttinger et Malloizel (*loc. citat.*), en se basant sur un certain nombre d'observations, croient pouvoir assigner à la pleurésie syphilitique la formule suivante : abondance considérable d'éléments lympho-conjonctifs, de macrophages dérivés des éléments endothéliaux ou des cellules conjonctives du tissu pleural, pendant la période d'état; abondance d'éosinophiles au déclin. Il faut bien avouer qu'il n'y a là que des nuances bien ténues et que l'examen cytologique ne peut suffire à établir avec certitude l'existence de la pleurésie syphilitique.

La *recherche du bacille de Koch* par l'examen direct du liquide (inoscopie) est bien peu sûre. C'est surtout par l'inoculation au cobaye qu'on la tentera. Si le résultat est positif, on pourra affirmer à coup sûr l'existence de la tuberculose; on ne sera pas autorisé aussi sûrement à nier la syphilis, qui peut être associée. S'il est négatif, il a une valeur relative; c'est sur des inoculations négatives qu'ont été publiés les premiers faits de pleurésies syphilitiques du stade roséolique (Spillmann et Etienne), et que se sont appuyés également Roger et Sabaréanu, Roque et Garin; mais, en réalité, un résultat négatif ne saurait avoir une valeur rigoureusement probante; il laisse planer un doute.

La *réaction de Wassermann avec le liquide pleural* peut-elle apporter une conclusion plus ferme? Roger et Sabaréanu, les premiers, ont eu recours à ce procédé. Dans leurs deux cas, le liquide pleural donnait un Wassermann positif. Il est vrai qu'eux-mêmes ont reconnu que la sérosité d'un vésicatoire appliqué chez un syphilitique dont le Wassermann sanguin est positif donne également un résultat positif. Dès lors, la réaction de Wassermann faite sur le liquide pleural n'a pas plus de valeur que faite avec le sérum sanguin; elle atteste la syphilisation du sujet, mais non point la nature syphilitique de la lésion locale. Toutefois, il convient de reconnaître que Garin et Laurent (1) ont constaté que le Wassermann n'est pas toujours positif avec le liquide pleural quand il l'est avec le sérum, d'où ils concluent que si le Wassermann pleural est positif aussi, c'est qu'il y a un processus pleural en évolution.

Tels sont les faits actuellement connus et telle est la critique générale qu'on peut en présenter. -

Quelle conclusion doit-on en tirer?

Il est bien certain que les observations de Roger et Sabaréanu, de Roque et Garin, ont apporté un appoint impressionnant à l'histoire des pleurésies séro-fibrineuses de nature syphilitique.

Il n'est pas moins évident que des observations comme celle de Bezançon et Gastinel, en démontrant, par l'emploi des mêmes procédés de coloration, l'association de la tuberculose et de la syphilis, s'ajoutent aux réserves inspirées par l'argumentation purement clinique et jettent un nouveau doute sur la réalité de la pleurésie séro-fibrineuse de nature syphilitique.

A mon avis, celle-ci n'a pas fait sa preuve; elle ne l'aura faite que le jour où nous pourrons déceler le tréponème dans le liquide pleural.

Encore, cette constatation ne permettra-t-elle pas d'exclure la possibilité d'une pleurésie hybride, à la fois syphilitique et tuberculeuse, à moins que de nombreuses inoculations au cobaye ne demeurent en même temps négatives.

(1) GARIN et LAURENT, « La réaction de Wassermann dans le sérum et les différents liquides de l'organisme ». *Journal de Physiologie et de Pathologie générales*, 1910.

Avec Lancereaux, qui s'est toujours refusé à admettre la pleurésie syphilitique du stade roséolique, avec Landouzy qui la considère comme « de support syphilitique et de nature bacillaire »,
je persiste encore, et je crois que c'est également l'opinion de
Bezançon et Gastinel, à considérer les pleurésies séro-fibrineuses
qui surviennent chez les syphilitiques beaucoup plutôt comme
des manifestations de la tuberculose associée que comme des
localisations de la syphilis.

L'inégalité pupillaire par pleurite du sommet
chez les syphilitiques

(Académie de Médecine, 11 mars 1919.)

L'inégalité pupillaire, lorsqu'elle n'est pas imputable à une cause
locale (lésion de l'œil...), a, pour la plupart des médecins, la
valeur d'un indice révélateur de la syphilis.

Lorsqu'elle s'accompagne d'irrégularité de diamètre et de forme
de la pupille ou d'altération des réflexes d'accommodation, il est
certain qu'elle doit toujours diriger le diagnostic dans ce sens.
Même lorsqu'elle est simple, c'est-à-dire sans troubles des réflexes
d'accommodation, sans irrégularité de la forme de la pupille, on
doit lui accorder a *priori, si le sujet est notoirement syphilitique,*
une valeur pronostique suspecte et craindre qu'elle ne soit le premier indice d'une atteinte des centres nerveux et le prélude d'un
tabes ou d'une paralysie générale. Cependant, si cette interprétation est souvent confirmée dans la suite par l'apparition d'autres
symptômes de certitude, elle est loin d'être toujours exacte. En
effet, l'inégalité pupillaire simple peut, même chez un syphilitique
avéré, être complètement indépendante de toute atteinte des centres nerveux : on peut l'observer comme conséquence d'une pleurite du sommet, liée à l'évolution plus ou moins torpide d'une
tuberculose pulmonaire fibreuse, sclérosante.

J'ai rencontré un certain nombre de cas de ce genre et il m'a
paru intéressant de les signaler : ils complètent mes recherches

antérieures, d'une part sur la fréquence de l'inégalité pupillaire dans les affections pleuro-pulmonaires aiguës et chroniques, notamment dans la pleurite du sommet, d'autre part sur la fréquence de la tuberculose chez les syphilitiques et sur la tendance toute particulière de la tuberculose des syphilitiques à prendre la forme fibreuse, torpide.

L'inégalité pupillaire dans les affections pleuro-pulmonaires aiguës ou chroniques a été signalée et étudiée par Chauffard et Lœderich, par Souques, par Massalongo, par Fodor. Je l'ai étudiée moi-même (*Progrès Médical*, 11 mai 1912) et me suis attaché à en discuter et à en préciser le mécanisme pathogénique, montrant le rôle qu'il faut accorder à l'excitation ou à la paralysie des filets pupillo-dilatateurs qui, par les rami-communicantes, se rendent dans le 1er ganglion dorsal et dans le 3e ganglion cervical. Toute lésion du dôme pleuro-pulmonaire, portant sur cette région, peut entraîner la dilatation ou le rétrécissement de la pupille du côté correspondant, suivant qu'il y a excitation ou paralysie. Il n'est pas rare de voir le rétrécissement succéder à la dilatation, la phase d'excitation étant suivie de la phase de destruction des filets pupillo-dilatateurs. J'ai surtout étudié ce symptôme dans la *pleurite du sommet*, dont j'ai cherché à isoler le syndrome en lui donnant comme bases, en outre des signes stéthoscopiques et radioscopiques, l'inégalité pupillaire, avec ou sans troubles vasomoteurs de la pommette, et l'adénite sus-claviculaire. Avec Mlle German j'ai poursuivi l'étude de ce syndrome de la pleurite apicale et j'en ai précisé les modifications constitutives aux étapes successives de l'évolution de la lésion.

La fréquence de la tuberculose pulmonaire chez les syphilitiques est aujourd'hui classique. Landouzy l'avait signalée et, de mon côté, je me suis attaché à présenter une étude complète de cette association morbide. La syphilis prépare le terrain pour la graine de la tuberculose. Elle est, avec l'alcoolisme, la maladie qui prédispose le plus à la tuberculose. Mais la tuberculose des syphilitiques, celle surtout qui se développe chez les vieux syphilitiques, a une tendance toute particulière à évoluer sur le type de la tuberculose fibreuse, si bien que je n'ai pas craint d'insister sur *la valeur de la tuberculose pulmonaire fibreuse dans la recherche de la syphilis;* la fréquence des stigmates de la syphilis (leucoplasie, aortite) et des résultats positifs de la réaction de Bordet-Wassermann, chez les tuberculeux fibreux, en est une preuve ajoutée aux autres.

La tuberculose des syphilitiques se montre fort souvent sous le type de la clérose des sommets et s'accompagne, dans la majorité des cas, de réactions pleurales de même nature et de même tendance. Chez le plus grand nombre de ces sujets on constate *l'adénite sus-claviculaire* symptomatique de la pleurite apicale ou de la sclérose apicale pleuro-pulmonaire; chez quelques-uns on constate, en même temps, l'*inégalité pupillaire simple*, soit qu'il s'agisse d'une dilatation passagère liée à une poussée actuelle irritative de pleurite subaiguë, soit qu'il s'agisse d'un rétrécissement définitif dû à la destruction des filets pupillo-dilatateurs par une lésion sclérosante, cicatricielle, immuable.

Dans les cas que j'étudie ici l'inégalité pupillaire simple, constatée chez un syphilitique avéré, n'a donc avec la syphilis qu'un rapport indirect; elle est un effet de la pleurite apicale liée à la tuberculose pulmonaire développée à la faveur de la syphilis; elle n'est pas directement causée par la syphilis et n'a aucune relation avec une lésion évolutive des centres nerveux (tabes ou paralysie générale).

La valeur diagnostique et pronostique de ces constatations sémiologiques est assez importante pour que cette cause d'inégalité pupillaire chez les syphilitiques soit fortement soulignée. On pourrait presque dire que c'est parce que la pleurite du sommet est très fréquente chez les syphilitiques qu'on a fait de l'inégalité pupillaire simple un indice révélateur de la syphilis.

Évolution et traitement de la tuberculose
chez les syphilitiques (1).

(*Presse Médicale*, 14 octobre 1908.)

La syphilis et la tuberculose sont peut-être les deux maladies les plus répandues de notre époque. Aussi bien ne serez-vous pas étonnés de les rencontrer très fréquemment associées chez le même sujet, surtout si vous voulez bien vous imprégner de cette idée que la syphilis représente un puissant facteur de tuberculisation. Interrogez soigneusement tous vos tuberculeux, recherchez minutieusement chez eux les signes et les stigmates de la syphilis et vous constaterez, comme je l'ai fait moi-même, le bien fondé de cette opinion

Or, l'étude des conséquences de l'association des deux maladies, c'est-à-dire de l'évolution de la tuberculose chez les syphilitiques, ne peut être abordée utilement sans un exposé préalable, d'une part, des conditions étiologiques qui peuvent présider à l'origine de l'association morbide et, d'autre part, des principaux types anatomo-cliniques que peut revêtir cette association.

*

* *

Conditions étiologiques et pathogéniques qui entourent les origines de l'association morbide.[7]

L'importance de la syphilis acquise ou héréditaire dans l'étiologie de la tuberculose est indéniable; la syphilis constitue un facteur puissant de tuberculisation, soit par voie directe, soit par voie indirecte.

Directe, la tuberculisation se produit à la faveur de lésions syphilitiques des revêtements cutanés ou muqueux. C'est ainsi, notamment, que les inoculations bacillaires se grefferont fré-

(1) Conférence faite au siège de l'Association d'enseignement médical des hôpitaux de Paris et recueillie par M. Chauvet.

quemment sur une laryngite, une trachéite secondaire. — Potain, Landouzy, ont insisté sur ces données, et je me suis attaché moi-même à en montrer l'importance dans mes publications antérieures et notamment dans mon livre « Syphilis et Tuberculose ».

Mais la tuberculisation *indirecte* est bien plus fréquente. La syphilis prédispose à la tuberculose parce qu'elle atteint profondément l'organisme dans sa vitalité.

D'ailleurs, cette tuberculisation indirecte peut survenir soit au début de la syphilis, soit à une époque plus ou moins tardive, parfois même très lointaine.

Au début, pendant la période secondaire, la virulence de l'infection est à son comble, l'organisme est profondément atteint dans sa résistance et la tuberculose éclate plus ou moins brutalement. à la faveur de ce « grand branle-bas », suivant l'image de Ricord.

Plus tard, la syphilis a déterminé des altérations humorales persistantes, qui créent ce que j'ai appelé le *terrain syphilitique*, terrain qui constitue, vis-à-vis de la tuberculose, une prédisposition d'élection. Ce terrain syphilitique est transmissible héréditairement. S'il est universellement connu que les procréateurs peuvent contaminer leurs descendants et leur transmettre la syphilis, il est également certain qu'ils peuvent leur transmettre simplement le terrain syphilitique.

En d'autres termes, à côté de l'*hérédité de graine* prend place l'*hérédité de terrain*.

Or, la transmission des altérations humorales qui constituent le terrain syphilitique crée, chez les enfants des syphilitiques, une véritable disposition à la phtisie et aux tuberculoses locales (scrofulate de vérole et scrofule). C'est pourquoi, ainsi que je l'ai écrit : « la tuberculose devrait toujours trouver sa place dans une étude sur les manifestations de l'hérédo-syphilis »... car... « la syphilisation du père prépare le terrain pour la tuberculisation du fils ».

C'est cette même idée qu'a exprimée le Pr. Landouzy, lorsqu'il a dit, en termes imagés : « La syphilis fait le lit de la tuberculose ».

En résumé, la syphilis prépare le terrain pour la graine de la tuberculose; elle crée un terrain d'élection pour la tuberculisation; voilà ce qu'il faut retenir de ces considérations étiologiques, que j'ai voulu résumer brièvement devant vous et que vous trouverez longuement étudiées dans mon livre.

* *

Modes d'association de la syphilis et de la tuberculose.

Voyons maintenant comment la syphilis et la tuberculose s'associent, suivant quels modes anatomo-cliniques elles combinent leurs manifestations.

D'une façon générale, ces modes d'association se réduisent à deux types principaux, suivant qu'il y a association de lésions ou simplement association de terrains.

L'*association de lésions*, c'est la fusion intime sur un même territoire, d'où la formation de lésions hybrides, dont l'hybride de syphilis et de lupus représente l'exemple le plus caractéristique.

L'*association de terrains*, c'est l'évolution simultanée, parallèle, des deux maladies chez le même sujet, avec retentissement réciproque plus ou moins intense : c'est l'histoire, par exemple, de l'évolution de la tuberculose pulmonaire chez les syphilitiques.

Intéressants au point de vue pathogénique, ces deux modes d'association n'en constituent guère, en pratique, qu'un seul. En effet, lorsque la syphilis et la tuberculose se réunissent en un point quelconque, leur association ne se fait pas à la manière de la combinaison « d'un acide et d'une base formant un sel »; il n'y a point fusion complète, et Bazin s'est élevé contre cette opinion.

Lorsque Ricord a créé l'expression imagée de « scrofulate de vérole », il a envisagé simplement les caractères particuliers des manifestations scrofuleuses chez les syphilitiques, et inversement, et n'a point donné à cette image le sens étroit qu'elle paraît contenir. Il a fait allusion surtout aux allures spéciales des écrouelles secondaires et tertiaires chez les syphilitiques.

Il n'en est pas moins vrai que la réunion des deux ordres de lésions aboutit à la production d'une lésion complexe, qui tient de la syphilis par certains caractères, de la tuberculose par certains autres. C'est pour ces manifestations hybrides que Devergie a créé le nom de « scrofulo-syphilides ». Ce sont elles qui constituent « l'état mixte » de Lugol, « l'hybridité syphilo-strumeuse » de **Fournier.**

En réalité, si la fusion semble complète, elle n'est qu'apparente et les deux lésions évoluent côte à côte, sans se combiner l'une à l'autre, ainsi que permettent de le reconnaître les examens histologiques. Si bien qu'ici encore le problème se ramène à l'étude du retentissement qu'exercent l'un sur l'autre les deux maladies.

En résumé, « il n'y a jamais hybridité de lésions, mais seulement et toujours hybridité de terrains, avec intrication ou juxtaposition plus ou moins étroite ou lointaine de lésions ».

Quoi qu'il en soit de ces considérations générales, au point de vue purement clinique les deux modes d'association doivent être étudiés et décrits isolément.

LES HYBRIDITÉS DE LÉSIONS. — Laissant de côté les gommes pulmonaires syphilitiques secondairement tuberculisées, sur lesquelles nous reviendrons, ainsi que les différentes localisations hybrides, ganglionnaires ou autres, nous prendrons comme type *l'hybride de Lupus et de Syphilis* qui est certainement la mieux connue et la mieux étudiée.

Leloir (1891) en donna une description anatomo-clinique complète à propos d'un malade chez lequel il pratiqua une biopsie avant et après l'application du traitement spécifique. Il vit la lésion s'atténuer considérablement, sans cependant arriver à la guérison complète, et constata, en comparant les coupes provenant des deux biopsies, que des îlots tuberculeux persistaient, entourés par des bandes fibreuses plus ou moins épaisses représentant la cicatrisation des parties syphilitiques de la lésion.

Longin, dans une thèse récente (1905), est revenu sur ces faits et a bien montré que le traitement mercuriel modifie les lésions hybrides en amenant la disparition des infiltrations ressortissant à l'élément syphilitique, sans toutefois atteindre les infiltrats tuberculeux.

Ces faits établissent que, lorsque la syphilis et la tuberculose s'associent sur une même région, elles ne se combinent pas, au sens vrai du mot, mais se juxtaposent et s'intriquent simplement d'une façon plus ou moins intime.

LES HYBRIDITÉS DE TERRAINS. — Dans cette étude clinique du retentissement qu'exercent l'une sur l'autre la syphilis et la tuberculose évoluant simultanément chez le même individu, nous distinguerons deux grands groupes :

a) Les tuberculoses locales chez les syphilitiques;

b) La tuberculose pulmonaire chez les syphilitiques, que nous aurons surtout en vue aujourd'hui.

A) TUBERCULOSES LOCALES CHEZ LES SYPHILITIQUES (SYPHILO-SCROFULE. — Il est impossible d'aborder ce chapitre sans rappeler tout d'abord les diverses doctrines qui se sont élevées à propos de la nature de la *scrofule*. Considérée tout d'abord comme un dérivé fréquent de la syphilis par certains médecins, considérée par d'autres comme absolument indépendante de la syphilis, elle fut démembrée en quelque sorte par les recherches du Pr. Fournier sur l'hérédo-syphilis, et il semble bien que bon nombre des manifestations autrefois rattachées à la vieille scrofule doivent, en effet, être considérées comme des conséquences directes de la syphilis héréditaire tardive. Cependant, il est permis de penser que la démarcation entre la scrofule proprement dite et l'hérédo-syphilis est très indécise et que bien souvent la scrofule ne fait son apparition qu'à la faveur du terrain syphilitique. Je me suis attaché personnellement à soutenir cette opinion, que j'ai longuement développée dans mon livre. Je crois avec Gallois que la scrofule, infection primitivement banale du rhino-pharynx, ouvre la porte à la scrofulo-tuberculose et qu'elle a elle-même pour origine, ainsi que l'admet également le Pr. Gaucher, une prédisposition spéciale créée par l'hérédité syphilitique.

Il est certain, d'autre part, qu'au point de vue clinique la distinction entre les manifestations de la scrofulo-tuberculose et celles de la syphilis, et notamment de la syphilis héréditaire tardive, est parfois presque complètement impossible, et c'est pourquoi j'ai pensé qu'il était convenable de décrire ce que j'ai appelé *les formes scrofuloïdes de la syphilis* (Société Médicale des Hôpitaux, mai 1908).

Il n'en est pas moins vrai qu'il convient de faire la preuve de la nature tuberculeuse des lésions à type de scrofule que l'on constate chez les syphilitiques et chez les hérédo-syphilitiques, avant d'être en droit d'affirmer que le traitement mercuriel a pu guérir chez eux des lésions qui n'étaient point syphilitiques, mais qui étaient tuberculeuses. J'en ai rapporté des exemples probants, et je ne veux point insister davantage aujourd'hui sur ces considérations, estimant que l'étude des tuberculoses locales, ou, si l'on veut, de la scrofulo-tuberculose chez les hérédo-syphilitiques, pourrait donner matière à un travail d'ensemble suffisamment important.

De ce rapide aperçu, je veux simplement retenir cette notion, à savoir que, si certaines manifestations scrofulo-tuberculeuses sont améliorées par le traitement mercuriel, c'est parce qu'elles ont germé sur un terrain syphilitique. Je crois que ces faits représentent des exemples typiques de syphilo-scrofule, que si la syphilis n'y est pas apparente, c'est parce qu'elle n'existe qu'à titre d'imprégnation de terrain héréditairement transmise et que c'est par là que s'ouvre en quelque sorte, ainsi que je l'ai écrit, « la barrière qui fait communiquer le champ de la scrofule avec celui de l'hérédo-syphilis ».

B) Tuberculose pulmonaire chez les syphilitiques (syphilo-tuberculose). — Deux cas peuvent se présenter, suivant qu'il s'agit d'un tuberculeux syphilisé ou d'un syphilitique tuberculisé.

1° La syphilis survient chez un tuberculeux. — Cette forme est relativement plus rare. Un tuberculeux qui se sait tuberculeux, qui se soigne, qui se soumet à un régime sévère, s'expose moins souvent, en effet, aux causes de contamination vénérienne. Il peut néanmoins contracter la vérole.

Or, il est classique de dire que la tuberculose s'aggrave de ce chef et que la vie du malade est fatalement sacrifiée.

C'est là un pessimisme qu'il ne faut pas adopter sans restrictions.

Il me paraît, en effet, qu'il est nécessaire de tenir compte de certaines considérations spéciales, afin d'établir un pronostic proportionné au cas observé. C'est ainsi que deux facteurs importants entrent en ligne de compte :

a) L'état du terrain tuberculeux préexistant;
b) La qualité de l'infection syphilitique surajoutée.

a) Le rôle de l'*état du terrain tuberculeux préexistant* est capital. Une tuberculose avancée ou hypertoxique se trouve notablement aggravée du fait de l'apparition de la syphilis et le pronostic devient fatal à plus ou moins bref délai.

Lorsque, au contraire, la syphilis survient chez un tuberculeux peu avancé, résistant, qui se soigne, et lorsque, de plus, cette syphilis est non seulement d'intensité moyenne ou bénigne, mais encore traitée sérieusement, il est assez rare de voir la tuberculose s'aggraver.

Le seul moment dangereux est celui où les deux affections prennent en quelque sorte contact et où l'association se forme. Ce cap doublé, la tuberculose peut se comporter comme si elle ignorait la présence de la syphilis; bien plus, il est assez fréquent de constater que la syphilis semble favoriser la guérison de la tuberculose en provoquant un processus de sclérose et de calcification. J'ai attiré l'attention dans mon livre sur l'*expectoration de petites concrétions mûriformes* ayant tous les caractères des tubercules crétacés, et dans lesquelles j'ai pu déceler la présence de bacilles de Koch.

b) Mais la *qualité de l'infection syphilitique surajoutée* demande aussi à être envisagée : très virulente, soit parce qu'intensive, soit parce que tenace, elle impose, en effet, au pronostic une prudente réserve.

En résumé, le fait pour un tuberculeux de contracter la syphilis n'équivaut pas à une condamnation à mort; ce qui ne veut pas dire qu'il serait sage de conseiller à tous les tuberculeux d'attrapper la vérole. La syphilisation intercurrente est un surcroît de maladie, un écueil, un cap dangereux qu'il faut doubler et que représente toute la période d'acitivité du virus; ce cap doublé, le tuberculeux a, si j'ose dire, réparé ses avaries et se trouve dans les mêmes conditions que le syphilitique ancien, tuberculisé, que nous allons retrouver et chez qui la tuberculose tend à la sclérose.

2° La tuberculose survient chez un syphilitique. — La tuberculose des syphilitiques peut être *précoce* ou *tardive*.

A. — *Tuberculisation précoce.* — La tuberculisation précoce peut survenir soit dès le début de la syphilisation, soit au déclin de la période secondaire.

a) *Au début de la syphilisation,* c'est le moment du « grand branle-bas »; il y a là une zone dangereuse qu'il faut franchir et sur laquelle peut s'échouer et sombrer la santé. Aussi cette forme est-elle souvent grave et les cas ne sont pas rares de sujets déprimés, infectés, intoxiqués, anémiés, succombant en quelques semaines à la phtisie galopante.

b) *Au déclin de la période secondaire,* dans le cours de la deuxième, de la troisième année de la syphilis, presque aux confins du tertiarisme, la tuberculose peut survenir et s'installer sournoisement. Souvent, c'est chez un malade qui, après s'être soigné, a cessé le traitement, s'est fatigué, surmené, a fourni à la tuberculose une porte d'entrée : laryngite, trachéite. Pour ne pas évoluer à grand fracas, comme la forme précédente, celle-ci n'en est pas moins sérieuse; mais elle n'est point fatalement mortelle.

Ici, la tuberculisation s'est ouverte en sourdine; l'organisme, remis du choc de la syphilisation initiale, présentait déjà un état humoral voisin de celui des périodes lointaines de la syphilis, lequel, ainsi que nous le savons déjà, oriente la tuberculose vers la sclérose.

Aussi n'est-il pas rare de voir, sous l'influence du traitement, une pareille tuberculose s'arrêter dans son évolution et guérir.

C'est pour n'avoir pas fait ces distinctions relatives à la date d'apparition de la tuberculisation chez les syphilitiques que les auteurs ont émis des pronostics différents, les uns tout à fait pessimistes, les autres trop optimistes. Il ne faut point généraliser; il faut distinguer et se garder de l'un ou l'autre excès.

B. — *Tuberculisation tardive.* — La tuberculisation tardive, que nous allons envisager maintenant, reconnaît deux types pathogéniques différents : soit qu'elle se greffe directement sur une pneumopathie syphilitique, soit qu'elle soit le résultat de la prédisposition créée par l'état humoral qui constitue le terrain syphilitique.

a) *Tuberculose greffée sur une pneumopathie syphilitique.* — Comme type de cette forme, dont Potain, Gougenheim, ont rapporté des observations, je signalerai la curieuse observation que m'a donnée le Pr. Fournier et qui est celle d'un homme syphilitique, qui présentait depuis plusieurs années une caverne gommeuse qui se tuberculisa ultérieurement, ainsi qu'on put le constater par la coloration des bacilles dans les crachats. Toutefois, la tuberculose resta floride chez ce syphilitique, qui mourut, avec toutes les apparences de la santé, d'une hémoptysie foudroyante. Il semble bien qu'il se soit agi ici d'une véritable hybridité et il est intéressant de constater que la tuberculose est restée étroitement limitée au siège même de la caverne syphilitique sur laquelle elle s'est greffée.

Il est vraisemblable que l'hybridité de syphilis et de tuberculose pulmonaire est plus fréquente qu'on ne le croit, et c'est probablement pour cette raison que le traitement mercuriel améliore presque toujours et guérit parfois la tuberculose des syphilitiques.

b) *Tuberculose développée par prédisposition inhérente au terrain syphilitique.* — J'ai dit que le terrain syphilitique représentait un terrain d'élection pour la tuberculisation. Je veux montrer maintenant qu'il paraît jouir, d'autre part, de propriétés particulières, grâce auxquelles la tuberculose qui germe sur lui affecte une tendance toute spéciale aux formes fibreuses.

Le Pr. Landouzy a montré que « les anciens syphilisés, néo-tuberculeux, aboutissent au *sclérolate de tuberculose* ».

C'est également ce qui découle des recherches de son élève Jacquinet et de celles de Stieffel.

Pour ma part, j'ai la conviction que bon nombre de tuberculoses fibreuses et de scléroses pulmonaires n'ont pas d'autre origine qu'une syphilis ancienne, quelquefois ignorée ou méconnue. Grâce à la recherche systématique des indices révélateurs dont j'ai montré l'importance dans mon livre, j'ai pu, bien des fois, constater le bien fondé de cette opinion et dépister le terrain syphilitique sur lequel avait germé la tuberculose. C'est ainsi que j'ai pu découvrir la syphilis dans le passé de tuberculeux torpides ou fibreux, considérés souvent comme de vieux emphysémateux, comme de vieux bronchitiques, en me basant sur des signes plus ou moins prononcés d'aortite, sur des modifications pupillaires (inégalité pupillaire, absence ou retard du réflexe lumineux) et surtout *sur la présence de la leucoplasie buccale*. Avec le Pr. Gaucher, en 1900 (1), j'ai montré la valeur séméiologique de la leucoplasie buccale, qui est « la signature de la vérole chez celui qui la porte ».

Dernièrement, à l'Académie de médecine, le Pr. Landouzy, qui, lui aussi, professe depuis longtemps que la leucoplasie buccale appartient en propre aux syphilitiques, a de nouveau attiré l'attention sur la valeur des plaques de leucoplasie commissurale.

M'appuyant sur de nombreuses observations publiées dans mon livre ou recueillies depuis, je pense que *la syphilis est une cause fréquente de tuberculose fibreuse et que la tuberculose fibreuse doit inviter le médecin à rechercher méthodiquement les stigmates et les indices révélateurs de la syphilis :* sans prétendre que la tuberculose fibreuse est toujours une manifestation parasyphilitique, ce qui serait méconnaître les autres causes qui peuvent la provo-

(1) GAUCHER et SERGENT, « Anatomie pathologique, nature et traitement de la leucoplasie buccale ». *Archives de Médecine expérimentale et d'Académie pathologique,* **juillet 1900.**

quer, je crois qu'elle se rencontre avec une fréquence extrême chez les anciens syphilitiques et qu'elle doit faire soupçonner l'existence de la syphilis dans le passé du sujet (Voir p. 199).

C. — *Tuberculisation des hérédo-syphilitiques.* — Un mot, pour terminer, sur la tuberculisation des hérédo-syphilitiques.

Lorsque la tuberculose survient chez un hérédo-syphilitique, elle présente parfois des particularités qui la distinguent de la tuberculose commune et qu'il est utile d'indiquer en quelques mots. C'est ainsi que, chez les enfants du premier âge, la constatation d'une caverne pulmonaire est un signe d'hérédo-syphilis pour le Pr. Hutinel. Et il est entendu qu'il ne s'agit là ni de caverne gommeuse syphilitique simple, ni de pneumopathie syphilitique, mais bien de la tuberculose avec bacilles de Koch. Voilà certes une particularité intéressante, pour qui sait combien sont rares les cavernes tuberculeuses chez les enfants du premier âge. Dans de semblables cas, il pourrait être utile d'instituer le traitement spécifique, qui, ne l'oublions pas, peut modifier avantageusement une hybridité de syphilis et de tuberculose et même influencer heureusement une tuberculose pulmonaire développée chez un hérédo-syphilitique présentant des lésions spécifiques cutanées ou osseuses en évolution.

Cette opinion trouve sa justification dans les faits observés par Barthélemy (Congrès de la Tuberculose, 1905) et dans ceux qui me sont personnels.

A côté des faits précédents, relatons ceux dans lesquels la tuberculose apparaît chez des sujets issus de souche syphilitique et ne présentant plus depuis longtemps de manifestations syphilitiques. Il 'agit ici d'une tuberculisation développée sur un terrain syphilitique héréditaire au sens que j'ai donné à ce mot. C'est dire que cette tuberculose évoluera comme celle des anciens syphilitiques, d'une façon bénigne et torpide, tendant à la sclérose.

***

Pronostic général.

On a coutume de dire qu'il n'y a pas de pire association morbide que celle de la syphilis et de la tuberculose. J'ai voulu réagir contre cette opinion, qui, dans son exclusivisme absolu, est fausse. Je me suis attaché à vous montrer combien il était indispensable de faire des distinctions. J'espère vous avoir convaincu que le pronostic est moins constamment grave qu'on ne le dit et qu'il dépend de trois conditions primordiales :

1° Des circonstances étiologiques et pathogéniques qui entourent les origines de l'association morbide;

2° Du degré de virulence de chacune des deux infections;

3° De la thérapeutique mise en œuvre.

Les deux premières conditions étant inhérentes à la forme clinique, sont intangibles. Le médecin les subit et ne peut les modifier. Je me suis attaché à les discuter et à les étudier devant vous, en synthétisant les distinctions principales; je n'ai pas à y revenir. La troisième est essentiellement variable, elle est ce que le médecin la fait et je vais, maintenant, vous en montrer rapidement l'importance.

***

Traitement.

L'influence du traitement spécifique sur la tuberculose des syphilitiques est très diversement appréciée. Vous entendrez dire et vous lirez dans bon nombre de traités classiques que le traitement spécifique est particulièrement dangereux chez les tuberculeux syphilitiques, qu'il favorise l'évolution de la tuberculose, qu'il en hâte la marche, qu'il peut provoquer une poussée aiguë, qu'en un mot il doit être abandonné.

Je ne suis pas de cet avis et j'estime qu'on ne saurait trop réagir contre cette opinion. J'ai la conviction, au contraire, que la tuberculose chez les syphilitiques est justiciable du traitement antisyphilitique, qu'elle est améliorable et peut même être curable par ce moyen, tout au moins dans les cas où elle n'est pas trop avancée dans son évolution pour échapper aux ressources de la thérapeutique.

« Chez les tuberculeux syphilitiques, ainsi que je n'ai cessé de le répéter, le traitement spécifique, non seulement guérit les manifestations actuelles de la syphilis, mais même améliore considérablement l'état général et les localisations de la tuberculose. »

Cette opinion, Barthélemy l'a soutenue également : « Il y a lieu, écrit-il, de le déclarer bien haut : il ne faut pas redouter le mercure chez les tuberculeux qui deviennent syphilitiques ni chez les syphilitiques qui deviennent tuberculeux..., mis à part, bien entendu, les cas de tuberculose rapide, généralisée, et de granulie aiguë. » (Congrès de la Tuberculose, Paris, 1905.)

Ici encore, comme en matière de pronostic, les divergences des auteurs peuvent en grande partie être expliquées, si on prend soin de faire des distinctions essentielles entre les types cliniques observés, et si on prend soin, d'autre part, de s'entendre sur le sens qu'il faut accorder à l'expression générale : *traitement spécifique.*

C'est ainsi qu'il faut distinguer le syphilitique devenu tuberculeux du tuberculeux devenu syphilitique.

Le premier voit sa tuberculose se développer à la faveur d'un terrain préparé; l'efficacité du traitement mercuriel n'est point surprenante, puisqu'elle se résume essentiellement dans une action modificatrice du terrain sur lequel a germé le bacille. J'ai groupé dans mon livre un grand nombre d'observations sur lesquelles s'est basée ma conviction, qui a pour elle, d'ailleurs, l'autorité de Potain : « Il y a, dit-il un réel intérêt à atténuer, autant que faire se peut, la syphilis. Sans doute les résultats du traitement sont très variables et souvent incertains. A côté de succès brillants, il est des cas où les effets ont été des plus aléatoires;

mais si, dans ces cas, on ne peut espérer faire disparaître la tuberculose, le seul fait de modifier le terrain pourra peut-être nous permettre d'immobiliser, parfois même de faire rétrocéder, la lésion tuberculeuse. *Il m'a été donné, pour ma part, d'observer une pareille amélioration chez un certain nombre de malades.*

Lorsque la syphilis survient chez un tuberculeux, les conditions sont différentes. Le « grand branle-bas » qu'elle provoque risque le plus souvent de précipiter la marche de la tuberculose; c'est à ces cas que s'applique la réflexion du Pr. Landouzy : « La pire association morbide que je connaisse est l'union d'une tuberculose pulmonaire avec une syphilis commençante. » Ici, le traitement spécifique peut demeurer sans effet; il peut même être dangereux de le continuer si des signes de consomption ou de poussée aiguë se manifestent. Mais, dans la suite, lorsque le malade aura résisté au choc initial, il ne pourra que bénéficier du traitement spécifique, qui modifiera avantageusement le terrain sur lequel se sera acclimatée sa tuberculose.

En réalité, le traitement spécifique est presque toujours indiqué chez les tuberculeux syphilitiques; il n'est contre-indiqué que dans les tuberculoses arrivées à la période ultime et au cours des poussées aiguës, ou encore chez les sujets qui présentent des ulcérations tuberculeuses de la bouche ou de la langue, lesquelles subissent, sous l'influence du mercure, une exacerbation d'une rapidité surprenante.

Ce qui est vrai pour la tuberculose pulmonaire des syphilitiques, l'est aussi pour les tuberculoses locales, pour les manifestations à type de « scrofulate de vérole » de la syphilis acquise ou héréditaire. J'en ai rapporté plusieurs observations dans mon livre.

En résumé, loin d'exercer une action nocive sur la tuberculose des syphilitiques, ainsi qu'on le répète trop souvent, le traitement spécifique, en dehors de certaines conditions exceptionnelles, améliore presque constamment l'état général et les localisations de la tuberculose.

Mais l'application du traitement spécifique exige ici, plus peut-être qu'en aucun autre cas, une surveillance étroite et doit être soumise à des règles particulières.

Tout d'abord, *il est un principe capital :* par traitement spécifique, il faut entendre ici le *traitement mercuriel* pur et simple, *non associé à l'iodure de potassium.* La médication iodurée expose aux poussées congestives et peut être redoutable dans la tuberculose. C'est en tenant compte de cette distinction qu'on pourra en grande partie, à mon sens, expliquer les divergences des auteurs sur l'efficacité ou la nocivité du traitement spécifique dans la tuberculose des syphilitiques.

C'est donc le traitement mercuriel seul (1) qu'il faudra donner, en utilisant l'une des trois méthodes habituelles : l'*ingestion*, les *frictions* ou les *injections.* En règle générale, vous n'emploierez la première méthode qu'avec beaucoup de circonspection, car la première condition que doit remplir un tuberculeux qui veut guérir, c'est d'avoir un bon estomac. Si vous recourez aux injections, donnez la préférence aux sels solubles, afin d'éviter toute chance d'intoxication. Chaque fois que vous le pourrez, conseillez les *frictions;* elles ont l'avantage de combiner l'action locale à l'action générale; faites sur le thorax, elles m'ont toujours donné de très bons résultats.

Au traitement mercuriel, vous associerez l'emploi des diverses médications communément utilisées contre la tuberculose.

C'est ainsi que vous pourrez recourir à l'arsenic, aux injections de cacodylate de soude, chez les sujets anémiés et déprimés, à la créosote, à la terpine, au thiocol, chez ceux qui expectorent abondamment, au sirop iodotannique chez les scrofuleux, etc...

Mais vous devrez surtout songer à l'efficacité que présente en pareil cas le *traitement de recalcification* de Ferrier. Je l'ai exposé dans mon livre; je n'y insisterai point ici; je me bornerai à vous rappeler la tendance à la guérison par calcification des foyers tuberculeux, attestée par l'expectoration de concrétions calcaires que je vous ai signalée précédemment, et à vous dire que, jointe

---

(1) Depuis la publication de ce travail, la médication arsenicale (hectine, arséno-benzol) a fait son apparition et ses preuves dans le traitement de la syphilis. Elle a paru doublement indiquée dans le traitement de la tuberculose des syphilitiques et, en effet, elle donne d'excellents résultats, ainsi que Jacquet, Léon Bernard et moi-même l'avons constaté (Voir *Société Médicale des Hôpitaux,* 27 février 1914. — Voir aussi Jeanselme, *Société Médicale des Hôpitaux,* 20 février 1914).

à la cure d'air et de repos et à la médication mercurielle, cette méthode de traitement m'a donné des résultats supérieurs à toutes les autres.

* *

En terminant, je crois utile de grouper les conclusions essentielles que vous devrez retenir :

Vous vous souviendrez qu'il convient de réagir contre un pessimisme exagéré qui fait de la réunion de la tuberculose et de la syphilis la pire des associations morbides; vous ne prétendrez pas, certes, qu'il est avantageux d'avoir ces deux maladies; mais vous n'oublierez pas qu'elles peuvent assez souvent évoluer côte à côte sans s'aggraver réciproquement et que même il n'est pas exceptionnel de voir la tuberculose, chez certains syphilitiques, suivre une évolution bénigne et même guérir ou prendre les allures de la bronchite chronique et de l'emphysème.

Vous vous rappellerez que le pronostic est étroitement lié à la notion des circonstances dans lesquelles est née l'association des deux maladies, au degré de virulence de chacune d'elles, enfin, et surtout, à la thérapeutique mise en œuvre.

Je me suis attaché essentiellement à vous montrer que, d'une façon générale, la gravité du pronostic tenait à l'insuffisance du traitement opposé à la syphilis, et j'ai réagi contre cette opinion, beaucoup trop répandue, et dont les conséquences sont néfastes, qui veut que le traitement spécifique soit nuisible chez les tuberculeux.

Ce n'est pas, en réalité, la syphilis qui aggrave la tuberculose, c'est la syphilis *non soignée* ou *mal soignée*.

Bien au contraire, il n'est pas rare de voir la syphilis, *bien traitée*, favoriser la guérison de la tuberculose.

Le syphilitique tuberculeux, s'il résiste au choc initial de l'association morbide débutante, tend vers la tuberculose fibreuse et a d'autant plus de chances de guérison qu'il est soumis à un traitement *mercuriel*, plus rapide, plus régulier et plus prolongé.

B. — PATHOGENIE DE LA TUBERCULOSE.

Ce qu'il faut entendre par Prétuberculose.

(Journal Médical français, 15 août 1913.)

Jusqu'à ces dernières années, il était facile de donner une définition de la prétuberculose. Elle était le stade préparatoire à l'évolution des signes de la tuberculisation. Elle était fort en honneur et son étude se confondait intimement avec celle des caractères cliniques et biochimiques de la prédisposition à la tuberculose : elle était en quelque sorte l'expression confirmée de cette prédisposition.

Actuellement, cette définition ne s'accorde plus avec les idées régnantes sur l'évolution de la tuberculose. Presque tous les phtisiologues admettent, en effet, que la tuberculose de l'adulte n'est que le réveil, à la faveur de circonstances occasionnelles favorisantes, d'une tuberculose endormie depuis l'enfance. Dès lors, la prétuberculose doit disparaître de la phtisiologie.

Certes, à raisonner ainsi, il apparaît clairement que le mot est mauvais. Je ne veux pas le défendre. Mais je crois que l'idée qu'il exprime n'est pas absolument incompatible avec les doctrines en vogue. J'estime qu'on peut parfaitement concilier les conceptions cliniques d'hier avec les notions étiologiques et pathogéniques d'aujourd'hui. Je pense qu'il n'est pas inutile de nous demander si l'idée de prétuberculose doit être totalement rejetée ou si elle peut être interprétée conformément à la réalité des données cliniques et expérimentales actuellement bien établies.

Certes, la tâche est délicate, et je ne m'en dissimule pas les difficultés.

Pour la tenter il est nécessaire, tout d'abord, de passer rapidement en revue les notions courantes sur la pathogénie de la tuberculose de l'adulte.

(1) Cet article est le résumé de deux conférences faites à l'hôpital de la Charité les 10 et 17 juin 1913.

* *

Je diviserai cette étude critique en trois propositions principales.

1º La tuberculose de l'adulte est un réveil d'une tuberculose endormie depuis l'enfance ou une réinfection d'un organisme immunisé partiellement.

2º Les conditions étiologiques qui président à cette rechute sont de deux ordres : les unes tiennent aux prédispositions humorales de terrain, les autres aux circonstances occasionnelles qui permettent à ces dernières de s'exercer.

3º La rechute est annoncée par l'apparition d'un ensemble de troubles et de symptômes qui constituent précisément la prétuberculose.

* *

I. — La tuberculose ▄ l'adulte est un réveil d'une tuberculose endormie depuis l'enfance ou une réinfection d'un organisme immunisé partiellement.

Cette proposition comporte deux parties essentielles; avant d'établir que la tuberculose de l'adulte est un réveil d'une tuberculose endormie depuis l'enfance, il est nécessaire de démontrer que la tuberculose est une maladie de l'enfance.

Nous examinerons successivement ces deux parties.

A) LA TUBERCULOSE EST UNE MALADIE DE L'ENFANCE. — Le mémoire de Burnet (1) réunit les principaux documents sur lesquels repose cette conception : on le lira avec le plus grand profit. Cette idée n'est ~~point~~ récente. Elle a été lancée, il y a plus de vingt ans, par Behring, qui la présenta comme une hypothèse séduisante mais n'apporta, en réalité, aucune preuve à son appui. C'est à Küss que revient le mérite de l'avoir établie en 1898 dans sa

(1) BURNET, « La tuberculose de l'enfant à l'adulte ». *Bulletin de l'Institut Pasteur*, 30 mai et 15 juin 1911.

thèse, véritable réfutation de la doctrine de l'hérédité parasitaire de la tuberculose humaine. Pour démontrer que l'hérédité tuberculeuse parasitaire n'existait pas, Küss se basa sur la nécessité de distinguer la mortalité de la morbidité. En effet, il ne faut pas regarder seulement comme tuberculeux les sujets qui meurent de tuberculose ou présentent, pendant leur vie, des signes manifestes de tuberculose en évolution; il faut tenir compte aussi de l'existence des tuberculoses latentes, dont le nombre est beaucoup plus considérable qu'on ne l'a cru pendant longtemps. Cette notion de la fréquence de la tuberculose latente est établie sur les résultats des autopsies rigoureusement faites, d'une part, et, d'autre part, sur les résultats des tuberculino-réactions systématiques. Or, les recherches de Küss l'on conduit à constater que la morbidité tuberculeuse était exceptionnelle pendant les premiers mois de la vie et qu'au contraire elle était d'autant plus fréquente que les sujets avançaient en âge. Ces conclusions ont trouvé leur confirmation dans les statistiques qui ont été publiées depuis, soit sur les résultats des autopsies, soit sur les résultats des tuberculino-réactions.

a) *Statistiques d'autopsies.* — Les statistiques d'autopsies ne donnent pas les mêmes résultats à tous les observateurs. J'en vois la cause dans la différence d'habileté et d'entraînement pour la recherche des foyers tuberculeux isolés et discrets; il faut une patience et une habitude qui ne s'acquièrent qu'assez lentement pour découvrir de telles lésions. Je m'en suis rendu compte lorsque je recherchais, pour ma thèse, des tubercules et cavernes biliaires dans le foie des tuberculeux que je pouvais autopsier; au début, je n'en trouvais que rarement; au bout d'un certain temps, je reconnus qu'en hachant menu le foie j'en découvrais très souvent.

Sous ces réserves, les statistiques fournies par des observateurs compétents concourent à une concordance d'ensemble très frappante.

Hutinel, sur 220 autopsies d'enfants âgés de moins d'un an, n'a trouvé des lésions tuberculeuses que dans 8 cas; au-dessus d'un an, il en a trouvé dans un tiers des cas. Cette statistique s'élève éloquemment contre l'idée de l'hérédité parasitaire de la tuberculose.

Küss trouve des foyers tuberculeux dans 1,16 % des autopsies de o à trois mois, dans 13 % de cinq mois à un an, dans 5o % de deux à quatre ans.C'est donc à partir d'un an et surtout de deux ans, alors qu'il commence à se traîner par terre, à marcher, à toucher à tout, que l'enfant devient tuberculeux, qu'en un mot il se contamine.

Nægeli a apporté une double statistique, l'une de mortalité, l'autre de morbidité.

La première renseigne sur la gravité suivant l'âge du sujet; elle montre que la mortalité est de 100 % chez le tout petit enfant, qui fait une tuberculose généralisée et meurt rapidement; à partir de la puberté, la mortalité n'est plus que de 29 %; vers la trentaine, il y a une petite recrudescence sous l'influence sans doute de circonstances occasionnelles (fatigue, surmenage...) et 38 % des sujets succombent; plus tard, la mortalité est de plus en plus réduite et l'on voit des sujets âgés vivre indéfiniment avec leur tuberculose, sans doute par suite de la sclérose et de l'immunisation acquise.

La seconde statistique de Nægeli, basée autant sur les résultats des autopsies que sur les résultats des tuberculino-réactions, tend à établir le degré de la morbidité suivant l'âge, le pourcentage varie en sens inverse de celui de la statistique de mortalité; la tuberculose apparaît d'autant plus fréquente que l'individu est plus âgé; sa fréquence augmente rapidement d'un à dix-huit ans; elle atteint 96 % après la puberté, ce qui revient à dire que tout adulte est tuberculisé.

Hamburger et Sluka notent, entre autres constatations, l'augmentation de fréquence à partir d'un an et demi ou deux ans et l'attribuent à ce fait que cette période de la vie est celle des premiers contacts de l'enfant avec les objets qui l'entourent et qu'il porte constamment à sa bouche; c'est la tuberculose du petit « touche-à-tout », dont nous avons déjà parlé il y a un instant.

b) *Statistiques de tuberculino-réactions.* — A côté de la statistique de Nægeli, que nous venons de souligner en passant, doivent figurer les statistiques de Von Pirquet, portant sur des cuti-réactions, de Hamburger et Monti, portant sur des intradermo-réactions.

Toutes ces statistiques — en dépit de la méthode employée — s'accordent à établir que, dans les tout premiers mois, la réaction est à peu près constamment négative, ce qui vient encore infirmer l'idée de l'hérédité parasitaire de la tuberculose. Jusqu'à six ans les autopsies paraissent révéler une fréquence plus grande de la tuberculose latente que les tuberculino-réactions. Mais ce désaccord n'est qu'apparent; en effet, jusque vers la sixième année, les constatations nécropsiques sont plus simples, pour la raison que la tuberculose est le plus souvent généralisée, alors que, au contraire, la tuberculino-réaction peut être négative, du fait même de la gravité de la maladie; au contraire après la sixième année, les lésions sont discrètes et peuvent passer inaperçues, alors que la tuberculino-réaction a pourtant été positive. Il est bon, à ce propos, de rappeler le mot de Nocard : « Quand vous ne trouvez pas le foyer dénoncé par la tuberculine, ne dites pas qu'il n'existe pas, mais que vous ne l'avez pas trouvé. »

De ces statistiques on peut conclure, avec Hamburger, que la tuberculose est une maladie de l'enfance, au triple point de vue de l'épidémiologie, de l'anatomie pathologique et de la mortalité.

Au point de vue *épidémiologique*, en effet, elle peut être comparée à la rougeole, dont l'échéance est plus ou moins retardée suivant le degré de surveillance de l'enfant. Dans les classes aisées, l'enfant, s'il est isolé comme on le voit parfois dans quelques familles pusillanimes, peut échapper à la rougeole; mais, le bénéfice est nul, car, arrivé à l'âge adulte, il prendra la maladie et en souffrira davantage. Il en est de même pour la tuberculose; surveillé étroitement pendant sa petite enfance, l'adolescent sera contaminé au lycée, au régiment; non immunisé, il sera une victime désignée pour une phtisie galopante.

Au point de vue *anatomo-pathologique*, la tuberculose de l'enfant diffère de celle de l'adulte; chez le petit enfant elle présente, dans sa généralisation, un maximum de lésions; chez l'enfant plus âgé, elle peut se localiser au poumon, à la base, à la région hilaire, s'accompagnant de réactions ganglionnaires plus ou moins exubérantes autour des bronches et de la trachée; chez l'adulte, les réactions ganglionnaires sont minimes, les lésions prédominent au sommet et tendent vers la caverne.

Au point de vue de la *mortalité*, la tuberculose est d'autant plus sévère que l'enfant est plus-jeune; plus il avance en âge, plus il se rapproche, à cet égard, de l'adulte, dont la résistance est parfois assez prolongée pour faire admettre la possibilité de la guérison. Mais la guérison de la tuberculose de l'enfance n'est point absolue; le sujet conserve ses lésions, incomplètement cicatrisées, toujours prêtes à un réveil plus ou moins sournois ou bruyant, ainsi que nous allons le voir.

B) LA TUBERCULOSE DE L'ADULTE EST UN RÉVEIL OU UNE RÉINFECTION. — Il y a des pays, trop peu nombreux certes, où la tuberculose est inconnue; ces pays heureux sont ceux dans lesquels la civilisation européenne n'a pas encore pénétré, apportant avec elle, entre autres produits d'exportation, le bacille de Koch. Or, si un habitant adulte de ces pays est transplanté dans un pays contaminé, il ne se comportera pas, en face de la tuberculose, comme un adulte, mais bien comme un enfant : il fera une tuberculose aiguë, généralisée, à laquelle il succombera le plus souvent.

Cela signifie que ce transplanté se trouve, en face du bacille de Koch, dans la situation d'un *organe neuf*, non encore vacciné, et cela est une preuve indirecte que la tuberculose de l'adulte, dans son évolution chronique commune, est la conséquence du réveil d'une tuberculose ancienne ou de la réinfection d'un organisme partiellement immunisé. Une preuve analogue est fournie par les différences de la tuberculose chez le singe élevé en captivité et chez le singe brusquement transplanté dans nos climats; le premier peut devenir phtisique et succomber à une tuberculose lente, torpide; le second ne tarde pas à être emporté par une généralisation hâtive, ainsi que je l'ai observé autrefois chez quatre guenons que nous avions fait venir, le Pr. Gaucher et moi, en vue de tenter l'inoculation de la lèpre.

La tuberculose de l'adulte comporte, en général, une atténuation manifeste du retentissement ganglionnaire. Cette particularité clinique évoque le souvenir du phénomène de Koch, observé chez le cobaye tuberculeux, soumis à la réinoculation. De même que dans cette expérience, la tuberculisation de l'adulte suppose l'association d'une *vaccination* et d'une *réinfection*.

Le *rôle d'une vaccination antérieure* a été établi il y a longtemps par la clinique. Bazin a bien montré la bénignité de la phtisie scrofuleuse; sans doute, il ignorait encore le bacille de la tuberculose et tendait à faire de cette phtisie scrofuleuse une maladie distincte, en raison même de ses caractères torpides, apyrétiques : le scrofuleux qui devenait phtisique faisait une phtisie froide. Combien ces observations d'un des plus grands cliniciens du siècle dernier sont demeurées vraies! Marfan, il y a vingt-cinq ans à peine, les confirmait en insistant sur l'importance pronostique de la constatation de foyers scrofulo-tuberculeux éteints : les anciens écrouelleux font rarement de la phtisie à marche rapide. Sans doute, ces faits ne sont point rigoureusement absolus et tous les médecins connaissent la valeur d'une cicatrice d'adénite cervicale, d'une ankylose consécutive à une tumeur blanche, dans le diagnostic de la nature de certains états méningés, par exemple. Mais, ici, intervient un facteur que l'expérimentation nous permettra de préciser : à savoir le degré de cicatrisation ou d'extinction des foyers tuberculeux anciens. Il semble que, si la cicatrisation est complète depuis un temps assez long, l'organisme ait perdu son immunité acquise et se retrouve dans les mêmes conditions qu'un organisme neuf, non vacciné.

L'expérimentation a apporté, en effet, son concours probant à la démonstration du bien-fondé de ces constatations cliniques. C'est ainsi que Borel put arriver à créer chez le cobaye une immunité relative et que Rœmer, d'autre part, montra que l'état d'immunité relative était le fait de l'existence d'une tuberculisation atténuée, bénigne, mais encore active, et qu'il cessait avec la guérison absolue du foyer tuberculeux.

Cette préparation, cette *sensibilisation* de l'organisme, est la première condition qui régit l'évolution particulière de la tuberculose de l'adulte. Celle-ci suppose l'association d'une *réinfection*.

Encore faut-il que cette réinfection s'accomplisse suivant certaines conditions que l'expérimentation a cherché à définir. A cet égard, les expériences de Rœmer sont fort intéressantes. Si l'animal en expérience — porteur d'une tuberculose bénigne, atténuée, mais encore active — est soumis à la réinoculation, on n'obtient un résultat positif que dans deux conditions : soit si on pratique des inoculations très rapprochées, soit si on injecte des doses massives; dans les conditions contraires, il résiste.

En rapprochant les données cliniques et expérimentales, on peut conclure avec Rœmer que la tuberculose de l'adulte serait le revers de l'immunisation due à une première atteinte et que, pour sa réalisation, des doses massives seraient nécessaires. Chez l'adulte, contrairement à ce qui se passe chez l'enfant, l'organisme se défend, il circonscrit ses lésions : la caverne serait le résultat d'une maladie chronique sur un organisme qui résiste.

Mais, chez l'homme, d'où vient cette réinfection? du dehors ou des foyers mal éteints? Il doit être rare que des doses massives soient trouvées au dehors ou puisées dans les foyers tuberculeux encore actifs dans l'organisme. Il est plus vraisemblable que la rechute est le fait d'une série de réinoculations minimes et successives, provenant soit du dehors, soit de ces foyers anciens, et réalisant ce que Behring a dénommé les « infections additionnelles ». Quelles sont donc les circonstances étiologiques, les conditions, inhérentes au milieu ou au terrain, qui favorisent ces réinfections? C'est ce que nous allons maintenant tenter de dé-

* * *

II. — Les conditions étiologiques qui président à cette rechute sont de deux ordres ; les unes tiennent aux prédispositions humorales de terrain, les autres aux circonstances occasionnelles qui permettent à ces dernières de s'exercer.

Sur le nombre des sujets touchés dans l'enfance, 1/7 seulement meurt de tuberculose, les autres guérissent, soit par sclérose, soit par calcification. Pourquoi la tuberculose se réveille-t-elle chez un certain nombre de ces derniers? Ce réveil trouve son explication dans l'intervention de certaines conditions étiologiques

qui peuvent se ranger en deux catégories : les prédispositions
humorales et les circonstances occasionnelles qui permettent à
ces prédispositions de s'exercer.

Etudions successivement ces deux catégories.

1° PRÉDISPOSITIONS HUMORALES. — Les prédispositions humorales sont de deux ordres : les unes relèvent d'une imprégnation
antérieure du terrain par le bacille de Koch, les autres consistent
en une aptitude biochimique particulière à favoriser la germination bacillaire.

a) Les premières constituent une prédisposition à proprement
parler spécifique, qui peut être acquise ou héréditaire. Leur étude
est inséparable de celle des conditions de l'immunisation et de la
sensibilisation de l'organisme. Je n'y insisterai point longuement
et me bornerai à rappeler les notions indispensables à la com-
préhension de la question qui nous occupe ici.

Certaines expériences de Rœmer sont, à cet égard, fort démonstratives; elles tendent à montrer, comme nous l'avons vu plus
haut, qu'un animal antérieurement tuberculisé, présente une immunité relative contre une nouvelle réinoculation, à la condition
que la tuberculose dont il est porteur soit encore active, quoique
devenue bénigne; dans le cas contraire, l'animal a perdu toute
immunisation et se trouve dans les conditions d'un animal neuf
non vacciné. Il faut trouver dans cette expérience une explication des différences qui séparent la tuberculose de l'adulte —
forme localisée, atténuée — de la tuberculose de l'enfant — forme
généralisée, à évolution rapide.

Cette immunisation relative ne met pas l'organisme à l'abri
d'une nouvelle réinfection; il semble, au contraire, qu'elle s'allie
à un degré plus ou moins accentué de sensibilisation. En effet,
dans une autre série d'expériences, Rœmer a pu établir que, si
l'on cherche à réinfecter un animal antérieurement inoculé, il
résiste à des doses minimes nocives pour les témoins, tandis que,
au contraire, il résiste moins que les témoins à des doses massives.
En un mot, l'organisme, antérieurement tuberculisé, jouit, dans
certaines conditions, d'une immunité relative; dans d'autres, il est

entaché d'une hypersensibilisation; vacciné contre des doses moyennes, il est, en quelque sorte, en état d'anaphylaxie en face de doses fortes et de réinoculations successives. Nous verrons tout le parti qu'on peut tirer de ces données expérimentales dans l'interprétation du mode d'action des causes occasionnelles en pathologie humaine.

b) Les prédispositions humorales créées par les aptitudes bio-chimiques particulières du terrain ne sont ni moins intéressantes ni moins importantes. A l'heure actuelle, elles sont moins en vogue que les précédentes; mais nombre de cliniciens leur accordent une valeur de premier ordre. Le Pr. Robin a montré le rôle considérable de la déminéralisation générale dans la pathogénie de la tuberculose de l'adulte. Ferrier a plus particulièrement limité à la décalcification la part de cette prédisposition de terrain. Ces auteurs considèrent la préparation du terrain comme indispensable à la germination du bacille de Koch, à la réceptivité bacillaire. J'ai, pour ma part, défendu dans plusieurs publications (1) ces idées, trop abandonnées aujourd'hui, à mon sens; on ne fait pas pousser du blé sur du roc; la biologie humaine ne peut être régie par des lois diamétralement opposées à celles qui gouvernent les autres phénomènes de la vie. Sans doute, il faut se garder de prendre l'effet pour la cause et certains expérimentateurs n'ont pas manqué de dire que la déminéralisation et que la décalcification n'étaient point les facteurs prédisposants de tuberculisation, mais qu'elles étaient, bien au contraire, les conséquences de l'évolution du processus tuberculeux. Certes, il me paraît impossible d'invoquer, pour toutes les formes de tuberculose, une pathogénie univoque; point n'est besoin peut-être d'une décalcification progressive pour favoriser l'ensemencement bacillaire massif qui est à l'origine de la granulie ou de toute bacillémie; mais, combien se conçoivent aisément la phtisie ulcéreuse galopante et le réveil d'une tuberculose torpide, par exemple, si on admet que telle ou telle circonstance occasionnelle a miné

(1) Voir *Consultations Médicales françaises* (Poinat, éditeur), ma dernière monographie : « La cure de recalcification. Sa technique, ses indications, ses résultats ».

le terrain, l'a déminéralisé, l'a décalcifié. Lorsque Sarvonat et Re-battu (*Journ. de Physiologie et de Pathologie générale*, 15 novembre 1910), pour expliquer les importantes spoliations calcaires de l'organisme tuberculeux, ont, suivant l'exemple de Croftan, invoqué la neutralisation de certaines toxines du bacille de Koch par les sels de chaux, ils n'ont pas anéanti le rôle de la décalcification dans la pathogénie de la tuberculose de l'adulte. J'admets avec eux que, dans le but de neutraliser certains foyers bacillaires, l'organisme, puisant dans ses réserves calciques, met en liberté la chaux de son squelette, en fixe une partie sur ces foyers tuberculeux et élimine le reste. Cette fixation, des sels de chaux n'apparaît-elle point alors comme un acte de défense et ne trouvons-nous pas là une explication de la valeur du processus de guérison des lésions tuberculeuses par calcification. Certes; mais, du moins, est-il nécessaire, pour que s'exerce efficacement cet acte de défense, que l'organisme possède des réserves calcaires suffisantes et que celles-ci ne soient pas employées par ailleurs. Dès lors apparaît la nécessité de maintenir intégrale la calcification de l'organisme et de s'opposer aux causes qui peuvent provoquer ces spoliations calcaires et entraver ainsi la guérison spontanée des foyers tuberculeux latents, qui dorment depuis l'enfance et n'attendent qu'une occasion pour se réveiller. C'est pourquoi la déminéralisation, ou, plus particulièrement, la décalcification, doit être considérée comme une cause efficiente, intimement liée au processus biochimique général qui marque la prédisposition de l'organisme à la rechute tuberculeuse. Nous la trouverons avec ses diverses manifestations parmi les indices cliniques qui caractérisent cette étape, considérée naguère encore comme le stade de prétuberculose.

Telles sont les deux catégories de prédispositions humorales. Si elles sont surtout individuelles, il est permis de penser, cependant, qu'elles peuvent, dans une certaine mesure, être héréditaires. La démonstration expérimentale de cette hérédité humorale est difficile; mais, l'observation clinique rigoureuse, dont la valeur est trop souvent méconnue aujourd'hui, suffit à maintenir une certitude que des siècles ont établie.

C'est sur ces prédispositions que s'exercent les circonstances occasionnelles.

2° CIRCONSTANCES OCCASIONNELLES. — Les circonstances occasionnelles peuvent être groupées en deux catégories, dont chacune correspond à l'une des deux catégories de prédispositions humorales que nous venons d'étudier : la première comprend les causes qui favorisent la contagion et, par conséquent, la réinjection bacillaire; la seconde comprend les causes qui agissent en diminuant la résistance du terrain.

a) *Les causes qui favorisent la contagion* méritent d'être interprétées à la lumière des notions expérimentales que nous avons passées en revue dans la première partie et qui établissent la nécessité, pour la réinfection bacillaire, soit d'une réinoculation massive, soit de réinoculations successives, additionnelles.

La *réinoculation massive*, en clinique, peut être considérée comme rare, *accidentelle;* c'est celle qui peut s'exercer, par exemple dans un laboratoire par une imprudence de manipulation, ou à l'amphithéâtre au cours d'une autopsie. L'organisme sensibilisé, tuberculeux latent depuis l'enfance, ne sera pas réfractaire à cette réinoculation massive : suivant son degré de résistance du moment, il se bornera à subir une rechute plus ou moins grave et durable ou succombera rapidement à la généralisation.

Les *réinoculations successives, additionnelles*, doivent être beaucoup plus fréquentes; elles expliquent, à mon avis, la fréquence de la tuberculose *par contagion* dans les milieux contaminés. On sait combien la tuberculose est fréquente chez les étudiants en médecine, chez les infirmiers et infirmières, qui vivent constamment avec des tuberculeux et se réinfectent pour ainsi dire quotidiennement. De la même façon s'expliquent les ravages de la tuberculose dans certaines familles, dans certains logements, dans certaines agglomérations, dans certaines localités.

b) Mais, ces diverses causes, qui ont pour base la réinoculation bacillaire, ne pourront agir — dans la majorité des cas du moins

— que si elles sont secondées par l'adjonction des circonstances occasionnelles qui favorisent la déchéance du terrain. Et cela est si vrai que, dans bon nombre de cas, la tuberculose apparaîtra — ou plutôt réapparaîtra puisqu'il s'agit de rechute — alors qu'aucune cause de contagion n'aura pu s'exercer; ici, l'organisme aura puisé en lui-même l'agent de la réinfection; le foyer endormi depuis l'enfance se sera réveillé; une métastase bacillaire, si j'ose dire, se sera produite dans le voisinage de ce foyer, ou à distance; il aura suffi de l'intervention d'une des circonstances que nous allons envisager maintenant et qui agissent en *diminuant la résistance humorale du terrain*. Celles-ci sont sous la dépendance, d'une part, des *conditions physiologiques inhérentes aux différents âges de la vie, à l'hygiène générale et à l'hygiène alimentaire*, et, d'autre part, des *conditions pathologiques créées par certaines maladies intercurrentes*.

L'âge joue un rôle important dans la pathogénie de la rechute tuberculeuse. On sait, par exemple, combien est fréquente la tuberculose au moment de la *puberté* chez les jeunes filles; bon nombre de *chloroses*, qui apparaissent à ce moment, ne sont que des manifestations larvées d'une tuberculose latente. Plus tard, chez la femme, c'est le début de la *vie génitale*, puis la *grossesse*, puis l'*allaitement;* combien de jeunes mariées, de jeunes mères, succombent à une phtisie rapide, à propos d'une de ces occasions, alors qu'elles paraissaient jusque-là jouir d'une santé parfaite et qu'aucune cause de contamination ne pourra être décelée. Chez le garçon, c'est aussi la *crise de la puberté*, l'onanisme, la *grande poussée de croissance*, qui, se joignant à la *mauvaise hygiène des lycées ou des ateliers*, à *une alimentation parfois insuffisante*, marquent le signal de la rechute; un peu plus tard, ce sont les *fatigues des examens*, du *surmenage* inséparable de la préparation des concours d'admission dans les écoles, les *veilles prolongées*, les *excès génitaux; au régiment*, c'est la fatigue d'une longue marche sous la pluie qui s'ajoutera aux chances de contagion directe à la chambrée...

Que, dans tous ces cas, il s'agisse de la première étape de la tuberculose, ou qu'on admette qu'il s'agisse du réveil d'une tuberculose latente, depuis l'enfance, il n'en reste pas moins vrai que ces circonstances occasionnelles, qui effondrent le terrain, occupent une place prépondérante dans la pathogénie de la tuberculose de l'adolescent et de l'adulte.

Certaines *maladies intercurrentes* peuvent exercer une action favorisante analogue. Parmi les maladies aiguës, la *rougeole*, la *coqueluche*, qui réveillent les adénopathies trachéo-bronchiques, la *variole* (Landouzy) occupent le premier plan. Parmi les maladies chroniques, la première place revient à l'*alcoolisme* et à la *syphilis* qui, ainsi que je me suis attaché à le montrer avec Landouzy, Potain et tant d'autres, « prépare le terrain pour la graine de la tuberculose », surtout dans ses périodes initiales. Les *diabétiques* finissent très souvent tuberculeux; on a dit que la glycémie créait un milieu favorable à la germination bacillaire; je crois, pour ma part, que la déminéralisation joue un rôle autrement important. Enfin, certaines variétés d'*entérites*, qui s'accompagnent de *spoliations calcaires* abondantes, marquent souvent le début d'une poussée tuberouleuse, particulièrement chez des sujets jeunes, qu'on soumet, par mesure thérapeutique, à des régimes alimentaires particulièrement exclusifs et dangereux. Ces faits, sur lesquels j'ai déjà, à plusieurs reprises, attiré l'attention et que Lœper et Esmonet ont, de leur côté, fort bien étudiés, trouveront leur place au chapitre suivant, comme manifestations révélatrices du stade clinique longtemps dénommé prétuberculose et qu'il conviendrait peut-être de dénommer préphtisie.

* *

III. — La rechute est annoncée par l'apparition d'un ensemble de troubles et de symptômes qui constituent précisément la prétuberculose.

Lorsque, à l'occasion d'une des circonstances occasionnelles qui permettent aux prédispositions humorales de s'exercer, la tuberculose, latente depuis l'enfance, est réactivée, un état pathologique nouveau s'installe. *Cet état pathologique, qui correspond à la rupture d'immunité de l'organisme ou à sa réinfection, se traduit par un ensemble de symptômes et de troubles morbides, qui précèdent les signes apparents de germination bacillaire locale et constituent la caractéristique clinique de là prétuberculose.*

Parmi ces symptômes et troubles morbides, les uns relèvent directement de la réinfection bacillaire, telle la fièvre, les autres n'en sont que des conséquences indirectes, tels l'amaigrissement, l'anémie, d'autres n'ont peut-être avec cette réinfection bacillaire que des rapports de concomitance leur permettant réciproquement d'exercer leur action nocive, tels la déminéralisation, la décalcification, les troubles gastro-intestinaux.

La *fièvre* est à peu près constante; c'est une fièvre à petit feu, sans grand fracas, à peine perçue par le malade, constatée surtout par le thermomètre, qui montre une légère élévation au-dessus de la normale, avec ascension plus ou moins grande le soir ou après la marche, à l'occasion d'une petite fatigue, au moment des règles.

L'*amaigrissement* est progressif, d'abord peu apparent; il s'accompagne d'une *anémie* plus ou moins forte, souvent mise, chez les jeunes filles, au compte de la *chlorose*, d'autant qu'elle s'associe à la *dysménorrhée*.

S'il s'agit d'un adolescent, on constate des *troubles de croissance*, caractérisés par une poussée brusque et excessive de croissance et compliqués de *déformations thoraciques* et surtout de *scoliose;* chez ces sujets, véritables prédisposés des classiques, l'étroitesse du thorax contraste, en général, avec la hauteur démesurée de la taille; il n'est pas rare que cet arrêt de développement thoracique soit lié à l'existence de végétations adénoïdes ou d'une obstruction nasale partielle, ou encore à la persistance d'une *adénopathie trachéo-bronchique*, reliquat de la tuberculose ganglio-pulmonaire de la seconde enfance.

Ces sujets sont presque toujours mous, fatigués, indolents; ils sont considérés comme des paresseux; en réalité, ce sont des asthéniques. Cette *asthénie*, qui est très souvent liée à une *débilité surrénale*, est plus ou moins accentuée.

Il est à peu près de règle d'observer, en même temps, des *troubles gastro-intestinaux*, qui sont même, parfois, si prédominants, qu'ils attirent seuls l'attention et la détournent du siège véritable de la cause réelle des accidents. Je n'ai pas en vue ici les manifestations gastro-intestinales qui sont l'apanage à peu près constant de la phtisie avérée; je n'envisage que ces *dyspepsies* et *entérites*, dites prétuberculeuses, qui se traduisent par des signes d'hyperchlorhydrie, par des crises mucorrhéiques, par des cœlialgies, par des signes d'appendicite chronique; si on ne sait en saisir la valeur séméiologique, elles conduisent fatalement à la tuberculose confirmée, par les spoliations calcaires intensives qu'elles imposent à l'organisme et qui sont trop souvent accrues par un régime alimentaire exclusif et par une médication intempestive par les ferments lactiques. Comme Lœper et Esmonet, je n'ai jamais manqué l'occasion d'insister sur l'importance de ces troubles gastro-intestinaux du stade prétuberculeux.

Ces troubles sont connexes de ces *défaillances enzymatiques* et *protéolytiques* que Justin Roux (de Cannes) a si bien étudiées et dont il a montré l'importance dans la pathogénre du processus de caséification.

Il est impossible de ne pas tenir compte de ces perturbations du tube digestif, de ses glandes et de ses glandes annexes (pancréas, foie), dans l'étude clinique et pathogénétique de la tuberculose et de ses rechutes. Elles contiennent une bonne part du rôle dévolu au terrain dans le processus de tuberculisation. Elles expliquent et commentent, en quelque sorte, la part qui revient à la *déminéralisation* et à la *décalcification*, dont les indices cliniques consistent surtout dans la constatation de la *phosphaturie*, des *poussées de carie dentaire*, des *troubles de croissance* chez les adolescents, des crises *mucorrhéiques intestinales*.

Il est possible que certaines défaillances des *glandes vasculaires sanguines*, et particulièrement des *surrénales*, ne soient pas étrangères à ce processus de décalcification; dans des publications antérieures, je me suis efforcé de montrer le bien-fondé de ces vues, qui reposent à la fois sur des données expérimentales et cliniques et qui m'ont conduit à proposer, comme un excellent traitement de ce stade de la préphtisie, la médication surrénocalcique.

En même temps qu'à ces différents indices révélateurs de la rechute tuberculeuse il convient de faire une place aux modifications de la fonction respiratoire, qu'on peut, pour une part, constater par la *spirométrie* et la *pneumographie*, et, pour une autre part, vérifier par l'analyse chimique, qui a montré à Robin une *exagération notable des échanges respiratoires.*

Tels sont les principaux signes prémonitoires qui précèdent la constatation, souvent plus tardive, des symptômes locaux de certitude de la tuberculose confirmée.

Ils sont la conséquence de la perturbation générale portée dans l'organisme par le réveil de l'infection latente dont il restait porteur. C'est ainsi compris qu'ils méritent d'être décrits sous la dénomination de signes de prétuberculose. Certes, il convient de s'entendre sur la signification de ce mot. Si on veut l'enfermer dans une idée rigoureuse et lui donner un sens doctrinal, il est mauvais et doit être abandonné; si on veut simplement lui donner une valeur clinique, il reste juste. Sans doute, pour éviter d'entretenir une erreur nosologique et doctrinale, il est préférable de lui substituer le mot *préphtisie* qui respecte le sens pathogénétique de l'état morbide qu'il définit.

N'est-ce point là la conclusion raisonnable qu'il convient de tirer de cette étude.

Nos idées actuelles sur la tuberculose nous font considérer cette maladie comme une maladie de l'enfance. L'enfant qui n'a pas succombé à la première atteinte conserve, de cette atteinte — s'il n'a pas guéri complètement — une immunité relative, sorte de vaccination, dont le revers est une sensibilisation spéciale à la réinfection.

Cette réinfection nécessite la réunion de circonstances occasionnelles, capables de favoriser en même temps la contagion et la défaillance du terrain. Au moment où ces circonstances s'exercent, l'immunité est rompue et la rechute survient. Cette rechute s'accompagne d'un ensemble de symptômes et de troubles morbides qui traduisent ce stade de rupture d'immunité ou de réinfection, lequel correspond précisément à cet état qui, naguère encore, était décrit sous le nom de *prétuberculose* et qu'il est préférable de dénommer aujourd'hui *préphtisie.*

La notion du stade de *préphtisie* a, dans la pratique, une importance que personne ne saurait nier. A ce moment, si le diagnostic est hâtif, la thérapeutique peut intervenir de façon efficace, en mettant en œuvre surtout les moyens dont elle dispose pour sauvegarder la résistance organique contre le réveil de la maladie.

Le rôle du terrain dans la tuberculose.

(*Bulletin Médical*, 25 mars 1914.)

Le rôle du terrain dans la tuberculose reprend, depuis quelque temps, la place qui n'aurait jamais dû lui être ravie.

Combien il est intéressant, au point de vue philosophique, de s'arrêter quelques instants sur le seuil de cette étude pour méditer sur la fragilité de nos conceptions pathogéniques et constater que cette fragilité est, pour une large part, la résultante de la tendance qu'a notre esprit, lorsque surgit une idée nouvelle, à chercher en elle *toute* la vérité, à déclarer fausses et définitivement caduques nos observations précédentes, à brûler nos anciens dieux pour adorer les nouveaux! Défiez-vous de ce que vous me permettrez d'appeler « les idées à la mode »; défiez-vous de la vogue des théories nouvellement nées. Certes, ne refusez pas de leur faire une place, de les étudier; mais gardez-vous de déchirer, avant que ces nouvelles venues aient fait leurs preuves, les conclusions qu'une longue expérience nous a permis de tirer du passé. Ces modes, que vous trouvez aujourd'hui bien vieillottes et surannées, vous les verrez défiler de nouveau, rajeunies et fêtées, dans quelques années, sinon demain. L'avenir et le présent sont faits des débris du passé. C'est en montant sur les épaules de nos anciens, a dit excellemment le philosophe, que nous pouvons lancer notre regard au delà du mur qui nous sépare de l'inconnu. Les acquisitions constantes des sciences humaines s'accumulent pour échafauder l'édifice de la vérité : *Le progrès c'est la vie et c'est aussi le passé qui continue.*

A cet égard, l'histoire des maladies infectieuses est bien instructive. Lorsque s'ouvrit l'ère microbienne, il sembla qu'aucune des idées du passé ne dût subsister. La science médicale, jusque-là, n'avait rien vu, rien compris, rien expliqué. Elle commençait avec la découverte du microbe. Le microbe devint « tout »; l'organisme et ses réactions morbides ne comptèrent plus. Peu importait le terrain sur lequel était semé le germe.

Mais, fatalement, la réaction survint. On s'aperçut que, pour ensemencer, il fallait un terrain et que le microbe, *à lui tout seul*, n'était « rien ». On reconnut même qu'entre le terrain et le microbe il y avait une sorte d'étroite association.

S'il est une maladie microbienne à laquelle ces considérations s'appliquent, c'est bien la tuberculose, ainsi qu'en font foi les grandes étapes historiques de sa pathogénie. Hippocrate disait : « Un phtisique naît d'un phtisique »; Galien ne disait pas non et cet aphorisme est demeuré, pendant des siècles, un article de foi. A peine quelques vagues et rapides éclairs jetèrent-ils de temps à autre une pâle lueur sur la participation possible d'une origine miasmatique et contagieuse.

Tant et si bien que, lorsqu'en 1867 — bien près de nous pourtant — Villemin apporta la preuve expérimentale de l'inoculabilité et de la contagiosité de la tuberculose, ses communications à l'Académie de médecine furent accueillies tout d'abord avec un scepticisme indifférent et soulevèrent, peu après, une discussion ardente et passionnée qu'ouvrit la dialectique du rapport de Colin. Tous les grands noms de la clinique, Chauffard, Pidoux, Béhier, Hérard, Guéneau de Mussy, donnèrent dans la mêlée et s'inscrivirent pour la défense du rôle du terrain dans le processus de tuberculisation. « La cause effective et réelle de la maladie est dans l'organisme », proclama Chauffard le père. « Dans la tuberculose, s'écria Pidoux, c'est le terrain qui est tout, ce n'est pas la semence ». Et tous ces grands cliniciens s'appuyaient sur l'enseignement du passé, sur les observations de la pratique médicale la mieux instruite. Il fallut la découverte du bacille de Koch, en 1885, pour anéantir les dernières résistances. Dès lors, le microbe et ses toxines deviennent « tout » dans la pathogénie et l'évolution de la tuberculose; le terrain n'est plus « rien ».

Ces affirmations, dans leurs formes catégoriques et contradictoires, ne sont-elles pas la preuve la plus convaincante des dangers des affirmations et des idées absolues en médecine?

Si les études bactériologiques ont dominé, jusqu'à ces temps derniers, les préoccupations des savants dans la recherche de la pathogénie des maladies infectieuses, elles les ont, par cela même, conduits à invoquer l'hypothèse du « *microbisme latent* » pour expliquer la genèse d'un certain nombre de cas particuliers dans lesquels il était impossible de constater, de retrouver la porte d'entrée du microbe. En matière de tuberculose, cette conception du microbisme latent tient, à mon sens, une place des plus importantes au point de vue pathogénique; elle associe dans une œuvre commune le rôle du terrain et du microbe, en expliquant comment et pourquoi certaines tuberculoses, endormies depuis l'enfance, se réveillent à l'âge adulte à propos d'une des circonstances occasionnelles qui diminuent la résistance du terrain. Je reviendrai plus loin sur ces considérations que j'ai longuement étudiées dans un travail antérieur (1).

Les conceptions que j'ai exposées et défendues dans ce travail tendent à mettre en évidence la nécessité de rendre au terrain le rôle qui lui revient dans la pathogénie de la tuberculose. Il est incontestable que nous assistons actuellement à une réaction contre l'exclusivisme des doctrines purement microbiennes. Cette réaction nous donne la mesure des réserves qu'il faut faire à l'égard des idées qui, à peine nées, prétendent tout expliquer. Il est particulièrement instructif de constater l'importance que reprend le rôle du terrain dans l'évolution de la tuberculose après avoir été pendant près de trente ans complètement oublié et méconnu.

Déjà l'école de Bouchard, avec Charrin et Roger, s'était attachée à démontrer que les propriétés des microbes étaient influencées par le terrain sur lequel ils étaient semés. Cette idée, qui marque le début de la réaction, s'est précisée dans la suite et je pourrais vous citer de nombreux auteurs qui se sont attachés à la faire prévaloir.

(1) Emile SERGENT, « Ce qu'il faut entendre par prétuberculose ». Voir page 257.

Sir Dyce Duckworth, dans un travail fort intéressant, écrit :
« La vulnérabilité, le degré d'immunité ou de résistance sont
transmis comme *dotation vitale* spéciale depuis l'époque primitive d'embryon jusqu'à maturité complète dans les cellules et
tissus intimes de l'individu. Dans ce sens chaque personne est
une loi pour elle-même et c'est ici que nous avons devant nous
le *facteur personnel*, dont nous autres médecins avons toujours
à nous occuper. »

Ce *facteur personnel* a été perdu de vue et négligé par les médecins expérimentateurs qui se sont bornés à ne considérer que
le microbe dans l'étude de la tuberculose.

Actuellement, de nombreux cliniciens semblent s'attacher à
rendre au terrain la part qui lui revient. Vous savez l'importance
que le Pr. Landouzy accorde aux prédispositions. Vous connaissez tous ses types de prédisposés. De son côté, le Pr. Robin dans
ses recherches de chimie clinique, établit le rôle que joue la
déminéralisation. A sa suite prennent position les travaux de
Ferrier qui mettent en lumière la décalcification de l'organisme
dans la pathogénie de la tuberculose. Enfin, apparaît aujourd'hui
l'ère pathogénétique de la défaillance des ferments digestifs dont
Lœper et Esmonet, ainsi que Justin Roux (de Cannes), font une
des causes qui favorisent la déchéance du terrain et la germination du bacille de Koch.

De cette revue rapide, retenez cette idée : le rôle du terrain
est capital dans la pathogénie et l'évolution de la tuberculose et
se manifeste dans trois conditions que nous allons étudier :

1° La pathogénie proprement dite;
2° L'évolution de la maladie;
3° Le pronostic.

I. — Le rôle du terrain dans la pathogénie de la tuberculose.

Je vous ai dit que le microbe n'était pas « tout » et j'ai ajouté :
le terrain non plus n'est pas « tout ». En réalité, les deux se
combinent, s'influencent réciproquement, voire, si vous voulez,
se sensibilisent et s'immunisent. Voici des notions qui sont indispensables; tâchons de les préciser.

PREMIER POINT : LE MICROBE N'EST PAS TOUT. — Ceux qui ont pensé pouvoir expérimentalement étudier la tuberculose en se bornant à injecter le microbe à des animaux se sont trompés : 1° parce qu'ils se sont adressés à des organismes sains; 2° parce qu'ils ont obtenu la maladie en inoculant des doses massives formidables; deux conditions qui ne sont pas celles que l'on rencontre en clinique. D'autre part, il y a des espèces réfractaires, auxquelles on ne peut inoculer la tuberculose. Enfin, le microbe inoculé provoque des réactions spécifiques de la part de l'organisme; ces réactions constituent un processus de défense qui se manifeste par la genèse d'anticorps et constitue une modification profonde du terrain caractérisant l'immunité. Dès lors, le terrain ne saurait être négligé dans l'évolution du processus morbide.

DEUXIÈME POINT : LE TERRAIN N'EST PAS TOUT. — Il ne suffit pas d'avoir un terrain préparé; il faut rencontrer, à un moment donné, la cause de la contagion. Nous sommes loin de la *spontanéité morbide*, qui trouve aujourd'hui son explication dans la notion du microbisme latent. Il y a des sujets qui portent en eux, à l'état latent, depuis l'enfance le plus souvent, le microbe de la tuberculose; ils ne sont pas tuberculeux en apparence, et, cependant, ils sont tuberculisés, et, un jour ou l'autre, l'occasion se présentant, la tuberculose se manifestera avec des symptômes qui ne laisseront aucun doute. Ici, vous voyez apparaître ces idées sur le réveil de la tuberculose, dont je vous ai parlé il y a un instant et que je développerai dans le cours de cette étude.

TROISIÈME POINT : LE TERRAIN A UN TRÈS GRAND ROLE. — LES PRÉDISPOSITIONS A LA TUBERCULOSE. — Le terrain n'est pas tout; il faut aussi un microbe. Mais le terrain a un très grand rôle. Je vous ai parlé déjà des espèces réfractaires. Si cette notion est vraie pour l'animal, elle l'est aussi pour l'homme. Il y a des individus qui peuvent être exposés, pendant leur vie, à des occasions multiples de contamination et qui, jamais, ne sont touchés, cliniquement, par la tuberculose. Donc, il y a un état de terrain qui fait que tel individu, par son facteur personnel, paraît jouir d'une sorte d'immunité vis-à-vis de la tuberculose, tandis que tel autre présente, au contraire, une véritable aptitude pour cette maladie.

« La prédisposition n'est qu'un mot qui attend ses preuves », a écrit Calmette. Nous ne saurions, nous autres médecins, souscrire à cette proposition. Quel est celui d'entre nous qui n'a vu de ces véritables hécatombes qui font mourir successivement de tuberculose tous les membres d'une même famille, alors, cependant, qu'il est impossible d'invoquer une contagion directe des uns aux autres?

Le Pr. Landouzy s'est chargé, d'ailleurs, de la réponse : « La clinique, a-t-il dit, montre que certaines conditions organiques et fonctionnelles *font le lit de la tuberculose* », et il a contribué, pour une large part, à établir la réalité et les modes des prédispositions à la tuberculose.

Les prédispositions humorales a la tuberculose sont de deux sortes : 1° les unes sont le fait d'une imprégnation du terrain par le bacille de Koch; 2° les autres sont le fait d'une aptitude biochimique particulière favorisant la germination du bacille de Koch. Etudions-les successivement.

1° Imprégnation du terrain par le bacille de Koch. — Les prédispositions humorales de cette catégorie sont véritablement spécifiques. Elles peuvent être et sont surtout acquises, mais rien n'empêche d'admettre qu'elles peuvent être héréditaires aussi. Leur étude est liée à l'étude de l'immunisation et de la sensibilisation. Elles trouvent leur explication dans deux expériences qui appartiennent au même auteur, à Rœmer.

Dans la première expérience, vous prenez un animal qui a été déjà inoculé antérieurement de tuberculose et vous cherchez à le réinoculer. Vous observerez alors qu'il jouit d'une immunité telle que cette réinoculation tuberculeuse ne donne pas de résultats, à la condition, toutefois, que sa tuberculose ancienne ne soit pas complètement éteinte, qu'elle soit encore relativement active. Au contraire, si la première inoculation est complètement éteinte, ce qui est possible, ce sujet se trouvera dans les conditions d'un organisme neuf, non encore entaché de tuberculose, et il offrira même une sensibilité particulière à la tuberculose. C'est ici que se place la deuxième expérience.

Ce premier animal, qui a été inoculé il y a quelque temps, qui a encore une tuberculose en activité, qui jouit d'une immunité relative, si, dans certaines conditions, vous le réinoculez avec des doses minimes, ne réagira pas à la tuberculose, tandis qu'un animal neuf vous donnera un résultat positif et même pourra succomber à cette inoculation minime. Si, au contraire, vous lui injectez des doses massives, il succombera beaucoup plus rapidement qu'un animal neuf : donc, il jouit d'une sensibilisation particulière, d'une sorte d'état d'anaphylaxie, qu'il doit à sa première inoculation.

Vous concevez aisément l'importance de ces données expérimentales pour l'interprétation des formes évolutives de la tuberculose humaine.

2° PRÉDISPOSITIONS BIOCHIMIQUES. — Ici prennent place les prédispositions qui constituent une aptitude du terrain, héréditaire ou acquise, à la tuberculose, et qui sont indépendantes de l'état humoral spécifique (allergie) produit par l'imprégnation bacillaire antérieure.

Ces prédispositions biochimiques représentent l'application à la pathogénie de la tuberculose des doctrines de Robin sur la déminéralisation, de Ferrier sur la décalcification, de Lœper et Esmonet, de Justin Roux (de Cannes) sur les défaillances des ferments digestifs.

Je vous en ai parlé déjà souvent; je n'y insisterai point, si ce n'est pour discuter une objection qui a été soulevée par certains auteurs et qui tend à avancer que la décalcification n'est pas cause, mais effet, dans le processus de tuberculisation. Cette objection s'appuie particulièrement sur les expériences de Sarvonat et Rebattu, qui ont démontré que certaines toxines du bacille de Koch étaient neutralisées par les sels de chaux; d'où on pourrait conclure que la présence d'un foyer tuberculeux actif constitue un appel incessant de chaux et, par suite, une cause de décalcification de l'organisme.

Certes, je ne crois pas que la décalcification soit à la base de toute tuberculose; je sais qu'il n'est point nécessaire d'être décalcifié pour faire de la granulie généralisée; je sais aussi que, chez les sujets qui font de la tuberculose à marche rapide, galopante, ulcéreuse, il y a une décalcification intensive de l'organisme. Mais, est-ce donc parce que les sels de chaux sont employés à fixer sur place les toxines du bacille de Koch? En admettant qu'ils aient un tel rôle et, qu'attirés pour cette neutralisation des toxines, ils déterminent au siège des foyers tuberculeux la production de ces tubercules crétacés qu'on a considérés comme des tubercules de guérison, le problème ne serait pas résolu, car cet acte de neutralisation des toxines et de fixation des sels de chaux apparaîtrait comme un processus de défense; or, pour se défendre, il faut en avoir les moyens. Où donc cet organisme puisera-t-il ses moyens de défense s'il est déjà en état de spoliation calcaire? Dès lors, le degré de calcification ou de décalcification du terrain ne peut être considéré comme indifférent dans le processus de tuberculisation.

N'est-ce point parce que la grossesse a spolié les sources calcaires de la femme enceinte que la tuberculose, qui se déclarera peu après l'accouchement, la trouvera sans défense et suivra, le plus souvent, une évolution hâtive, galopante, inexorable? (1)

Voilà les notions principales que vous devez retenir sur les prédispositions à la tuberculose. Elles sont surtout acquises, ai-je dit. Je crois qu'elles peuvent aussi être héréditaires et qu'un sujet tuberculeux peut mettre au monde un enfant présentant les mêmes aptitudes humorales. On ressemble souvent physiquement à ses parents, pourquoi ne leur ressemblerait-on pas chimiquement?

II. — Le rôle du terrain dans l'évolution de la tuberculose.

Le rôle du terrain dans l'évolution de la tuberculose doit être étudié à deux points de vue : d'abord au point de vue du déterminisme de la forme clinique que revêt la maladie, ensuite au point de vue du déterminisme des trêves et réveils qui en marquent les étapes.

(1) Voir « Tuberculose et grossesse », page 291.

a) *Le rôle du terrain dans le déterminisme de la forme clinique.* — *Dans la petite enfance*, comment va se comporter, vis-à-vis du bacille de Koch, le sujet qui est tuberculisé?

C'est très simple; il va mourir très rapidement, il va faire de la tuberculose généralisée, de la méningite ou l'un de ces processus fébriles rapides, qui, si souvent, sont pris pour des états infectieux indéterminés et ne sont, en réalité, que des conséquences d'une septicémie bacillaire.

Prenez *un enfant un peu plus grand*, chez lequel l'inoculation tuberculeuse, moins massive, permet la survie. Comment va-t-il se comporter? Celui-ci fait une forme de tuberculose bien spéciale. Ce n'est plus cette tuberculose aiguë généralisée avec méningite, que vous avez vue chez le nourrisson; il a déjà une certaine dose d'immunisation; il réagit en se défendant et vous voyez apparaître la résistance du terrain qui n'existait pas dans le premier cas parce que l'organisme était neuf, non encore immunisé. Il fait des lésions locales, non seulement dans ses poumons, où elles se cantonnent de préférence dans la région du hile (tuberculose ganglio-pulmonaire), ou à la base, mais encore dans ses ganglions, dans son système osseux, et vous voyez naître et se dérouler la scrofulo-tuberculose.

Voyez, maintenant, *un adulte* qui s'est toujours bien porté apparemment, qui vous dira avec assurance qu'il n'a jamais rien eu, « qu'il n'y a jamais eu de tuberculeux dans sa famille », et qui se présentera à vous avec des accidents nettement imputables à la tuberculose.

Ici, ce n'est plus dans la région ganglio-pulmonaire, c'est aux sommets qu'apparaissent les premiers signes stéthacoustiques, et particulièrement dans cette zone, que Stephen Chauvet a décrite sous le nom de « zone d'alarme », dont je vous ai bien souvent montré l'importance.

Cette tuberculose de l'âge adulte n'évolue pas comme celle de la seconde enfance; elle essaime, elle envahit progressivement tout le poumon. Tantôt elle brûle les étapes, véritable phtisie galopante; tantôt elle se fige et demeure indéfiniment torpide. Pourquoi cette évolution différente? Est-ce que cela tient aux propriétés du germe? C'est possible; mais la cause en est, à mon avis, beaucoup plus aux propriétés particulières du terrain; le terrain n'est pas le même dans tous les cas.

Voici un adulte, ancien scrofuleux de l'enfance, qui a eu des ganglions cervicaux suppurés, des écrouelles, peut-être des tumeurs blanches, des gommes scrofuleuses de la peau, et qui fait une tuberculose du poumon : cette tuberculose va présenter des caractères particuliers; c'est une *phtisie froide*, torpide, indéfiniment durable, et qui doit cette allure clinique précisément à cette immunisation particulière du terrain sur lequel elle se développe.

Souvenez-vous ici des expériences de Rœmer que je vous ai rappelées il y a un instant.

Voici maintenant un syphilitique. Vous savez combien la syphilis expose à la tuberculose; il y a longtemps qu'on l'a dit : « La syphilis fait le lit de la tuberculose », a écrit le Pr. Landouzy; « la syphilis prépare le terrain pour la graine de la tuberculose », ai-je dit moi-même. Et Spengler (1) a ajouté, tout récemment : « Mes études continuellement poursuivies sur l'étiologie de la phtisie m'ont appris qu'elle n'était que très rarement une tuberculose pure. Elle se développe, dans la plupart des cas, sur la base de l'hérédo-syphilis; il n'est pas rare de la voir apparaître aussi à la suite d'une syphilis acquise et sur la base de cette maladie. Mais la disposition hérédo-syphilitique est celle qu'on rencontre le plus souvent. » C'est à ces mêmes conclusions que j'étais arrivé, ainsi que je l'ai écrit dans ma monographie de 1907.

Est-ce à dire que la syphilis crée la tuberculose? Non, mais elle détruit la résistance du terrain et d'une façon telle qu'elle le rend particulièrement apte au développement de cette affection.

Cette tuberculose du syphilitique évolue différemment suivant l'état du terrain. Si le malade est sous l'influence d'une infection syphilitique récente, s'il se trouve à cette période où la déchéance de l'organisme est complète, c'est à la phtisie galopante aiguë et souvent à la mort rapide que nous assisterons. Mais si le syphilitique est arrivé à une période lointaine, tertiaire ou quaternaire, nous verrons se développer lentement une tubercu-

(1) Spengler, *Journal Médical français*, 15 août 1913, page 353.

lose fibreuse, scléreuse. Les vieux syphilitiques « font tout à la sclérose », comme l'a dit le Pr. Landouzy; ils vivent indéfiniment avec leur tuberculose fibreuse, à tel point que la constatation d'une tuberculose fibreuse doit toujours inciter le médecin, comme je l'ai montré, à rechercher la syphilis dans les antécédents du malade (1).

Là encore, l'importance du terrain est manifeste : dans l'un et l'autre cas, la syphilis diminue la résistance de l'organisme en même temps que le traitement mercuriel intensif favorise la décalcification. Le terrain s'effondre et le bacille tuberculeux, qui sommeille depuis l'enfance en quelque foyer mal éteint, reprend ses droits, à moins qu'il ne soit introduit dans l'organisme par une nouvelle inoculation.

b) *Le rôle du terrain dans le déterminisme des trêves et réveils de la tuberculose.* — Vous verrez apparaître plus nettement encore le rôle du terrain dans l'évolution de la tuberculose si vous voulez considérer les trêves et les réveils de cette affection.

Je vous ai dit incidemment que la tuberculose était une maladie de l'enfance. Nous sommes tuberculisés dans notre petite enfance; les tuberculino-réactions ont permis de reconnaître que sur 100 adultes 95 sont tuberculisés; ceux d'entre nous qui ont résisté n'en conservent pas moins un foyer plus ou moins inactif, source d'immunisation et de sensibilisation à la fois. Que si une cause occasionnelle favorisante survient, ces bacilles dont nous restons porteurs, ces conditions d'imprégnation humorale prédisposantes que nous présentons, trouvent l'occasion d'entrer en jeu; ainsi, après une trêve plus ou moins prolongée, éclate un réveil ou, plutôt, une rechute.

Que se passe-t-il pendant les trêves? C'est pendant les trêves que se prépare cet état allergique, fait à la fois d'immunisation relative et de sensibilisation, dont les expériences de Rœmer nous ont donné une idée expérimentale.

Mais la clinique, longtemps auparavant, avait enregistré le fait, et Marfan, complétant les observations de Bazin sur la phtisie froide

(1) Voir page 199.

des scrofuleux, avait bien montré que les sujets qui avaient été scrofuleux pendant leur enfance présentaient toutes les chances d'échapper à la contamination tuberculeuse dans l'avenir, à la condition toutefois que leur scrofule ne fût pas complètement éteinte. Tous, en effet, vous avez vu combien souvent des adultes porteurs d'écrouelles anciennes complètement sèches et cicatrisées ou d'ankyloses de tumeurs blanches éteintes, succombent à la méningite tuberculeuse, beaucoup plus rare chez les phtisiques en évolution. N'est-ce point là une preuve clinique de la sensibilité plus grande d'un organisme autrefois tuberculisé et aujourd'hui complètement guéri, au sens clinique du mot?

Quel est donc le mécanisme pathogénique de ces réveils, de ces rechutes de la tuberculose?

Vous pensez peut-être que l'organisme trouve toujours en lui-même le bacille qui va à nouveau germer et provoquer une nouvelle éclosion de la tuberculose? Si le fait est possible, il n'est pas constant. On a même actuellement plutôt tendance à considérer que cette réinoculation vient du dehors. Et, ici, prennent place, comme facteurs étiologiques, toutes les circonstances occasionnelles qui peuvent favoriser ces réinfections et dont l'ensemble constitue un des chapitres les plus intéressants de l'étude de la *prophylaxie anti-tuberculeuse.*

Les infirmiers, les membres du personnel médical, s'ils ne prennent pas soin d'éviter les dangers de la contagion, s'ils négligent de se laver soigneusement les mains lorsqu'elles ont été souillées par l'expectoration ou les déjections d'un tuberculeux, pourront faire une réinoculation massive; mais ce mode de réinfection est exceptionnel. Le plus souvent, la rechute est la conséquence d'une série de réinfections successives, de réinoculations additionnelles, puisées aux sources des *contagions professionnelles.*

Cet infirmier qui, tous les jours, est en contact avec les tuberculeux, peut, par des précautions rigoureuses, éviter la réinoculation massive. Mais, contre les réinoculations minimes, son attention peut être en défaut. Une petite dose aujourd'hui, une autre demain : voilà la série des réinfections additionnelles qui, tôt ou tard, provoqueront l'éclosion d'une poussée nouvelle de la tuberculose. Mais, pour que ces réinoculations bacillaires soient suivies d'effet, il faut qu'elles s'exercent sur un terrain préparé. Si on ne fait pas de tuberculose sans bacille, il faut aussi être préparé à recevoir ce bacille. Ici apparaissent les circonstances occasionnelles qui montrent l'importance du terrain.

Quelles sont ces circonstances occasionnelles? Ce sont toutes celles qui favorisent la déchéance du terrain.

Tout d'abord prennent place les diverses conditions d'*hygiène défavorable* : alimentation défectueuse, aération insuffisante, surmenage; à cet égard, la tuberculose des prisonniers mérite une mention spéciale. Ensuite, viennent les conditions d'*âge* et de *sexe*. Voici une jeune fille qui, à l'âge de la formation, fait de la *chlorose;* elle est anémiée; ses résistances organiques sont défaillantes; si vous n'y prenez garde, elle va réveiller sa tuberculose dont la chlorose n'est souvent, d'ailleurs, qu'un masque trompeur.

Voici maintenant un petit garçon qui va au collège, qui reste enfermé toute la journée, qui est mal nourri, qui vit en contact constant avec de petits voisins tousseurs : il est dans les conditions d'hygiène les plus favorables pour réveiller une tuberculose endormie. Le voici jeune homme, il part au régiment; aux fatigues de l'entraînement militaire il ajoute celles d'écarts de conduite; heureux quand il ne contracte pas la syphilis! Il offre dès lors un terrain tout préparé pour la germination du bacille, qu'un voisin de chambrée se chargera de lui fournir.

Pour la jeune fille l'histoire est différente, le résultat est le même; elle est devenue jeune femme; elle s'est mariée; dans les quelques mois qui ont suivi son mariage, elle est devenue tuberculeuse. On cherche où elle a pu rencontrer le bacille! Bien souvent, c'est en elle-même qu'elle a puisé la cause de cette rechute; les débuts de la vie conjugale ont suffi pour rompre l'équilibre de sa résistance.

Cette autre a échappé à cette *tuberculose nuptiale*, elle est devenue enceinte. Cette grossesse nécessite, de la part de son organisme, un surcroît de dépenses destinées à subvenir aux besoins

d'édification du squelette et des tissus de l'enfant qui va naître;
que si ses réserves personnelles et particulièrement ses réserves
en chaux sont insuffisantes, dès les prémières semaines qui sui-
vront l'accouchement, elle verra survenir et se précipiter hâtivement les signes d'une tuberculose grave, envahissante, galopante,
à laquelle elle ne tardera pas à succomber.

Le réveil de la tuberculose peut se manifester de même à l'occasion de certaines *maladies intercurrentes*, telles que la variole
(Landouzy), la rougeole, la coqueluche, l'adénopathie trachéo-
bronchite, certaines formes d'entérite et d'appendice chronique (1).

Vous connaissez tous le rôle joué par l'*alcoolisme* dans l'étiologie de la tuberculose; je vous ai rappelé, il y a un instant,
celui de la *syphilis;* je m'en voudrais de ne pas vous signaler aussi
le *diabète*. On a dit que le milieu sucré favorisait la germination
du bacille du Koch et on a ainsi expliqué la fréquence de la mort
par tuberculose des diabétiques. Je suis plus disposé à accorder un
rôle prédominant à la déminéralisation du terrain, qui est si accentuée chez le diabétique et fait de lui une proie toute désignée pour
la tuberculisation.

Enfin, il est impossible de ne pas souligner, en terminant, le
rôle joué par un facteur occasionnel dont on a trop négligé l'importance, autrefois prépondérante à l'excès, depuis la découverte
des microbes; je veux parler du *froid*. Certes, le froid ne suffit pas
pour engendrer la bacillose, mais il peut suffire pour favoriser
l'éclosion d'une tuberculose latente.

III. — Le rôle du terrain dans le pronostic de la tuberculose.

Il y a des sujets chez lesquels la tuberculose guérit, même spontanément; ce sont des tuberculeux latents, à l'autopsie desquels
on trouve des tubercules crétacés dans les poumons.

Il y a, au contraire, des sujets chez lesquels la tuberculose,
soignée pourtant dès ses premières manifestations, poursuit inexorablement sa marche envahissante et progressive.

(1) LŒPER et ESMONET, « Pourquoi certains entéritiques deviennent tuberculeux ». *Progrès Médical*, 4 mai 1912. — E. SERGENT, « Appendicite chronique
et tuberculose; les entéro-colites prétuberculeuses ». *Société Médicale des
Hôpitaux*, 3 février 1911, et « Tuberculose pulmonaire et appendicite chronique ».
Journal de Médecine et de Chirurgie pratiques, 10 mai 1912.

Ces deux remarques montrent bien la nécessité d'étudier les conditions de gravité et de curabilité qui forment la base du pronostic de la tuberculose dans chaque cas particulier.

Certes, il y aurait beaucoup à dire sur ces conditions de gravité et de curabilité. Les notions que nous venons de passer en revue nous ont permis déjà de les deviner et de comprendre qu'elles devront surtout être appréciées par la recherche des indices qui peuvent renseigner, d'une part, sur le degré de sensibilisation ou d'immunité relative du sujet vis-à-vis du bacille de Koch et, d'autre part, sur le degré de résistance du terrain.

En d'autres termes, vous devrez vous appliquer à rechercher si le sujet a conservé l'immunité relative qu'il doit à une atteinte antérieure ou si, ayant perdu cette immunité, il se trouve dans les mêmes conditions qu'un organisme neuf que le bacille visite pour la première fois; à cet égard, le souvenir des faits observés par Bazin, puis par Marfan, devra fixer votre attention. Il vous faudra aussi tenir le plus grand compte de la notion des circonstances étiologiques qui auront marqué le début du processus de tuberculisation et favorisé la rupture de l'équilibre d'immunité relative établi depuis la première atteinte, c'est-à-dire le plus souvent depuis l'enfance : je n'insisterai pas de nouveau sur l'importance de ce facteur étiologique, si ce n'est pour opposer, en manière d'exemple, la bénignité relative de la tuberculose des vieux syphilitiques à la gravité presque constante de la tuberculose post-gravidique.

En définitive, le pronostic de la tuberculose est intimement lié à la connaissance de l'état actuel du terrain : c'est pourquoi il ne peut être établi que par l'emploi des moyens d'information clinique qui permettent d'apprécier les qualités humorales de ce terrain.

Ces moyens sont de deux ordres : les uns se proposent de rechercher l'état d'immunité spécifique antibacillaire, les autres cherchent à établir les qualités humorales biochimiques du terrain.

Le premier moyen paraît incontestablement le plus rigoureux. Il repose sur la valeur pronostique des *réactions à la tuberculine*. D'une façon générale, on admet aujourd'hui que, si la tuberculino-réaction n'a, chez l'adulte, aucune valeur diagnostique — pour la raison qu'elle est positive chez environ 95 % des sujets — elle possède, au contraire, une grande valeur pronostique, ainsi qu'il résulte des observations qui ont été apportées à la Société d'études scientifiques sur la tuberculose, dans ces derniers mois, notamment par Jousset, Léon Bernard et Baron, Sergent et Pruvost (1). Quelle que soit la technique employée, qu'on ait recours à la cuti-réaction ou à l'intra-dermo-réaction, l'intensité de la réaction permet d'apprécier le degré de l'immunité relative du sujet; l'absence complète de réaction est du plus fâcheux augure. Avec Pruvost j'ai signalé l'observation de sujets chez lesquels la réaction avait été négative pendant tout le cours d'une poussée évolutive aiguë et était redevenue positive à la fin de cette poussée. En résumé : une réaction nulle ou à peine marquée constitue un élément défavorable pour le pronostic; une réaction nette comporte une signification inverse, tout au moins pour le moment présent; si bien que l'emploi systématique de tuberculino-réactions successivement espacées pourrait guider utilement le médecin dans l'appréciation de la marche de la maladie.

Le second moyen est beaucoup moins direct, il consiste dans la mise en œuvre de tous les procédés d'exploration des principaux organes et des principales fonctions du malade. La valeur pronostique de certains symptômes, de certains troubles morbides est connue de tous les cliniciens; je n'insisterai pas ici sur la signification fâcheuse de la fièvre, de l'amaigrissement profond, de l'amyotrophie progressive, de la grande anémie, des troubles digestifs et particulièrement des symptômes d'entérite. Je ferai une place spéciale aux signes de grande spoliation calcaire que dose la phosphaturie, ainsi qu'aux défaillances de la fonction surrénale que traduit un état d'asthénie profonde et de grande hypotension. Vous savez combien il est fréquent de noter, chez les tuberculeux, un *abaissement de la tension artérielle*. Cette hypotension, plus ou moins accentuée, mesure, de manière indirecte, l'état de résistance générale du terrain. Les observations

____

(1) Société d'Etudes scientifiques sur la Tuberculose, mai 1912.

personnelles que j'ai recueillies sur ce sujet — et dont je ferai la matière d'un travail prochain — confirment pleinement les conclusions de Marfan, de Teissier, de Léon Bernard. Un état d'hypotension marquée et continue constitue un élément fâcheux de pronostic; une tension normale ou élevée est favorable; vous savez combien il est fréquent d'observer des poussées hyperten- sives dans la tuberculose fibreuse et je vous ai dit combien les anciens syphilitiques, qui sont presque tous des hypertendus, voient leur tuberculose suivre une évolution fibreuse et relative- ment bénigne.

***

Les considérations qui précèdent établissent, à mon avis, l'im- portance du rôle du terrain dans la tuberculose, tant au point de vue doctrinal qu'au point de vue pratique. Comme je l'ai écrit déjà : « on ne fait pas pousser du blé sur du roc », non plus que le bacille de Koch sur n'importe quel terrain. Il ne suffit pas de semer la graine, il faut qu'elle tombe sur un sol propice. C'est là une loi de biologie générale qui ne saurait être méconnue en pathologie infectieuse et particulièrement en phtisiologie. Il y a des sujets réfractaires et des sujets prédisposés et, pour un même sujet, il y a des périodes d'immunité et des périodes de rupture d'immunité.

Négliger le rôle du terrain dans le processus de tuberculisa- tion est une aberration clinique autant qu'expérimentale.

Si vous êtes bien imprégnés de cette idée, vous attacherez une importance capitale aux mesures de prophylaxie individuelle et collective, vous éviterez les causes qui peuvent favoriser la dimi- nution de résistance de l'organisme et vous n'attendrez pas les signes d'effondrement du terrain pour instituer la thérapeutique tutélaire que réclame l'apparition des premiers indices de cette défaillance.

Tuberculose et Grossesse (1).

(Presse Médicale, 5 juillet 1913.)

Chaque fois qu'une femme enceinte, atteinte de tuberculose, se présente dans nos salles, je ne manque pas d'attirer votre attention sur la gravité de l'association de cet état physiologique et de cette maladie.

Pourtant, sur cette question, les avis sont partagés : d'un côté, nous trouvons surtout les accoucheurs, plus optimistes; de l'autre, les médecins, plus pessimistes.

En réalité, cette divergence tient essentiellement à ce fait que les accoucheurs et les médecins n'observent pas dans les mêmes conditions; les uns ne voient que la grossesse et les suites de couches immédiates; les autres sont appelés après l'accouchement, au moment, précisément, où la situation s'aggrave et réclame leurs soins.

Or, l'étude des relations de la grossesse et de la tuberculose est d'un grand intérêt parce qu'elle a une double portée : une portée biologique et une portée pratique considérable, à la fois clinique et sociale.

C'est pourquoi il m'a paru utile de faire de cette étude le sujet d'un de nos entretiens hebdomadaires.

J'examinerai successivement les deux propositions suivantes :

1° L'influence réciproque de la tuberculose et de la grossesse;
2° L'avenir des enfants issus de mères tuberculeuses.

Dans une troisième partie, je grouperai les déductions pratiques que me paraîtront comporter les conclusions de ces deux propositions.

I. — Influence réciproque de la tuberculose et de la grossesse.

C'est là le point le plus intéressant pour le médecin.

Deux subdivisions sont nécessaires :

(1) Conférence faite à l'hôpital de la Charité, le 22 avril 1913 et recueillie par M. Nadal, interne du service.

D'une part, l'influence de la tuberculose sur la grossesse;
D'autre part, l'influence de la grossesse sur la tuberculose.

1° Influence de la tuberculose sur la grossesse. — On a fait, à ce sujet, des expériences sur l'animal; tout en n'accordant à une telle expérimentation qu'une valeur relative, on peut en tirer quelques résultats intéressants.

Je vous citerai surtout les expériences mentionnées dans le rapport de Landouzy et Lœderich au Congrès de Bruxelles 1910.

Un de leurs résultats mérite d'être rapporté ici : c'est la rareté de la fécondation des femelles de cobayes tuberculisées. Cette constatation confirme les données cliniques : les tuberculeuses deviennent assez rarement enceintes.

Cependant, abstraction faite de ces expériences, les divergences sont, ici, moindres que dans la discussion de l'influence de la grossesse sur la tuberculose et on s'accorde généralement pour admettre, avec le Pr. Pinard, que l'avortement est rare chez les femmes tuberculeuses et que leur grossesse peut fort bien arriver à terme, même, dans certains cas que nous préciserons plus loin, si elles sont cavitaires. Ces constatations sont appuyées par les observations expérimentales de Landouzy et Lœderich, qui ont vu les femelles tuberculisées ne mettre bas qu'à terme.

Cependant, lorsque la tuberculose est arrivée déjà à une période avancée, il n'est pas rare de voir la grossesse interrompue par l'accouchement prématuré; celui-ci survient spontanément ou à l'occasion d'une complication, d'une hémoptysie, d'une période fébrile traduisant ce que Bezançon a appelé une poussée évolutive, et peut être suivi de mort assez rapidement.

Quelques-uns d'entre vous se souviennent certainement de cette petite malade, employée au Louvre, à peine âgée de 25 ans, qui mourut l'an dernier dans notre salle Cruveilhier, le jour même d'un accouchement prématuré. Depuis l'âge de 21 ans, elle vivait avec une tuberculose torpide d'un sommet; elle entra dans le service, enceinte de 5 mois, avec de la fièvre, de la laryngite, une otorrhée, des signes de ramollissement bilatéral; cette marche galopante avait suivi de près les premiers signes de la grossesse. A 5 mois et demi il y eut expulsion fœtale et mort le jour même. .

2° Influence de la grossesse sur la tuberculose. — C'est ici, surtout, qu'il y a divergence d'opinions, aussi bien parmi les contemporains que parmi les médecins qui nous ont précédés.

Dans une première étape, qui s'étend d'Hippocrate jusqu'au milieu du xixe siècle, on admet que la grossesse exerce sur la tuberculose une influence plutôt favorable. Wernich allait même jusqu'à recommander la grossesse aux jeunes femmes phtisiques : c'est peut-être un peu risqué..., surtout si elles ne sont pas mariées.

Dans la deuxième moitié du xixe siècle, un revirement se produit et on insiste sur l'influence plutôt défavorable; telle fut l'opinion de Grisolle, Mauriceau, Guéneau de Mussy, Hergott (*Annales de Gynécologie*, 1891).

Il faut admettre qu'à la base de ces opinions contradictoires, il y a des erreurs d'interprétation ou, tout au moins, des conclusions hâtives tirées d'une généralisation excessive.

Actuellement, depuis dix ou quinze ans, on considère généralement que la grossesse a sur la tuberculose une influence non pas seulement défavorable, mais véritablement désastreuse, tant et si bien que s'est même posé le principe de l'interruption de la grossesse, dont nous discuterons plus loin la valeur.

En réalité, sans pousser l'éclectisme jusqu'aux limites de l'indécision, il convient de faire des distinctions et d'éviter ainsi l'erreur inhérente à toute généralisation en médecine.

C'est à cette tâche que je voudrais, aujourd'hui, contribuer quelque **peu**.

A mon sens, il est nécessaire de tenir compte de deux ordres de considérations :

Des considérations biologiques et expérimentales et des considérations cliniques.

Examinons-les successivement :

a) *Considérations biologiques et expérimentales.* — Landouzy et Lœderich, dans le rapport à la Commission internationale contre la tuberculose que je vous ai déjà cité, relatent l'expérience

suivante : Si une femelle de cobaye tuberculeuse peut être fécondée,
— et je vous ai dit que cela est rare, — elle résiste mieux à la
tuberculose.

Mais, d'un autre côté, Hermann et Hartl, par des expériences
analogues, arrivent à des conclusions inverses.

Le Pr. Bar, de ses études expérimentales sur la gestation,
croit pouvoir conclure que, d'une façon générale, l'organisme
maternel tire profit de l'état de grossesse; et cela pourrait venir
à l'appui des expériences du Pr. Landouzy. Mais ces recherches
ont été pratiquées sur des femmes saines; il serait nécessaire de
les reprendre sur des femmes tuberculeuses.

Cependant, la majorité des auteurs s'accordent aujourd'hui à
dire que, dans l'organisme, des modifications profondes sont
produites par la grossesse et diminuent la résistance de cet organisme. Il y a chloro-anémie; les urines contiennent une quantité
anormale de phosphates; il y a déminéralisation générale, décalcification, comme l'a montré Ferrier; et il me paraît opportun
de vous rappeler, à ce propos, le dicton populaire ; « Chaque
enfant coûte une dent à sa mère ».

L'organisme de la femme enceinte a besoin d'une quantité considérable de chaux pour l'édification du squelette fœtal. Aussi,
y a-t-il, pendant la presque totalité de la grossesse, rétention calci-
cique. Mais aussitôt après l'accouchement, la décalcification brutale se produit : il y a fuite de chaux, pourrait-on dire, surtout
si la mère allaite.

D'autre part, au cours de la grossesse, on note des phénomènes
d'intoxication, portant sur le foie, sur les reins, — vous savez
combien l'albumine est fréquente, — voire même sur les glandes
surrénales. Personnellement, je me suis attaché à l'étude de
cette question depuis longtemps déjà. La grossesse touche volontiers les capsules surrénales, ainsi que les expériences de Guieysse
l'ont démontré.

Cette atteinte est prouvée également par des faits d'observation
clinique. C'est ainsi que, très souvent, les vomissements incoercibles sont dus à l'insuffisance des fonctions surrénales; la preuve

en est que le traitement opothérapique peut suffire à les enrayer, ainsi que je l'ai montré, avec Lian, dans un travail antérieur (1).

Donc, au cours de la grossesse, l'insuffisance surrénale, d'une part, la décalcification, d'autre part, sont fréquentes : vous savez qu'il en est de même dans la tuberculose. Aussi, peut-on, à mon avis, attribuer quelque rôle à l'insuffisance surrénale dans l'évolution du processus de décalcification qui accompagne, cause ou favorise la tuberculisation.

Et cette considération ne va pas sans entraîner une méthode thérapeutique qui mérite d'être connue et appliquée. Elle consiste à associer l'adrénaline au traitement de recalcification, ainsi que je me suis attaché à le proposer, à la suite des résultats encourageants que j'en ai obtenus. L'adrénaline amende l'insuffisance surrénale, et, d'autre part, il semble qu'elle favorise la fixation des sels de chaux.

b) Considérations cliniques. — A côté des considérations biologiques et expérimentales qui montrent l'influence de la grossesse sur la tuberculose, il faut tenir compte des faits cliniques.

La forme de la tuberculose, l'époque de la grossesse ou du post-partum sont deux facteurs importants :

1° *La forme de la tuberculose.* — S'il s'agit d'une tuberculose torpide, à forme fibreuse, évoluant depuis des années sans réactions vives, la grossesse pourra n'exercer aucune influence : c'est parmi ces malades que se trouvent les cas favorables; ce sont généralement des multipares; elles peuvent être cavitaires, comme l'a montré Pinard.

S'agit-il, au contraire, d'une tuberculose mal éteinte ou en évolution, la femme est-elle fatiguée, surmenée, son organisme est-il défaillant? la grossesse va donner un coup de fouet à la tuberculose, qui aura, dès lors, une évolution aiguë ou suraiguë. Ici, le plus souvent, ce sera une primipare.

2° *Epoque de la grossesse ou du post-partum; suites de couches éloignées.* — L'époque de la grossesse a une grosse importance et

(1) Sergent et Lian, *Presse Médicale*, novembre 1912.

les divergences qui séparent les médecins et les accoucheurs tiennent à ce fait que les uns et les autres observent les malades à des époques différentes.

Quoi qu'il en soit, en règle générale, et ce sont là les conclusions développées au Congrès de Rome en 1912, voici ce que l'on doit admettre :

Au début de la grossesse, il y a tolérance relative; malgré quelques perturbations surrénales, quelques poussées fébriles, tout rentre bientôt dans l'ordre.

Au milieu de la grossesse, il y a une phase d'accalmie correspondant à la phase de rétention calcique dont je vous ai parlé.

A la fin de la grossesse et plus tard, aggravation. L'accouchement se passe, en général, assez bien; mais, bientôt, la tuberculose subit une évolution rapide, surtout si la mère a l'imprudence d'allaiter. A cette période d'aggravation correspond la phase de décharge calcique, de spoliations calcaires.

Toutefois, le Pr. Pinard est relativement optimiste et, avec quelques autres, il cite des cas de tuberculeuses, atteintes même de laryngite, qui ont accouché normalement, sans voir, dans la suite, aucune aggravation de leur état.

Avec le Pr. Bar, qui résume l'opinion générale sur ce sujet, on peut considérer que la grossesse est presque toujours cause :

De réveil d'une tuberculose pulmonaire latente;

D'aggravation d'une tuberculose pulmonaire en évolution;

En particulier, dans le dernier tiers de la grossesse, et, surtout, après l'accouchement.

Pour lui, il faut aussi tenir compte de la forme de la tuberculose :

Dans les formes sèches, 60 % des cas ne sont pas aggravés;

Dans les formes humides, 15 % seulement;

Et, enfin, dans les formes septicémiques, on assiste toujours à une catastrophe.

Voyons, maintenant, comment va évoluer cette tuberculose, réveillée ou aggravée par la grossesse.

Trois modes d'évolution principaux doivent être envisagés : la granulie, la généralisation rapide, la reprise lente.

a) Granulie. — Voici une femme qui vient d'accoucher dans de bonnes conditions. Au bout de huit à dix jours, apparaît la fièvre. L'accoucheur « ne trouve rien de son côté », suivant l'expression consacrée : pas de pertes, pas de lochies fétides. Si le médecin appelé connaît la malade, s'il sait que cette femme est tuberculeuse, il cherche dans le poumon son diagnostic. Et, en dix ou quinze jours, la malade succombe à la granulie.

C'est là l'histoire d'une petite malade que nous avons eue dans nos salles l'an dernier. Trois ans avant son mariage elle avait eu une hémoptysie; ayant engraissé de 11 kilos et n'éprouvant aucun malaise, elle se maria et devint enceinte; elle accoucha au septième mois; quinze jours après, elle mourut de granulie.

b) Généralisation rapide. — Voici maintenant une autre forme; ici, c'est de la phtisie galopante; j'en ai observé récemment un cas typique que je vais vous raconter.

Une jeune femme devient tuberculeuse dans les premiers mois de son mariage. Elle fait une pneumonie caséeuse qui guérit (c'est, du reste, un des rares cas de guérison de pneumonie caséeuse que j'aie vus) laissant une petite caverne; quelques mois après, on n'entendait plus que quelques crépitations sèches qui, l'année suivante, avaient elles-mêmes disparu; sans doute, la respiration demeurait obscure au siège de l'ancienne lésion; mais, enfin, c'était ce qu'on est convenu d'appeler la guérison apparente. Néanmoins, je déconseillai formellement la grossesse. Au bout de quatre ans, malgré mes exhortations au mari, cette jeune femme devient enceinte; la grossesse évolue normalement; l'accouchement se passe très bien; mais, vers le vingtième jour après l'accouchement, se montre de la fièvre, que ne pouvait expliquer aucune cause génitale. C'était un réveil de la tuberculose pulmonaire et, peu à peu, j'ai vu les lésions s'étendre, le poumon s'excaver, en même temps que j'observai l'atteinte des séreuses, du foie (subictère), des reins (albuminurie abondante). En trois mois, la malade succomba à cette généralisation tuberculeuse galopante.

De telles observations sont, malheureusement, trop fréquentes.

c) Réveil tardif. — Ici, c'est plus tardivement, quelques semaines ou quelques mois après l'accouchement, que se montrent les accidents. La malade, qui paraissait guérie de ses manifestations tuberculeuses anciennes, maigrit à nouveau, tousse, et, peu à peu, verse dans la tuberculose chronique banale, dont elle meurt plus ou moins lentement.

Nous en avons ainsi fini avec l'influence de la grossesse sur la tuberculose.

L'enfant est né, quel est l'avenir de cet enfant?

II. — Avenir des enfants issus de mères tuberculeuses.

L'étude de cette question nous conduit à faire une incursion dans le domaine de la pathogénie de la tuberculose, de l'hérédo-contagion ou de l'hérédo-prédisposition.

L'*hérédo-contagion*, c'est-à-dire l'hérédité de graine, est niée par beaucoup de médecins, qui considèrent le placenta comme un filtre parfait. Cette opinion est erronée, car de nombreuses observations prouvent la présence de bacilles de Koch dans le sang de la veine ombilicale ou dans les organes de fœtus issus de mères tuberculeuses.

Armani, Schmorl, Birsh-Hirschfeld, Sabouraud, Londe, Bar et Rénon, Ausset ont apporté des faits probants à cet égard.

Expérimentalement, Landouzy et Martin ont démontré que le filtre placentaire n'est pas parfait, en inoculant des cobayes enceintes : ils ont pu trouver, dans quelques cas, des bacilles dans les organes des produits et dans la veine ombilicale.

D'où le conseil de pratiquer immédiatement après l'accouchement la ligature du cordon.

Il faut donc admettre la possibilité de l'hérédo-contagion.

Mais, lorsqu'il n'y a pas transmission de bacilles, y a-t-il *hérédo-prédisposition*, c'est-à-dire hérédité de terrain?

J'en suis convaincu pour ma part.

Certains nient cette hérédité (Comby, Weill, etc.).

Pour ces auteurs, si l'enfant devient tuberculeux, c'est par contamination dans la famille, après la naissance.

Le Pr. Pinard est également un adversaire de l'hérédité de prédisposition.

Cependant, aujourd'hui, avec Landouzy et nombre d'auteurs, on tend de plus en plus à en admettre la réalité.

En effet, les statistiques cliniques semblent confirmer cette idée. Contrairement à l'opinion du Pr. Pinard, qui regarde comme assez bon l'avenir des enfants nés de mères tuberculeuses, les statistiques de Voron (de Lyon), portant sur six années, démontrent qu'au bout de ces six années 68 % des enfants étaient morts.

Planchu et Gardère (de Lyon) arrivent à des conclusions analogues.

La valeur du produit est donc très faible, mais elle n'est pas négligeable, puisque, au bout de quelques années, 32 % des enfants étaient encore vivants dans la statistique de Voron; et cela me paraît une raison suffisante pour rejeter l'avortement thérapeutique dont nous allons parler.

III. — Déductions pratiques.

1° PROPHYLAXIE PRÉVENTIVE. — Doit-on autoriser le mariage et la grossesse des femmes tuberculeuses?

Les considérations qui précèdent suffisent, à mon sens, à dicter la réponse. Je n'insiste pas et je me borne à déclarer que, personnellement, je déconseille le mariage et la grossesse aux femmes tuberculeuses, pour la raison que la grossesse tend à réveiller et à aggraver la tuberculose endormie ou torpide.

2° TRAITEMENT CURATIF. — Si, malgré vos conseils, la femme est enceinte, vous devrez lutter contre la décalcification, qui peut favoriser le réveil et l'évolution rapide de la tuberculose. Vous donnerez le traitement de Ferrier associé à l'adrénaline, qui, en outre de l'influence qu'elle pourra exercer sur la fixation des sels de chaux, fera souvent disparaître, tout au moins, les vomissements et permettra, par là, l'alimentation nécessaire.

Mais, malgré la thérapeutique la plus active, vous serez rarement assez heureux pour éviter les redoutables méfaits de la grossesse chez vos tuberculeuses.

Aussi bien s'est-t-on demandé si on ne serait pas autorisé à

interrompre cette grossesse homicide en pratiquant l'avortement thérapeutique.

Cette pratique a été proposée par Pasquali et Bompiani; elle a
été adoptée ensuite par les Anglais et les Américains (William
Duncan, Simpson). Le Pr. Pinard s'élève éloquemment contre
cette méthode, à laquelle ont adhéré également les Allemands.
Tout dernièrement, cependant, Kœhne l'a rejetée.

Il convient de ne l'accepter que comme un procédé d'exception,
dont l'emploi, s'il se généralisait, apparaîtrait, suivant l'expression du Pr. Pinard, comme un des moyens de « *la prophylaxie
de la naissance* ».

3° MESURES PRÉSERVATRICES POUR L'ENFANT. — Dès que l'enfant
sera né, on l'arrachera immédiatement à sa mère, afin d'éviter la
contagion directe, et on lui donnera une nourrice; cette sépara-
tion est de toute nécessité, si cruelle qu'elle puisse paraître et
qu'elle **soit**.

Ultérieurement, on pourra soumettre cet enfant, prédisposé à
la tuberculose par son hérédité, à un traitement de recalcification,
combiné avec toutes les mesures d'hygiène convenables.

Appendicite chronique et tuberculose.
Les entérocolites prétuberculeuses.

(Extrait des *Bulletins et Mémoires de la Société médicale des Hôpitaux de
Paris*. — Séance du 3 février 1911.)

L'intérêt pratique de la communication faite par M. Faisans
dans la dernière séance de notre Société ne saurait être nié. Tous
nous avons vu un plus ou moins grand nombre de ces malades,
le plus souvent des femmes, qui présentent des troubles dyspeptiques vagues, de l'inappétence, des crises diarrhéiques, s'amaigris-
sent, ont de petites élévations thermiques et finissent par être
considérés comme atteints de tuberculose; et, pourtant, l'examen
le plus attentif ne révèle aucun signe physique évident. En réalité, ces malades ont de l'entérocolite muco-membraneuse, de

l'appendicite chronique; la plupart guérissent par l'ablation de l'appendice; la guérison est rapide, presque immédiate si l'intervention chirurgicale est faite sans retard; si l'opération, au contraire, est tardive, l'amélioration ne s'accuse que plus lentement et il faut attendre parfois quelques mois avant de voir disparaître les accidents. Je pourrais, pour ma part, citer un certain nombre d'observations de ce genre, que je classais précisément en vue d'un mémoire prochain, lorsque la communication de M. Faisans a paru. Je n'insisterai donc point aujourd'hui sur cette importante question de diagnostic : je ne saurais que répéter les conclusions qui ont été si clairement exposées par M. Faisans, auxquelles m'ont conduit mes observations personnelles et qui établissent la nécessité de songer à l'appendicite chronique toutes les fois qu'un malade, soupçonné atteint de tuberculose de par l'existence de symptômes généraux, ne présente pas de signes physiques pulmonaires indiscutables.

C'est sur une autre face de la question que je veux, dans cette note, attirer l'attention : pour moi, *l'appendicite chronique ne se borne pas seulement à simuler la tuberculose pulmonaire, elle y conduit nombre de sujets,* ainsi que j'ai tenté de l'établir récemment en exposant mes idées et mes recherches personnelles sur la théorie de Ferrier dans la pathogénie de la tuberculisation et sur les effets du traitement de recalcification dans la tuberculose (1).

L'appendicite chronique s'accompagne de troubles dyspeptiques plus ou moins accentués, qui présentent des exacerbations périodiques, au cours desquelles les signes d'entérocolite muco-membraneuse prédominent en général, sous la forme de crises diarrhéiques, de coliques, de vomissements. Cet état de malaise digestif rend l'alimentation extrêmement difficile et ne va pas sans nécessiter un régime assez rigoureux dont les effets débilitants viennent assez rapidement s'ajouter à ceux de la maladie elle-même. Ces troubles intestinaux entraînent d'autre part, comme

(1) Emile SERGENT, « La valeur thérapeutique de la recalcification (méthode de Ferrier) dans la tuberculose pulmonaire, jugée par six années de pratique ». *Presse Médicale,* 19 novembre 1910.

on peut s'en assurer par la pesée de la chaux contenue dans les déjections, une perte de chaux assez considérable; Lœper, ici même, a insisté sur cette donnée, il y a quelques mois; l'état nerveux concomitant ne tarde pas, de son côté, à provoquer une abondante phosphaturie; si bien que, à la faveur de toutes ces *spoliations calcaires*, qui ne trouvent pas leur compensation dans l'alimentation insuffisante du sujet, l'organisme se décalcifie progressivement. Cette *décalcification*, dans la plupart des cas, se trouve encore hâtée, ainsi que je me suis attaché à le montrer dans mon précédent mémoire (*loc. cit.*), par l'abus intempestif d'une thérapeutique dont la vogue encore trop grande ne dépasse pas les méfaits : presque tous ces malades absorbent pendant des mois ou même des années des *ferments lactiques*, sous les formes les plus variées. Certes, j'apprécie hautement la valeur de ce précieux moyen thérapeutique, lorsqu'il est employé dans les états pathologiques pour lesquels, rationnellement, il a été si ingénieusement imaginé, c'est-à-dire dans les infections et fermentations gastro-intestinales; mais, j'estime qu'il ne peut jouer aucun rôle utile dans les troubles purement sécrétoires ou réflexes qui caractérisent essentiellement l'entéro-colite muco-membraneuse dans la plupart des cas; bien-plus, j'ai la conviction que, dans les cas de ce genre, il est grandement nuisible; les torrents d'acides qu'il déverse dans l'intestin favorisent au plus haut chef la déminéralisation et particulièrement la décalcification de l'organisme. Et cela n'est point sans importance, car la décalcification de l'organisme, c'est la préparation du terrain pour la germination du bacille de Koch. Je ne veux pas ouvrir ici une discussion sur la théorie de Ferrier, qui n'est, en somme, qu'une limitation de la théorie plus générale de la déminéralisation du Pr. Alb. Robin. Je laisse de côté le point de vue purement doctrinal et je ne m'appuie que sur les faits cliniques qu'il m'a été donné d'observer et dont l'interprétation me paraît adéquate à cette doctrine. Je pourrais citer ici un assez grand nombre d'observations qui figurent dans mes fiches et dont j'ai fait état déjà dans mon précédent mémoire.

Pour moi, il n'est point douteux que l'éclosion de bon nombre de tuberculoses pulmonaires est précédée par une phase plus ou moins longue d'entérocolite muco-membraneuse ou d'appendicite chronique, à la faveur de laquelle s'est opérée la décalcification de l'organisme, c'est-à-dire la préparation du terrain tuberculisable. Il va sans dire que je ne fais pas allusion ici aux cas dans lesquels l'entérite est le résultat d'une localisation initiale du bacille sur l'intestin, cas qui tendent à fournir la preuve clinique de l'existence de la tuberculisation par ingestion, admise expérimentalement par Calmette; en pareil cas, l'entérite et la localisation appendiculaire sont de nature tuberculeuse et le pronostic est bien différent. Je n'ai en vue que les entérocolites banales, qui n'ont rien de commun avec la tuberculose intestinale et dont l'importance est, à mon sens, considérable dans la pathogénie de la tuberculisation pulmonaire, ainsi qu'on peut s'en assurer en interrogeant le passé des phtisiques ou en suivant, dès son début, la succession des étapes morbides chez les tuberculeux. Les faits que j'ai observés m'ont conduit à faire une place importante à l'entérocolite dans la pathogénie de la tuberculisation et à admettre l'existence des *entérocolites prétuberculeuses.*

Cette notion, si intéressante au point de vue doctrinal par l'appoint qu'elle fournit au rôle joué par les spoliations calcaires et par la décalcification dans la tuberculisation de l'organisme, comporte, en outre, des applications pratiques très importantes, tant au point de vue pronostic que thérapeutique.

En effet, par la menace que portent en elles ces entérocolites, surtout si le sujet présente par ailleurs quelque autre prédisposition à la tuberculose, elles imposent quelque réserve dans le pronostic et indiquent la mise en œuvre de mesures capables de combattre sans retard les chances de tuberculisation.

À cet égard, la première indication consiste à exiger l'*intervention chirurgicale* dès que l'appendicite chronique est reconnue; plus l'opération sera précoce, plus vite l'alimentation pourra redevenir normale et plus vite pourront disparaître les causes de spoliations calcaires. Une autre indication, qui résulte des considérations qui forment la base de cette conception, est de se méfier des ferments lactiques dans les entérocolites, de ne recourir à cette médication qu'avec prudence et de lui associer, ou même de lui préférer, le *traitement de recalcification.*

Tuberculose pulmonaire et appendicite chronique (1).

(Journal de méd. et de chir. pratiques, 10 mai 1912.)

Je vais vous parler aujourd'hui des rapports de la tuberculose pulmonaire et de l'appendicite chronique. Vous n'ignorez pas que, dans ces derniers mois, un certain nombre de mémoires et de communications se sont attachés à établir la fréquence des relations qui unissent ces deux maladies.

Il est bien entendu que je ne fais aucune allusion aux lésions tuberculeuses de l'appendice, aux appendicites tuberculeuses proprement dites, et que je n'ai en vue que les lésions de l'appendicite chronique dans leurs rapports avec la tuberculose pulmonaire.

Or, on a surtout, jusqu'ici, envisagé ces rapports au point de vue du diagnostic et de l'erreur, souvent commise, qui consiste à considérer comme atteints de tuberculose pulmonaire des sujets qui n'ont qu'une appendicite chronique. C'est là un point délicat qui a été étudié tout particulièrement par M. Faisans.

Ce premier point a une grande importance pratique, mais, à lui seul, il n'épuise pas toute la question. En effet, ainsi que j'ai cherché à le montrer, il ne suffit pas de savoir que l'appendicite chronique peut simuler la tuberculose pulmonaire, il est nécessaire de reconnaître aussi que souvent elle y conduit.

Nous étudierons successivement ces deux points.

1° RAPPORTS DE L'APPENDICITE CHRONIQUE AVEC LA TUBERCULOSE AU POINT DE VUE DU DIAGNOSTIC DIFFÉRENTIEL.

En France, le premier travail d'ensemble qui a paru sur le sujet est dû à Comby qui, en 1908, étudia cette question chez les enfants.

Comby montra qu'il était fréquent de voir de jeunes sujets qu'on considérait comme entachés de tuberculose, qui maigrissaient, pâlissaient, toussotaient, présenter certains signes qui permettaient, un beau jour, de découvrir des lésions inflammatoires de l'appendice et indiquaient la nécessité d'une intervention chi-

____

(1) Conférence faite à l'hôpital de la Charité le 5 mars 1912.

rurgicale, à la suite de laquelle on voyait tous les troubles disparaître et la santé revenir.

C'est chez l'adulte que la question a été approfondie par M. Faisans (1), dans une communication à la Société médicale des hôpitaux de Paris.

A sa suite, un certain nombre de nos collègues (Walther, Siredey, Claisse, Thiroloix, de Massary et moi-même), apportèrent des faits confirmatifs, et il semble bien, aujourd'hui, que la question soit jugée.

Il importe que vous sachiez comment on peut confondre l'appendicite chronique et la tuberculose pulmonaire; *a priori* cela paraît excessif et, en réalité, ce n'est point surprenant.

Vous avez tous vu des sujets, — le plus souvent, ce sont des jeunes gens de 18 à 3o ans, — qui maigrissent, pâlissent, ont de petites élévations de température le soir; si on les suit de près, si on prend leur température quotidienne, on voit au bout d'un certain nombre de jours, de semaines, que la courbe générale de la température est un peu plus élevée que normalemnt et que si le malade se livre à un surmenage quelconque, à un effort, une longue marche, le thermomètre monte plus haut ce jour-là, Or, vous savez qu'on a attiré l'attention sur ce fait de l'élévation thermique en rapport avec le mouvement, avec la fatigue, chez les sujets qui sont en puissance de germination tuberculeuse (Daremberg). Voici donc une constatation de nature à attirer l'attention, à éveiller le soupçon, à faire considérer le malade comme suspect de tuberculose. Si vous ajoutez qu'il s'amaigrit, qu'il prend un teint un peu pâle, quelquefois terreux — que l'on voit aussi dans l'intoxication tuberculeuse à petit feu, — il y a une raison de plus pour que l'attention soit attirée vers la possibilité d'une tuberculose pulmonaire.

Bien plus, à cet ensemble de symptômes généraux s'associent des signes fonctionnels qui achèvent de vous diriger vers une erreur de diagnostic en accentuant la ressemblance; ce sont : la toux, la dyspnée et le point de côté.

La toux est sèche, quinteuse, sans expectoration, telle qu'on la

(1) Faisans, Société médicale des hôpitaux, janvier 1911.

constate si souvent dans les périodes de début de la tuberculose pulmonaire. Quelquefois, elle rappelle la toux coqueluchoïde et vous invite à chercher des signes d'adénopathie trachéo-bronchique; vous les trouvez parfois, d'ailleurs, car ces sujets sont bien souvent des adénoïdiens.

En même temps, on peut constater un certain degré d'essoufflement; certains malades, en effet, présentent assez facilement de l'oppression, oppression légère, il est vrai, qui s'explique par une congestion pulmonaire de la base droite, dont l'existence n'est pas faite pour simplifier le diagnostic.

Accompagnant cette congestion pulmonaire et s'irradiant parfois à distance, se montre enfin un point de côté plus ou moins pénible, qui rappelle les douleurs thoraciques d'origine pleurale ou intercostale qu'on observe si souvent chez les tuberculeux.

Voici donc une série de symptômes qui sont bien faits pour établir la confusion. Il y en a d'autres, plus troublants encore, plus dangereux pour vous; ce sont les signes physiques.

En effet, d'après M. Faisans (qui n'a pas, d'ailleurs, été suivi jusque-là par tous ses collègues), il existe deux symptômes, dont l'association est particulièrement suspecte : ce sont, d'une part, les signes de congestion pulmonaire de la base droite et, d'autre part, la diminution du murmure vésiculaire au sommet droit.

La congestion pulmonaire de la base droite est assez fréquente; on admet qu'elle est d'origine réflexe et qu'il se fait, sous l'influence de l'excitation intestinale, une vaso-dilatation des capillaires du poumon aboutissant à la stase veineuse. Or, vous savez combien, au début de la tuberculose pulmonaire, il est fréquent de constater des signes de congestion pulmonaire de la base; M. Fernet a beaucoup insisté sur la valeur diagnostique de cette localisation et a montré qu'elle devait trouver son explication dans des troubles vaso-moteurs provenant de l'irritation du pneumogastrique par des ganglions médiastinaux contemporains de la tuberculisation du sommet.

D'autre part, en même temps que cette congestion pulmonaire de la base, on peut constater de la diminution du murmure vésiculaire au sommet droit.

Cette double constatation, pour peu que les soupçons existent déjà du fait de la présence de symptômes fonctionnels et généraux, achève d'entraîner la conviction; le diagnostic de tuberculose pulmonaire semble certain et le malade est soigné non pas pour l'appendicite chronique, cause réelle des troubles de sa santé, mais pour une tuberculose, qui, dans bien des cas, n'existe pas.

Tels sont les faits qui ont été bien mis en lumière par M. Faisans.

Un grand nombre d'observations sont venues depuis à l'appui de ses idées; et, tout récemment encore, Brunon (de Rouen) en publia quelques-unes. Pour mon compte, j'en ai recueilli plusieurs. Vous avez pu voir un certain nombre de ces malades dans le service. Je vous citerai, notamment, le cas d'une jeune femme de 28 à 3o ans, que j'ai soignée en ville et qui, depuis des semaines, maigrissait, s'anémiait, avait un peu de fièvre le soir, présentait de temps en temps des crises d'entérocolite muco-membraneuse et de la diarrhée, et dont l'état me donna les plus sérieuses inquiétudes, surtout lorsque je vins à constater des modifications du murmure vésiculaire au sommet droit. Or, cette jeune femme n'était pas tuberculeuse; ce qui se passa dans la suite le démontra. Un jour, en effet, au cours d'une crise d'entérocolite, je fus frappé par la prédominance des douleurs dans la région de la fosse iliaque droite et je songeai à l'appendicite chronique; je fis examiner la malade par un chirurgien et nous tombâmes d'accord sur la nécessité d'une intervention : elle fut opérée et nous pûmes vérifier l'exactitude de notre diagnostic. Quelques semaines après, elle avait repris son existence habituelle et était très bien portante. Les troubles qu'elle avait présentés étaient dus à l'appendicite chronique.

On rencontre beaucoup de malades du même genre; je vous citerai encore l'histoire d'une fillette de 6 ans, qui revenait du Midi et chez laquelle des accidents fébriles avaient fait songer à la possibilité d'une fièvre de Malte; peu à peu l'anémie survint, l'état général devint mauvais, et on commença à craindre la tuberculose, lorsque la constatation d'une crise douloureuse appendiculaire ouvrit une espérance que les suites de l'intervention chirurgicale confirmèrent. On opéra l'enfant, en effet, et en trouva des lésions inflammatoires chroniques de l'appendice associées à des lésions récentes, puisqu'il y avait encore de petites membranes péritonéales infiltrées de liquide séreux. Depuis, l'enfant a retrouvé sa bonne mine et sa bonne santé.

Je pourrais citer de nombreuses observations analogues.

Voici le premier point étudié; je n'insiste pas davantage parce que c'est celui qui a surtout été envisagé jusqu'ici; vous en trouverez l'exposé détaillé dans toutes les communications qui ont été faites sur ce sujet, et particulièrement dans le mémoire de Faisans. Je trouve plus utile d'attirer votre attention sur la seconde partie de la question qui a été laissée dans l'ombre, beaucoup trop, d'ailleurs, à mon avis.

2º RAPPORTS DE CAUSE A EFFET ENTRE L'APPENDICITE CHRONIQUE ET LA TUBERCULOSE PULMONAIRE. — Vous devez considérer ici deux catégories : ou bien la tuberculose conduit à l'appendicite chronique; ou bien l'appendicite chronique conduit à la tuberculose, ce qui est beaucoup plus fréquent.

Presque tous les auteurs qui ont tenu la statistique des autopsies de leurs tuberculeux ont constaté qu'il est extrêmement fréquent de trouver chez eux des lésions de l'appendice. (Je fais abstraction de l'appendicite tuberculeuse.)

Letulle a trouvé qu'on constatait des lésions inflammatoires de l'appendice chez près de 3o % des tuberculeux. Ceci ne permet pas de reconnaître si l'appendicite a précédé ou suivi la tuberculose; ceci signifie simplement que l'appendicite est fréquente chez les tuberculeux... Il reste à établir la proportion des cas dans lesquels la tuberculose conduit à l'appendicite et de ceux dans lesquels l'appendicite conduit à la tuberculose; d'après mon expérience personnelle, je suis enclin à penser que ces derniers sont de beaucoup les plus fréquents.

Etudions successivement ces deux variétés.

a) Par quel processus la tuberculose pulmonaire peut-elle conduire à l'appendicite chronique?

Il y a quelques années encore, le régime de la suralimentation, la viande crue, les œufs crus, étaient ordonnés systématiquement aux tuberculeux; on les gavait, on les soumettait à un repos absolu; on les retranchait de la vie ordinaire. On leur donnait ainsi, presque invariablement, des troubles digestifs, et, particulièrement, de l'entérite. Ces malades entretenaient dans leur intestin des fermentations continuelles, et, pour peu qu'ils y présentassent quelque disposition, ils faisaient, tôt ou tard, de l'appendicite chronique.

Il est certainement beaucoup de tuberculeux qui ont eu de l'appendicite par ce processus. Je suis sûr que ceux d'entre vous qui ont un certain nombre d'années de pratique médicale en trouveront dans leurs souvenirs beaucoup d'exemples. Pour moi, j'en ai rencontré une notable proportion et je suis convaincu que si les tuberculeux font de l'appendicite avec une grande facilité, c'est par suite d'une hygiène alimentaire déplorable, trop souvent conseillée encore.

En effet, on observe beaucoup moins souvent l'appendicite chronique chez les tuberculeux qu'on ne soumet pas à la cure de suralimentation. La viande crue, surtout, est particulièrement nuisible; vous ne sauriez vous en étonner si vous vous souvenez qu'on a invoqué une pathogénie assez fréquente de l'appendicite consistant dans l'invasion de l'appendice par les vers intestinaux. Chez nombre d'opérés, en effet, on trouve l'appendice plein de vers ou d'œufs de tænia.

L'alimentation carnée trop abondante, la viande crue, la suralimentation, sont, en un mot, des agents provocateurs de l'appendicite chronique chez les tuberculeux, comme, d'ailleurs, chez tous les autres malades.

Mais ceci m'amène à vous dire, en quelques mots, ce qu'il faut entendre au juste, par la dénomination d'appendicite chronique.

L'inflammation chronique de l'appendice peut être le reliquat de l'appendicite aiguë; bien des sujets âgés présentent de l'appendicite chronique parce qu'autrefois ils ont eu la chance de survivre à des crises aiguës. Mais, il y a une forme d'appendicite chronique qui est chronique d'emblée, et c'est elle que j'ai surtout en vue. Ici, il s'agit de lésions qui, à aucun moment, n'ont présenté un caractère aigu; elles ne provoquent ni ulcération, ni nécrose; elles infiltrent chroniquement la paroi, qui s'épaissit progressivement en même temps que la muqueuse s'enflamme et que la face péritonéale contracte avec la séreuse des adhérences plus ou moins étroites.

Or, cette inflammation chronique de l'appendice, si elle est souvent la conséquence d'une hygiène alimentaire défectueuse chez les tuberculeux, trouve encore, chez de tels malades, de puissants adjuvants dans l'abus des médicaments dont on les abreuve trop souvent et dont l'effet le plus sûr est l'irritation du tube digestif.

Je ne veux pas insister plus longtemps sur ces considérations; car j'ai hâte d'arriver à l'étude de l'appendicite chronique menant à la tuberculose, qui me paraît beaucoup plus intéressante.

b) Je vous ai montré, au début de cette conférence, l'importance qu'il y a à faire le diagnostic différentiel entre l'appendicite chronique et la tuberculose pulmonaire. Il ne faut pas que vous en concluiez qu'on ne peut pas être à la fois atteint d'appendicite chronique et de tuberculose. Il faut, au contraire, que vous sachiez qu'un individu qui a une appendicite chronique non douteuse peut être, dans une certaine mesure, considéré comme suspect de tuberculose. N'exagérez pas trop ma pensée, cependant. Je m'explique.

Quels sont les gens qui sont surtout atteints d'appendicite chronique? Ce sont des gens chez lesquels on constate, peu de temps avant ou après l'appendicite, une poussée d'adénoïdite. Ceci est extrêmement fréquent chez les jeunes sujets; il y a nombre d'enfants, garçonnets ou fillettes, qui font pendant des années de petites poussées adénoïdiennes récidivantes; cette adénoïdite constituant un danger pour l'avenir, à cause du retentissement qu'elle exerce sur la santé générale, sur le développement de l'enfant, sur l'intégrité de l'ouïe, on se décide au grattage du rhino-pharynx. Quelques mois après, l'enfant présente une poussée d'appendicite plus ou moins aiguë, plus ou moins légère, qui, quelquefois et d'emblée, suit l'évolution de l'appendicite chronique.

Chez d'autres enfants on constate, en même temps que des

poussées adénoïdiennes et des poussées appendiculaires, des réactions inflammatoires des ganglions lymphatiques. Ces cas sont souvent décrits sous le nom de fièvre ganglionnaire. J'en ai recueilli plusieurs observations. Ces enfants, généralement âgés de 6 à 10 ans, ont des poussées inflammatoires des ganglions du cou, des aines, de l'aisselle; ils ont de la fièvre, des phénomènes d'entérite et d'adénoïdite; si on examine leur intestin, si on palpe attentivement leur appendice, on provoque une réaction douloureuse caractéristique; on opère et on découvre un appendice nettement enflammé; puis, on est obligé, quelque temps après, de faire un curetage du rhino-pharynx. Ces sujets font, en somme, une réaction inflammatoire généralisée de tout le système adénoïdien et, chez eux, cette généralisation est tellement particulière qu'elle constitue un type clinique que vous ne pouvez pas ignorer.

Or, ces malades sont très souvent de souche tuberculeuse; ce sont des enfants de tuberculeux; ils ont de grosses tares; ils sont prédisposés; ils font, sous forme d'inflammation adénoïdienne subaiguë, une sorte d'ébauche de la scrofule et, un jour ou l'autre, si vous n'y prenez garde, ils versent dans la scrofulo-tuberculose. Et cette terminaison est d'autant plus à craindre que les signes d'appendicite prédominent; car alors, vous instituez un régime alimentaire spécial et vous supprimez de l'alimentation précisément tout ce dont ces enfants ont besoin en tant que sujets prédisposés à la tuberculose. Voilà un premier type clinique fort important.

A côté de lui, voici des sujets, en général plus âgés, qui ne sont pas des adénoïdiens, qui sont atteints d'entérocolite muco-membraneuse depuis des mois, des années; ils sont, à chaque instant, arrêtés par une crise aiguë; ils deviennent nerveux; ils ont une préoccupation constante de leur alimentation; ils en suppriment la viande, le poisson, les œufs; ils poussent eux-mêmes leurs médecins dans cette voie; on leur donne un régime consistant surtout en pâtes alimentaires (on en a singulièrement abusé) **et on ne se rend pas compte que cela ne suffit pas aux** besoins de leur organisme; on les amoindrit dans leur résistance générale et on fait d'eux des candidats à la tuberculose pulmonaire (1).

Que se passe-t-il, en effet, chez de tels malades? Par leur intestin ils font des pertes abondantes de chaux; il est démontré qu'on trouve de la chaux en excès dans leurs déjections; ils se décalcifient; ils sont victimes de spoliations calcaires importantes : non seulement ils perdent beaucoup de chaux par leur intestin, mais beaucoup aussi par leurs urines, parce qu'ils ne tardent pas à verser dans un état nerveux particulier, dont la phosphaturie est une des conséquences les plus constantes. Or, vous connaissez l'importance de la décalcification dans la pathogénie de la tuberculisation. Les travaux de Ferrier ont bien établi cette notion; et, pour ma part, je me suis attaché à en montrer l'intérêt pratique. La décalcification n'est, d'ailleurs, qu'une limitation de la déminéralisation générale invoquée antérieurement par le Pr. Robin comme caractéristique du terrain tuberculeux.

Chez ces sujets vous faites donc tout ce que vous pouvez pour favoriser la décalcification; vous leur donnez une alimentation tout à fait insuffisante; vous leur faites prendre indéfiniment des ferments lactiques, sous le prétexte de combattre leurs prétendues fermentations intestinales; et, qui ne connaît le pouvoir profondément décalcifiant de cette médication? Or, ces malades, le plus souvent, n'ont pas de fermentations; ils ont surtout des poussées de diarrhée nerveuse, réflexe, avec selles bilieuses, se produisant sous l'influence d'une émotion, d'une douleur, d'un trouble dyspeptique banal. Et, si vous regardez avec attention, vous voyez qu'ils ne sont pas infectés. Par conséquent, qu'ont à faire les ferments lactiques? Rien du tout au point de vue de leur entérocolite; ils ne serviront qu'à les décalcifier davantage ainsi que vous pourrez vous en assurer par la pesée de la chaux contenue dans leurs selles et dans leurs urines. Vous aggravez donc leur maladie; vous achevez la spoliation calcaire; vous les dirigez peut-être vers la tuberculose.

Ceci est une notion qui, à mon sens, a une importance considérable dans la pratique, puisqu'elle conduit à des conclusions

(1) Emile SERGENT, « Entéro-colite prétuberculeuses. » Voir page 300.

capitales pour la direction du traitement que vous avez à instituer si vous voulez éviter de voir votre malade s'acheminer de l'appendicite chronique vers la tuberculose pulmonaire.

Enfin, je tiens à vous dire quelques mots d'une dernière catégorie de malades, chez lesquels la tuberculose peut être la conséquence de défaillances enzymatiques provoquées par l'entérocolite.

Mon élève et ami, Justin Roux (1) (de Cannes), vient de publier les premiers résultats des recherches expérimentales qu'il poursuit depuis deux années et qui tendent à établir l'importance des défaillances enzymatiques protéolytiques et lypolytiques des glandes digestives dans la pathogénie de la tuberculose ulcéreuse et caséeuse; cette altération des ferments digestifs normaux, constatée dans la tuberculose par d'autres observateurs, et notamment par Lœper et Esmonet pour le ferment pancréatique, est appelée, à mon sens, à jouer un rôle important.

Ces recherches nous conduiront, j'en ai la conviction, en raison des premiers résultats que j'ai obtenus, à une thérapeutique autrement rationnelle et efficace que celle qui a été si en honneur dans ces derniers mois et qui consiste à chercher la guérison de la tuberculose dans une sérothérapie plus ou moins problématique.

Quoi qu'il en soit, les malades qui, précisément, font ces défaillances enzymatiques caractérisées sont souvent, en même temps, des appendiculaires, des sujets dont le tube digestif, dans toutes ses parties, fonctionne mal. Ces faits sont utiles à connaître, non seulement au point de vue didactique, nosographique, mais aussi au point de vue thérapeutique.

Terminons par les conclusions pratiques que peuvent comporter les considérations que je viens de passer en revue. Elles sont de deux ordres : les unes concernent le diagnostic, les autres la thérapeutique.

L'importance diagnostique de cette étude des relations de l'appendicite chronique avec la tuberculose pulmonaire est grande.

(1) Justin Roux, *Progrès Médical*, 16 décembre 1911, 13 janvier 1912 et à mars 1912.

Deux conditions peuvent se présenter : le malade est-il atteint d'appendicite chronique ou de tuberculose? Ou bien, est-il atteint, à la fois, d'appendicite chronique et de tuberculose?

Pour trancher la première question, il faut faire un examen complet, détaillé, du sujet, se renseigner très exactement sur ses fonctions digestives, ses antécédents, pousser l'interrogatoire aussi loin que possible et, surtout, il faut pratiquer une exploration méthodique de son appareil respiratoire et s'assurer de l'intégrité de ses poumons; pour ce faire, il convient de ne pas s'en tenir à la percussion, ni à l'auscultation, et de recourir, en outre, à l'épreuve de la réaction à la tuberculine et à l'examen radioscopique.

Si la réaction à la tuberculine est positive, et si, en même temps, on constate des modifications du murmure vésiculaire au sommet droit, il y a bien des chances pour que ceux-ci soient symptomatiques d'une germination tuberculeuse. Si l'auscultation laisse un doute, si les signes physiques sont insuffisants, faites passer votre malade à l'écran et vous verrez si les sommets sont clairs des deux côtés. Il est bien rare, s'il existe des lésions tuberculeuses, qu'on ne constate pas une opacité plus ou moins accentuée.

Les mêmes recherches s'imposent lorsque le diagnostic d'appendicite chronique est évident, car, tout n'est pas dit : il faut encore chercher si le sujet n'est pas en même temps atteint de tuberculose pulmonaire. A ce propos, laissez-moi vous rappeler l'histoire d'une malade qui est entrée dans le service avec le diagnostic d'appendicite; il paraissait bien probable, en effet, qu'elle était atteinte d'appendicite chronique et qu'elle venait de subir une poussée subaiguë. Nous aurions pu nous en tenir là et discuter s'il fallait ou non enlever l'appendice. Nous avons poussé plus loin notre examen et nous avons découvert des signes d'auscultation qui nous ont permis d'affirmer que le poumon droit présentait une lésion tuberculeuse du sommet, qui s'est accentuée peu à peu sous notre oreille, au point que nous avons trouvé, à un moment donné, de petites crépitations; l'intradermoréaction fut positive : la tuberculose du sommet droit n'était pas douteuse. Or, il est arrivé que les phénomènes appendiculaires, d'abord prédominants, sont passés au second rang; ils ont même fini par s'atténuer à tel point qu'on put mettre en doute l'existence d'une appendicite chronique. Nous avons traité la malade médicalement; nous l'avons recalcifiée; elle se porte bien aujourd'hui.

Voilà donc un fait fort important : nous aurions pu nous en tenir aux indications du premier moment et faire enlever l'appendice. Je crois que nous aurions eu tort; car il est possible que cette intervention chirurgicale chez un sujet en période de germination tuberculeuse eût donné un coup de fouet à la tuberculose. Je connais, pour ma part, des exemples bien troublants à cet égard.

Evidemment, on peut discuter la question. Voilà un tuberculeux : il a un mauvais appendice, il est exposé à des poussées aiguës; nous sommes obligés, si nous ne l'opérons pas, de le soumettre à un régime alimentaire qui n'est guère compatible avec le traitement de la tuberculose. Cela est vrai; et j'admets que, dans un grand nombre de cas, il y a intérêt à enlever l'appendice, mais à la condition qu'au moment où on soumet le malade à l'intervention chirurgicale, il ne soit pas en puissance de poussée pulmonaire; sinon le moment est mal choisi et il faut d'abord tâcher de juguler la poussée qui menace et, ensuite seulement, autoriser l'opération.

Lorsqu'on a discuté l'opportunité de l'intervention chirurgicale, il ne faut pas s'en tenir là, surtout si on soupçonne le sujet d'être en même temps tuberculeux. On doit le soumettre, aussitôt après l'opération, à un traitement approprié, lui donner une médication reminéralisante, et, particulièrement, le recalcifier, pour réparer les pertes qu'il a faites et traiter en même temps la tuberculose éventuelle. En effet, la recalcification est la méthode qui m'a donné les résultats les meilleurs, les moins décevants, dans le traitement de la tuberculose et particulièrement de la tuberculose débutante (ı).

C'est pourquoi, systématiquement, je vous conseille de prescrire

____

(ı) Emile Sergent, *Presse médicale*, ı9 novembre ı9ı0. « La valeur thérapeutique de la recalcification (méthode de Ferrier) dans la tuberculose pulmonaire, jugée par six années de pratique ». Voir 3ᵉ partie.

cette médication aux malades que vous aurez soignés pour une appendicite chronique, même s'ils ne paraissent pas entachés de tuberculose, en vous souvenant qu'ils ont subi bien souvent de fortes spoliations calcaires et que l'appendicite chronique n'est, parfois, qu'une des formes des entérites prétuberculeuses.

Tels sont les points sur lesquels je désirais attirer votre attention : souvenez-vous que les rapports de la tuberculose pulmonaire et de l'appendicite chronique ne se bornent pas uniquement à une question de diagnostic différentiel, mais que bon nombre d'appendicites chroniques sont associées à la tuberculose pulmonaire par des liens étroits de cause à effet.

Tuberculose et syndrome solaire (1).
(Journal des Praticiens, 8 juin 1912.

Je me propose d'étudier aujourd'hui, à propos d'un malade que vous avez pu voir dans le service, *le syndrome solaire chez les tuberculeux.*

Je commencerai cette étude par le récit de l'observation de ce malade, car, à elle seule, elle comporte une série d'enseignements qui constituent, à proprement parler, le fond même du sujet.

Il s'agit d'un jeune garçon de 19 ans, qui, à son entrée à l'hôpital, il y a trois semaines environ, se plaignait de fatigue extrême, de faiblesse, d'amaigrissement progresif et de quintes de toux avec expectoration abondante surtout le matin. Ce garçon est broyeur de cailloux; j'insiste sur ce détail, car vous savez que ce métier prédispose à la pneumokoniose; il est possible que ce sujet ait aspiré une certaine quantité de poussières qui auront favorisé, en se fixant dans les voies respiratoires, la tuberculisation pulmonaire; la chose est vraisemblable, car ce malade ne présente aucun antécédent héréditaire de bacillose; son père et sa mère, gens âgés, sont bien portants; il a eu quatre sœurs et un frère qui se portent bien également; deux autres sont morts à 3 ans de maladie indéterminée mais non tuberculeuse.

(1) Conférence faite à l'hôpital de la Charité, le 12 mars 1912.

Quant à lui, voici son histoire. Aucune maladie dans l'enfance. En 1909, à la suite d'un refroidissement, il est pris de laryngite, se met à tousser et à cracher; cela dure quelques mois; puis, la laryngite disparaît, mais il continue à tousser et à cracher. A un moment donné, il se sent un peu mieux, se croit guéri, reprend son travail. Mais, il y a un an, à la suite d'un nouveau refroidissement, il a, durant quinze jours, de petites hémoptysies et fait un nouveau séjour de deux mois dans un hôpital. Se trouvant mieux, il reprend son travail. Enfin, il y a quelques semaines, il se sent très fatigué, souffre de douleurs assez vives dans les reins et la fosse iliaque gauche, vient à la consultation et est admis dans une de nos salles le 1er février.

A ce moment, il était très anémié; le facies était pâle, les lèvres blanches et décolorées; il était très maigre; il avait de la fièvre; durant les premiers jours, la température resta très élevée; vous pouvez voir, en regardant la courbe thermique, qu'elle est très inégale et, dans son ensemble, tout à fait irrégulière; en général, il y a abaissement le matin et élévation le soir.

Ce jeune homme toussait et tousse encore; il a une toux « grasse », c'est-à-dire accompagnée d'expectoration; ses bronches sont remplies de mucosités et quelquefois ses crachats, qui ont l'aspect nummulaire, sont striés de sang.

Ces symptômes généraux et fonctionnels étaient loin d'être les seuls; ils attirèrent notre attention du côté de l'appareil respiratoire et nous pûmes préciser, par l'auscultation, l'étendue des lésions qui existaient. Nous constatâmes des signes manifestes de tuberculose au second degré, au sommet droit, aussi bien en avant qu'en arrière, et, à gauche, simplement de la rudesse du murmure vésiculaire et quelques légers craquements.

Le cœur était sain; pas d'anomalie ni dans les bruits, ni dans le rythme; mais le pouls était extrêmement faible, la tension était basse, mesurant à peine 13, et on pouvait constater le phénomène de la ligne blanche surrénale, sur lequel j'ai attiré bien des fois votre attention.

Le malade se plaignait surtout de troubles digestifs, il attirait notre attention sur des malaises qui pouvaient *a priori* être pris pour des troubles dyspeptiques. Il éprouvait, disait-il, des douleurs violentes dans le ventre. Les caractères de ces douleurs doivent être précisés. Elles persistent encore aujourd'hui et vous pourrez interroger vous-mêmes le malade. Il vous dira que, lorsqu'il est pris de ces coliques, tout son ventre est douloureux. A ce moment, si on appuie sur la région de la fosse iliaque droite, on provoque une exacerbation des douleurs et l'on met en évidence l'existence de plusieurs points douloureux et particulièrement du *point de Mac Burney;* et ceci est tellement net qu'un de mes confrères étant venu un matin dans le service et ayant examiné ce malade me dit : « Il n'est pas douteux que cet homme a une appendicite »; nous reviendrons sur ce point dans la discussion du diagnostic. D'autre part, on trouve un point douloureux très limité dans la région sus-ombilicale, sur le trajet même de la ligne qui réunit l'ombilic à l'appendice xiphoïde, à l'union du 1/3 inférieur avec le 1/3 moyen de cette ligne; c'est le *point solaire* proprement dit. Il existe encore des points douloureux dans la région lombaire; et, si on appuie assez fortement sur les dernières côtes, on provoque une douleur qui augmente suivant l'importance de la pression. Il y a enfin une petite particularité sur laquelle je désire attirer votre attention; elle consiste en une sorte de correspondance entre le point lombaire gauche et le point de Mac Burney; lorsqu'on appuie sur le point de Mac Burney, le malade dit qu'il souffre en même temps dans la région lombaire gauche; retenez ce détail qui aura son importance dans la discussion du diagnostic.

C'est surtout sur ces points douloureux que le malade attire notre attention; mais ce ne sont pas les seuls symptômes d'apparence digestive qu'il présente.

Il n'est point constipé; de temps en temps, il a un peu de diarrhée; cette diarrhée n'est pas constante, mais survient par crises; parfois également il a des vomissements, mais pas d'une façon habituelle; en général, il a un appétit relativement bon; il conserve ce qu'il prend; il mange à peu près normalement; il ne présente pas de signes qui puissent être mis sur le compte de troubles dyspeptiques d'origine gastrique, non plus qu'intestinale.

Je viens de vous dire que la diarrhée et les vomissements surviennent par *crises;* or, ces crises s'accompagnent en même temps d'un certain nombre de phénomènes douloureux : quant elles surviennent, le malade souffre davantage; non seulement les douleurs s'exacerbent dans les régions dont je viens de vous parler, mais elles s'irradient à distance, et particulièrement vers les reins; c'est là une constatation sur laquelle votre attention doit être fixée.

Mais, terminons l'examen du malade. Il n'y a aucune modification dans l'élimination des urines; elles ne contiennent pas d'albumine, mais une grande quantité de phosphates et de chaux.

Examinons le système nerveux : les pupilles sont égales, mais très dilatées. Le malade se plaint d'une céphalée assez vive, qui revient par périodes et qui, en général, accompagne les crises douloureuses abdominales. Il n'y a pas de signe de Kernig, pas de modification des réflexes ni de troubles sphinctériens.

Telles sont les constatations positives et négatives que nous avons pu faire; deux conclusions non douteuses s'en dégagent :

D'une part, *le sujet est atteint de tuberculose pulmonaire;* en effet, il présente des lésions incontestables avec ramollissement du sommet droit et induration, tout au moins, du sommet gauche; les crachats contiennent des bacilles de Koch, ce qui ne laisse aucun doute sur la nature tuberculeuse de l'affection et permet de rejeter l'idée d'une pneumokoniose d'origine professionnelle.

D'autre part, il est non moins incontestable que ce jeune homme présente un ensemble de symptômes abdominaux qui, par leur groupement, réalisent un type de *syndrome solaire* : points douloureux caractéristiques de la névralgie du plexus solaire et de ses ramifications, crises paroxystiques et irradiations.

Mais pourquoi ce tuberculeux pulmonaire présente-t-il un syndrome solaire? Ce syndrome offre-t-il chez lui une relation avec la tuberculose du poumon ou en est-il indépendant?

C'est ici que se pose la question la plus délicate et la plus intéressante. Peu nous importe que cet homme soit tuberculeux, peu nous importe qu'il présente un syndrome solaire, si ces deux états sont indépendants, car, pris isolément, ils ne sont que des banalités. Ce qu'il est intéressant de rechercher, c'est s'il y a une relation entre cette tuberculose pulmonaire et ce syndrome solaire et quelle elle peut être.

On pourrait d'abord se demander si cet homme a une *appendicite*. Souvenez-vous de ce que je vous ai dit dans la dernière conférence sur les rapports de la tuberculose et de l'appendicite chronique. Or, je vous ai dit, il y a un instant, qu'un de nos confrères n'avait pas hésité à diagnostiquer une appendicite, à cause de la défense de la fosse iliaque et de la présence d'un point douloureux dans la zone de Mac Burney. Si vous faites un examen bien attentif, si vous précisez bien les constatations fournies par la palpation, vous verrez qu'en réalité le malade ne défend pas sa fosse iliaque et qu'il ne souffre que dans un point nettement délimité, qui répond, non pas au point de Mac Burney, mais au point iliaque.

Vous pouvez palper très facilement la fosse iliaque et vous assurer que les régions cœcale et péri-cœcale ne sont pas douloureuses; aussi bien, n'hésitons-nous pas à conclure qu'il n'y a pas d'appendicite chronique et pas davantage d'appendicite tuberculeuse.

Y a-t-il une *entérite tuberculeuse* qui serait le point de départ d'un syndrome solaire par le mécanisme d'une irritation produite par des *ganglions mésentériques?*

La chose est possible, parce que, de temps en temps, le malade présente de la diarrhée; cependant cette diarrhée n'apparaît qu'à l'occasion des crises douloureuses, elle n'est pas constante; or, chez les malades atteints d'entérite tuberculeuse, la diarrhée est à peu près continuelle et ne s'accompagne pas, en général, de douleurs. Ces malades digèrent mal; aussitôt après le repas, leur intestin se vide en quelque sorte; ils ont de la lientérie; ils n'assimilent pas ce qu'ils mangent et maigrissent considérablement. Chez notre malade la diarrhée est, au contraire, exceptionnelle et n'accompagne que les crises douloureuses; c'est une sorte de diarrhée par hypersécrétion réflexe.

Je crois que ces crises de diarrhée et de douleurs ont une étroite analogie avec celles qui surviennent chez les femmes atteintes de maladies ovariennes, d'entéro-colite muco-membraneuse, et qu'elles affectent, comme dans ces cas, les allures de crises solaires.

D'ailleurs, quand vous palpez le ventre du malade (vous pouvez le faire aisément en dehors des périodes de crises), vous vous assurez qu'en aucune région il n'y a d'empâtement ni de tuméfaction : par conséquent, il n'y a pas de réaction péritonéale ni d'adénite tuberculeuse du mésentère.

Toutes ces considérations ne permettent pas, évidemment, de rejeter, avec une certitude absolue, le diagnostic d'entérite tuberculeuse, mais, dans leur ensemble, elles s'accordent à montrer qu'il est peu probable.

Quelle est donc la raison pour laquelle ce tuberculeux, chez lequel nous n'admettons ni l'appendicite, ni l'entérite tuberculeuse, ni l'adénopathie mésentérique, présente un syndrome solaire ?

Il est certains organes qui, chez les tuberculeux, sont très fréquemment altérés et dont les lésions s'accompagnent presque constamment de réactions plus ou moins intenses du plexus solaire : je veux parler des capsules surrénales.

Or, notre malade, en outre d'un syndrome de réaction solaire, présente certains symptômes qui peuvent être rattachés à un trouble des fonctions surrénales.

Sa tension artérielle est très abaissée; elle ne dépasse pas 13 au sphygmomanomètre de Potain. Vous me direz que les tuberculeux sont presque toujours hypotendus; cela est vrai, sans doute; mais cette hypotension peut précisément reconnaître pour cause une altération de la fonction surrénale. Je ne suis pas éloigné de penser que ce jeune homme, qui est amaigri depuis longtemps, qui est très anémié, qui présente, avec une très notable hypotension, le phénomène de la ligne blanche surrénale, qui souffre de temps en temps de crises douloureuses, de diarrhée, de vomissements, a une lésion surrénale qui pourrait expliquer l'existence du syndrome solaire dont il est manifestement atteint.

Vous savez, en effet, que les lésions et particulièrement la tuberculose des capsules surrénales, lorsqu'elles atteignent la périphérie de la glande, retentissent fatalement sur les plexus péricapsulaires, dont l'irritation s'irradie à distance, de façon à déterminer des crises douloureuses dans tout l'abdomen.

Je crois qu'on doit discuter chez ce sujet la possibilité de lésions de cet ordre et se demander si le syndrome solaire qu'il présente ne reconnaît pas cette origine. Toutefois, je n'ai pas la prétention d'imposer ce diagnostic; je me borne simplement à le proposer à votre discussion. Un seul point est hors de doute : notre malade présente un syndrome solaire incontestable; quant à l'interprétation pathogénique de ce syndrome, elle est discutable; pour ma part, je me rallie à une irritation partant des surrénales et produite par une tuberculose caséeuse ou fibreuse de ces glandes, chez un sujet qui est atteint de tuberculose pulmonaire.

J'ai tenu à vous présenter cette observation avec quelque détail, parce qu'elle suscite certaines remarques intéressantes sur la valeur séméiologique du syndrome solaire chez les tuberculeux.

*

Précisons, tout d'abord, les caractères cliniques essentiels du syndrome solaire. Vous en trouverez une étude très documentée dans la thèse de Laignel-Lavastine, qui s'est attaché à décrire minutieusement les diverses manifestations et les diverses modalités de ce syndrome. Je crois devoir vous rappeler, en passant, que certains symptômes attribués par cet auteur à la pathologie du plexus solaire peuvent aussi bien appartenir à la pathologie des capsules surrénales, ce qui montre, d'ailleurs, l'intimité des rapports qui unissent la pathologie de ces deux organes.

De leur côté, Lœper et Esmonet ont fait des recherches intéressantes sur les manifestations abdominales d'origine nerveuse liées à une névralgie, à une compression ou à une névrite des nerfs solaires. Tout récemment, Lœper a fait un exposé fort complet de ces *cœlialgies* chez les tuberculeux (1).

(1) Lœper : « Les cœlialgies des tuberculeux ». *Monde Médical*, 25 février 1912.

D'une façon générale, les principaux éléments du syndrome solaire peuvent être groupés de la façon suivante : les *points douloureux*, les *crises paroxystiques*, les *vomissements*, la *diarrhée* et les *crises mucorrhéiques*, les *troubles sympathiques* et la *mélanodermie*.

Les *points douloureux*, qui représentent l'un des groupes principaux des symptômes du syndrome solaire, sont fort intéressants à connaître. Vous en trouverez une étude complète dans les travaux de Lœper et Esmonet (1) et notamment dans la thèse de Mlle Weill (2), inspirée tout récemment par Lœper. On peut les répartir en plusieurs zones : zone hépatique et vésiculaire, zone splénique, zone épisgatrique, zone ombilicale et para-ombilicale, zones iliaques, zones lombaires et rachidienne.

En jetant un coup d'œil sur la figure schématique reproduite ici, vous suivrez facilement l'énumération de ces différents points douloureux et vous en retiendrez le siège sans difficulté.

Je vous rappelle que, pour les mettre en évidence sur le malade, le doigt peut suffire; sur un sujet normal, vous pourrez exercer une pression considérable sans provoquer de douleur; si une pression modérée éveille une douleur, c'est que le point correspondant du plexus solaire est atteint.

Il peut y avoir un certain intérêt à apprécier ce degré de sensibilité; pour ce faire, on peut se servir de l'esthésiomètre imaginé par Roux et Millon. Cet appareil permet de mesurer, en quelque sorte, le degré de la douleur par la quantité de poids que le malade peut supporter avant de souffrir; à l'état normal, un homme peut supporter 5 kilos sans souffrir, tandis qu'à l'état pathologique un poids de 5oo grammes peut déterminer la douleur.

Étudions tout d'abord les zones abdominales supérieures : je passe rapidement sur le point *vésiculaire*, qui correspond à la vésicule biliaire, et sur le point *splénique*, et je ne retiens, dans la zone sus-ombilicale, que deux points principaux : le *point épigastrique* et le *point solaire*.

(1) Lœper et Esmonet, *Presse médicale*, 1909.
(2) Weill, *Les points douloureux abdominaux*.

Le *point épigastrique*, qui appartient surtout à l'ulcère de l'estomac, siège à l'union du 1/3 supérieur avec le 1/3 moyen de la ligne qui réunit l'appendice xyphoïde à l'ombilic; si on presse sur ce point, on détermine l'apparition d'un point correspondant sur le rachis et le sujet éprouve une sensation de transfixion qui a fait donner à cette douleur provoquée le nom de « douleur en broche ».

Le *point solaire*, qui siège à l'union du 1/3 moyen avec le 1/3 inférieur de la même ligne correspond à la région cœliaque et au plexus solaire proprement dit.

Dans la zone para-ombilicale nous trouvons le *point mésentérique supérieur*, qui correspond au tronc de l'artère mésentérique supérieure, et le *point mésentérique inférieur*, qui correspond au tronc de l'artère mésentérique inférieure : ces deux points sont importants à connaître, ils sont fréquemment le siège de douleurs, dans les affections intestinales.

Passons maintenant à la région sous-ombilicale. Là, il convient de marquer quelques points de repère : d'abord le *promontoire*, c'est-à-dire l'angle formé par la réunion du sacrum et de la colonne lombaire, point saillant sur lequel la pression peut provoquer une douleur plus ou moins vive; ensuite les *épines iliaques antérieure et supérieure*. Si nous tirons une ligne réunissant ces deux épines, nous trouvons, de chaque côté, au 1/3 externe de cette ligne bi-spinale, un point particulier, qui est le *point de Lanz*, qu'il faut savoir distinguer du point de Mac Burney, et qui, comme ce dernier, correspond à l'appendice. Le *point de Mac Burney* siège à l'union du 1/3 externe avec le 1/3 moyen d'une ligne qui réunit l'épine iliaque antérieure et supérieure, du côté droit, à l'ombilic. Il a été considéré pendant longtemps comme le point spécifique des douleurs appendiculaires. Or, aujourd'hui, on reconnaît que, dans bien des cas d'appendicite, le malade souffre, non au point de Mac Burney, mais au point de Lanz. Dans ces mêmes régions se trouve le *point iliaque*, dont Lœper et Esmonet ont montré l'importance dans le diagnostic des fausses appendicites; il correspond à la bifurcation de l'artère iliaque en iliaque externe et iliaque interne et se trouve sur une ligne qui représente la bissectrice de l'angle formé par la ligne de Mac Burney et la ligne bi-spinale, à 4 centimètres du raphé médian.

Il importe que vous connaissiez bien ces différents points, qui sont caractéristiques des irritations des nerfs solaires.

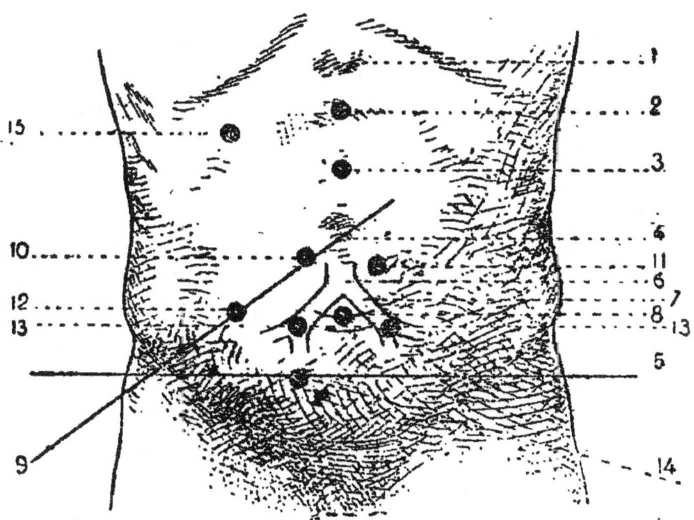

Fig. 6.

1. Appendice xiphoïde.
2. Point épigastrique.
3. Point solaire.
4. Ombilic.
5. Ligne bispinale.
6. Aorte.
7. Artère iliaque.
8. Point promontorien
9. Ligne spino-ombilicale.
10. Point mésentérique supérieur.
11. Point mésentérique inférieur.
12. Point de Mac Burney.
13. 13' Points iliaques.
14. Point de Lanz.
15. Point vésiculaires.

Je dois vous dire maintenant quelques mots des *crises paroxystiques*, dont vous trouverez une description ébauchée dans l'observation de notre malade.

Ces crises ne se présentent pas toujours avec le même caractère; tantôt elles affectent une localisation gastrique, et tantôt une localisation intestinale.

Les *crises gastriques* rappellent celles qu'on observe dans l'intoxication saturnine ou chez les tabétiques.

Elles s'accompagnent de troubles dyspeptiques, de vomissements, d'inappétence. Elles font songer à une affection de l'estomac; or, si on étudie le chimisme gastrique, on ne trouve rien ou seulement des modifications peu importantes.

De même pour les *crises entéralgiques* : ce sont tantôt des accès diarrhéiques biliaires ou séreux, tantôt des crises mucorrhéiques, c'est-à-dire des crises d'entérocolite muqueuse avec expulsion de mucosités et parfois même de membranes, telles qu'on en constate chez les femmes atteintes d'affections utérines ou ovariennes.

Ces crises s'accompagnent d'irradiations douloureuses, et c'est à ce moment que le diagnostic devient extrêmement difficile. Supposez, en effet, un individu ayant des crises gastralgiques; il peut y avoir répercussion dans tous les territoires du plexus solaire; vous allez trouver alors des points lombaires, para-ombilicaux, iliaques, qui vont compliquer la situation et obscurcir l'interprétation du point de départ, et cela d'autant plus que ces crises paroxystiques s'accompagnent assez souvent de *symptômes associés*, qui, *a priori*, ne paraissent avoir que des relations lointaines avec le syndrome solaire.

Je veux parler ici de phénomènes très importants, imputables à l'atteinte du grand sympathique, les *troubles pupillaires* (mydriase), la *céphalée*, les *troubles vaso-moteurs* et *sudorifiques* et parfois la *mélanodermie*.

Telle est la symptomatologie du syndrome solaire; grâce à ces notions, vous pourrez le reconnaître, lorsqu'il se présentera à votre observation.

** **

Je passe maintenant à l'étude des particularités que présente le syndrome solaire lorsqu'il évolue chez un tuberculeux.

Ce syndrome est extrêmement fréquent dans la tuberculose. Lœper a constaté l'existence de points douloureux à peu près chez 40 % des tuberculeux.

Ceci s'explique facilement. Les tuberculeux font volontiers de l'entérite; vous savez combien est fréquente, chez ces malades, l'entéro-colite muco-membraneuse, et je vous ai montré dans la dernière conférence la fréquence des entéro-colites prétuberculeuses. Dès lors, vous comprenez facilement pourquoi les tuberculeux présentent si souvent un syndrome solaire.

D'autres causes sont représentées par la péritonite et la mésentérite tuberculeuses : la présence de ganglions tuberculeux dans le mésentère est loin d'être rare, même en dehors de toute lésion actuelle de l'intestin.

Je ne reviens pas sur la fréquence des lésions des capsules surrénales chez les tuberculeux. Je vous ai dit qu'on observe fréquemment des lésions caséeuses, partielles ou généralisées, ou seulement la sclérose des capsules surrénales avec péri-surrénalite et irritation des plexus nerveux péri-capsulaires.

Telles sont, à mon sens, les causes les plus habituelles du syndrome solaire chez les tuberculeux. Cependant, abstraction faite de ces diverses variétés de lésions organiques, qui agissent par compression ou par irritation de voisinage, je dois vous signaler quelques causes qui agissent directement sur la constitution des nerfs du plexus solaire dont elles entretiennent une irritabilité particulière.

C'est d'abord *la décalcification*. Certes, il ne faut pas exagérer et soutenir que la décalcification suffit à expliquer la pathogénie de la tuberculisation en général; mais on doit considérer qu'elle joue, ainsi que l'a montré Ferrier, un rôle important dans l'évolution de la tuberculose, par les profondes modifications de terrain qu'elle engendre. Or, il résulte des recherches qui ont été faites par Lœper et Béchamp que le tissu nerveux des tuberculeux est remarquable par sa très faible teneur en sels de chaux. Aussi bien peut-on attribuer à cette décalcification, et particulièrement à celle des rameaux du sympathique, une importance considérable dans la pathogénie du syndrome solaire chez les tuberculeux.

A côté de cette théorie on pourrait aussi invoquer la facilité avec laquelle les nerfs, et particulièrement les rameaux du sympathique, absorberaient les toxines, ainsi qu'il résulte d'expériences de Guillain et Guy Laroche.

Enfin, si les nerfs peuvent fixer les toxines, ils seraient aussi capables de fixer les bacilles, ainsi que semblent le démontrer les expériences de Lœper, Aynaud et Phillardeau, qui ont constaté la virulence du nerf sciatique de lapins tuberculeux et des plexus solaires de cobayes tuberculeux.

Voici une série de causes qui expliquent pourquoi, chez les tuberculeux, peuvent survenir les accidents du syndrome solaire sans qu'il existe cependant de lésions viscérales susceptibles de les provoquer par compression ou inflammation de voisinage.

Je vous engage à retenir ces faits : ils vous permettront d'éviter des erreurs de diagnostic. Vous ne soignerez pas pour des maladies de l'estomac ou de l'intestin des tuberculeux qui n'auront que des accidents d'irritation solaire. Vous pourrez les soulager par des moyens simples, sans mettre en jeu des médications spéciales et compliquées, dont le résultat serait d'avance condamné à un échec absolu.

Non seulement il faut savoir dépister le syndrome solaire; il importe aussi, peut-être, de le rechercher systématiquement chez les tuberculeux. En effet, il a une grande importance au point de vue du pronostic, car les tuberculeux qui en sont porteurs sont exposés à des accidents subits, soit du fait d'une syncope réflexe, soit du fait d'une insuffisance surrénale aiguë provoquée par la lésion capsulaire qui a, tout d'abord, irrité les ramifications péri-capsulaires du plexus solaire.

Au reste, savoir faire le diagnostic d'un syndrome solaire chez un tuberculeux, c'est poser, en quelque sorte, les indications thérapeutiques essentielles. Contre les crises douloureuses, vous aurez recours aux applications de pointes de feu sur le rachis et de compresses humides chaudes sur l'abdomen, moyen excellent qui s'adressera surtout à l'élément spasmodique et que vous pourrez compléter par l'administration de la belladone, de l'opium ou de la valériane.

Si vous soupçonnez une lésion des capsules surrénales, vous devrez redouter l'éclosion toujours possible de l'insuffisance surrénale aiguë et vous instituerez, sans retard, l'opothérapie, en la surveillant de près. Enfin, tenant compte de ce que je viens de vous dire au point de vue de la pathogénie des névralgies solaires chez les tuberculeux, vous n'hésiterez pas à recourir à la médication reminéralisante et surtout à la recalcification, suivant la méthode de Ferrier dont je vous ai, maintes fois déjà, exposé les précieux résultats. Ce faisant, vous combattrez à la fois la décalcification locale des plexus nerveux et la décalcification générale de l'organisme tuberculisé.

L'insuffisance surrénale chez les tuberculeux (1).
(Extrait de la *Gazette des hôpitaux*, 11 juillet 1912, n° 79.)

L'étude des maladies des capsules surrénales remonte en 1855 à Addison, qui a découvert et décrit la maladie bronzée, qui porte aujourd'hui son nom et dont les symptômes sont constitués par l'association des signes que nous rattachons actuellement à l'insuffisance surrénale et des signes qui sont la conséquence de l'irritation des plexus nerveux péri-capsulaires, telle, en particulier, la mélanodermie. Or, c'est surtout chez les tuberculeux qu'on observe la maladie d'Addison. Dans les autopsies des addisoniens on trouve, le plus souvent, les capsules surrénales détruites par la tuberculose; elles apparaissent alors volumineuses, infiltrées de masses caséeuses et de noyaux indurés ou calcaires; c'est là la lésion la plus fréquente qu'on trouve chez les tuberculeux qui ont présenté pendant la vie des symptômes d'insuffisance surrénale. Mais il s'en faut de beaucoup que les lésions soient toujours aussi évidentes et, si l'on peut dire, aussi caractéristiques; en effet, on observe souvent de l'induration fibreuse, de la sclérose des capsules surrénales; c'est la *surrénalite scléreuse* de Babes, dont l'étude a fait l'objet de la thèse récente de Sézary.

Cette variété de *surrénalite scléreuse* occupe une place très large dans l'histoire de l'insuffisance surrénale. Chez nombre de tuberculeux on observe, en effet, des symptômes plus ou moins accentués de défaillance surrénale et, à l'autopsie, on constate la *surrénalite scléreuse*. Ces constatations anatomiques et cliniques

(1) Conférence faite à l'hôpital de la Charité, le 11 juin 1912, et recueillie par Mlle Tronçay.

montrent la fréquence de l'insuffisance surrénale des tuberculeux.

PATHOGÉNIE. — Ici prennent place les considérations exposées dans les leçons précédentes et dont je ne vous rappellerai que celles qui se rapportent plus particulièrement à la pathogénie de l'insuffisance surrénale chez les tuberculeux. Aux autopsies des addisoniens ou des sujets ayant succombé à un symptôme lent d'insuffisance surrénale pure sans mélanodermie (formes frustes de Dieulafoy et Bressy), on n'est pas surpris de trouver des lésions caséeuses. Mais parfois, on observe des lésions énormes sans que, pendant la vie, le sujet ait présenté des symptômes de lésion surrénalienne. De telles observations ont rendu classique la notion de la fréquence de la *mort subite* dans les lésions destructives, et particulièrement tuberculeuses, des capsules surrénales; vous en trouverez une intéressante étude dans la thèse d'Ihler. Qu'il me suffise de vous rappeler ici que, pour moi, la mort subite, en pareil cas, doit être considérée comme l'expression d'une insuffisance surrénale aiguë, foudroyante.

Il y a des sujets chez lesquels l'évolution se fait lentement, très lentement, et, un beau jour, brusquement, éclatent les signes de l'insuffisance surrénale aiguë, soit que l'extension progressive des lésions dépasse les limites nécessaires pour la survie (le onzième du poids total suffit, d'après Langlois, à assurer la fonction), soit qu'une maladie intercurrente survienne et, en augmentant le travail imposé aux glandes surrénales, accuse leur défaillance et précipite les accidents.

Je vous ai dit que le sujet pouvait mourir subitement avec des capsules surrénales détruites, sans que cette destruction eût entraîné des manifestations cliniques antérieures. La mort subite est ici, si j'ose dire, le seul accident, le seul signe, de la lésion capsulaire. Il faut expliquer ces faits par la présence de capsules surrénales accessoires.

Donc, des lésions chroniques peuvent rester silencieuses et ne se révéler, tout à coup, que par l'éclosion d'accidents aigus.

Il faut ici faire une place, également, aux altérations cellulaires dégénératives que l'examen histologique permet de constater à la périphérie des lésions tuberculeuses proprement dites. Ces lésions dues, en grande partie, aux toxines du bacille de Koch, permettent encore un fonctionnement relatif de la glande. Si elles s'étendent, s'il survient une cause banale (surmenage, infection intercurrente), la fonction, jusqu'alors précaire, cesse de l'être et l'insuffisance éclate plus ou moins brusquement. Dans d'autres circonstances, ainsi que je l'ai décrit dans mon mémoire sur la forme *pseudo-méningitique* de l'insuffisance surrénale, les accidents aigus sont dus à la production de lésions aiguës granuliques dans des parties encore respectées par le processus de caséification lente.

ÉVOLUTION CLINIQUE. — L'insuffisance surrénale des tuberculeux revêt deux formes principales.

1° Toute l'évolution des accidents observés se passe, en quelque sorte, dans les capsules surrénales; le sujet ne présente pas d'autres localisations apparentes de tuberculose.

2° Le sujet est notoirement tuberculeux, et c'est au cours de l'évolution de sa tuberculose pulmonaire que surviennent un certain nombre de symptômes qui, en se groupant, reproduisent, complet ou ébauché, le syndrome de l'insuffisance surrénale.

Première forme. — *Tout se passe dans la capsule surrénale.* — Le type de ces cas est représenté par la *maladie d'Addison* qui est la plus belle expression de cette catégorie, soit qu'elle soit complète, avec *mélanodermie*, soit qu'il s'agisse des formes frustes sans mélanodermie.

A. *Maladie d'Addison.* — On y observe la mélanodermie et tous les symptômes d'insuffisance surrénale : asthénie, anémie, amaigrissement progressif, vomissements, constipation, douleurs lombaires irradiées à l'abdomen par participation du plexus solaire, hypotension due à la perturbation apportée à la fonction des capsules surrénales, collapsus, ligne blanche.

Ce syndrome addisonien peut présenter de multiples variétés suivant la prédominance ou la précession de tel ou tel symptôme (formes mélanodermique, asthénique, douloureuse, etc.), ou suivant la durée et l'évolution générale (formes lentes, rapides, prolongées, rémittentes).

Je n'insisterai pas davantage sur ces données classiques.

B. *Formes frustes* (Dieulafoy-Bressy). — Moins connues sont les formes frustes décrites par Dieulafoy et Bressy, dont la caractéristique essentielle réside dans ce fait qu'elles ne présentent pas de *mélanodermie*. Ici, si le signe révélateur classique, la pigmentation de la peau et des muqueuses, fait défaut, du moins l'insuffisance surrénale se présente-t-elle en toute pureté, dégagée de tout symptôme associé. L'évolution est plus rapide que dans la maladie d'Addison parce que, fatalement, l'insuffisance surrénale est liée à une lésion destructive des capsules surrénales, qui se traduit par l'hypofonctionnement glandulaire, tandis que la *maladie d'Addison* est compatible avec des lésions glandulaires atténuées et localisées à la périphérie des capsules. Entre ces formes frustes (qui sont, à mon avis, mal dénommées et qu'il est préférable de décrire sous le nom de syndromes lents d'insuffisance surrénale pure) et l'insuffisance surrénale aiguë, représentée par le *syndrome Sergent-Bernard*, prennent place toute la série des syndromes subaigus intermédiaires, qui ne se distinguent que par la durée et l'intensité de leur évolution. Chez les tuberculeux existent aussi, en effet, des *formes aiguës d'insuffisance surrénale*. Ici, c'est le tableau des grandes intoxications, des empoisonnements. On les observe, dans le cours de la maladie d'Addison, à titre d'accidents aigus passagers ou terminaux; elles ont leur caractéristique la plus pure lorsqu'elles éclatent d'emblée chez des sujets porteurs de grosses lésions chroniques jusque-là latentes. Elles ont une évolution plus ou moins rapide, plus ou moins aiguë. Elles se terminent, le plus souvent, par la mort subite.

Deuxième forme. — *Le sujet est un tuberculeux, qui, au cours de l'évolution de sa tuberculose pulmonaire, présente des symptômes plus ou moins accentués, indiquant une perturbation plus ou moins grande de sa fonction surrénale.*

Ici, il faut distinguer deux types, suivant que le malade présente un certain degré de pigmentation ou suivant qu'il n'y a pas la moindre trace de mélanodermie.

A. *Le sujet présente une légère pigmentation.* — Dans ce

groupe prennent place les faits que Boinet a décrits sous le nom d'*addisonisme*, dénomination d'ailleurs fâcheuse, mais qui, néanmoins, répond à un type clinique fréquemment observé.

Le sujet est un tuberculeux chronique qui tousse, crache, maigrit, présente des signes stéthoscopiques incontestables et, en outre, se bronze peu à peu. Ce n'est pas la mélanodermie typique des addisoniens, dont les téguments brunissent progressivement. Ce sont de petits placards, café au lait, disséminés. Parfois, on a la chance de trouver une petite tache sur les muqueuses. C'est alors la transition avec la maladie d'Addison, avec cette différence que, dans cette maladie, les accidents surrénaliens se déroulent chez un sujet indemne, ou apparemment indemne, au point de vue pulmonaire.

Outre ces taches disséminées, rares parfois, on observe, surtout quand on les cherche avec soin, certains symptômes qui révèlent un certain degré d'insuffisance surrénale. Le malade est plus fatigué que dans la tuberculose pulmonaire. Ce n'est pas encore l'*asthénie;* c'est une lassitude profonde, qui en est l'ébauche. Ou bien, on est frappé par une *anémie intense*, une *hypotension* plus marquée que dans la tuberculose ordinaire. De cet *addisonisme* de Boinet, il faut rapprocher les faits décrits par Laffite et Moncany, qui n'en diffèrent que par des nuances légères et envisagent surtout la valeur séméiologique de la pigmentation simple qu'on observe si souvent chez les tuberculeux.

Dans ces deux types la pigmentation est le signe révélateur dominant; elle attire l'attention du côté de l'insuffisance surrénale, qu'on dépiste alors assez facilement, bien qu'elle se réduise à quelques symptômes isolés et incomplets.

B. *Le sujet ne présente aucune pigmentation.* — On sait (Marfan, Potain, Teissier) que les tuberculeux sont des hypotendus. De cette constatation à dire que tous les tuberculeux présentent de la surrénalite, il n'y aurait qu'un pas. Je ne le ferai pas! Mais, si mon malade présente une grande *hypotension*, 10, 9, 8 au shygmomanomètre de Potain, qu'il ait ou n'ait pas la *ligne blanche*, je cherche systématiquement l'*asthénie* et je la trouve quelquefois. Qu'il présente de la fatigue, de l'anémie, de l'amaigrissement (je sais bien que ces symptômes s'observent dans la tuberculose), mais qu'ils soient hors de proportion avec les lésions pulmonaires constatées; qu'il y ait une cachexie rapide très marquée, je regarde de plus près et, si je suis en présence d'une tuberculose pulmonaire peu toxique, je songe à l'insuffisance surrénale, je soutiens mon malade par l'opothérapie surrénale et, parfois, je vois s'atténuer et disparaître ces accidents surajoutés et menaçants.

Tout ceci a été dit aussi par Sézary dans sa thèse. Il insiste surtout sur un symptôme très important : *l'amyotrophie diffuse considérable*. Ces malades, littéralement, fondent. Ils ne perdent pas seulement leur graisse, mais leurs muscles aussi. Cette fonte musculaire est un symptôme capital de la variété d'insuffisance surrénale que nous étudions en ce moment.

De tels malades, qui ont peu de lésions pulmonaires, sont réduits cependant à l'état de squelettes. Ils traînent deux à trois ans, et même plus, et finissent par mourir de phénomènes d'insuffisance surrénale aiguë. A l'autopsie, les capsules sont dures, crient sous le couteau; c'est la *surrénalite scléreuse*.

Je ne vous parlerai pas des formes récemment décrites, sous le nom de syndromes pluri-glandulaires, comme des *associations du syndrome d'insuffisance surrénale avec un syndrome d'insuffisance ou d'hyperfonctionnement d'une autre glande vasculaire sanguine*.

Ceci est de la pathologie dans l'espace! On conçoit évidemment que ce qui peut toucher les capsules surrénales puisse aussi intéresser les autres glandes à sécrétion interne, et il en est ainsi dans les maladies infectieuses. Cependant la tuberculose frappe électivement les capsules surrénales. Je ne sache pas qu'il existe souvent des thyroïdites, des hypophysites tuberculeuses, tandis que la caséification ou la sclérose des capsules surrénales est extrêmement fréquente.

Renon a décrit des cas d'association *surréno-hypophysaire*, dans lesquels les glandes surrénales et l'hypohyse seraient touchées simultanément. Mais, voyons ce syndrome *surréno-hypophysaire*. Il se compose d'asthénie, petitesse et rapidité du pouls, tachycardie, insomnie, oligurie, hypotension, *sudation*. Hormis la *sudation*, tous les éléments de ce syndrome se retrouvent dans l'insuffisance surrénale. Serait-ce alors la sudation le symptôme de l'*association surréno-hypophysaire*? Je ne pense pas qu'elle soit un élément bien caractéristique, et j'estime que, là encore, il s'agit tout simplement d'insuffisance surrénale.

* * *

Je passe maintenant à un ordre de faits différents, et qui n'ont pas encore été, que je sache, beaucoup envisagés. Quelques-uns sont, à la vérité, *hypothétiques* encore; ils sont basés sur des résultats thérapeutiques. Or, si importantes que soient les constatations *anatomo-cliniques*, les constatations thérapeutiques ne sont pas des quantités négligeables, surtout lorsque l'épreuve thérapeutique est empreinte d'une signification spécifique. Elle peut alors jouer le rôle d'une preuve indirecte dans l'explication séméiologique de faits cliniques bien observés. Je passe à l'étude de ces faits.

Étude de la répercussion de l'insuffisance surrénale sur l'évolution du processus tuberculeux. — Dans ces dernières années, Ferrier, se basant sur des faits patiemment observés, a étudié le rôle important de la décalcification de l'organisme dans la tuberculisation. Sa conception est une limitation de l'idée générale émise par Robin sur la déminéralisation. Pour ma part, je suis convaincu de la valeur de cette doctrine et du rôle de la décalcification dans l'évolution de la tuberculose. Les malades pris au début et soumis au traitement recalcifiant ont les plus grandes chances de guérir.

Les tuberculeux avancés, eux-mêmes, nourris de façon convenable et appropriée, tirent un profit sérieux de la cure de recalcification, ainsi que je l'ai montré dans un travail récent (Voir p. 374).

Voici donc une première donnée, capitale à mon sens : *La*

décalcification joue un rôle considérable dans la tuberculisation et dans l'évolution de la tuberculose.

D'autre part, la recalcification peut être favorisée par l'administration de l'adrénaline. Les recherches de Bossi, de Gley et de Léon Bernard ont montré les effets heureux de l'adrénaline sur l'ostéomalacie; on a même signalé des cas de guérison.

Carnot et Slavu, par l'expérimentation, ont montré que, si à un lot de dix animaux on fait des fractures, si on laisse cinq d'entre eux faire spontanément leur cal, si aux cinq autres on donne de l'adrénaline, ces derniers font un cal plus rapide, plus exubérant et plus résistant.

Cliniquement et expérimentalement, l'adrénaline joue donc un rôle, dans la recalcification.

Partant de ces données, j'ai complété le traitement de recalcification de Ferrier par l'adjonction de l'adrénaline.

J'ai donné, dans un travail récent, les détails de cette thérapeutique combinée et le résumé général des résultats qu'elle semble donner (Voir p. 443). A ce propos je vous signale l'observation d'un malade qui est actuellement dans le service. C'est un homme de haute taille, solide et bien bâti, ancien cuirassier, jeune encore (une trentaine d'années) et qui a un mal de Pott dorso-lombaire. Il a été immobilisé trois mois dans un corset plâtré et soumis en outre au traitement recalcifiant adrénaliné. Comme il avait beaucoup engraissé, force fut, au bout de trois mois, de lui retirer son plâtre. Nous l'avons montré alors au Dr Mauclaire qui l'avait vu la première fois et qui jugea inutile l'application d'un nouvel appareil plâtré.

Or, vous savez que, généralement, il faut compter six mois d'immobilisation pour obtenir la consolidation et l'arrêt des lésions osseuses pottiques.

Voici, maintenant, d'autres considérations qui tendent également à établir la répercussion de la défaillance surrénale sur l'évolution du processus tuberculeux.

Ces considérations sont tirées, d'une part, des rapports de la grossesse avec la tuberculose, et, d'autre part, des rapports de la grossesse avec l'insuffisance surrénale.

1° DANS LA GROSSESSE, LES CAPSULES SURRÉNALES SONT TRÈS FRÉQUEMMENT TOUCHÉES. — Je vous ai parlé des expériences et des constatations histologiques de Guleysse, quand j'ai traité devant vous, dans une de mes dernières conférences, la question de l'insuffisance surrénale en obstétrique et en chirurgie. Je vous ai dit que la gravidité déterminait volontiers des lésions des capsules surrénales, et je vous ai montré que les vomissements incoercibles, qui sont si souvent amendés par l'opothérapie surrénale, reconnaissaient, dans bien des cas, pour origine vraie, une insuffisance surrénale provoquée par de telles lésions. Je ne reviendrai pas sur ces données.

2° LA TUBERCULOSE EST AGGRAVÉE PAR LA GROSSESSE. — Certes, cette question est très controversée, tout au moins au point de vue pathogénétique. Mais, au point de vue purement pratique, tout le monde admet que, lorsqu'une femme tuberculeuse devient enceinte, le pronostic de sa tuberculose prend un caractère de haute gravité.

En général, l'état reste favorable jusques et y compris l'accouchement. Puis, aussitôt après l'accouchement, en quinze jours, trois semaines, six semaines, des accidents galopants se déclarent et la malade ne tarde pas à succomber. C'est la règle.

Quelle est la cause de ce coup de fouet donné par la grossesse à la tuberculose?

On peut admettre que, pendant l'évolution de la grossesse, l'organisme maternel ayant besoin de chaux pour édifier le squelette du fœtus, il se fait une véritable rétention calcique. Mais, après l'accouchement, au contraire, il se fait une fuite de chaux, brusque et considérable; l'organisme se décalcifie complètement, ainsi qu'on peut s'en assurer par la pesée de la chaux contenue dans les urines et les matières fécales.

Ces considérations sur le rôle de l'adrénaline dans la recalcification, sur les rapports de la grossesse avec les lésions surrénales et avec la décalcification, mènent à cette conclusion que la défaillance des capsules surrénales joue un rôle dans le processus évolutif de la tuberculose, si on admet avec Ferrier l'importance de la décalcification dans la pathogénie de la tuberculisation.

Ce n'est encore qu'une hypothèse, mais une hypothèse qui s'appuie à la fois sur des faits cliniques et expérimentaux tellement incontestables qu'elle paraît représenter la vérité.

Je me résume : quand vous traitez un tuberculeux, songez à la participation possible de l'insuffisance surrénale. Songez à l'insuffisance surrénale quand il y a une asthénie marquée, plus marquée que la simple faiblesse; quand il y a une amyotrophie généralisée profonde, une hypotension très accentuée, un syndrome solaire. Songez-y aussi quand vous avez affaire à une femme tuberculeuse enceinte.

Il serait important de connaître un signe pathognomonique de l'*insuffisance surrénale*. A plusieurs reprises je vous ai parlé, dans cette série de leçons (1) sur l'insuffisance surrénale, de la ligne blanche. Je n'y reviens pas. Ce qu'il faudrait rechercher c'est le principe toxique circulant dans le sang et éliminé par les urines, qui doit révéler l'insuffisance de la fonction surrénale. En effet, chez les sujets atteints d'insuffisance surrénale, les poisons qui résultent du travail musculaire ne sont plus détruits. Il serait important de pouvoir déceler ce poison. C'est à cette recherche que nous nous attachons depuis quelques mois.

Traitement. — L'opothérapie surrénale peut trouver, chez les tuberculeux, son indication dans trois conditions :

1° Les signes d'insuffisance surrénale ne sont pas rares (maladie d'Addison, syndromes lents).

2° L'*adrénaline* a une action vaso-constrictive qu'il est bon d'utiliser dans la tuberculose. Le tuberculeux fait du collapsus qui peut même aller jusqu'à la mort subite, des défaillances cardiaques, des phénomènes de sidération bulbaire, tous symptômes heureusement combattus par l'adrénaline. La seule réserve à faire est la question des hémoptysies. Dans ce cas, on ne doit pas donner d'adrénaline, quoi qu'on en ait dit il y a quelques années, parce qu'elle augmente la tension.

3° L'adrénaline est un adjuvant de la méthode de recalcification et tend à combattre le processus évolutif de la tuberculose.

(1) Voir mes « *Etudes cliniques sur l'Insuffisance surrénale* » (A. Maloine et fils, éditeurs).

Tuberculose et érythème noueux (1).

(*Tuberculosa*, 10 juillet 1913.)

Une jeune malade du service me fournit aujourd'hui l'occasion d'étudier devant vous les rapports de l'Erythème noueux
et de la Tuberculose.

C'est une jeune femme de 19 ans, aux cheveux roux vénitiens,
entrée salle Cruveilhier le 3 avril, se plaignant d'un malaise
général, d'arthralgies, surtout dans les grosses articulations, de
myalgies diverses : sa température était de 38°. On constatait
sur les membres la présence de plaques surélevées, d'un rouge
lilas, correspondant à une induration profonde du volume d'une
noisette environ, un peu douloureuses; c'était un érythème noueux
typique; et il avait ici sa localisation habituelle, prédominant
sur les pieds et les jambes, avec quelques nodosités sur les
cuisses et les membres supérieurs.

Pas le moindre élément sur le tronc.

En examinant avec soin cette malade, on trouvait des signes
de lésions pulmonaires localisées au sommet gauche : exagération
des vibrations vocales, tonalité plus élevée à la percussion, inspiration rude, expiration soufflante, prolongée et saccadée; l'examen radioscopique nous montra ultérieurement une opacité de
ce sommet.

Cette femme était une tuberculeuse. Au reste, une intradermo-
réaction à la tuberculine donna un résultat des plus probants.
L'étiologie de cette tuberculose peut être expliquée par les antécédents héréditaires. Le père est mort 13 mois après une pleurésie; deux frères sont morts en bas âge de méningite tuberculeuse. Mais, dans cette étiologie, nous devons tenir un grand
compte des antécédents personnels.

Elle n'habite Paris que depuis 3 ans et elle a accouché, il y a

(1) Conférence faite à l'Hôpital de la Charité, le 6 mai 1913 et recueillie par
M. Nadal, interne du service.

peu de temps, 5 mois avant le début de la maladie actuelle; c'est là un détail qui a son importance : dans une précédente leçon, je vous ai montré combien il était fréquent de voir la grossesse être un facteur de réveil d'une tuberculose latente ou torpide.

Depuis ce moment, notre malade se sent fatiguée, elle a maigri, mais elle ne tousse pas.

Actuellement, l'érythème noueux a disparu; mais, depuis quelques jours, évolue une pleurite de la base gauche qui confirme encore, s'il en est besoin, l'existence d'une poussée tuberculeuse (1).

Cette observation, contient, à elle seule, les éléments d'une étude sur les rapports de l'érythème noueux et de la tuberculose. Mais, avant de faire cette étude, il me paraît nécessaire de vous rappeler en quelques mots les caractères nosographiques de l'érythème noueux.

DÉFINITION ET HISTORIQUE

Willan a le premier décrit l'érythème noueux sous le nom de dermatite contusiforme et longtemps on l'a rangé dans les érythèmes polymorphes de Hébra. Il doit pourtant en être différencié pour plusieurs raisons. L'érythème polymorphe, à côté des nodules, qui sont rares du reste, se compose de placards érythémateux sans induration, de phlyctènes; il est, à proprement parler, polymorphe; il est, d'autre part, généralisé; on trouve ses éléments en un point quelconque du corps, alors que l'érythème noueux siège sur les membres. Enfin, tandis que celui-ci intéresse à la fois la peau et l'hypoderme, les lésions de celui-là sont uniquement cutanées. Pourtant, aucun de ces caractères n'est absolu, on peut trouver des formes de transition et il faut surtout tenir compte, pour la différenciation, de deux facteurs :

(1) La tuberculose pleuro-pulmonaire a évolué depuis ce moment. Actuellement (1er juillet) la plèvre droite, intéressée à son tour, est le siége d'un épanchement séro-fibrineux de moyenne abondance, à formule cytologique presque exclusivement lymphocytaire.

1° de l'évolution générale plus que de la morphologie : l'érythème polymorphe ne s'accompagne pas de phénomènes généraux ou ceux-ci sont très atténués; les arthralgies sont exceptionnelles; 2° de l'étiologie : longtemps l'érythème noueux a été considéré comme une maladie spécifique, comme une véritable fièvre éruptive et c'était là l'opinion de Trousseau. Apert et d'autres pédiâtres ont cité, depuis, de véritables petites épidémies qui, à première vue, pourraient sembler venir à l'appui de la *théorie de la spécificité de l'érythème noueux*. Plus tard, on admit l'origine rhumatismale. Cette *théorie rhumatismale* (Rayer-Bouillaud-Bazin) était basée sur la présence d'arthralgies au début de la maladie. Cet argument a perdu toute valeur depuis qu'on connaît les pseudo-rhumatismes infectieux. Aujourd'hui, avec Uffelmann, Dor et Pons, Hildebrandt, Landouzy (1907), Mallein (thèse Paris 1910), on tend à admettre l'origine tuberculeuse de l'érythème noueux. C'est à la discussion de cette *théorie tuberculeuse* que je veux surtout m'arrêter. Mais, tout d'abord, il convient de distinguer l'érythème noueux de l'érythème induré des jeunes filles de Bazin, qui ne se voit jamais que chez les tuberculeux avérés et qui a des caractères bien particuliers, différents de ceux de l'érythème noueux; il survient de préférence à l'automne et au printemps, ne s'accompagne pas d'arthralgies, ne se compose que d'éléments peu nombreux, éléments qui sont de larges placards indurés et non des nodosités bien limitées, ne siège qu'exceptionnellement sur les membres supérieurs; enfin, son évolution est longue et tenace.

RAPPORTS DE L'ÉRYTHÈME NOUEUX AVEC LA TUBERCULOSE

Dans la discussion de ces rapports nous aurons à envisager :
Des arguments cliniques;
Des arguments anatomo-pathologiques;
Des arguments bactériologiques;
Des arguments basés sur les réactions humorales.

Arguments cliniques.

L'érythème noueux se montre assez souvent au cours d'une tuberculose confirmée. Uffelmann, Dor et Pons, Landouzy en ont cité de nombreux cas. Mais, de ce que les malades sont des tuberculeux, il serait prématuré de conclure à la nature tuberculeuse de l'érythème qu'ils présentent.

Dans un deuxième groupe de faits, on voit la tuberculose apparaître, cliniquement du moins, à l'occasion de l'érythème noueux : je vous rappelle l'observation de notre malade, chez laquelle la tuberculose s'est affirmée sous nos yeux et je vous citerai, à la fin de cette leçon, le cas analogue d'une petite malade que j'ai soignée à Saint-Louis; nombreuses, d'ailleurs, sont les observations semblables où on voit évoluer secondairement la tuberculose. Cette tuberculose se comporte différemment, suivant le terrain; elle évolue d'ordinaire sous une forme chronique ou subaiguë; Goldscheider, Marfan ont cependant signalé des cas de granulie éclatant à l'occasion d'un érythème noueux; ce fut là l'origine d'une théorie pathogénique du nodule de l'érythème noueux qui serait dû à des embolies bactériennes dans l'épaisseur de la peau; cependant on n'a jamais pu constater le bacille de Koch dans ces nodules.

Arguments anatomo-pathologiques.

Ils sont surtout basés sur la grande analogie morphologique de l'érythème noueux et de l'érythème induré de Bazin : or, on trouve facilement dans les nodosités de ce dernier des follicules tuberculeux, des cellules épithélioïdes, des cellules géantes; on y décèle parfois le bacille de Koch. Pons, élève de Poncet, aurait trouvé dans un cas d'érythème noueux des cellules géantes et épithélioïdes, mais l'observation clinique du malade est discutable et permet de croire à un érythème induré. Cette observation, unique du reste, n'a donc pas une valeur suffisante.

Arguments bactériologiques.

Hildebrandt a trouvé le bacille dans le sang de plusieurs malades atteints d'érythème noueux. Mais le sang avait été recueilli dans la circulation générale et non pas dans un nodule érythémateux. Ceci prouve que les malades avaient de la bacillémie, mais non davantage. Landouzy et Lœderich ont pu trouver deux bacilles par une recherche approfondie faite dans le sang retiré d'un placard prérotulien. Cette observation encore est discutable, car ce placard prérotulien n'offrait que de vagues ressemblances avec les nodules d'érythème noueux et n'était peut-être qu'une bourse séreuse enflammée.

Arguments basés sur les réactions humorales.

La tuberculino-réaction, dans ses diverses modalités, a été souvent pratiquée chez les malades atteints d'érythème noueux.

L'ophtalmo-réaction a été positive dans un cas étudié par M. Landouzy, dans 5 cas de Lévy-Frankel. Marfan et Apert ont fait la *cuti-réaction* sur six malades; elle fut 6 fois positive.

Mais ces épreuves prouvent seulement la tuberculisation générale du sujet et non la nature tuberculeuse des lésions locales.

Il en est de même de l'*intra-dermo-réaction;* mais celle-ci présente, dans le cas qui nous occupe, un gros intérêt. Pratiquée suivant la technique habituelle — injection d'une goutte de solution de tuberculine à 1/5.000 (Mantoux), à 1/50.000 (Sergent et Pruvost), — elle provoque l'apparition d'un élément semblable au nodule de l'érythème noueux.

Chez une jeune femme de 18 ans atteinte d'érythème noueux, Chauffard et J. Troisier purent ainsi reproduire un élément absolument calqué sur les éléments voisins. C'était la reproduction du nodule de l'érythème noueux, mais non de la maladie elle-même, car les phénomènes généraux et les arthralgies firent défaut.

Laignel-Lavastine dans 11 cas, Lereboullet, Carnot, Barbier et Lian, Mallein arrivent aux mêmes constatations. Thibierge et

Gastinel, contrairement aux auteurs précédents, obtiennent des intra-dermo-réactions à la tuberculine négatives dans un cas d'érythème noueux. Par contre, l'intra-dermo-réaction est positive dans un certain nombre de cas d'érythème polymorphe, d'urticaire, non seulement avec la tuberculine mais même avec différents sérums, andidiphtérique, antitétanique. On peut donc constater, avec ces auteurs, que la réaction nodulaire à la suite d'indra-dermo-réaction n'est pas spécifique. Mais cela n'exclut nullement les affinités de l'érythème noueux et de la tuberculose.

Voici une observation dans laquelle ces affinités sont des plus apparentes. Je l'ai recueillie il y a trois ans.

C'est celle d'une petite malade de 12 ans qui entra le 21 mars 1910 dans le service d'enfants de Saint-Louis, dont j'étais chargé à cette époque. Elle avait contracté accidentellement la syphilis de son père, un an auparavant, et présentait, à son entrée, des accidents secondaires (plaques muqueuses, roséole de retour). Je faisais à ce moment des recherches sur la réaction des syphilitiques à la tuberculine. Cette fillette, comme tous les syphilitiques de mon service, fut donc soumise à l'intra-dermo-réaction, qui fut absolument négative. Deux mois après son entrée, elle fut prise d'un malaise général avec fièvre et arthralgies, et, le lendemain, on constata un érythème noueux typique. Une deuxième intra-dermo-réaction pratiquée à ce moment fut nettement positive. Quelques jours après, en même temps que la fièvre persistait, l'enfant se mit à tousser, eut des sueurs nocturnes, et je constatai des lésions pulmonaires caractérisées par de la submatité au sommet gauche, de la respiration soufflante, de la bronchophonie. Un mois après, au cours d'une scarlatine, elle fit une pleurésie gauche à grand épanchement, qui guérit, elle sortit de l'hôpital avec une induration du sommet gauche.

Cette observation est donc intéressante à deux points de vue. Et d'abord l'intra-dermo-réaction, négative jusque-là, devient positive à l'apparition de l'érythème noueux. D'autre part la tuberculose évolue ensuite : induration du sommet gauche, pleurésie.

CONCLUSIONS

Des observations que je vous ai citées, des arguments que je vous ai donnés, il nous est possible de tirer un certain nombre de conclusions.

Je vous ai montré la fréquence de l'évolution tuberculeuse après l'érythème noueux, mais il pourrait n'y avoir là qu'un rapport de causalité indirect. De même je n'accorderai pas grande valeur à une tuberculino-réaction positive, elle n'indique pas la nature tuberculeuse de la lésion locale.

J'insisterai surtout sur deux points :

1° L'analogie entre les nodules d'érythème noueux et d'intra-dermo-réaction à la tuberculine;

2° La constatation d'une intra-dermo-réaction positive chez un malade atteint d'érythème noueux alors qu'elle avait été négative jusque-là.

Et ces conclusions peuvent nous conduire à l'interprétation de la nature véritable de l'érythème noueux qui serait non pas microbien, dû au bacille de Koch lui-même (comme sembleraient le prouver la possibilité d'une évolution granulique consécutive et des cas rares ou discutables où des bacilles ont été trouvés dans les nodules) mais toxinique, dû aux toxines élaborées par le bacille de Koch. Cette théorie toxinique cadre bien avec l'évolution générale, les symptômes généraux, les arthralgies.

On s'explique qu'un malade fasse un érythème noueux à la faveur d'une décharge de toxine tuberculeuse ou d'une sensibilisation de l'organisme comme il fait un nodule analogue après intra-dermo-réaction.

Pourquoi ces lésions sont-elles localisées à la peau? On peut admettre des altérations cutanées banales, points d'appels de la toxine.

Est-ce à dire que l'érythème noueux soit toujours d'origine tuberculeuse? Je n'irai pas jusque-là. Il me paraît impossible de méconnaître qu'il y a des érythèmes noueux dans certaines intoxications médicamenteuses (iodisme par exemple), dans certaines infections aiguës (fièvres éruptives, diphtérie, fièvre typhoïde, septicémies diverses), dans certaines infections chroniques (paludisme). Je vous ai parlé aussi de cas de contagiosité et d'épidémicité. Mais les cas d'érythèmes noueux symptomatiques d'intoxications, d'infections diverses, sont des raretés cliniques, comparativement à la fréquence de ceux où l'infection causale est la tuberculose. Vous rechercherez donc toujours, en présence d'un érythème noueux, la tuberculose pulmonaire, qui évoluera peut-être à partir de ce moment; vous examinerez avec le plus grand soin l'appareil respiratoire de votre malade. Vous n'oublierez pas la valeur séméiologique importante de l'érythème noueux comme indice de tuberculisation.

TROISIÈME PARTIE

Pronostic et Traitement

TROISIÈME PARTIE
Pronostic et Traitement

Les éléments du pronostic dans la tuberculose pulmonaire (1)
(Journal de Médecine et de Chirurgie pratiques, 25 juillet 1914.)

I. — Importance du pronostic dans la tuberculose pulmonaire.

Il est extrêmement important de poser le pronostic d'un cas de tuberculose, aussi bien au point de vue individuel qu'au point de vue social; et cependant rien n'est aussi difficile ni aussi incertain.

a) Au point de vue social il y aurait un très grand intérêt à posséder des règles sûres permettant de prévoir l'avenir réservé à chaque cas particulier; et cela, par exemple, en matière d'*assurances* et *d'accidents du travail*. Jamais tuberculose n'a voulu dire incurabilité certaine et, cependant, si la déclaration de cette maladie devient obligatoire, il est bien certain que l'individu atteint portera, pour ainsi dire, une étiquette qui le désignera à tous ses voisins et le fera chasser de partout; nouveau pestiféré, il sera voué fatalement à la misère. Aussi bien, la déclaration obligatoire devra-t-elle entraîner l'assistance et l'assurance obligatoires. Mais que deviendront alors les tuberculeux guéris ou,

---

(1) Cet article est le résumé de quatre conférences faites au mois de mai 1914 et recueillies par le Dr Paul-H. Lucas-Championnière.

tout au moins, jouissant de la guérison apparente et capables, dès lors, de subvenir personnellement à leurs besoins?

Ici intervient un facteur capital, celui de la *curabilité de la tuberculose*. Sur cette question on a beaucoup discuté et on n'est point parvenu à se mettre d'accord. A l'époque de Laënnec, tout le monde était pessimiste et tuberculose voulait dire fatalement condamnation à mort. D'autres sont venus ensuite qui, par réaction excessive, ont adopté la formule de Brehmer : « De toutes les maladies, la tuberculose est la plus curable. »

Entre ces deux opinions extrêmes, qui prouvent en tout cas que la discussion est possible, quelle est la vraie? Tous les jours, on peut voir, en faisant des autopsies de vieillards, des tubercules très nettement guéris, transformés en dépôts crétacés, véritables corps étrangers inertes, ce qui est bien la preuve de la curabilité spontanée de la tuberculose et justifie les théories modernes sur le rôle de la décalcification dans le processus de tuberculisation et sur l'importance de la recalcification dans la thérapeutique de la tuberculose.

Trop souvent, au contraire, la tuberculose n'est pas curable et poursuit fatalement son évolution.

On conçoit combien il serait utile de connaître les éléments d'appréciation capables de renseigner, dans chaque cas particulier, sur les chances de curabilité. Encore faudrait-il s'entendre sur le degré de cette curabilité et savoir si elle est simplement *apparente* ou si elle est *réelle*. Les avis sont aussi partagés sur ce point.

Pour ma part, je crois qu'il n'y a qu'apparence de guérison : la tuberculose s'est arrêtée, figée, en quelque sorte; elle ne s'est pas éteinte complètement; il suffira d'une circonstance occasionnelle pour favoriser son réveil.

En effet, l'individu touché une fois par la tuberculose reste toute sa vie un réactif sensible à la tuberculine : sur 100 adultes soumis à la cuti-réaction, 95 fournissent un résultat positif. Ces sujets ne sont donc pas guéris : s'ils l'étaient, ils ne réagiraient pas.

Dans ce même ordre d'idées, il faudrait envisager la *mortalité* dans la tuberculose. Pour l'étudier, il faut se baser, avec Küss et Naegeli, sur des statistiques multiples et retenir ceci : c'est que la mortalité par tuberculose varie avec l'âge du sujet. C'est ainsi que, pour 100 cas de tuberculose avérée pris aux différents âges de la vie, on trouve 100 morts dans l'enfance, 3o à 4o dans l'adolescence, 35 à 4o dans l'âge mûr, et de moins en moins à mesure qu'on arrive vers les âges extrêmes.

Au contraire, la courbe de *morbidité* augmente avec l'âge si bien que l'on peut dire, sans la moindre exagération, que tous les vieillards sont tuberculeux, mais qu'ils jouissent, en même temps, d'une immunité acquise qui fait leur tuberculose moins sévère.

Au reste, cette question, si importante pour le pronostic de la curabilité de la tuberculose, se trouve étroitement liée aux caractères évolutifs de la forme que revêt la maladie; nous reprendrons plus loin cette étude. Qu'il me suffise, ici, de vous rappeler, à titre d'exemple, la bénignité des *formes abortives* que Grancher et Bard ont bien étudiées.

Combien différent, au contraire, est le pronostic dans cette forme ulcéro-caséeuse, dans cette phtisie galopante, contre laquelle se heurteront tous nos efforts thérapeutiques!

Il est incontestable que le diagnostic précis de la forme comporte une signification pronostique importante. Et cela ne saurait être négligé lorsqu'on réfléchit aux conséquences pratiques : exclure systématiquement d'un contrat d'assurance sur la vie un sujet atteint de tuberculose abortive est, en réalité, une grossière erreur.

Au point de vue *accidents* quelconques, ou *accidents du travail*, on peut, en matière de pronostic, s'appuyer sur les considérations suivantes : tout accident ou traumatisme survenant sur le thorax peut jouer un très grand rôle dans l'étiologie de la maladie; il est cause par exemple d'une hémoptysie, qui est suivie dans les mois consécutifs de tuberculose manifeste. Autrefois, on accusait le traumatisme d'être la cause directe; c'était le temps de la « *phtisis ab hemoptoe* »; aujourd'hui nous disons : tuberculose latente, paraissant éteinte, en réalité endormie, et que le traumatisme a réveillée. Ce n'est plus, pour prendre le même exemple, la tuberculose née de l'hémoptysie, c'est l'hémoptysie révélant une tuberculose latente et aggravée.

Dès lors, il semble que l'importance de l'accident soit considérable; cependant, il y a des quantités de tuberculeux qui sont victimes d'un accident très grave et qui le supportent fort bien. On voit donc l'impossibilité dans laquelle se trouve le médecin légiste d'établir un pronostic fermé et de documenter utilement les juges, lors d'un procès en dommages-intérêts, par exemple. Aussi les tribunaux français ont-ils très sagement décidé, d'après la jurisprudence établie par la Cour de cassation, de ne « pas distinguer, dans les suites d'accidents, la part qui revient à une maladie préexistante et celle qui est la conséquence directe du traumatisme ».

b) *Au point de vue individuel* le pronostic n'est pas moins important ni moins difficile. Suivant celui que vous porterez, vous aurez plus ou moins d'exigence dans le traitement et vous serez amenés à interdire ou à autoriser une vie active, un voyage, un séjour à l'étranger ou dans un climat peu favorable.

Voici un lycéen, par exemple, qui fait une pleurésie; cette pleurésie tourne bien et peut être considérée comme complètement guérie. Cependant, suivant la formule admise, elle n'a pas fait sa preuve, et, par conséquent, est de nature tuberculeuse. Cet enfant travaille beaucoup et dans de mauvaises conditions hygiéniques. Est-on en droit d'autoriser ou d'interdire tout concours ou examen?

Voici maintenant un homme en pleine carrière active, un officier, par exemple; on découvre incidemment une lésion tuberculeuse. Que doit-on faire? le laisser continuer sa vie ordinaire ou l'interrompre pour un temps indéterminé, c'est-à-dire briser son avenir? Autre cas : Pourrons-nous autoriser une jeune fille qui a fait une pleurésie à se marier et à avoir des enfants, puisque nous savons que la grossesse est une des circonstances les plus favorisantes des réveils de la tuberculose?

Ces exemples, que je pourrais multiplier à l'infini, vous montrent bien les difficultés considérables avec lesquelles le médecin

se trouve aux prises quand il lui faut chercher à établir le pronostic d'un cas de tuberculose. Il n'est donc point inutile de
passer en revue les éléments d'appréciation dont il dispose et de
faire la critique de la valeur de chacun d'eux.

II. — Nécessité de discuter la valeur des éléments du pronostic.

On peut, schématiquement, ranger en deux grandes catégories les éléments du pronostic dans la tuberculose :

Les uns sont tirés des *conditions antérieures du terrain individuel;* les autres, des *conditions actuelles d'évolution de la maladie.*

1° Éléments de pronostic tirés des conditions antérieures
du terrain. — Voilà une grosse question dont il est impossible
de ne pas reconnaître l'importance en matière de pronostic :
le terrain.

Elle est étroitement liée à celle des prédispositions, qui sont,
ici, commandées par trois facteurs principaux : l'état social, l'état
physiologique et l'état pathologique.

a) *L'état social* du sujet ne saurait être négligé. La tuberculose
du riche est évidemment plus curable que celle du pauvre; le
premier peut interrompre ses occupations et se soigner; le second
ne peut se soigner qu'en travaillant, c'est-à-dire en se fatigant;
son logement est presque toujours insalubre, en dépit des efforts
des œuvres philanthropiques.

La profession elle-même du malade joue un rôle considérable :
certaines professions, qui nécessitent un effort musculaire constant, comme celles de manœuvre, de portefaix, de terrassier, favorisent beaucoup la marche très rapide de la maladie, ainsi que
celles qui confinent l'ouvrier dans des ateliers mal aérés, sur-
chauffés ou envahis de poussières.

D'autres, au contraire, ont une influence favorable; c'est ainsi
que la tuberculose paraît relativement rare et bénigne chez les
ouvriers des cristalleries, ce qu'on a attribué à l'action des vapeurs
d'acide chlorhydrique; c'est ainsi également que, depuis longtemps, on a observé que la tuberculose était particulièrement
exceptionnelle et curable chez les chaufourniers.

Toutes les professions para-médicales, comme celles d'infirmier, de garde-malades, etc., fournissent un gros apport à la mortalité par tuberculose, en raison des dangers de contamination et de réinfections successives auxquels elles exposent.

Enfin, les conditions de milieu physique (climat, altitude) sont loin d'être indifférentes.

b) Avant de nous occuper des conditions tirées de l'*état physiologique* (âge et sexe), il nous faut parler des conditions tirées de l'*état psychique* du malade. Il est d'observation courante que le malade qui a un bon moral a beaucoup plus de chances de guérir; pour guérir, il faut le vouloir, car la volonté de guérir conduit à suivre rigoureusement le traitement prescrit et à réagir contre le découragement, facteur de « l'à-quoi-bon? ».

L'*âge* du malade comporte des données intéressantes. La tuberculose du nourrisson est presque toujours mortelle rapidement, parce qu'elle évolue sur un terrain neuf; elle se développe et se généralise, en quelque sorte, sans trouver de résistance.

Dans la seconde enfance la tuberculose, plus généralement, revêt des formes localisées, qui englobent toutes les manifestations de la scrofulo-tuberculose (tumeurs blanches, écrouelles); au poumon, elle affecte volontiers la localisation ganglio-hilaire, autrefois décrite par Barthez et étudiée de nouveau récemment par nombre de pédiâtres (Voir la thèse de Ségard). Mais, là encore, il faut toujours craindre la terminaison par méningite.

L'adolescent n'est pas encore vacciné contre la tuberculose, il y est même très sensible et fait volontiers une forme galopante; la phtisie de la vingtième année brûle les étapes.

Chez l'homme, il y a, entre 20 et 40 ans, une véritable accalmie de l'infection tuberculeuse, un ralentissement — question de profession mise à part — : c'est la tendance aux formes torpides.

Chez la femme, au contraire, c'est la grande période d'activité génitale, avec ses grossesses, ses avortements et autres accidents possibles, qui tous constituent des circonstance aggravantes de la tuberculose et, par conséquent, représentent des éléments de pronostic fâcheux.

A partir de 40 ans, la tuberculose a des tendances à virer vers la forme fibreuse. Les vieillards sont quelquefois tuberculeux depuis très longtemps, sans paraître malades et, tout à coup, l'affection se réveille; quelques-uns, plus nombreux qu'on ne croit, vivent avec de grosses cavernes, figées en quelque sorte dans leur évolution, crachent et sont ainsi des menaces constantes et des dangers continuels pour tous les leurs, qu'ils infectent et qui meurent avant eux.

Quand la tuberculose se réveille chez les vieillards, elle revêt bien souvent la forme cachectisante, s'accompagnant de teinte jaune des téguments, d'œdème des jambes, si bien qu'on fait le diagnostic de cachexie cancéreuse et cela d'autant plus que les signes d'auscultation sont réduits à leur plus minime expression; cette forme ulcéro-cachectisante a une évolution particulièrement rapide.

Les conditions inhérentes au *sexe*, dont nous venons de dire déjà un mot en passant, sont loin d'être négligeables. Chez la femme, en effet, il y a des époques où la tuberculose est particulièrement dangereuse.

Au moment de la puberté, on voit beaucoup de jeunes filles qui commencent leurs règles par une hémoptysie, qu'il ne faudrait pas prendre toujours pour une hémoptysie supplémentaire. C'est bien souvent une hémoptysie tuberculeuse dont la cause éclatera avec évidence avec les règles suivantes. Chez beaucoup de femmes tuberculeuses, les périodes menstruelles s'accompagnent de poussées congestives avec ou sans hémoptysies; souvent même les menstrues sont remplacées par une hémoptysie; d'où le précepte d'interdire à ces malades de voyager et de se fatiguer au moment des règles. Comme je vous l'ai déjà dit, la grossesse a presque toujours une influence désastreuse sur l'évolution de la tuberculose, aussi convient-il de l'interdire aux tuberculeuses et, si elle est survenue, de s'opposer à l'allaitement, dont les conséquences sont aussi redoutables.

Quant à la ménopause, elle représente, elle aussi, un cap difficile à franchir impunément. Chez beaucoup de femmes tuberculeuses, il y a, en effet, à cette période de la vie, un réveil brusque de la maladie, qui peut se terminer très rapidement.

c) Les éléments du pronostic tirés de l'*état pathologique anté-rieur* méritent une étude quelque peu détaillée.

L'*hérédité* de la tuberculose a été un dogme longtemps admis par tout le monde et qui a conservé de puissantes racines dans l'opinion populaire.

Pour si discutable que soit, à l'heure actuelle, ce prétendu dogme, il n'en reste pas moins vrai que la notion de l'existence de la tuberculose dans les antécédents héréditaires d'un tuberculeux doit faire porter un pronostic plus sévère. Elle constituerait une circonstance aggravante (Hippocrate, Boerhaave), même s'il faut remonter jusqu'aux grands-parents pour la découvrir (Grancher et Barbier).

Au contraire, à l'instigation de Bouchard et de Teissier (de Lyon), une autre opinion s'est fait jour, qui voudrait que la tuberculose des ascendants, surtout celle de la mère, produisît chez les ascendants une immunité relative. Reibmayr et Turban ont même cru pouvoir aller beaucoup plus loin et prétendre que, si l'un des parents est infecté, les enfants, s'ils font de la tuberculose, ne font qu'une tuberculose atténuée, ganglionnaire par exemple.

Mais ces affirmations, outre qu'elles ne peuvent être que très hypothétiques, en raison de l'impossibilité à peu près absolue d'établir des statistiques complètes, pèchent par leur base : en effet, si l'on veut tenir compte du facteur tuberculose des ascendants dans le pronostic de la tuberculose des descendants, il ne faut pas oublier qu'il y a un très grand nombre d'affections qui ne sont pas toujours étiquetées tuberculeuses et qui le sont bien cependant, et que, tous les jours, on découvre la nature bacillaire de certaines affections qui, comme l'asthme, l'emphysème, la chlorose, etc., masquent une tuberculose sous-jacente, dont il faudra cependant tenir compte dans l'hérédité des enfants.

Beaucoup d'enfants présentent des tares dystrophiques, qui les font ranger dans la catégorie des dégénérés.

Lorain a décrit un type d'infantilisme qui s'accompagne, en réalité, d'insuffisances glandulaires multiples (testicule, ovaire, etc.), et qui s'observe chez les sujets de souche tuberculeuse.

Or, contrairement aux opinions optimistes des auteurs précités, ces hérédo-tuberculeux font de la tuberculose extrêmement grave, qui se termine le plus souvent par de la méningite.

A la suite de l'hérédité tuberculeuse prennent place les *antécédents tuberculeux personnels* du malade.

Les atteintes tuberculeuses antérieures, conformément aux résultats des expériences de Roemer, procurent au sujet, en même temps qu'une sensibilité plus grande, une sorte de vaccination ou d'immunité relative. C'est à cet état humoral spécial qu'on a donné le nom d'allergie. Il permet de comprendre comment un sujet qui a été touché une première fois présente une certaine immunité vis-à-vis des réinfections minimes, et comment, en revanche, s'il se trouve en présence d'une réinfection forte, il succombera plus rapidement qu'un sujet neuf, étant sensibilisé.

Ce sont là des notions que l'observation clinique avait permis déjà de recueillir. Peter et surtout Marfan ont insisté sur l'immunité dont paraissent jouir, vis-à-vis de la phtisie, les individus qui sont porteurs d'écrouelles, de cicatrices d'abcès froids, de tumeurs blanches guéries. Cependant, on sait l'importance qu'on attache, en clinique, à la découverte d'une telle cicatrice dans le diagnostic de la nature d'une méningite. Si, de tels sujets meurent de méningite, comme les organismes neufs, force est d'admettre que l'atteinte tuberculeuse antérieure avait complètement guéri.

L'évolution d'une atteinte tuberculeuse antérieure apporte un précieux élément d'appréciation pour le pronostic d'une nouvelle atteinte. Il est, en effet, très fréquent que les localisations successives de la tuberculose suivent la même évolution. « La tuberculose a tendance à se répéter » (Piery et Arbez). On voit beaucoup d'enfants qui guérissent successivement d'une pleurésie, d'écrouelles, de tumeur blanche et de lupus. Il est une association qui passe, à juste titre, pour être extrêmement grave : celle de la phtisie pulmonaire avec la phtisie laryngée; nombreux sont les malades, qui font pendant des années de la phtisie laryngée lente et qui, le jour où leur poumon se prend, font, de même, une tuberculose lente, peu grave et relativement curable.

Au contraire, la gravité de cette association est toute autre quand la phtisie laryngée vient compliquer une tuberculose pulmonaire grave; le pronostic est alors tout à fait mauvais, comme c'est le cas pour la phtisie laryngée qui accompagne la tuberculose pulmonaire post-puerpérale.

Une place importante doit être faite, dans le pronostic de la tuberculose, aux *maladies associées* antérieures, concomitantes ou intercurrentes. Les unes jouent un rôle aggravant, les autres exercent une influence plus ou moins antagoniste. Passons en revues successivement les maladies aiguës et les maladies chroniques.

Certaines *maladies aiguës*, comme une amygdalite par exemple, n'influencent en rien la tuberculose, alors que d'autres, au contraire, l'aggravent terriblement. Parmi ces dernières, la plus à craindre de toutes est la *grippe*, qui donne toujours un coup de fouet redoutable à une tuberculose en évolution.

Cette grippe, il est vrai, peut masquer la première manifestation d'une tuberculose, qu'on l'accuse le plus souvent d'avoir provoquée, alors qu'elle n'a fait que la réveiller; si bien que, chez un sujet suspect, la grippe exige, de la part du médecin, une surveillance plus étroite, prolongée pendant fort longtemps.

Chez l'enfant, la *rougeole* et la *coqueluche* sont presque toujours une cause d'aggravation de la tuberculose, qui revêt le plus souvent une marche très rapide.

La *fièvre typhoïde*, qui est une maladie très grave par elle-même, a une influence fort défavorable sur la tuberculose, bien qu'en pensent certains auteurs, tels que Rilliet et Barthez, Pidoux, pour lesquels il y a une sorte d'antagonisme entre les deux maladies. S'il est vrai qu'on ne voit que très rarement un tuberculeux avéré contracter la fièvre typhoïde, il est fréquent, au contraire, de voir les typhiques présenter des signes de tuberculose pendant la défervescence et la convalescence; ils font alors une tuberculose toujours très grave, d'autant plus que ce sont, en général, des transplantés, chez lesquels la tuberculose couvait et n'attendait qu'une occasion pour éclater.

Au contraire de ces maladies, il en est d'autres qui, non seulement ne sont pas aggravantes, mais, quelquefois même, sont atténuantes. C'est ainsi qu'on a vu des lupus améliorés et guéris par un *érysipèle*, au temps surtout où on scarifiait les lupus et où il n'était pas rare de provoquer l'infection par défaut d'asepsie. Mais on a prétendu, et Marfan y a insisté, avoir obtenu le même bénéfice avec l'érysipèle de la face dans la tuberculose pulmonaire. J'ai pu observer, il y a quelques années, une notable accalmie dans l'évolution d'une tuberculose du poumon à la suite d'un érysipèle de la face.

Examinons maintenant le rôle des *maladies chroniques*, associées, dans la marche de la tuberculose. Tout d'abord, voyons les maladies dites *antagonistes*, auxquelles je ne crois guère, pour ma part; l'asthme, l'emphysème, l'arthritisme, le rhumatisme, les lésions mitrales et enfin le saturnisme.

En réalité, ce prétendu antagonisme n'existe point; ce qui est vrai, c'est que ces diverses maladies ne sont parfois que des expressions cliniques larvées, atypiques, d'une tuberculose atténuée (Landouzy, Poncet), et que les sujets qui en sont atteints, lorsqu'ils présentent des signes de tuberculose typique, voient celle-ci évoluer suivant une forme bénigne et particulièrement curable.

Certes, un emphysémateux n'est pas toujours un tuberculeux; mais, lorsque la tuberculose revêt le masque de l'emphysème, elle tend vers la guérison et chacune de ses poussées a pour conséquence d'accentuer l'état emphysémateux beaucoup plus que l'état physique.

Quant à l'arthritisme, il n'est qu'un mot qu'il faudrait définir. En tout cas, on a dit que la tuberculose pousse mal sur un terrain arthritique, qu'elle y évolue sous la forme torpide, scléreuse. Mais, n'est-ce pas plutôt la tuberculose qui précède et l'arthritisme n'est-il pas bien souvent la conséquence de perturbations digestives et humorales provoquées et entretenues par les régimes de suralimentation et de vie sédentaire, auxquels sont condamnés, à tort d'ailleurs, tant de tuberculeux qui meurent phtisiques obèses.

Quant aux maladies chroniques *aggravantes*, elles sont encore plus nombreuses, et, en première ligne, on doit ranger le diabète, la syphilis, le paludisme. On sait avec quelle fréquence les *diabé-*

tiques meurent de tuberculose, surtout les diabétiques maigres, dont les altérations pancréatiques sont si profondes (Lancereaux). Faut-il invoquer, pour expliquer cette fréquence de la phtisie chez les diabétiques, une prédisposition créée par le milieu sucré, qui serait particulièrement propice à la germination du bacille de Koch ou ne faut-il pas plutôt faire jouer le principal rôle à la profonde déminéralisation de l'organisme des diabétiques? La théorie importe peu; le fait clinique demeure. Cependant on ne saurait professer un pessimisme absolu et constant. Déjà, Trousseau, Lécorché, Lépine, avaient signalé des cas de guérison ou, tout au moins, de bénignité de la phtisie diabétique; récemment, Marcel Labbé est arrivé à des conclusions aussi optimistes.

La *syphilis*, sur le rôle de laquelle j'ai déjà insisté bien souvent, « fait le lit de la tuberculose » (Landouzy) ou « prépare le terrain pour la graine de la tuberculose » (Sergent).

Mais, on peut dire qu'en général les syphilitiques font de la tuberculose bénigne, par suite de la tendance qu'ils présentent à la sclérose.

Il est certain cependant qu'un tuberculeux avancé et fébrile, qui contracte la syphilis, voit sa tuberculose subir une aggravation. De même un tuberculeux au début; c'est que le « grand branle-bas » auquel est soumis l'organisme au moment de la syphilisation effondre la résistance du terrain et favorise, par suite, les méfaits du bacille. Un syphilitique à la période secondaire, qui devient tuberculeux, fera, pour les mêmes raisons, une tuberculose grave. Chez un vieux syphilitique, au contraire, la tuberculose aura de grandes chances de prendre la forme fibreuse et d'évoluer très lentement. En somme, le moment de la rencontre des deux infections constitue évidemment une heure dangereuse; mais, quand le cap sera doublé, le syphilitique secondaire pourra évoluer, comme le tertiaire, vers la sclérose.

Quant au *paludisme*, les médecins militaires ont affirmé son antagonisme avec la tuberculose parce qu'ils ont remarqué, pendant la conquête de l'Algérie, qui était infestée de paludisme, qu'il n'y avait pas de tuberculose. En réalité, il faut distinguer deux types : ou bien le paludisme intercurrent aggrave la phtisie préexistante, qui peut suivre une marche aiguë; ou bien la tuberculose, greffée sur un paludisme chronique, tend vers la fibrose.

Mais, de toutes les infections ou intoxications, celle qui joue peut-être le rôle le plus néfaste c'est l'*alcoolisme*. Cependant on ne peut s'empêcher de considérer combien il est fréquent, chez un tuberculeux fibreux, de trouver l'alcoolisme dans les antécédents. Aussi bien peut-on se demander si l'alcoolisme a toujours l'influence aggravante qu'on s'accorde à lui reconnaître.

Toutes les notions que nous venons de passer en revue sont indispensables pour poser un pronostic de tuberculose, mais elles ne sont pas suffisantes : il nous faut maintenant examiner les éléments de pronostic qui découlent des caractères symptomatiques et de l'évolution clinique actuelle de la maladie.

2° ELÉMENTS DE PRONOSTIC TIRÉS DES CONDITIONS ACTUELLES D'ÉVOLUTION DE LA MALADIE. — Ceux-ci sont de deux ordres; les uns sont tirés des caractères symptomatiques et de l'évolution clinique, observés au lit du malade; les autres sont tirés des réactions humorales et des constatations faites au laboratoire.

a) *Eléments tirés des caractères symptomatiques et de l'évolution clinique observés au lit du malade.* — En premier lieu, le *mode de début* mérite de fixer l'attention du clinicien.

Il ne faut jamais oublier, certes, que le début apparent de la tuberculose n'est souvent que le début d'un réveil de cette maladie

Je ne reviendrai pas sur ces considérations que j'ai passées en revue dans des conférences antérieures, au cours desquelles je me suis attaché à fixer le rôle des circonstances occasionnelles dans la pathogénie de ces réveils ou de ces réinfections. Je me bornerai à rappeler ici l'importance d'un interrogatoire minutieux dans la recherche de ces circonstances occasionnelles, dont la notion peut avoir une répercussion considérable sur le pronostic. Un début insidieux n'a pas toujours la même bénignité relative qu'un début brusque. Souvent le malade dira que, toujours bien portant, il est, depuis quelques semaines ou quelques mois beaucoup moins résistant, qu'il s'est anémié, amaigri, qu'il se sent fatigué, qu'au moindre effort, il a de petites oscillations de température et quelques transpirations. Un tel début, sournois et peu dramatique, est bien souvent d'un pronostic beaucoup plus fâcheux qu'un début brusque à grand fracas, car il est constitué par un ensemble de symptômes prolongés qui sont la signature de l'intoxication générale de tout l'organisme.

Au contraire, l'individu qui débute brutalement dans la maladie, par exemple par une hémoptysie abondante survenant en pleine santé, sans aucun motif ou pour un effort insignifiant, sans aucun symptôme général, sans la moindre température, guérira très souvent sans autre incident. Ici, c'est l'hémoptysie, en quelque sorte providentielle, qui attire l'attention du malade par une manifestation frappante et qui l'invite à se soigner sérieusement. La lésion pulmonaire peut être très minime, localisée, et n'exercer aucune répercussion grave sur l'état général.

Voici, au contraire, un autre sujet, un homme jeune le plus souvent, qui fait une petite hémoptysie bien moins abondante; mais celle-ci s'accompagne d'un ensemble de signes plus ou moins accentués : petite fièvre, point de côté, vertiges, tendance aux syncopes. On peut à coup sûr affirmer la tuberculose aiguë à allure très sévère et à marche rapide. C'est ainsi que vous avez pu voir, il y a quelque temps, dans le service, un grand gaillard, d'allure robuste, qui entra pour un crachement de sang avec hyperthermie; quinze jours après nous faisions son autopsie et nous constations un ensemencement généralisé des deux poumons.

Quand l'hémoptysie est le seul symptôme et quand elle est apyrétique, il ne faut pas se hâter cependant de porter un pronostic favorable, il faut attendre. Si, au bout de deux à trois mois, on ne voit survenir aucun signe de maladie, on est autorisé à l'optimisme. Il est, en effet, extrêmement fréquent de voir des vieillards qui ont eu, entre 20 et 30 ans des hémoptysies et qui sont arrivés sans aucun accident à un âge avancé.

Quant à l'interprétation des *signes physiques*, il faut tout d'abord rejeter systématiquement l'ancienne division en 1er, 2e, 3e *degrés*, car cette division, qui ne se base pas sur l'état général, mais sur l'état des lésions, accrédite une erreur grossière; il y a des cavitaires qui sont bien portants et, au contraire, il y a des malades, chez lesquels on a les plus grandes peines pour trouver quelques rares craquements et qui sont cependant très gravement atteints et déjà parvenus à la dernière étape, au dernier degré de la maladie. Pour ma part, j'ai soigné pendant de longues années une femme morte à 87 ans, qui avait été condamnée à 20 ans et qui, tous les jours, par deux fois, vidait une énorme caverne; elle avait contaminé deux de ses enfants et vu mourir de méningite, à ses côtés, trois de ses petits-enfants.

Quels sont, d'ailleurs, les *signes physique du début?*

C'est là une question fort discutée aujourd'hui : il semble bien que certains des signes qu'on est accoutumé depuis Grancher à qualifier signes de début ne correspondent pas toujours au début de la maladie mais indiquent souvent la présence d'une lésion cicatricielle (forme abortive de Bard). Aussi bien, conviendra-t-il, en matière de pronostic, de fixer auparavant la valeur réelle des signes physiques qui peuvent être perçus dans l'exploration des sommets. Prendre pour des signes de lésion débutante les signes d'une lésion abortive, figée, déjà ancienne, c'est marcher vers une erreur de pronostic, c'est imposer un traitement rigoureux, que rien ne justifie, c'est, d'autre part, attribuer à ce traitement une efficacité qui ne saurait lui revenir puisque le malade était guéri avant que d'être soigné.

Une constatation non moins importante, consiste à rechercher l'*existence ou la non-existence de foyers disséminés*, à repérer, autant que possible, leur nombre et leur siège, par tous les moyens d'exploration, de façon à juger leur tendance à la fixité ou la rapidité de leur extension et de leur généralisation. Il y a là une source d'indications capitales pour le pronostic. L'apparition de foyers disséminés sur un poumon longtemps stationnaire est d'un fâcheux augure.

Certains signes physiques ont, au contraire, une valeur pronostique favorable : une lésion bien limitée à l'un des sommets, avec des signes évidents de symphyse en dôme par exemple, permettra d'espérer une évolution vers la cicatrisation fibreuse et la guérison, tout au moins apparente.

Les caractères des *signes fonctionnels* ont également une réelle importance; je ne saurais en faire ici une étude complète; je me bornerai à retenir quelques exemples.

Tous les tuberculeux toussent; la *toux* n'a, par conséquent, pas grande valeur; il est un type de toux, cependant, qui comporte une signification fâcheuse; c'est la *toux émétisante*, qui, quelquefois même, se montre dès le début et constitue une circonstance aggravante, par l'obstacle parfois invincible qu'elle apporte à l'alimentation.

L'abondance et l'aspect de l'*expectoration* doivent être pris en considération.

Une expectoration très abondante, si elle indique presque toujours des lésions étendues, n'implique pas nécessairement une situation grave. En revanche, la suppression brusque de l'expectoration annonce bien souvent une fin prochaine; car elle traduit l'état d'asthénie et de parésie générale, précurseur du collapsus terminal.

La *dyspnée*, quand elle survient chez un tuberculeux avéré et torpide, est de très mauvaise augure; elle annonce souvent une fin imminente, car, abstraction faite des complications locales (pleurésie, pneumothorax, granulie, etc.), elle traduit la toxémie bulbaire.

Lorsqu'elle accompagne les signes de début, elle n'a pas fatalement une signification grave; elle peut être simplement une dyspnée d'effort qui indique seulement l'état congestif du poumon et nullement l'intoxication de l'organisme, laquelle n'appartient qu'aux formes sévères dès leur origine.

Le groupement et l'allure des *symptômes généraux* sont fort importants.

La tuberculose *fébrile* est toujours d'un pronostic plus grave que la tuberculose *apyrétique* et les caractères mêmes de la courbes thermique comportent d'intéressantes conclusions pronostiques.

L'apparition des *sueurs nocturnes* a toujours une mauvaise signification, aussi bien au début que dans les périodes avancées, car elles indiquent une intoxication profonde. Cependant, il est bon de remarquer que nombre de tuberculeux sont des intoxiqués par alimentation excessive et qu'il **suffit** souvent de régler convenablement leur régime alimentaire pour faire disparaître les fermentations gastro-intestinales et supprimer les sueurs.

Le tuberculeux, en effet, a d'autant plus de chances d'aller bien que son tube digestif est en meilleur état; c'est pour cela que la suralimentation fut une erreur thérapeutique qui, bien souvent, a contribué à assombrir le pronostic immédiat ou lointain.

Il y a des phtisiques qui meurent en plein embonpoint, presque en état d'obésité, et des tuberculeux qui vivent maigres indéfiniment.

Un tuberculeux qui veut guérir doit avoir un bon estomac. On connaît l'importance des *dyspepsies gastriques* et *intestinales*, des *hépatites et pancréatites*, chez les tuberculeux. On sait quels facteurs d'aggravation elles représentent et de quel triste augure est la *diarrhée* tenace et, particulièrement, la *lientérie*.

Les *troubles circulatoires* (palpitations, tachycardie, modifications de la tension artérielle) méritent, eux aussi, une mention spéciale comme éléments de pronostic. La *tachycardie* est tellement fréquente qu'elle constitue même un signe de diagnostic précoce. Dans les périodes d'accalmie, le pouls se ralentit; au contraire, il s'accélère chaque fois qu'il y a une nouvelle poussée évolutive. Cette tachycardie acquiert toute sa valeur pronostique quand elle s'accompagne de modifications de la *tension artérielle*. En général, comme Potain, Papillon, Marfan, l'ont bien montré, chez tout tuberculeux, il y a hypotension. Avec Marfan, qui a poursuivi sur ce sujet de patientes recherches, on peut poser les conclusions suivantes : Si la tuberculose est bénigne et curable, la tension reste normale ou est même quelquefois augmentée, comme cela se voit, par exemple, chez les syphilitiques qui font de la tuberculose scléreuse, ainsi que je vous l'ai fait remarquer bien de fois. Au contraire, la tension s'abaisse jusqu'à 13, 12 et même moins (au sphygmomanomètre de Potain) chez les tuberculeux qui se ramollissent. En un mot, une tension très basse est toujours d'un mauvais pronostic.

On a prétendu (Triboulet et Poujade, Barbary), que la tension s'élevait brusquement et constamment au moment des hémoptysies et cependant Jacquerod a soutenu le contraire. Il semble d'ailleurs, que les deux opinions soient vraies car l'hémoptysie qui survient chez un fibreux est, généralement, liée à une hypertension congestive; au contraire, celle qu'on voit survenir au stade initial, de même que celle qui accompagne l'évolution des formes caséifiantes, est généralement accompagnée d'hypotension; si cette hypotension est très basse, on est en droit de porter un pronostic mauvais. La mesure de la tension artérielle occupe une des premières places dans le groupe des éléments de pronostic de la tuberculose; elle comporte, d'ailleurs, des indications thérapeutiques de premier ordre. Nous reviendrons dans une conférence ultérieure sur ces considérations.

J'ajouterai que, pour ma part, la fréquence de l'hypotension des tuberculeux doit être rapprochée de la fréquence des défaillances de la fonction surrénale chez eux.

Il me paraît inutile d'insister longuement sur les éléments de pronostic tirés des *troubles nerveux* et de l'*état psychique*. Vous connaissez tous la gravité des *méningites tuberculeuses;* vous connaissez également l'*euphorie* trompeuse du phtisique qui va mourir et je vous ai parlé bien des fois de l'*état de somnolence* constante et invincible qui traduit, chez certains tuberculeux, l'intoxication profonde de l'encéphale.

Pour en finir avec l'étude des éléments de pronostic tirés de l'examen clinique proprement dit, il nous reste à passer en revue rapidement, à ce point de vue, *les principales formes cliniques* de la tuberculose pulmonaire.

Dans les *formes chroniques* banales le pronostic varie à chaque étape avec le groupement des symptômes.

Dans les formes *congestives apyrétiques*, les hémoptysies sont le seul danger à redouter; mais elles ne sont dangereuses que par leur abondance et leur répétition; elles se distinguent en cela des hémoptysies fébriles qui annoncent presque toujours une poussée évolutive aiguë et doivent faire redouter une issue fatale et rapide.

Certains malades sont porteurs d'une *caverne localisée*, qui s'est faite en une seule poussée hâtive et demeure dès lors inerte et stationnaire. On connaît bien aujourd'hui ces formes pneumoniques aiguës, qui ont tourné court en se transformant en une forme chronique cavitaire enkystée; elles constituent pour leur porteur, une fois passé l'incendie de la période aiguë, une véritable auto-vaccination.

La tuberculose fibreuse, qui permet de vivre tuberculeux très longtemps, fait le plus souvent mourir en cardiaque. C'est le cœur qui demandera une surveillance constante, beaucoup plus que le poumon.

Je ne reviendrai pas sur ce que je vous ai dit précédemment de la *forme ulcéro-cachectisante des vieillards*, non plus que de la *forme abortive de Bard* et des erreurs de diagnostic et de pronostic auxquelles elle peut donner naissance.

Quant aux *formes aiguës*, il est bien évident que leur pronostic est, en général, très mauvais. C'est à elles qu'on réservait autrefois la dénomination imagée de *phtisie galopante*. Il y a cependant des *bronchopneumonies caséeuses corticales*, telles que celles qu'on trouve quelquefois sous une pleurésie aiguë franche, qui guérissent fort bien, en passant à l'état chronique (*cortico-pleurites*). De la *granulie* il n'y a rien à dire, sinon que c'est la mort très rapide à partir du moment où on en a fait le diagnostic, ce qui est souvent d'ailleurs bien difficile.

b) Eléments de pronostic tirés des réactions humorales et des constatations faites au laboratoire. — Les *réactions humorales* utilisables pour le pronostic sont : le séro-diagnostic et la réaction de fixation, la tuberculino-réaction, la recherche de l'indice opsonique.

Le *séro-diagnostic* d'Arloing et Courmont peut être appliqué au pronostic (séro-pronostic d'Arloing, Bayle et Dumarest). Alors qu'il est un moyen de diagnostic indirect d'une valeur relative, en raison de l'excessive sensibilité de la réaction, il présente ceci de particulier que, lorsque le malade est très touché, les anticorps ne se formant plus, il devient négatif; dès lors, la réaction négative permet, chez un tuberculeux avéré, de porter un pronostic très grave. Quoique, à ce sujet, les avis soient bien partagés, on peut dire, d'une façon générale, que la réaction agglutinante est d'autant plus forte que le pronostic est plus bénin.

La *réaction de fixation* de Widal et Le Sourd a été utilisée, pour les mêmes raisons, pour le pronostic. Elle est négative dans les tuberculoses intenses et rapides (absence de formation d'anti-corps).

Les résultats obtenus avec l'antigène de Besredka dans le séro-diagnostic de la tuberculose ne sont pas encore assez nombreux pour qu'il soit possible de dire si cette méthode pourra être appliquée au séro-pronostic.

La *recherche de l'indice opsonique* est une des méthodes de cette série qui pourrait fournir les indications les plus intéressantes pour le pronostic, ainsi que Küss s'est attaché à le montrer dans son rapport; elle est également d'une valeur importante dans le réglage de la tuberculinothérapie, le pouvoir opsonique s'abaissant avec les décharges de tuberculine. Malheureusement, cette mé-thode nécessite une technique et un matériel qui la rendent à peu près inutilisable pour la grande majorité des médecins. Je me bornerai donc à rappeler les conclusions principales de Küss, confirmées par les observateurs qui ont, depuis, étudié la ques-tion. Voici ces conclusions : Un indice stable, supérieur à l'unité, comporte un excellent pronostic; un indice stable, inférieur à l'unité, un pronostic adéquat à la tuberculose locale qu'il repré-sente et généralement proportionné à sa valeur numérique; un indice oscillant, un mauvais pronostic, dont la gravité se mesure à l'amplitude des oscillations (1).

La *tuberculino-réaction*, si elle est, d'une façon générale, *chez l'adulte*, à peu près sans importance pour le diagnostic, parce que presque constamment positive, est, au contraire, d'un réel appoint pour le pronostic. D'autre part, elle est d'un emploi simple et facile et, par conséquent, à la portée de tous. Elle dérive des faits observés lors des premières tentatives de tuberculi-

(1) Pour rechercher l'indice opsonique, on procède de la façon suivante : à un mélange de bacilles de Koch et de globules blancs on ajoute le sérum du malade; celui-ci exerce, ou non, sur les bacilles une influence qui les rend aptes, ou non, à être incorporés par les globules blancs. En comparant le nombre de bacilles incorporés lorsqu'on fait agir le sérum d'un individu normal, on obtient un rapport qui est l'indice opsonique. En répétant la même opération et en notant chaque fois l'indice obtenu on peut tracer une courbe dont les caractères permettent de porter une appréciation pronostique.

nothérapie, qui montrèrent que les sujets inoculés présentaient, s'ils étaient réellement tuberculeux, des réactions générales et locales d'autant plus vives et intenses que leur résistance était encore plus conservée. Il est inutile de rappeler le parti que les vétérinaires ont tiré de ces réactions dans la sélection des animaux.

La tuberculino-réaction peut être recherchée par deux procédés principaux : la réaction générale et les réactions locales au point inoculé.

La réaction générale est obtenue par l'*injection sous-cutanée de tuberculine;* elle fut seule employée jusqu'à ces dernières années; elle a conduit à constater que, plus l'infection est jeune et peu étendue, plus la réaction est rapide et violente (Muller et Kayserling, Turban).

Les réactions locales sont les plus employées aujourd'hui; ce sont l'*ophtalmo-réaction* de Wolff-Eissner, la *cuti-réaction* de von Pirquet, l'*intra-dermo-réaction* de Mantoux. Ainsi que Jousset, L. Bernard, nombre d'autres et moi-même avec Pruvost nous sommes attachés à le montrer, ces différentes méthodes permettent de poser les règles d'un véritable *cuti* ou *intra-cuti-pronostic* de la tuberculose. On peut admettre que la réaction est négative ou amoindrie dans les cas aigus, dans les poussées évolutives, dans la cachexie avancée; qu'elle est positive et complète dans les formes bénignes, dans les lésions peu actives, dans tous les cas où la résistance générale est bonne. Avec Pruvost j'ai montré l'importance des épreuves successives, qui permettent de suivre, par les différences de la réaction, l'évolution vers l'amélioration ou l'aggravation.

En somme, la tuberculino-réaction renseigne, par sa forme, sa rapidité, son intensité, sur le degré de l'*état allergique.*

Bien plus, sa valeur pronostique lui confère indirectement une valeur diagnostique : par exemple, dans certains états fébriles aigus le diagnostic est souvent hésitant; s'agit-il de tuberculose aiguë, de grippe, d'état typhique? La tuberculino-réaction, puisqu'il s'agit d'un adulte, devrait être positive presque à coup sûr; or, si l'état aigu est de nature bacillaire, elle sera négative, en raison des considérations pronostiques que je viens de rappeler; si bien que, en pareil cas, une réaction positive, véritable paradoxe, implique le diagnostic d'un état non tuberculeux.

Toutes les réactions humorales précédentes, si elles ont une valeur au point de vue du pronostic *immédiat* de l'état actuel, ne permettent nullement des conclusions à longue portée.

Voyons si les *constatations faites au laboratoire* sont capables de nous apporter des renseignements plus valables.

Les *mensurations thoraciques*, la *spirométrie* et la *pneumographie* ne sont que la continuation et le complément nécessaires d'une bonne observation clinique. Elles permettent de constater les modifications survenues, soit dans l'amplitude, soit dans le mode respiratoire; à cet égard, elles ne sont pas à négliger en matière de pronostic.

La *radioscopie* et la *radiographie* sont d'une grande utilité; car elles permettent de suivre l'extension et la dissémination des foyers ou, au contraire, leur fixité et même leur atténuation. De même, les « trous d'air , survenus dans un foyer précédemment opaque, surtout s'ils apparaissent assez vite, sont fort importants à constater, car ils sont la preuve d'une excavation et d'une évolution rapides. Inversement, la radiographie permettra de voir un ganglion devenir peu à peu crétacé, transformé ainsi en un véritable tombeau de microbes.

Je ne ferai que mentionner les renseignements que peut fournir l'étude du *chimisme respiratoire*. On sait l'importance qu'y attachent le professeur Robin et ses élèves.

Quant à l'*examen des urines*, il a soulevé et soulèvera longtemps, je crois, de multiples discussions. On ne saurait lui demander des renseignements d'une précision absolue; il suffit de considérer combien l'état des urines varie avec le mode d'alimentation, pour comprendre l'erreur dans laquelle on risquerait de tomber en rapportant à la tuberculose ce qui appartient à l'alimentation des tuberculeux. Le dosage des *chlorures* mérite cependant de fixer un instant notre attention. Au début, l'augmentation des chlorures urinaires est à peu près constante et dénote une déminéralisation générale de l'organisme. A la fin, au contraire, les chlorures diminuent, ce qui ne saurait surprendre puisque le malade est, à ce moment, complètement déminéralisé. Le dosage de la *chaux* et des *phosphates* a été diversement interprété. Vouloir doser la chaux en nature dans les urines est une utopie, car, chez un individu normal, les chiffres sont déjà si minimes (3o à 35 centigr.) qu'il est presque impossible d'apprécier leurs oscillations, surtout si on tient compte de l'influence exercée par les aliments ingérés. Mieux vaut, à mon avis, mesurer la chaux indirectement en mesurant la phosphaturie. Déjà, Potain et ses élèves, J. Teissier et d'autres, avaient insisté sur la valeur séméiologique de la phosphaturie chez les tuberculeux; de mon côté, j'ai poursuivi des recherches dans ce sens, depuis que je pratique le traitement de recalcification et que j'y ai associé l'adrénaline comme agent de fixation des sels de chaux. En dosant la phosphaturie avant le traitement, pendant le traitement de recalcification et pendant le traitement surréno-calcique, j'ai pu constater, avec mes collaborateurs Fecarotta et Rouyl, que les chiffres les plus bas correspondaient aux périodes surréno-calciques; l'adrénaline possède donc bien la propriété de fixer la chaux ingérée et de s'opposer aux spoliations calcaires, puisque la phosphaturie exprime, en définitive, la calciurie. Au reste, ce n'est pas seulement par un dosage de la chaux urinaire qu'on peut mesurer le degré de la décalcification; il faudrait aussi doser la chaux contenue dans les matières fécales et dans les crachats. En dosant la phosphaturie on calcule sur des chiffres plus élevés, et il est plus aisé d'apprécier les oscillations suivant les étapes de la maladie, les formes cliniques et le traitement suivi. J'ai pu m'assurer que le degré de la phosphaturie du début a une valeur pronostique réelle, surtout s'il n'est pas modifié par le traitement surréno-calcique; dans les périodes avancées de la maladie la phosphaturie est sans valeur; elle est moins élevée; il semble que la déminéralisation ait achevé son œuvre.

On a beaucoup parlé, dans ces temps derniers, de la valeur pronostique qu'aurait la *réaction décrite par Moritz-Weiss.* Pour obtenir cette réaction, on procède de la façon suivante : diluer l'urine dans une ou deux parties d'eau, répartir en deux tubes, dont un servira de témoin; ajouter trois à cinq gouttes d'une solution fraîche de permanganate de potasse; agiter légèrement pour diffuser le colorant dans le tiers supérieur seulement. La réaction est positive si on voit apparaître une belle teinte d'or, qui doit persister une demi-heure à une heure. Pour Moritz-Weiss l'apparition de cette réaction dans l'urine des tuberculeux est d'un pronostic défavorable, quelle que soit la bénignité apparente des symptômes cliniques. Courmont a confirmé ces conclusions, ainsi que Laignel-Lavastine et Grandjean. Merklen reste réservé. Dufour et Thiers refusent toute valeur à cette réaction. Técon et Aymard lui reconnaissent une certaine valeur, si elle est répétée et toujours très nette.

Enfin, la constatation du bacille de Koch dans les urines, abstraction faite de la tuberculose rénale, peut comporter certaines indications pronostiques. Il y a des *décharges bacilluriques* correspondant à des *décharges bacillémiques*, qui accompagnent des poussées évolutives ou annoncent l'imminence d'une fin prochaine.

Reste un dernier élément de pronostic, celui qu'on peut tirer de l'*examen des crachats*.

La *quantité* de l'expectoration n'a pas une très grande signification, tandis que l'*aspect* des crachats comporte parfois des appréciations fort importantes. Vous connaissez tous la valeur des crachats nummulaires, puriformes ou sanglants. Les *caractères cytologiques*, qui ont été précisés récemment par Bezançon et ses élèves, peuvent donner des indications sur la forme évolutive actuelle de la maladie. Dans les alvéolites tuberculeuses les crachats ont, au début, la même formule cytologique que dans la pneumonie; mais, bientôt, apparaissent, en outre, des formes cellulaires nécrotiques et des fibres élastiques, quand le foyer se caséifie et s'ulcère.

Il n'est pas jusqu'à la morphologie et au nombre des *bacilles de Koch* qui n'aient prêté à des considérations pronostiques; on a cherché à y trouver des indications sur le mode évolutif de la maladie.

On ne saurait, cependant, donner à ces constatations une valeur absolue. Bon nombre de malades crachent de temps en temps de formidables décharges bacillaires, sans que leur état généra s'en trouve autrement modifié; inversement, on voit des malades en très fâcheuse situation dans l'expectoration desquels on ne trouve que de très rares bacilles. J'en dirai autant de la forme homogène ou moniliforme des bacilles, des bacilles longs et des bacilles courts, de l'intensité de leur coloration; ces différents caractères ont reçu les interprétations les plus contradictoires. La présence de petites granulations acido-résistantes (granulations de Much) mérite-t-elle l'interprétation de certains observateurs qui les considèrent comme des restes de corps bacillaires en partie détruits et digérés? On ne saurait l'affirmer actuellement.

L'épreuve qui pourrait peut-être fournir le meilleur renseignement consisterait dans l'étude de la virulence des bacilles. On connaît les difficultés de ces recherches.

* * *

Tels sont les principaux éléments d'appréciation dont peut disposer le médecin pour chercher à établir le pronostic dans chaque cas particulier. Ici, comme dans toutes les autres maladies, apparaît la fragilité de nos moyens d'information. Faire un diagnostic n'est rien : c'est viser un but que nous pouvons atteindre; poser un pronostic, c'est aspirer à une ambition qui dépasse le plus souvent nos ressources.

Il est possible de dégager, cependant, de cette étude, quelques données assez solides.

Tout d'abord, l'importance des notions que nous pouvons recueillir sur l'état du terrain antérieur.

Ensuite, la valeur des indications fournies par l'état de la tension artérielle et par les résultats de la tuberculino-réaction (cuti-pronostic). Si la tension est normale et la réaction franche, le pronostic est *actuellement favorable*. Si la tension est basse et la réaction faible ou nulle, le pronostic est défavorable.

En prenant comme base essentielle du pronostic ces deux éléments d'information, on pourra, en s'aidant en outre des autres moyens d'appréciation, parvenir à une interprétation assez probable.

La valeur thérapeutique de la recalcification (méthode de Ferrier) dans la tuberculose pulmonaire, jugée par six années de pratique.

(Presse médicale, 19 novembre 1910.)

La méthode de recalcification de Ferrier, connue depuis quelques années, a été diversement appréciée.

Je pense qu'il est équitable, pour la juger, d'apporter dans le débat les résultats d'une expérience prolongée. Or, j'applique cette méthode depuis plus de six années; j'ai attendu, avant de me faire une opinion, que le recul du temps fût suffisant pour me permetre de classer mes documents et de les interpréter; c'est le résultat de ce travail critique que j'apporte ici.

La théorie de Ferrier.

On sait par quelle suite d'observations cliniques et expérimentales M. P. Ferrier (1) a été amené à considérer que la caractéristique du terrain tuberculisable ou tuberculisé résidait dans la prédominance de la décalcification sur les autres processus de déminéralisation générale déjà connus et étudiés, tout particulièrement par M. le Pr. Albert Robin.

Ferrier, frappé tout d'abord de la fréquence de la *carie dentaire* chez les tuberculeux, reconnut ensuite que les poussées de carie dentaire coïncidaient fréquemment avec des *poussées de tuberculose* et que, inversement, la carie dentaire s'arrêtait chez les tuberculeux qui s'amélioraient ou guérissaient. Il observa, d'autre part, que, chez de nombreux malades, les phases d'aggravation de la carie dentaire coïncidaient avec une *phosphaturie* abondante et avec une importante déperdition de chaux par les urines. En même temps, il constata que chez ces sujets à carie molle et à phosphaturie, le *poids spécifique* s'abaissait et, parfois même, devenait si faible que ces sujets avaient tendance à « nager

---

(1) P. Ferrier, « Ostéocie et odontocie ». *Congrès de médecine*, 1900. Section de stomatologie). — « Relations de nutrition entre le squelette et les dents ». *Thèse*, Paris. — « Guérison de la tuberculose ». Vigot, 1906.

entre deux eaux » quand ils étaient plongés dans un bain, alors qu'ils redevenaient plus lourds quand cessaient les signes de décalcification. Ces faits le conduisirent à admettre que les pertes de chaux, mesurées par la phosphaturie, se faisaient surtout aux dépens du squelette et des dents, et que ce processus de *décalcification*, en se généralisant, pouvait favoriser la tuberculisation, en préparant en quelque sorte le terrain pour la germination du bacille de Koch. S'appuyant, d'autre part, sur la fréquence des tubercules crétacés à l'autopsie de sujets qui succombent à un âge avancé sans avoir présenté depuis longtemps, ou même jamais, des signes de phtisie pulmonaire, et faisant remarquer que ces tubercules crétacés sont, en majeure partie, constitués par des sels de chaux, Ferrier pensa qu'on pouvait admettre, à l'origine de la guérison de la tuberculose, un processus de *recalcification* (1).

Ainsi, la tuberculisation serait l'aboutissement d'une désassimilation intensive de la chaux de l'organisme; pour la prévenir, et pour la combattre une fois commencée, il faudrait, tout d'abord, arrêter cette décalcification, puis compenser ces pertes par l'introduction dans les tissus de nouvelles doses de chaux, susceptibles de s'y fixer et d'opérer ainsi la recalcification complète de l'organisme.

L'hypothèse, ainsi présentée, est séduisante, et les arguments ne font pas défaut pour la soutenir : tout d'abord, la comparaison, au point de vue de la mortalité par tuberculose, des différentes régions, suivant la teneur des eaux et du sol en sels de chaux; ensuite, la fréquence des entérites avec spoliations calcaires au début de la tuberculose pulmonaire; enfin, les résultats fournis par la méthode de recalcification dans le traitement de cette maladie.

(1) Dans mon livre « Syphilis et tuberculose » (Masson, éditeur), je rapporte l'observation de deux malades qui, guéris depuis plusieurs années d'une poussée tuberculeuse, crachèrent, à l'occasion d'une rechute, de véritables pierres du poumon, formées surtout de sels de chaux et où je pus retrouver des bacilles de Koch en partie détruits.

Ferrier a pu s'assurer, en comparant les tables de mortalité par tuberculose, dans les différentes régions de France, que la *tuberculose était beaucoup plus fréquente dans les zones à sol granitique et à eaux peu calcaires;* à cet égard, il convient de distinguer les eaux bicarbonatées calciques des eaux sulfatées calciques; les premières sont très calcifiantes; les secondes, au contraire, très décalcifiantes. On trouvera dans le petit livre de Ferrier la liste des principales régions de France, classées d'après la teneur de leurs eaux en sels de chaux. Cette constatation est des plus intéressantes; elle corrobore grandement la thèse de Ferrier; elle a été confirmée par les observations de M. Lecreux.

A côté de ces données géologiques, il convient de faire une place à certaines considérations accidentelles et fortuites, susceptibles d'expliquer la modification de la mortalité par tuberculose dans une région déterminée : c'est ainsi que la construction de fours à chaux dans un canton de l'Yonne, jusqu'alors infecté par la tuberculose, a été suivie rapidement, d'après l'observation de Rénon, d'une diminution considérable du nombre des décès par tuberculose.

La fréquence des entérites avec spoliations calcaires au début de la tuberculose pulmonaire représente un argument des plus suggestifs en faveur de l'hypothèse de Ferrier et prête à de fort intéressantes considérations. Tous les médecins ont pu constater combien il est fréquent de voir la tuberculose faire son apparition plus ou moins rapidement chez des sujets qui ont, tout d'abord, présenté des symptômes d'entérite subaiguë ou chronique, revêtant, le plus souvent, les allures de l'entéro-colite muco-membraneuse la plus vulgaire. On ne saurait prétendre que cette entérite, d'apparence banale, est, dans tous les cas, la conséquence d'une localisation bacillaire initiale sur l'intestin; on peut admettre, cependant, que ce cas se présente quelquefois; cette hypothèse, d'ailleurs, est tout à fait compatible avec les idées actuelles sur la pathogénie de la tuberculose qui tendent à établir que la tuberculisation par ingestion est au moins aussi fréquente que la tuberculisation par inhalation; je n'insisterai pas davantage sur ces données que les travaux de Calmette ont bien mises en lumière.

Mais, à côté de ces cas dans lesquels l'entéro-colite serait de nature bacillaire, plus nombreux sont ceux, à mon sens, où elle n'est que le résultat d'une inflammation banale; ce sont surtout ces cas que j'ai eu vue ici. Le plus souvent, il s'agit de sujets jeunes, presque toujours des femmes, qui, au milieu d'un cortège plus ou moins bruyant d'accidents névropathiques, présentent des troubles gastro-intestinaux chroniques avec paroxysmes et crises muco-membraneuses; chez ces sujets, l'alimentation devient insuffisante, difficile, l'amaigrissement s'installe et progresse; l'anémie survient; et, avec la déchéance générale, se prépare la menace de la tuberculisation; or, en pareil cas, il est aisé de constater une décalcification abondante, autant par l'examen des urines que par la pesée de la chaux contenue dans les matières fécales. J'ai vu, comme tous les médecins ont pu en voir, de nombreux malades entrer ainsi dans la tuberculose. Lœper (1); de son côté, a tout récemment insisté sur ces faits dans une fort intéressante étude sur les spoliations calcaires intestinales dans les entérites et les dyspepsies. — Ici, la décalcification a pour origine l'entérite; c'est l'entéro-colite banale qui, par les pertes de chaux qu'elle provoque, prépare le terrain pour la germination du Bacille de Koch. Mon ancien élève et ami, Justin Roux (de Cannes), s'est attaché, également, à l'étude de ces données cliniques en pathologie infantile; et, dans un certain nombre de publications (2) il s'est appliqué à montrer combien il est fréquent de voir l'entéro-colite, et même l'appendicite chronique, précéder l'éclosion d'une tuberculose pulmonaire.

Mais, si ces *entérites prétuberculeuses* suffisent, à elles seules, en provoquant une large fuite de chaux, à préparer le terrain tuberculeux, elles sont, hélas! trop souvent secondées dans cette

---

(1) Lœper, « Les spoliations calcaires intestinales dans les entérites et les dyspepsies. Leurs conséquences et leur traitement ». *Société Médicale des Hôpitaux*, juillet 1910.

(2) J. Roux et Josserand, « La pathogénie de l'infection tuberculeuse ». *Archives de médecine des Enfants*, février 1909.

tâche par une thérapeutique inopportune. Loin de moi la pensée de refuser à la médication par *les ferments lactiques* le grand mérite qui lui revient de combattre efficacement et de guérir nombre d'entérites, mais j'estime qu'elle ne saurait convenir à tous les cas et qu'elle doit, dans la pratique, rester réservée aux infections intestinales, aux fermentations intestinales proprement dites; n'est-ce pas là, d'ailleurs, sa destination théorique et rationnelle? Elle n'a que faire dans l'entérite muco-membraneuse banale, non plus que dans les troubles sécrétoires à pathogénie essentiellement nerveuse et nullement infectieuse. Or, les ferments lactiques, dès leur apparition, ont joui d'une vogue considérable; ils ont été versés, sans compter, dans des milliers de tubes digestifs; ils en ont amélioré et guéri quelques-uns; ils sont restés sans action sur beaucoup d'autres; ils ont été désastreux pour certains. Cette médication, associée au régime végétarien qu'elle nécessite, est un facteur extrêmement puissant de décalcification; administrée dans les cas d'entéro-colite prétuberculeuse que j'ai en vue en ce moment, elle demeure sans effet sur le trouble intestinal et, par contre, accroît et précipite la spoliation calcaire. Je considère que cette médication doit être rigoureusement proscrite chez les prétuberculeux et même chez les simples prédisposés. J'ai vu plusieurs malades se tuberculiser ainsi. Parmi eux, je citerai le cas d'un jeune homme de 19 ans que je soignais pour des troubles dyspeptiques avec entérite muco-membraneuse, sans fièvre, sans infection; ne le trouvant pas assez vite guéri, ses parents le conduisirent chez un spécialiste qui lui fit prendre des ferments lactiques pendant trois mois; ne constatant aucune amélioration, et voyant qu'il s'amaigrissait, ils me le ramenèrent; je trouvai des signes de tuberculisation des deux sommets, avec fièvre, sueurs, et, malgré tous les soins, la tuberculisation progressa hâtivement et emporta le malade en moins de deux mois. Dans ce cas, que j'ai suivi de très près, il n'est point douteux pour moi que la phtisie galopante fut la conséquence d'une décalcification massive, préparée par l'entéro-colite et hâtée par la médication lactique.

On conçoit toute l'importance de ces considérations cliniques, tant au point de vue théorique que pratique. Elles constituent un argument précieux en faveur de la théorie de Ferrier et elles contiennent une indication thérapeutique capitale dans le traitement préventif de la tuberculose, à savoir la nécessité d'éviter tout ce qui peut favoriser la décalcification.

Tels sont les arguments principaux qui viennent appuyer l'hypothèse de Ferrier. A côté d'eux, il en est un dernier, au moins aussi valable, c'est *la constatation des cures que donne la méthode de recalcification* qui en découle. C'est sur ce point que je veux surtout insister dans cet article.

Mais, avant d'exposer ma statistique et d'en faire la critique, il me paraît indispensable de rappeler brièvement en quoi consiste la méthode de Ferrier et comment il convient de l'appliquer.

Mode d'action et d'application de la méthode de Ferrier (I).

La méthode de Ferrier consiste à s'opposer à la décalcification et à favoriser la recalcification. C'est dire qu'elle a pour but, d'une part, de combattre et de supprimer toutes les causes qui entraînent les spoliations calcaires de l'organisme, et, d'autre part, de suppléer à ces spoliations par l'introduction de sels de chaux susceptibles d'être fixés par les tissus. « *Il s'agit*, suivant l'expression de Ferrier, *non de prendre de la chaux, mais d'en garder.* »

Cette double indication est remplie par deux moyens combinés: le premier consiste à instituer une hygiène et un régime alimentaires appropriés; le second, à choisir les sels de chaux les plus propres à favoriser la recalcification.

1° *Hygiène et régime alimentaires.* — Ferrier part de ce principe que la principale cause de décalcification réside dans la production de fermentations acides dans le tube digestif; il étudie et recherche les raisons de ces *fermentations gastro-intestinales*

---

(1) On trouvera tous les détails dans la monographie de Ferrier. « Guérison de la tuberculose ». (Vigot, éditeur.)

et arrive à cette conclusion qu'elles sont essentiellement *provoquées par la suralimentation, par l'insuffisance des intervalles qui
séparent les repas, par la nature de certains aliments.*

Aussi bien, la base du traitement de recalcification consiste-
t-elle à exiger la régularité absolue des repas, à limiter l'alimentation à la quantité nécessaire et suffisante, à rejeter certains
aliments du menu des malades et à prescrire, au contraire, certains autres.

2° *Choix des sels de chaux à prescrire.* — Ce sont les sels de
chaux insolubles que Ferrier conseille; les sels solubles sont éliminés très rapidement et ne se fixent pas dans les tissus. La
chaux est administrée concurremment sous forme d'eau de Pougues ou de Saint-Galmier, donnée comme boisson, et sous forme
d'une poudre composée contenant un mélange de phosphate tricalcique, de carbonate de chaux, de chlorure de sodium avec
ou sans magnésie calcinée suivant les cas.

Voici, d'une façon générale, comment j'ai coutume de prescrire le traitement de recalcification :

1° S'alimenter avec des potages épais, des laitages, des œufs,
des rognons, ris de veau, des poissons bouillis, des viandes grillées
ou rôties, sans sauce, des légumes en purée (de préférence pommes
de terre, carottes, pois cassés, haricots...); des pâtes, du riz, des
entremets, des fruits cuits et des confitures.

Supprimer les aliments gras (graisse, fritures, beurre en excès
(le faire fondre à l'anglaise), le bouillon non dégraissé, les aliments
acides (salades, vinaigre, cornichons, oseille, citrons, oranges...),
les aliments fermentés (fromages faits, gibiers).

Ne manger que du pain grillé ou très cuit (la croûte seulement).

Supprimer le vin, la bière, le cidre, les liqueurs, en un mot
toutes les boissons alcooliques.

Boire de l'eau de Pougues (Saint-Léger) ou de Saint-Galmier,
un verre et demi au maximum pendant le repas, mais en boire

un verre une heure environ avant chaque repas (1) (avoir soin de déboucher d'avance les bouteilles pour dégager l'acide carbonique libre).

Manger suffisamment sans chercher à faire de la suralimentation.

Ne jamais rien prendre, sauf un verre d'eau bicarbonatée calcique (Pougues, Saint-Galmier), entre les repas, qui devront être pris à des heures très régulières.

Petit déjeuner entre 7 et 8 heures (un potage au lait, deux œufs, 50 grammes de pain).

Déjeuner à midi ou midi ½.

Dîner à 7 heures ou 7 heures ½.

2° Dans le milieu de chacun de ces trois repas, prendre un des cachets suivants (dose d'adulte) :

Carbonate de chaux.	0,30 centigr.
Phosphate tricalcique.	0,50 —
Chlorure de sodium.	0,15 —
Magnésie calcinée.	0 à 0,10 cgr.

pour un cachet.

À ces cachets, on pourra parfois substituer ou même ajouter du chlorure de calcium, en solution, à la dose de 1 gr. 50 à 2 grammes par jour, chez les sujets qui sont en voie de fonte rapide ou qui présentent une évolution particulièrement hémoptoïque.

A ce programme général, qui représente la méthode de recalcification proprement dite, il peut être nécessaire d'adjoindre certaines prescriptions indiquées par les circonstances particulières; encore convient-il qu'elles n'exercent pas une action empêchante sur la recalcification en favorisant la décalcification.

Les corps gras (huile de foie de morue...), les médicaments acides (ferments lactiques...) devront être rigoureusement écartés, de même que certains agents médicamenteux susceptibles d'irriter l'estomac et de troubler les fonctions digestives, tels le sirop

(1) En procédant ainsi, on diminue la quantité de liquide prise en mangeant, ce qui favorise la digestion des aliments solides; et, en même temps qu'on conserve la quantité de liquide nécessaire, on fait, avant les repas, une sorte de lavage de l'estomac.

iodotannique, les balsamiques... Par contre, certains moyens thérapeutiques, capables de favoriser la reminéralisation générale, seront utilement prescrits : c'est ainsi que les injections de cacodylate de soude pourront rendre de réels services.

Dans le même ordre d'idées, l'adrénaline, à la dose d'un milligramme par jour (20 gouttes de la solution au millième), paraît jouir de propriétés très importantes dans le processus de recalcification. Je poursuis actuellement sur le rôle de ce précieux agent thérapeutique dans le traitement de la tuberculose des recherches qui m'ont été suggérées par les résultats qu'il a donnés dans l'ostéomalacie (Bossi, L. Bernard) d'une part, et, d'autre part, dans la consolidation des fractures expérimentales (P. Carnot et Slavu). Il semble que son mode d'action, dans l'un et l'autre cas, consiste à favoriser la fixation des sels de chaux; on sait, d'ailleurs, que c'est par ce mécanisme de fixation de la chaux sur le tissu cardio-vasculaire que Lœper et Boveri ont interprété le rôle de l'adrénaline dans la production expérimentale de l'athérome. C'est en partant de ces idées que, depuis quelques mois, j'ai associé l'adrénaline au traitement de Ferrier, et il me paraît bien que les résultats obtenus jusqu'à ce jour peuvent être considérés comme très encourageants. Au surplus, on sait combien il est fréquent de constater un degré plus ou moins accentué de défaillance de la fonction surrénale chez les tuberculeux; à cet égard, l'adrénaline trouve encore une nouvelle indication.

A côté de ces divers agents thérapeutiques une part importante doit être faite enfin à la mise en œuvre de toutes les prescriptions d'hygiène générale (aération, etc.) qui favorisent la cure de la tuberculose.

Les résultats de la méthode d'après ma statistique personnelle.

Lorsque, sur mon conseil, M. Ferrier vint exposer ses recherches devant la Société médicale des hôpitaux (30 mars 1906), je n'hésitai pas, malgré l'incrédulité légèrement ironique qui l'accueillit, à appuyer ses conclusions et à déclarer que, ayant, sur sa demande, appliqué systématiquement sa méthode depuis près de dix-huit mois déjà, je ne craignais pas d'affirmer que « de tous les traitements de la tuberculose, le traitement de recalcification, tel qu'il le conseillait et le formulait, était celui qui m'avait donné le moins de déceptions et le plus de succès ».

J'ai continué, depuis cette époque, à donner le traitement de recalcification, et ma première impression, déjà basée à ce moment sur une expérience de plus d'un an et demi de durée, s'est trouvée confirmée par le nombre des observations qu'il m'a été donné de recueillir.

J'apporte aujourd'hui les résultats d'une pratique de plus de six années.

J'exposerai d'abord la statistique générale et détaillée de mes observations; ensuite, je résumerai dans une critique synthétique les conclusions qu'elles comportent.

A l'hôpital — et plus particulièrement, à la consultation de médecine de Necker — j'ai prescrit le traitement à *1.574* malades; sur ce nombre *1.268* ne sont jamais revenus ou n'ont pas été suivis assez longtemps pour qu'on puisse tenir le moindre compte de leur observation. Restent *306* malades qui ont pu être observés pendant une durée variant de six mois à cinq ans. Sur ces 3o6 malades, il y a 190 hommes et 116 femmes; ils comprennent des sujets débutant dans la tuberculose ou arrivés aux différentes périodes, la plupart au deuxième degré; aucun d'eux n'était à la période de consomption, sauf une dizaine, qui sont venus à la consultation pendant quelques semaines et ont dû se décider à entrer à l'hôpital où ils n'ont pas tardé à mourir.

Tous, sauf un très petit nombre (16), ont été très rapidement améliorés au point de vue de leurs troubles digestifs et ont vu leur poids augmenter.

123 (soit 4o pour 100) ont été améliorés à tous les points de vue, *même au point de vue local*, quel que fût le degré de leurs lésions; sur ces 123 : 41 (soit 14 pour 100), au bout de trois ans, pouvaient être considérés comme ayant atteint ce qu'on est convenu d'appeler la *guérison apparente;* sur ces 41 *guéris*, 2 avaient présenté des lésions au troisième degré, 6 des lésions au deuxième degré, les 33 autres n'avaient eu que des lésions au premier degré ou tout à fait initiales.

142 (soit 46 pour 100) n'ont été *influencés en aucune façon au point de vue local*, malgré l'amélioration évidente de leur état général; mais, chez la plupart, aussi longtemps qu'ils ont pu être suivis, les lésions ont paru demeurer stationnaires; ces 142 malades étaient tous atteints de lésions au deuxième et au troisième degré.

41 (soit 14 pour 100) ont vu l'aggravation progressive suivre son cours; ils ont été améliorés, au début du traitement, au point de vue général et digestif; mais au bout de deux ou trois mois, les troubles fonctionnels ont fait leur réapparition, en même temps que s'accentuaient progressivement les signes physiques de fonte pulmonaire; parmi ces cas, il s'est agi six fois de phtisie galopante.

En somme, cette statistique se résume ainsi :

Amélioration de l'état général.	96	p. 100
Amélioration générale et locale.	40	—
Guérison apparente (2 cas au 3° degré, 6 au 2°, 33 au 1°r et au début).	14	—
Aucune influence locale (tous aux 2° et 3° degrés).	46	—
Aggravation progressive.	14	—

Si on note que cette statistique porte sur des malades de la population ouvrière pauvre, la plupart exerçant des métiers fatigants (manœuvres...) et n'ayant qu'une nourriture médiocre, on ne peut s'empêcher de reconnaître qu'elle est très encourageante.

Un fait essentiel se détache de mes observations, c'est l'amélioration très rapide de l'état général, due surtout au relèvement de l'appétit et à la disparition des troubles dyspeptiques. Très souvent la toux elle-même s'atténue et l'expectoration diminue, et on constate alors, en même temps, une modification heureuse des lésions locales.

C'est surtout dans les phases initiales que le traitement est suivi des meilleurs résultats, et cela se conçoit si on considère que, précisément, ce traitement a pour but de modifier le terrain décalcifié sur lequel est en train de germer le bacille. Cependant les améliorations, et même les guérisons apparentes, observées chez des sujets présentant des lésions avancées (deuxième et même troisième degré), montrent toute l'importance que pourrait avoir cette médication si elle était associée à une hygiène et à des conditions de vie favorables. C'est précisément ce que va nous montrer l'analyse d'une statistique portant sur des cas traités en ville, dans la classe aisée.

Il n'en est pas moins vrai que, dans la clientèle hospitalière, le traitement de Ferrier rend d'énormes services; outre qu'il a l'avantage d'être peu coûteux et relativement efficace, il n'est pas incompatible avec la continuation du travail et c'est là un de ses plus grands mérites, ainsi que l'a constaté M. Letulle (1) en suivant les malades traités au dispensaire fondé sous l'inspiration de Ferrier.

En ville, depuis six ans, j'ai prescrit le traitement de Ferrier à *198* malades. Sur ce nombre, 160, qui sont venus me consulter ou que j'ai vus avec des confrères, n'ont pas été suivis assez longtemps pour que je puisse faire état de leur observation. Comme pour ma statistique hospitalière, je ne tiendrai compte que des fiches qui se rapportent à des malades suivis au moins pendant cinq à six mois; la plupart, qui appartiennent à ma clientèle personnelle, restent sous ma surveillance directe depuis deux, trois ans et même davantage. J'en compte *38*.

Ici, je le répète, il s'agit de malades de la classe riche ou, tout au moins, aisée, qui tous, ont suivi une hygiène générale et alimentaire parfaites et qui ont pu se reposer et s'aérer. Le rapport des cas améliorés et guéris aux cas qui ont suivi une évolution progressive est inverse à celui de la statistique hospitalière. Je compte *30 cas améliorés ou guéris* et seulement *8 cas d'aggravation et de mort*, soit :

<pre>
Amélioration et survie (10 cas). . . . .   26 p. 100
Guérison (20 cas).   52   —
Mort (8 cas). 20   —
</pre>

Les 8 cas de mort se rapportent à 8 cas de phtisie caséeuse galopante, qui ont emporté en quelques semaines les sujets (3 jeunes femmes, 5 jeunes hommes), âgés tous de moins de 32 ans et de plus de 19 ans; parmi eux figurent deux observa

(1) LETULLE, *Presse Médicale*, 24 mars 1909.

tions dont j'ai signalé l'une à propos des méfaits des ferments lactiques dans la bacillose et chez les prétuberculeux ou prédisposés; — dans ces 8 cas, j'ai donné le traitement de Ferrier, en quelque sorte par acquit de conscience, mais sans aucune illusion.

Les 10 cas d'amélioration se rapportent à 9 hommes et 1 femme, qui présentaient tous des lésions avancées (au deuxième degré au moins), se rapportant à une tuberculose chronique commune. Ce sont, pour la plupart, des malades que je soignais depuis quelque temps déjà, sans grand succès, lorsque P. Ferrier me fit part de ses recherches. Je les soumis, dès ce moment, au traitement de recalcification, et je vis, chez presque tous, les lésions s'arrêter dans leur évolution, se figer en quelque sorte, puis se scléroser peu à peu, en même temps que l'état général s'améliorait progressivement. Parmi eux, 4 étaient des syphilitiques, dont l'observation figure dans mon livre « Syphilis et Tuberculose » (1), comme exemple de la bénignité relative de la tuberculose pulmonaire chez certains syphilitiques; l'un est un officier qui a pu, après quelques mois de congé, reprendre son service, et qui reste aujourd'hui (il y a trois ans qu'il est réintégré dans les cadres) un simple catarrheux bronchectasique. Presque tous ces malades conservent des bacilles dans leurs crachats, du moins d'une façon intermittente, sinon constamment. Un seul, que je ne soigne que depuis six mois, ne peut être considéré comme déjà aussi avancé dans son amélioration; c'est un homme de 4o ans qui, à la suite d'une pleurésie, fit des hémoptysies abondantes et répétées et présenta des lésions d'infiltration du sommet droit en avant et en arrière, avec fièvre, sueurs, amaigrissement, anorexie; sous l'influence du traitement, il ne tarda pas à retrouver l'appétit; mais il eut, successivement, plusieurs nouvelles hémoptysies, occasionnées par des promenades trop longues au soleil, qui retardèrent l'amélioration; actuellement, il a repris du poids, n'a plus de fièvre, ne tousse ni ne crache, et ses lésions s'assèchent progressivement.

Les 20 cas de guérison, apparente tout au moins, comprennent 2 *cas de fonte caséeuse* d'un sommet, l'une chez une jeune mariée,

____

(1) Emile SERGENT, « Syphilis et tuberculose ». (Masson, éditeur).

l'autre chez une jeune fille; l'une et l'autre, à la suite d'une grippe, conservèrent de la fièvre, maigrirent, se mirent à tousser, et je constatai au sommet droit chez les deux, en avant chez l'une, en arrière chez l'autre, des signes de fonte rapide du parenchyme; une excavation se forma en moins d'un mois, avec bacilles abondants dans les crachats; chez l'une, la maladie commença il y a six ans; chez l'autre, il y a quatre ans; chez les deux, actuellement, il n'existe plus aucun signe fonctionnel ni général; les bacilles ont disparu depuis longtemps, l'expectoration a complètement cessé; on ne constate plus que des signes de sclérose cicatricielle au siège des anciennes excavations. Ces deux malades ont été soumises à une cure d'aération et de repos prolongée, il est vrai; jamais elles n'ont fait de suralimentation; elles ont suivi rigoureusement le traitement de recalcification, sans aucune autre médication.

Chez 5 autres malades, des jeunes hommes de 20 à 28 ans, il existait des craquements secs et de la matité, des bacilles dans les crachats; deux d'entre eux avaient eu la syphilis antérieurement; aujourd'hui les lésions paraissent complètement cicatrisées et l'état général est excellent; l'observation la plus récente prend fin il y a un an.

Les 13 autres cas se rapportent encore tous à des sujets jeunes, dont l'âge oscille entre 20 et 32 ans; ils ne comprennent que des accidents initiaux : légère hémoptysie, petite toux, ou bien altération de l'état général (légère élévation de température, amaigrissement...) inexpliquée par ailleurs, en un mot signes généraux ou fonctionnels accompagnant la germination bacillaire, à peine décelable elle-même par des modifications du murmure vésiculaire, et le plus souvent considérés comme imputables à une grippe prolongée. Chez ces 13 malades, rapidement les signes de décalcification ont disparu et la tuberculisation commençante a été enrayée; ils ont continué à suivre le traitement de recalcification pendant plusieurs mois après la disparition de tous les symptômes morbides; chez tous, la guérison apparente se maintient depuis au moins un an.

(Je n'ai pas fait état, — non plus, d'ailleurs, que dans le reste

de ma statistique, — des fiches trop récentes ni des fiches qui
n'ont pas été suivies suffisamment longtemps; sinon, cette partie
de ma statistique comporterait un nombre beaucoup plus considérable de malades).

Tels sont les faits, brièvement analysés, dans toute leur nudité.
Je ne puis les disséquer davantage dans cet exposé auquel je
veux, avant tout, conserver son caractère de critique générale
de la méthode. Quels sont donc les enseignements qui s'en
dégagent et quelle est l'impression d'ensemble, abstraction faite
de chaque cas particulier, que j'ai tirée de cette expérience prolongée pendant six années?

On a discuté la théorie de Ferrier, qui n'est, en somme, ainsi
que je l'ai rappelé, qu'une adaptation plus précise de la théorie
de la déminéralisation générale dans la tuberculose. Mon but
n'est point, ici, de rouvrir cette discussion et de faire la critique
des arguments théoriques qui plaident en sa faveur ou contre
elle. Je laisse la théorie de côté et je me borne à enregistrer les
résultats de l'application de la méthode à laquelle elle a conduit
son auteur. Or, par définition même, on ne peut demander à cette
méthode plus qu'elle ne peut donner; elle vise à modifier les
conditions de terrain qui favorisent la tuberculisation et l'extension de la tuberculose; elle ne saurait être considérée comme un
sûr garant de la guérison de la tuberculose; dans la tuberculose
il y a le terrain et le bacille qui germe sur ce terrain; insister
sur cette considération serait se complaire à des banalités; or,
prétendre que la méthode de Ferrier peut agir directement contre
le bacille serait ridicule; une pareille prétention ne ferait que nuire
à une méthode dont le bon renom n'a qu'à gagner à se réserver
à ses indications rationnelles; la méthode de Ferrier a pour but
de s'opposer aux conditions humorales qui favorisent la tuberculisation et, par suite, l'évolution du processus tuberculeux et des
phénomènes toxiques qui l'accompagnent. Aussi bien, paraît-il
évident *a priori* que, loin d'être incompatible avec l'emploi des
procédés thérapeutiques qui s'adressent directement au bacille et
aux conséquences de la toxémie bacillaire, elle réclame, au con-

-raire, leur assistance; c'est ainsi que la tuberculinothérapie doit trouver, à mon sens, son indication.

Mais, avant de tirer des conclusions plus précises, synthétisons ce qui découle de la statistique que je viens d'analyser et d'une expérience de six années, en cherchant à établir quelle a été l'influence du traitement de recalcification sur l'état général, sur les troubles fonctionnels, sur les lésions locales.

a) *L'influence sur l'état général et sur les troubles fonctionnels* peut être considérée comme constamment favorable; c'est à peine si, sur plusieurs centaines de cas, j'ai vu l'aggravation progressive se poursuivre, dix ou douze fois, sans aucune rémission. Alors même qu'il s'agit de malades arrivés aux confins de la consomption, on voit, presque toujours, dans les premiers jours qui suivent le début du traitement, une accalmie momentanée, marquée par la diminution des sueurs et de la diarrhée et par une sensation de mieux-être; presque toujours, quand la maladie est déjà si avancée, cette accalmie n'a qu'une durée éphémère et bientôt les accidents, momentanément apaisés, réapparaissent; il est quelques cas heureux, très rares il est vrai, où cette accalmie marque le début d'une amélioration qui ira en s'accentuant progressivement au point de se terminer par la guérison apparente.

Lorsque la maladie n'est pas encore arrivée à la phase de consomption, l'amélioration de l'état général peut être à peu près sûrement escomptée; elle se maintiendra et, si le traitement est rigoureusement suivi, favorisera la tendance vers la guérison.

Mais c'est surtout dans les phases initiales et particulièrement chez les sujets jeunes conduits à la prétuberculose par la fatigue des études, la transplantation de la campagne à la ville, les excès, etc..., qu'on voit très rapidement l'amaigrissement s'arrêter, les forces revenir, l'état général se relever, la tendance aux petites élévations de température, vespérales ou consécutives à la marche, s'éteindre, en même temps que s'apaisent l'essoufflement facile, la petite toux, et que cessent de se reproduire les hémoptysies qui accompagnent si souvent ces différents indices de tuberculisation commençante.

Or, cette amélioration de l'état général est due, pour la plus grande part, à l'*amélioration des fonctions digestives*. Quelle que soit l'époque de la maladie, les troubles digestifs sont les premiers à disparaître. Et cela n'a rien de surprenant. Le traitement de recalcification, tel que je l'ai exposé plus haut, a pour base une hygiène et un régime alimentaires dont les prescriptions ont pour but de s'opposer aux fermentations digestives, de régulariser les fonctions gastro-intestinales, de supprimer les accidents de la suralimentation. Les malades qui sont soumis à ce traitement constatent tous, dès les premiers jours, qu'ils digèrent plus facilement, que leur appétit revient ou augmente, que leurs fermentations disparaissent. L'influence du traitement sur cette amélioration des fonctions digestives est tellement évidente que, dès que le malade fait un écart de régime, dès qu'il cesse de l'observer, il ne tarde pas à voir réapparaître les troubles qu'il éprouvait antérieurement.

Je ne puis que répéter ici ce que j'ai dit en 1906, ajoutant que mon opinion s'est trouvée confirmée, d'une part par la prolongation de mon expérience personnelle, d'autre part par les constatations de M. Letulle : « Rapidement, ai-je dit, les fonctions digestives s'améliorent, l'appétit revient, les forces se relèvent, les sueurs, si elles existaient, disparaisent. Bien que cette méthode ne vise nullement à obtenir l'*engraissement* des tuberculeux, qui n'est bien souvent qu'un masque trompeur, la plupart des malades ne tardent pas à *augmenter de poids*, dans des proportions véritablement surprenantes ; j'ai noté plusieurs fois une augmentation de 2 à 3 kilogrammes en quinze jours. Cette augmentation de poids trouve, à mon sens, son explication dans le rétablissement des fonctions digestives; antérieurement suralimenté, le malade n'engraissait pas ou, même, continuait de maigrir, parce qu'il ne pouvait ni digérer, ni assimiler l'excès d'aliments, parfois indigestes, qu'il absorbait; alimenté normalement, il augmenta de poids parce qu'il digère et assimile les mets convenablement appropriés dont il se nourrit. En cela, se vérifie une vérité clinique qui devrait être un axiome, à savoir que la *première condition que doit remplir un tuberculeux qui veut guérir est d'avoir un bon estomac.* »

b) Pour ce qui est de l'*influence du traitement sur les lésions locales*, elle est certainement beaucoup moins constante.

Lorsque les lésions sont peu accentuées, elles s'atténuent progressivement à la faveur de l'amélioration de l'état général; en même temps que disparaissent ou diminuent la toux et l'expectoration, on voit s'éteindre les signes de congestion paraphymique, indices d'une lésion en état d'activité; les signes d'auscultation se circonscrivent, se précisent et, peu à peu, s'effacent. Si les lésions sont déjà ramollies ou ouvertes, on observe presque toujours, sauf dans les cas très avancés, une sorte d'assèchement relatif des foyers, qui, en même temps, se délimitent davantage par suite de la disparition de la congestion périphérique; mais, en général, à un moment donné, cette extinction progressive s'arrête et il semble que les lésions demeurent figées dans une sorte de *statu quo* définitif. J'ai suivi de nombreux malades au deuxième et au troisième degré, chez lesquels j'ai vu ainsi les signes d'activité s'arrêter dans leur marche extensive, rétrocéder un temps, puis persister ensuite dans un degré en apparence définitif, compatible avec une survie vraisemblablement prolongée si on s'en réfère à l'amélioration acquise et durable de l'état général. Mais je dois dire que, lorsque les lésions sont très avancées, il est exceptionnel que l'amélioration locale soit bien stable; presque toujours l'incendie se rallume et la tuberculose poursuit son cours; cependant, j'ai vu guérir quelques cas de tuberculose cavitaire.

*_**

D'autre part, dans l'interprétation des résultats obtenus par ce traitement, il est indispensable de tenir compte de trois conditions capitales : la forme de la maladie, le degré des lésions, la persévérance et le rigorisme dans le traitement.

a) La forme de la maladie représente un facteur très important d'appréciation.

Dans la tuberculose commune torpide, le traitement peut donner des résultats très heureux, ains que je viens de le montrer.

Dans les formes aiguës granulitiques il est absolument nul;

et cela ne saurait surprendre, puisque, dans ces cas, il s'agit d'une toxémie bacillaire massive et non pas d'une tuberculisation secondaire à une prédisposition de terrain.

De même, dans la phtisie galopante, la virulence particulière du bacille et les phénomènes toxiques sont tellement prédominants que les conditions de terrain qui ont précédé l'éclosion bacillaire passent rapidement au second plan.

Par contre, dans les caséifications massives et limitées, on peut observer des guérisons véritablement extraordinaires, ainsi que je l'ai vu chez deux jeunes femmes qui, après avoir présenté un foyer de pneumonie caséeuse, rapidement excavé mais très circonscrit, ont complètement guéri et restent guéries depuis trois ans et quatre ans; la présence de nombreux bacilles de Koch, aujourd'hui disparus, dans les crachats, ne laisse pas de doute sur la nature de leur pneumopathie.

b) Le degré des lésions a une très grande valeur.

Lorsque les signes se réduisent à ceux de la période germinative, — simples modifications du murmure vésiculaire permettant de localiser le foyer dont les signes généraux et fonctionnels autorisaient à affirmer l'existence dans l'un des sommets, — la guérison peut être considérée comme assurée. Sans doute, lorsque les malades, à cette période, veulent bien se soigner rigoureusement, quel que soit le traitement qu'on leur prescrit, on peut enregistrer de nombreuses guérisons; mais, à cette objection on peut opposer que le traitement de recalcification ne donne pas seulement la probabilité de la guérison, mais la quasi-certitude; que, d'autre part, il ne nécessite qu'une obéissance stricte et absolue aux indications du régime, qu'il est peu coûteux, qu'il peut être suivi, à la rigueur, sans interruption complète du travail, ce qui en fait un traitement supérieur à la plupart des autres.

Lorsque les lésions sont plus avancées, l'amélioration et la guérison sont subordonnées, ainsi que je l'ai dit plus haut, à toutes les conditions qui se réunissent pour constituer le plus ou moins de gravité de chaque cas particulier.

c) La persévérance et le rigorisme dans le traitement sont les conditions essentielles de l'efficacité qu'il faut en attendre. Le traitement doit être suivi à la lettre, dans tous ses articles, avec la plus scrupuleuse exactitude.

Il forme un tout dont les différentes parties sont étroitement solidaires entre elles; accepter l'une, écarter l'autre, c'est courir à un échec certain.

Aussi bien, la méthode ne pourra-t-elle être jugée que par les médecins qui l'appliqueront dans toute son intégrité. A cet égard, je ne puis m'empêcher de remarquer que les résultats que j'ai obtenus sur mes malades de la ville sont manifestement supérieurs à ceux que m'a donnés la clientèle d'hôpital; cette différence trouve facilement sa raison dans les conditions d'existence plus favorables des premiers, qui peuvent suivre sans difficultés le régime alimentaire nécessaire et qui se soumettent plus fréquemment à la surveillance directe du médecin. C'est pourquoi j'estime qu'il y aurait grand intérêt à organiser, pour la classe ouvrière, des maisons de cure, sorte de sanatoria, où le traitement pourrait être rigoureusement observé, puis des dispensaires, où les malades, après leur sortie du sanatorium, continueraient à être surveillés et secourus.

Quoi qu'il en soit, le traitement devra être suivi pendant de longs mois, même si l'amélioration ou la guérison paraît certaine après deux ou trois mois, comme cela se voit si souvent chez les malades soignés dès les premiers soupçons de maladie. Il s'agit, en effet, de modifier leur terrain, de changer leurs prédispositions et leurs tendances, de les mettre à l'abri d'une rechute ou d'une nouvelle poussée.

∎[∎]∎

Telles sont les notions qui se dégagent des résultats que m'a donnés le traitement de recalcification, appliqué pendant plus de six années.

Elles me paraissent comporter des conclusions qui sont, précisées dans quelques détails, la confirmation de la première impression que j'avais formulée après un essai de dix-huit mois.

Tout d'abord, la méthode de recalcification représente l'une des meilleures armes, sinon la meilleure, que nous possédions, à l'heure actuelle, contre la tuberculose.

Elle n'est point, à elle seule, une médication complète et ne saurait être considérée comme un sûr garant de guérison dans tous les cas.

Elle a pour but de s'opposer aux conditions humorales qui préparent le terrain pour la germination du bacille de Koch et qui favorisent sa pullulation dans l'organisme.

Elle est la conclusion logique de la théorie de Ferrier sur le rôle de la décalcification dans la tuberculisation : *le traitement prophylactique individuel de la tuberculose doit être tel qu'il s'oppose à la décalcification; le traitement curatif doit être tel qu'il assure, par des moyens appropriés, la recalcification d'un organisme décalcifié.*

Par sa nature même, la méthode de recalcification devait trouver ses meilleurs effets dans la prétuberculose et dans la tuberculose initiale. De fait, elle est, à mon sens, un *agent préventif de tout premier ordre chez les prédisposés et un moyen curatif merveilleux au début de la maladie* (1).

Dans les phases avancées, son action demeure solidaire du plus ou moins de virulence du bacille dans chaque cas particulier; dans ces phases, elle ne peut donner qu'une amélioration relative et non une guérison; mais, cette amélioration, elle la donne presque toujours.

De tous les traitements de la tuberculose, c'est elle qui réserve le moins de déceptions et le plus de succès; « elle améliore, comme je l'ai dit en 1906, les tuberculeux incurables; elle favorise la guérison de ceux qui sont encore curables, s'ils peuvent être placés en même temps dans des conditions raisonnables d'hygiène et de repos ».

En dehors de la tuberculose pulmonaire, elle est appelée à jouer un rôle utile dans nombre d'autres tuberculoses, et particulièrement dans les tuberculoses osseuses. Pour ma part, je l'ai

---

(1) A cet égard, elle trouve son indication dans tous les cas d'entérite et de dyspepsie avec spoliations calcaires, sur lesquels j'ai insisté dans la première partie de cet article.

employée avec un succès remarquable dans deux cas de péritonite
tuberculeuse chez l'adulte.

Elle ne doit être conseillée qu'avec réserve et intermittence chez
les scléreux hypertendus, car elle peut favoriser chez ces sujets
la calcification du système vasculaire.

Si la méthode de Ferrier représente le traitement de fond de
la tuberculose, elle n'exclut pas les médications associées, qui
s'adressent aux autres conditions pathogéniques de la maladie.

Abstraction faite ici de l'emploi de l'adrénaline, suivant les
conditions que j'ai formulées plus haut, et des diverses médications symptomatiques dont l'indication peut être fournie par les
circonstances, j'estime que la principale associée de la méthode
de recalcification devrait être, en bonne logique, la tuberculinothérapie, et je crois que c'est dans ce sens qu'il conviendra de
diriger de nouvelles recherches; par cette association, les deux
grands facteurs pathogéniques de la maladie seraient directement
combattus : d'une part, la décalcification du terrain; d'autre part,
l'envahissement, par le bacille de Koch, de ce terrain préparé et
son imprégnation par les toxines de ce bacille.

La cure de recalcification. — Sa technique, ses indications, ses résultats.

(2ᵉ édition)

(Consultations médicales françaises. Poinat, éditeur).

L'idée de traiter certaines maladies, et particulièrement la
tuberculose, le lymphatisme et le rachitisme, par les sels de chaux
est loin d'être nouvelle : la poudre d'os, le phosphate de chaux
ont été dès longtemps employés et plus d'un ancien auteur en
vante les bienfaits. Aussi bien, n'est-ce point simplement à administrer des sels de chaux que consiste la cure de recalcification,
telle qu'elle est pratiquée aujourd'hui depuis les intéressantes
recherches des expérimentateurs et des médecins contemporains,
et notamment de Galippe et de Paul Ferrier. Comme l'a fort

judicieusement fait remarquer ce dernier, « il ne s'agit pas seulement de prendre de la chaux, il faut la garder »; et son mérite a été précisément de rechercher et de préciser les conditions qui président, d'une part, à la fixation des sels de chaux dans l'organisme et, d'autre part, à leur disparition. Le traitement que Ferrier opposa tout d'abord à la tuberculose, en conclusion des idées théoriques qui l'avaient conduit à considérer cette maladie comme la conséquence de la décalcification de l'organisme, a été étendu depuis à toutes les maladies décalcifiantes : la cure de recalcification actuelle est ce qu'on dénommait, durant ces dernières années, le traitement de Ferrier. Il est juste de ne point l'oublier.

I. — Terrain tuberculeux. Déminéralisation et décalcification.

Tout en me gardant d'approfondir ici les détails théoriques, il me paraît indispensable de rappeler en quelques mots les origines de cette méthode thérapeutique. J'y incline d'autant plus volontiers que les recherches de Ferrier ont largement contribué à réveiller une idée qui m'est chère, ainsi qu'à beaucoup d'autres, à savoir que, depuis de trop nombreuses années, la notion de l'*importance du terrain* (1) en phtisiologie paraissait complètement oubliée. Les chercheurs fixaient uniquement leur attention sur le bacille et ses toxines, étudiaient ses méfaits et s'évertuaient en vain à trouver les moyens de rendre efficaces et pratiques la tuberculinothérapie et la sérothérapie antituberculeuse. Sans nier le moins du monde l'intérêt ni même l'utilité de ces recherches, dont les travaux de Jousset permettent d'entrevoir l'efficacité, je ne puis m'empêcher de regretter qu'elles aient, seules, paru dignes d'être lues et parfois admirées, alors qu'un sourire scepti-

---

(1) Voir : Emile SERGENT. Ce qu'il faut entendre par prétuberculose. *Journal médical français*, 15 août 1913. — Le rôle du terrain dans la tuberculose. *Bulletin médical*, 25 mars 1914. — Les éléments du pronostic dans la tuberculose pulmonaire. *Journal de médecine et de chirurgie pratiques*, 25 juillet 1914 — Conception étiologique et pathogénique du polymorphisme anatomo-clinique de la tuberculose humaine. *Bulletin médical*, 15 octobre 1919. — Evolution clinique générale de la tuberculose. *Traité de pathologie médicale et de thérapeutique appliquée* (sous presse). Maloine, éditeur.

que, dissimulant un dédain quelque peu méprisant, accueillait le plus souvent les travaux de ceux qui croient encore que le terrain compte pour quelque chose en matière de tuberculisation et qu'on ne fait pas plus germer des bacilles de Koch sur un organisme non préparé que du blé sur un roc. Mais, voici que, depuis peu de temps, la réaction s'annonce et que se dessine l'orientation nouvelle qui nous ramène aux idées abandonnées et rend aux conceptions humorales leur valeur pathogénique, grosse de conséquences thérapeutiques bienfaisantes. Voici qu'apparaissent les tentatives encouragées par les recherches des chimistes, grâce auxquelles les causes premières de la tuberculisation devront être recherchées dans les défaillances organiques, dont les travaux de Justin Roux (1), en particulier, ont tout récemment précisé le mécanisme. Entre ces doctrines nouvelles et la théorie de Ferrier les liens les plus étroits se retrouvent; loin d'être incompatibles, elles se complètent et nous verrons que le calcium est indispensable au fonctionnement normal des ferments digestifs, dont il active la sécrétion et le pouvoir.

La théorie de Ferrier consiste essentiellement à limiter au processus de décalcification l'idée de déminéralisation générale placée par le Pr. Albert Robin à l'origine de la tuberculisation. Si la décalcification fait partie de la déminéralisation, elle s'en distingue cependant très nettement : la preuve en est que la doctrine de la déminéralisation a conduit à l'emploi thérapeutique de l'acide phosphorique et des phosphates acides, qui sont de puissants agents de décalcification.

La théorie de Ferrier a eu pour point de départ trois ordres de constatations : 1° une donnée classique, la fréquence, dans les poumons de sujets âgés, de *tubercules crétacés*, attestant la guérison de lésions tuberculeuses plus ou moins anciennes (Voir p. 415); 2° la coïncidence, souvent observée par lui, de *poussées aiguës pulmonaires* avec des *poussées de carie dentaire*,

(1) Justin Roux. La tuberculose caséeuse et ulcéreuse considérée comme déterminée par une défaillance enzymatique, protéolytique et lipolytique des glandes digestives. *Progrès médical*, 11 décembre 1911, 13 janvier 1912, 2 mars 1912. — *Introduction au problème thérapeutique de la tuberculose humaine.* Vigot frères, 1919.

chez des tuberculeux, et, inversement, de l'arrêt du processus de carie dentaire avec l'amélioration de la poussée pulmonaire; 3° la coïncidence de ces poussées dentaires et pulmonaires avec des crises de *phosphaturie abondante*. En même temps, il put reconnaître que, chez ces sujets à carie molle et à phosphaturie, le *poids spécifique* s'abaissait, au point parfois qu'ils « nageaient entre deux eaux » quand ils se baignaient, alors qu'ils pouvaient se maintenir sans effort au fond de la baignoire quand s'arrêtaient les pertes de chaux.

Ainsi la tuberculisation apparaissait comme une conséquence des spoliations calcaires de l'organisme, et, pour prévenir et combattre cette décalcification, il devenait logique tout d'abord d'enrayer les fuites de chaux et ensuite de les compenser par l'introduction dans l'organisme de sels de chaux susceptibles de s'y fixer et de le recalcifier.

Cette hypothèse ingénieuse est corroborée par certaines *données géologiques* qui montrent l'importance de la nature du sol et de la qualité des eaux dans le processus de décalcification générale et de carie dentaire. Ferrier a pu s'assurer, en comparant les tables de mortalité par tuberculose, que *la tuberculose est beaucoup plus fréquente dans les zones à sol granitique et à eaux peu calcaires*. A cet égard, il faut distinguer les eaux bicarbonatées calciques, qui sont calcifiantes, des eaux sulfatées calciques qui, au contraire, sont décalcifiantes. Les stations qui passent pour favorables aux tuberculeux (Cannes, Menton, Grasse, Alger, Leysin, Berck...) sont situées en terrain calcaire ou alimentées par des eaux riches en bicarbonate de chaux.

A côté de ces données géologiques, on peut citer une constatation curieuse due à Rénon : dans une petite localité de l'Yonne, la tuberculose, qui était très fréquente, devint fort rare à partir du jour où se construisirent des fours à chaux.

La clinique fournit, de son côté, de précieux arguments à l'hypothèse de Ferrier, en établissant le rôle du *régime alimentaire* et de *certains états physiologiques* (tels que la grossesse) ou *pathologiques* (tels que les entérites, l'hyperacidité gastrique, les altérations du foie et des glandes vasculaires sanguines) dans le processus de décalcification et de tuberculisation. La thérapeutique concourt au même résultat en établissant, ainsi que je l'ai montré déjà, la valeur de la cure de recalcification (1).

Chemin faisant, en étudiant les diverses conditions dans lesquelles la cure de recalcification trouve son indication, je préciserai, pour chacune, le mécanisme du processus de décalcification et je chercherai à en tirer des règles particulières pour l'application du traitement.

II. — Technique générale de la cure de recalcification.

La cure de recalcification est basée sur deux conditions connexes, d'égale importance :

Tout d'abord, elle doit s'opposer à toutes les causes de spoliations calcaires;

Ensuite, elle tend à réparer les pertes de chaux déjà subies, en introduisant dans l'organisme des sels de chaux susceptibles de s'y fixer.

Les moyens par lesquels ces deux conditions peuvent être remplies se confondent, pour une bonne part, et sont indépendants, pour une autre. C'est ainsi que, en réglant rigoureusement le régime et l'hygiène alimentaires, dont les fautes sont si souvent des causes de décalcification, on enraye celle-ci en même temps que, par le choix de tels ou tels aliments, on introduit une ration de chaux supplémentaire. Mais, étudions successivement, avec quelques détails, les deux conditions de la cure de recalcification.

1° S'OPPOSER A TOUTES LES CAUSES DE SPOLIATIONS CALCAIRES. — Un des grands avantages, dans la tuberculose tout au moins, du traitement de Ferrier, c'est qu'il est compatible avec une existence à peu près normale et n'impose pas l'obligation d'un repos absolu, d'un éloignement prolongé. Sans doute, ses résultats

---

(1) Emile SERGENT. — La valeur thérapeutique de la recalcification (méthode de Ferrier), dans la tuberculose pulmonaire, jugée par six années de pratique. *Presse médicale*, 19 novembre 1910;

sont d'autant plus rapides et satisfaisants que le malade peut se reposer davantage et s'aérer mieux. Mais, dans la majorité des cas, il suffit de lui interdire le surmenage physique et intellectuel, l'excès de travail et de fatigue, puissants facteurs de déminéralisation et de phosphaturie.

La principale préoccupation dans la direction de la cure doit être d'assurer le bon fonctionnement du tube digestif. Pour ce faire, il est de toute importance de régler tout d'abord minutieusement l'hygiène et le régime alimentaires et de commencer par redresser les erreurs d'alimentation qui sont commises si fréquemment et comme inconsciemment.

Il n'est pas douteux que le *primum movens* du processus de décalcification c'est l'acidité des humeurs et que celle-ci a sa source dans le tube digestif et particulièrement dans l'estomac. L'*hyperchlorydrie*, la production de *fermentations acides* sont les principaux facteurs de décalcification. C'est donc à les éviter ou à les faire disparaître qu'on devra s'atacher. Or, ainsi que A. Mathieu l'a montré, les fermentations acides sont d'autant plus accentuées que le séjour des aliments dans l'estomac est plus prolongé. C'est pourquoi on devra proscrire les graisses, qui sont d'une digestion lente et difficile et exposent particulièrement à la production d'acides gras; de même, on interdira l'alcool, qui paralyse la musculature gastrique, et l'excès de pain blanc, qui contient beaucoup de levure de bière et provoque d'abondantes fermentations acides; on s'opposera à toute tentative de suralimentation, procédé de choix, si j'ose dire, pour conduire un phtisique au trépas; enfin, on exigera la régularité parfaite des heures de repas et on laissera entre eux des intervalles suffisants pour assurer la vacuité et le repos de l'estomac.

Chez les dyspeptiques habituels, tourmentés par des malaises digestifs dus aux fermentations gastro-intestinales, il est d'usage courant, depuis quelques années, de prescrire les *ferments lactiques*. Or les ferments lactiques, s'ils sont souvent utiles, sont quelquefois dangereux, par cette raison même qu'ils favorisent l'hyperacidité gastro-intestinale et, par conséquent, les spoliations calcaires. Il m'est arrivé, ainsi qu'à bien d'autres médecins, de voir des *entérites prétuberculeuses* (1), soignées pendant des mois par les ferments lactiques, se terminer par de formidables poussées de tuberculose pulmonaire.

En somme, la condition essentielle pour s'opposer aux spoliations calcaires c'est de *combattre les fermentations gastro-intestinales*, et de se souvenir qu'elles sont surtout provoquées par la *suralimentation*, par l'*irrégularité des heures de repas* et l'*insuffisance des intervalles qui les séparent*, et par la *nature de certains aliments ou médicaments* (2).

Voici, d'ailleurs, comment j'ai coutume de régler *le régime alimentaire* (3) :

a) *Menus*. S'alimenter avec des potages épais, du lait, des laitages, des œufs, des rognons, ris de veau, poissons bouillis, viandes grillées ou rôties sans sauce, légumes en purée (de préférence pommes de terre, carottes, pois cassés, haricots...) pâtes, riz, entremets, fruits cuits, confitures, bananes.

Supprimer les aliments gras (graisse, fritures, beurre en excès (le faire fondre à l'anglaise), le bouillon non dégraissé) — les aliments acides (salades, vinaigres, cornichons, oseille, oranges, citrons) — les aliments fermentés (gibier, fromages faits).

Ne manger le pain que grillé ou très cuit, et, de préférence, du pain complet, fait avec de la farine non blutée. Ainsi que Galippe s'est attaché à le rappeler, le pain de luxe actuel a été

(1) Emile SERGENT. Appendicite chronique et tuberculose. Les entérocolites prétuberculeuses. *Société médicale des hôpitaux*, 3 février 1911. — Tuberculose pulmonaire et appendicite chronique. *Journal de médecine et de chirurgie pratiques*, 12 mars 1912.

(2) Les médicaments acides (ferments lactiques, etc...), les corps gras (huile de foie de morue...) seront systématiquement et rigoureusement proscrits, de même que certains agents médicamenteux, susceptibles d'irriter l'estomac et de troubler les fonctions digestives, tels l'iode, les iodures et les balsamiques. Cependant, de très petites doses de créosote (0,15 à 0,20 gr. au milieu des trois repas) seront très bien supportées, et même, si elles sont indiquées par l'abondance des sécrétions bronchiques et doivent être continuées un certain temps, elles pourront exercer une action favorable sur l'appétit; elles ont été longtemps considérées, il faut se le rappeler, comme *stomachiques;* il conviendra, cependant, de les prescrire toujours avec des intermittences, par séries de dix jours consécutifs, par exemple, séparés par des repos de dix jours.

(3) Voir : Emile SERGENT. Le régime des tuberculeux. *Journal de médecine et de chirurgie pratiques*, 10 juin 1919.

obtenu par l'élimination, d'abord du son, c'est-à-dire de l'enveloppe extérieure du grain, et, ensuite, du germe, c'est-à-dire de la couche corticale du grain; ce qui revient à dire qu'il ne contient plus guère que de l'amidon et est privé de sels et, particulièrement, des phosphates qui en faisaient un aliment de premier ordre.

Supprimer le vin, la bière, le cidre, toutes les boissons alcooliques. Boire de l'eau de Pougues (Saint-Léger) ou de Saint-Galmier; avoir soin de déboucher d'avance la bouteille pour laisser dégager l'acide carbonique libre. Ne pas en boire plus d'un verre et demi au maximum pendant le repas; mais en boire un grand verre trois quarts d'heure environ avant chaque repas. De cette façon, on évite de retarder la digestion des aliments solides par un excès de liquide introduit en même temps qu'eux dans l'estomac et, cependant, on conserve la quantité de liquide nécessaire à l'organisme; on peut même ajouter que le verre d'eau ingéré avant le repas opère avantageusement une sorte de lavage de l'estomac et en assure la vacuité avant le début du repas qui va suivre. Pour des raisons analogues, le lait sera interdit pendant le cours des repas.

b) *Heure des repas*. Petit déjeuner entre sept et huit heures (un potage au lait, 2 œufs, 5o gr. de pain).

Déjeuner à midi ou midi $\frac{1}{2}$.

Dîner à 7 heures ou 7 heures $\frac{1}{2}$.

Manger suffisamment, en évitant la suralimentation. Manger lentement en mastiquant complètement (nécessité d'une bonne dentition).

Après chaque repas, rester allongé ou assis pendant une bonne demi-heure.

Ne jamais rien prendre, sauf un verre d'eau bicarbonatée calcique (Pougues, Saint-Galmier) ou, à la rigueur, de lait, entre les repas, qui devront être pris à des heures très régulières.

2° SUPPLÉER AUX SPOLIATIONS CALCAIRES PAR L'INTRODUCTION DE SELS DE CHAUX SUSCEPTIBLES D'ÊTRE FIXÉS PAR LES TISSUS. — La grosse difficulté pour assurer la recalcification, ce fut de trouver des sels de chaux assimilables et susceptibles de se fixer dans les tissus. Il peut paraître paradoxal de donner la préférence aux sels de chaux insolubles, comme l'a fait Ferrier en choisissant le carbonate de chaux et le phosphate tricalcique. Sans entrer dans une discussion de pure chimie, qui n'a pas sa place dans cette consultation, je ne puis cependant passer complètement sous silence les objections qui ont été faites sur ce point. Or, si l'on donne des sels solubles, ils sont éliminés à peu près intégralement et ne font que traverser l'organisme sans rien lui laisser; si Ferrier est arrivé à conclure qu'il fallait choisir les sels insolubles, c'est parce qu'il a constaté qu'eux seuls lui donnaient les résultats qu'il attendait et que, notamment, l'administration du carbonate de chaux ne tardait pas à enrayer la phosphaturie. Quoi qu'il en soit, j'ai adopté, dès le début, les sels insolubles préconisés par Ferrier et j'ai pu constater, comme lui, qu'ils réusissaient là où les sels solubles restaient sans effet.

Le procédé consiste à administrer la chaux concurremment sous forme d'eau de Pougues ou de Saint-Galmier et sous forme d'une poudre composée, pour laquelle j'ai adopté la formule suivante :

> Carbonate de chaux. . . . . o gr. 3o
> Phosphate tricalcique . . . . o gr. 5o
> Chlorure de sodium. . . . . o gr. 15
> Magnésie calcinée. . . . . o à o gr. 10

Pour un cachet — (dose d'adulte) — en prendre un au milieu de chaque repas (trois par jour).

Dans cette formule, la magnésie calcinée doit être supprimée si le sujet est enclin à la diarrhée. On pourra la remplacer par le *fluorure de calcium*, à la dose de 0,01 gr. par cachet. Lorsqu'on voudra compléter la recalcification par la reminéralisation générale on pourra ajouter à la formule du *bioxyde de manganèse, du fer...*

Dans certains cas, au cours des poussées évolutives de tuberculose, par exemple, on se trouvera bien d'ajouter à cette poudre une solution de *chlorure de calcium*, telle que le malade en prenne 1 gr. 5o à 2 grammes par jour; cette pratique conviendra dans les formes qui s'accompagnent d'une fonte rapide ou de tendance aux hémoptysies.

Telles sont les bases essentielles du traitement de recalcification.

Parfois, cependant, il peut être nécessaire de compléter ce programme général par certaines prescriptions particulières dictées par les circonstances et capables de favoriser la reminéralisation : à cet égard, les *injections de cacodylate de soude* pourront rendre de très précieux services. Mais, c'est surtout dans l'emploi des agents médicamenteux susceptibles de favoriser la fixation de la chaux dans les tissus qu'on trouvera les meilleurs adjuvants de la cure recalcifiante.

Parmi ces adjuvants, le plus puissant est incontestablement l'*adrénaline*, ainsi que je me suis attaché à le démontrer (1). Elle a été employée, avec un succès plus ou moins variable et discutable, dans les diverses *ostéopathies*, et, notamment, dans le *rachitisme* (Stolzner). Dans l'*ostéomalacie*, elle a donné à Bossi, puis à L. Bernard, des résultats remarquables, qui ont été attribués par Gley à l'influence qu'elle exercerait sur le processus de recalcification, hypothèse que semblent bien confirmer les expériences de Carnot et Slavu, qui ont vu les *fractures expérimentales* des animaux soumis à l'adrénaline se consolider plus rapidement que celles des témoins, grâce à une réaction médullaire et à une fixation des sels de chaux beaucoup plus intenses. Au cours de la guerre, elle a donné de très bons résultats aux chirurgiens qui l'ont employée dans les cas si nombreux d'*ostéoporose* et de *décalcification osseuse* observés chez les blessés des membres et dont l'examen radiologique a démontré l'incontestable importance (2). On peut se demander si le traumatisme et l'infection ne permettent pas de faire intervenir dans une certaine mesure l'insuffisance surrénale dans la pathogénie très discutée de cette ostéoporose si spéciale; on sait que l'on a invoqué soit les lésions traumatiques locales, soit les désordres vasculaires qui compromettent l'apport nutritif nécessaire au squelette, soit les lésions nerveuses périphériques (Sicard, etc...) qui altèrent la trophicité;

(1) Emile SERGENT. L'adrénaline dans le traitement de la tuberculose. *Paris médical*, février 1912. — L'insuffisance surrénale chez les tuberculeux *Gazette des hôpitaux*, 11 juillet 1912. — L'opothérapie surrénale dans la tuberculose. *Journal de médecine et de chirurgie pratiques*, 25 juillet 1913.

(2) DELORME. De la décalcification consécutive aux traumatismes de guerre, *Archives de médecine et de pharmacie militaire*, t. LXVI, n° 1, août 1916.

tout récemment, Bérard, Lumière et Dunet (1), à propos d'un cas de fracture du col de fémur survenue à la suite de lésions des parties molles ayant entraîné une névrite périphérique d'origine tétanique, ont insisté sur l'importance du facteur infectieux. Les bons effets de la cure de recalcification complète, avec adrénaline, chez ces blessés, semblent bien apporter un argument en faveur de cette interprétation. On sait, d'autre part, le rôle important que les travaux récents font jouer, dans la production de l'athérome, à l'adrénaline (Josué, Lœper et Boveri).

C'est en m'appuyant sur les plus anciennes de ces considérations que j'ai songé, il y a près de dix ans, à *compléter le traitement de recalcification de Ferrier par l'administration de l'adrénaline (traitement surréno-calcique)*. J'ai appliqué cette méthode tout d'abord dans la tuberculose et dans les cas les plus variés (tuberculose pulmonaire, tuberculose osseuse, tuberculose des séreuses, tuberculose ganglionnaire); puis, je l'ai appliquée, en dehors de la tuberculose, à tous les états physiologiques ou morbides dans lesquels il est indiqué de combattre, par une recalcification intensive, les effets d'une décalcification parfois profonde et continue, tels la grossesse, la croissance exagérée, le surmenage nerveux. Dans tous ces cas, j'ai observé, d'une façon à peu près constante, que les signes de spoliations calcaires s'atténuaient et que les indices de recalcification se manifestaient beaucoup plus rapidement qu'avec le traitement simple, non adrénaliné, de Ferrier (2); les résultats sont surtout évidents dans la grossesse, la croissance, les tuberculoses péritonéales et osseuses de l'enfance. Chez l'enfant, les hémoptysies sont rares; aussi n'a-t-on pas à redouter les crachements de sang qui surviennent quelquefois

(1) BÉRARD, LUMIÈRE et DUNET. L'ostéoporose consécutive aux plaies de guerre sans lésions osseuses traumatiques. *Bulletin médical*, 5 janvier 1918.

(2) La mobilisation a suspendu des recherches de contrôle, que je poursuivais dans mon service en 1914 et dont voici le résumé. En mesurant la calciurie par la phosphaturie, on constate que la phosphaturie des tuberculeux augmente lorsqu'ils sont soumis au traitement simple de recalcification, tandis qu'elle diminue lorsqu'on leur donne simplement de l'adrénaline, et qu'elle demeure plus basse même si à l'adrénaline on ajoute la poudre recalcifiante. Ces constatations nous les avons faites sur plusieurs dizaines de tuberculeux et nous avons pu en conclure que l'adrénaline agissait comme un fixateur puissant de la chaux.

chez le phtisique adulte, du fait de l'élévation de tension produite par l'adrénaline.

Or, pour que le traitement donne des résultats favorables, il faut qu'il puisse être suivi assez longtemps, sans grandes interruptions; c'est pourquoi les succès les plus évidents seront obtenus chez les sujets jeunes, âgés de moins de quinze à dix-huit ans. Sous ces réserves, et à la condition de surveiller quotidiennement la tension artérielle, l'adrénaline représente, à mon avis, un puissant facteur de la cure de recalcification. J'ajoute que, chez les tuberculeux, elle est d'autant plus indiquée que la fonction surrénale est souvent en déficit : je reviendrai plus loin sur cette considération (Voir p. 409).

L'adrénaline sera prescrite à la dose de un à deux milligrammes (vingt à quarante gouttes de la solution au millième de chlorhydrate d'adrénaline) par jour (dose d'adulte), qui seront pris par fractions de cinq gouttes toutes les six heures ou toutes les trois heures, par séries de dix jours consécutifs séparées par des périodes de repos de cinq à dix jours. Avec ces précautions on pourra en continuer l'emploi pendant fort longtemps, pendant des semaines et même des mois — comme dans l'ostéomalacie — sans observer le moindre accident sérieux ni sans craindre l'apparition, toute théorique, de l'athérome, du moins chez les sujets qui ne sont pas avancés en âge. L'adrénaline peut et doit être prescrite à des doses beaucoup plus élevées que celles que la plupart des médecins ont coutume de donner (1).

III. — Indications et résultats de la cure de recalcification.

La cure de recalcification trouve son indication dans tous les états qui s'accompagnent de décalcification et les résultats de cette cure sont d'autant plus favorables que les effets secondaires de la décalcification sont moins nombreux et moins accentués. On conçoit aisément, par exemple, que la décalcification consécutive à une croissance exagérée sera plus facilement combattue si elle n'a pas encore ouvert la porte à la tuberculisation.

(1) Emile SERGENT. Posologie et mode d'administration de l'adrénaline. *Journal de médecine et de chirurgie pratiques*, 10 octobre 1917.

Au point de vue des indications thérapeutiques, on peut ranger sous quatre catégories principales les causes de décalcification, suivant qu'elles relèvent de *recettes insuffisantes de chaux, de dépenses physiologiques exagérées de chaux, d'absence pathologique de fixation de la chaux, d'éliminations pathologiques de la chaux.*

Etudions ces quatre catégories.

1° DÉCALCIFICATION PAR RECETTES INSUFFISANTES DE CHAUX. — Dans cette classe prennent place les causes de décalcification qui tiennent à un régime alimentaire défectueux, insuffisamment riche en sels de chaux. J'ai déjà montré l'importance de cette donnée et j'ai insisté sur le choix des aliments et particulièrement du pain et de l'eau de boisson; je n'y reviendrai pas. Le remède est simple; il consiste à redresser l'erreur alimentaire en instituant un régime convenable et en combattant les effets décalcifiants du régime suivi jusque-là, par l'adjonction des poudres recalcifiantes. L'effet favorable ne se fait pas attendre longtemps.

2° DÉCALCIFICATION PAR DÉPENSES PHYSIOLOGIQUES EXAGÉRÉES DE CHAUX. — Ici, deux grandes séries de causes : la *dentition et la croissance,* la *grossesse et la lactation.*

Les travaux de Galippe et de Ferrier ont bien mis en lumière l'importance de la chaux dans le développement et la conservation des dents. La *dentition,* corrélative, d'ailleurs, de la *croissance,* marque, dans ses étapes successives, autant de périodes au cours desquelles, pour édifier son squelette osseux, l'organisme fait de larges dépenses en sels de chaux. Aussi importe-t-il qu'en ces périodes l'alimentation apporte avec elle une ration supplémentaire de chaux, faute de quoi la carie dentaire, la scoliose, les déformations osseuses, parfois même le rachitisme, pourront faire leur apparition. On sait combien il est fréquent, chez les sujets prédisposés, de voir la tuberculisation s'installer à l'occasion d'une poussée brutale de croissance et s'annoncer par une carie dentaire en masse. C'est pourquoi, dans le jeune âge, la dentition, et, dans l'adolescence, la grande croissance, fournissent des indications impérieuses de la cure de recalcification, qu'on se trouvera toujours bien de compléter par l'administration de l'adrénaline.

La *grossesse* (1) est, pour l'organisme maternel, l'occasion d'un surcroît de dépenses en sels minéraux et particulièrement en sels de chaux. Tout le monde connaît le dicton populaire : « Chaque enfant coûte une dent à sa mère ». Il est incontestable que, pendant toute la durée de la grossesse, la chaux est largement utilisée pour l'édification du squelette de l'enfant; cette chaux est empruntée à l'organisme maternel; il est même fort intéressant de constater que les éliminations calciques sont réduites à leur minimum; au contraire, presque aussitôt après l'accouchement, elles peuvent devenir fort élevées; c'est ainsi, d'ailleurs, qu'on a pu expliquer pourquoi, chez les tuberculeuses qui deviennent enceintes, il n'est pas rare de voir la tuberculose subir une sorte de temps d'arrêt pendant toute la durée de la grossesse, alors que, au contraire, elle reprend sa marche, et même en brûle les étapes, dès les premiers moments qui suivent la délivrance; il y a là un précieux argument que Ferrier ne manqua pas de faire valoir à l'appui de sa théorie de la tuberculisation par décalcification. On connaît, d'autre part, l'importance du rôle des grossesses répétées dans la pathogénie de l'ostéomalacie. Je dirai, dans un instant, la part qu'il faut, à mon avis, accorder aussi dans ce processus à l'insuffisance surrénale et, partant, à la diminution de l'adrénaline, ce puissant agent de la fixation des sels de chaux.

Quoi qu'il en soit de ces considérations relatives à la pathogénie de la tuberculisation des femmes enceintes, il n'en reste pas moins que la grossesse implique la nécessité de la cure de recalcification et que l'adrénaline y est doublement indiquée.

Quant à la *lactation*, son rôle décalcifiant est moins constant; toutefois, il n'est pas rare, si l'allaitement est trop longtemps prolongé, d'en observer les effets; au surplus, il y a intérêt, durant l'allaitement, à administrer à la nourrice des sels de chaux qui, s'éliminant en partie par le lait, favorisent la calcification du squelette du nourrisson.

3° Décalcification par absence pathologique de fixation de la chaux. — Les études récentes sur le métabolisme du calcium

(1) Emile Sergent. Tuberculose et grossesse. *Presse médicale*, 5 juillet 1913.

et l'élaboration des sels de chaux ont pu préciser, dans une certaine mesure, le taux des éliminations quotidiennes et reconnaître que, réduites à 0,25 à 0,32 par les urines, elles s'opéraient surtout par les matières fécales; d'où il découle que la majeure partie de la chaux alimentaire n'est pas absorbée; elles ont, d'autre part, fixé à peu près le chiffre des apports d'entretien et se sont attachées surtout à pénétrer le mécanisme intime de ces élaborations, en établissant le rôle qui revient à certains organes et particulièrement au foie et aux glandes vasculaires sanguines.

Pour Daniel Brunet et C. Rolland, *le foie* exercerait vis-à-vis des sels de chaux, par l'intermédiaire de sa fonction glycogénique, une élaboration grâce à laquelle les sels de chaux deviendraient aptes à se fixer dans les tissus. Que si la glande héaptique devient insuffisante, non seulement les sels de chaux cessent d'être fixés, mais, même, ils sont éliminés en abondance; cette spoliation' calcaire provient de la formation d'acide urique en excès et de la neutralisation de cet acide aux dépens des sels minéraux et particulièrement des sels de chaux. — On sait les conclusions pratiques qu'on a voulu tirer de ces données et l'importance que certains médecins accordent à l'opothérapie hépatique dans le traitement de la tuberculose. Elle ne m'a pas paru influencer d'une façon appréciable la cure de recalcification.

J'en dirai autant de l'opothérapie thymique, qui découle d'expériences qui montrèrent à Karl Basch que l'extirpation du *thymus* était suivie, entre autres effets, de déformations du squelette dues à la raréfaction du tissu osseux.

Le rôle des *glandes thyroïdes* dans la régulation du processus de calcification paraît plus démontré. Tout le monde connaît les faits qui ont été rapportés dans ces dernières années par Lancereaux, P. Claisse, L. Lévi, P. Ménard et moi-même et qui autorisent à penser que l'insuffisance thyroïdienne est à l'origine de bon nombre de cas de rhumatisme chronique, caractérisés par l'ostéoporose avec dépôt de sels de chaux dans le voisinage des insertions tendineuses et des ligaments articulaires. On connaît, d'autre part, les bons effets de l'opothérapie thyroïdienne dans les retards de croissance.

Mais c'est surtout aux *glandes surrénales* qu'il convient de faire une place prépondérante dans le mécanisme qui préside à la fixation des sels de chaux. J'ai longuement insisté, il y a un instant, sur les effets expérimentaux et cliniques de l'adrénaline à cet égard, et j'ai montré quel puissant adjuvant elle est pour la cure de recalcification. Les relations qui unissent les troubles de la fonction surrénale et ceux du processus de calcification sont des plus étroites. Que si la fonction surrénale est suractivée, comme il arrive dans les hypertrophies capsulaires avec hyperépinéphrie, l'excès d'adrénaline versée dans la circulation élève la tension artérielle et conduit à l'athérome. Inversement, si la fonction surrénale est en déficit, surviennent les différents signes d'insuffisance surrénale et, du fait de l'abaissement de la production d'adrénaline, une tendance à la décalcification.

Or, les tuberculeux présentent, avec une fréquence extrême, des signes de défaillance de la fonction surrénale. Dans une clinique consacrée à l'insuffisance surrénale chez les tuberculeux (*loc. cit.*), j'ai passé en revue les arguments qui établissent la répercussion de la défaillance surrénale sur l'évolution du processus tuberculeux et insisté, tout particulièrement, sur ceux qui sont tirés des rapports de la grossesse, d'une part avec la tuberculose, et, d'autre part avec l'insuffisance surrénale. Dans la grossesse, les capsules surrénales sont très fréquemment touchées, ainsi qu'il découle des expériences de Guieysse et que tendent à le prouver les bons effets de l'opothérapie surrénale sur les vomissements incoercibles (1). D'autre part, ainsi que je l'ai rappelé plus haut, la grossesse aggrave la tuberculose par les dépenses calciques considérables qu'elle impose à l'organisme maternel. Ce n'est pas faire une hypothèse gratuite que de rapprocher ces deux constatations et d'établir entre elles et leurs conséquences une filiation étroite; les lésions surrénales produites par l'intoxication gravidique altèrent la fonction surrénale; dès lors, l'adrénaline est en déficit et, la fixation des sels de chaux cessant d'être

---

(1) Lire à ce propos l'article que j'ai consacré, avec Lian, au « Rôle de l'insuffisance surrénale dans les vomissements de la grossesse ». *Presse médicale*, 11 décembre 1912.

assurée, la décalcification se produit et la tuberculisation se déclare ou s'accentue.

Sans doute, il ne faut pas exagérer ma pensée et ce serait la mal comprendre que de prétendre que la tuberculose procède de l'insuffisance surrénale : je dis simplement que, parmi les attributs de la fonction surrénale, il en est un qui consiste à favoriser la fixation des sels de chaux et que, par conséquent, lorsque cette fonction surrénale est déficiente, la tuberculose peut être favorisée, si on admet que le terrain tuberculeux ou tuberculisable est un terrain décalcifié.

Ici, d'ailleurs, surgit une des objections principales qui ont été faites à la théorie de Ferrier. Que la décalcification soit une des caractéristiques du terrain tuberculeux, cela ne prouve pas fatalement qu'elle soit la cause de la tuberculisation : elle pourrait en être simplement l'effet. Si l'organisme tuberculeux, disent Sarvonat et Rebattu (1), puise si largement dans ses réserves calciques, c'est peut-être, comme le pense Croftan, parce qu'il existe dans les cultures de bacilles de Koch certaines toxines qui sont neutralisées par adjonction de sels de chaux. Ce serait dans ce but antitoxique que l'organisme mettrait en circulation la chaux des os et serait amené à l'éliminer. — Pour si intéressante que soit cette conception de laboratoire, elle ne me paraît pas susceptible d'anéantir les constatations cliniques qui montrent la fréquence et l'importance de la décalcification dès le début du processus de tuberculisation, et, d'autre part, les bons effets de la cure de recalcification. Au reste, cette fixation des sels de chaux par les toxines du bacille suppose nécessairement que l'organisme dispose de réserves calciques suffisantes : sinon, le rôle antitoxique de défense cesserait de s'exercer; dès lors, la décalcification conserve son importance dans le processus de tuberculisation. Au surplus, je ne crois pas que la décalcification soit la cause unique et première de la tuberculisation; je crois qu'elle agit comme cause seconde, occasionnelle, en diminuant les résistances organiques d'un terrain ensemencé antérieurement et

(1) Sarvonat et Rebattu. Action de la tuberculose sur la minéralisation du cobaye. *Journal de physiologie et de pathologie générales*, 15 novembre 1910.

tuberculeux à l'état latent, depuis l'enfance peut-être. N'est-ce point ainsi, précisément, qu'il faut expliquer le mécanisme des poussées aiguës survenant, à l'occasion d'une grossesse, chez des tuberculeuses qui paraissaient guérie? N'est-ce point de la même manière que peuvent être comprises les poussées évolutives éclatant à propos de la croissance, de la déminéralisation diabétique ou syphilitique?

Mais, ici, nous touchons à la quatrième catégorie des causes de décalcification, qu'il nous reste à passer en revue.

Retenons, des considérations précédentes, que toutes les causes qui diminuent la fixation de la chaux par les tissus sont autant d'indications de la cure de recalcification, qui doit alors être complétée par la médication symptomatique de ces diverses causes, en fait par l'opothérapie hépatique, thymique, thyroïdienne ou surtout surrénalienne.

4° DÉCALCIFICATION PAR ÉLIMINATIONS PATHOLOGIQUES DE LA CHAUX. — Toutes les causes qui ont pour effet d'ébranler l'équilibre du *système nerveux* s'accompagnent de *phosphaturie* plus ou moins abondante et, partant, de spoliations calcaires, puisque la phosphaturie s'exprime surtout en calciurie (Voir p. 405 note 2). La *neurasthénie*, épuisement nerveux qui résulte d'un *surmenage* physique ou psychique, ne va pas sans décalcification, que celle-ci soit cause ou effet. Aussi bien, est-elle justiciable de la cure de recalcification et n'est-il pas surprenant que les résultats de cette cure soient d'autant meilleurs qu'elle est combinée avec l'opothérapie surrénale; on sait, en effet, combien souvent la neurasthénie est liée à une perturbation *fonctionnelle* du travail normal des glandes surrénales.

Les *maladies de la nutrition*, en raison des spoliations calcaires dont elles s'accompagnent, réclament presque toujours la médication reminéralisatrice. Sans revenir ici sur le *rachitisme* et l'*ostéomalacie*, je me bornerai à signaler le diabète et l'oxalémie. Dans le *diabète* (1), la déminéralisation globale peut être portée

(1) Les faits expérimentaux et cliniques signalés récemment par Lo Monaco, en indiquant l'efficacité du sérum sucré sur l'évolution de la phtisie, tendent à montrer que la glycémie ne doit pas être invoquée dans la pathogénie de la tuberculose des diabétiques, comme on le soutient souvent.

à un degré très élevé, et la décalcification y tient toujours une
place considérable, relevant aussi bien des troubles profonds de
la fonction hépatique que de l'épuisement nerveux. Dans l'*oxalémie*, qu'elle soit d'origine exogène (alimentaire) ou endogène
(insuffisance hépatique, fermentations intestinales...), on observe,
du fait de la présence de l'acide oxalique dans les humeurs, une
neutralisation de cet acide par fixation des sels de chaux; c'est
pourquoi l'oxalurie se traduit principalement par l'élimination
d'oxalate de chaux; or, cette neutralisation de l'acide oxalique par
les sels de chaux entraîne la spoliation calcaire de l'organisme,
c'est-à-dire la décalcification. Aussi comprend-on pourquoi les
diverses manifestations cliniques de l'oxalémie (troubles nerveux,
troubles gastro-intestinaux, asthénie musculaire, etc...) réclament
l'emploi de la médication recalcifiante et sont toujours favorablement influencées par elle.

Dans bon nombre d'*affections du tube digestif*, qui s'accompagnent d'hyperacidité (hyperchlorhydrie, oxalémie, uricémie,
fermentations), et qui, si souvent d'ailleurs, s'associent à un état
neuropathique particulier, il en est de même. Bien plus, cette
décalcification massive entraîne, à son tour, un retentissement
profond sur les actes digestifs, en frappant en quelque sorte
d'inertie fonctionnelle certaines glandes digestives de première
nécessité, et notamment le *pancréas;* il paraît bien établi aujour-
d'hui, ainsi que l'a constaté Délezenne, que les sels de calcium
activent fortement le suc pancréatique. On sait que,, dans ces
dernières années, on a vanté les bons effets de l'extrait pancréatique dans le traitement de la tuberculose (Lœper et Esmonet).
Pour ma part, et en cela je partage l'opinion de Justin Roux, je
crois que l'extrait pancréatique est, parmi les ferments digestifs,
celui qui joue le rôle le plus important dans la défense de l'organisme vis-à-vis des poisons caséifiants du bacille de Koch; mais
j'estime qu'il ne peut agir efficacement que s'il est soutenu et
activé par une recalcification intensive et prolongée. *En asso-
ciant à la cure de recalcification, d'une part l'adrénaline, et d'autre
part la pancréatokinase, j'ai obtenu des résultats que je considère
comme extrêmement encourageants.* Cette pratique est la résul-

tante des observations que j'ai faites sous l'impulsion des idées de Justin Roux et qui m'ont donné la conviction qu'à l'origine de la tuberculisation il y avait une défaillance du terrain, étroitement liée à des troubles gastro-intestinaux et à des altérations profondes des ferments digestifs. On voit qu'entre cette défaillance enzymatique, si bien mise en lumière par les travaux de Justin Roux, et la décalcification invoquée par Ferrier il y a des liens fort serrés; je ne suis pas éloigné de penser que c'est dans leur union qu'il faut chercher les caractéristiques essentielles du terrain prétuberculeux (Voir p. 397 note 1) et du terrain tuberculisé.

Ce que les *dyspepsies*, les *entérites*, les *altérations des glandes digestives* peuvent faire, certaines médications, instituées pour les combattre, ne font que l'aggraver. Il est évident que *l'abus des ferments lactiques* accentue les spoliations calcaires et doit être proscrit, tout au moins à titre de médication prolongée, chez les décalcifiés en imminence de tuberculisation; j'ai dit, dans mes publications antérieures, les méfaits de cette médication, si utile, au contraire, lorsqu'elle est appliquée aux cas pour lesquels elle a été conçue, c'est-à-dire aux infections intestinales, et non aux crises mucorrhéiques ni aux accidents oxalémiques ou purement névropathiques.

Il est d'autres médicaments qui favorisent la déminéralisation; tel est, en particulier, le *mercure*. Or, la *syphilis* est elle-même une cause de profonde décalcification. On connaît la fréquence des *fractures spontanées* dans la syphilis et je ne m'attarde pas à rappeler combien cette maladie favorise la tuberculisation, si ce n'est pour indiquer, en passant, que la décalcification qu'elle entraîne n'y est vraisemblablement pas étrangère. Quoi qu'il en soit, on conçoit l'intérêt qu'il y a, ainsi que je l'ai montré dans des travaux antérieurs (1), à soumettre les syphilitiques, surtout en cours de traitement hydrargyrique, à une cure de recalcification intermittente.

Chez certains sujets peu calcifiés, les *fractures* ne se consolident qu'avec lenteur. Les chirurgiens devront se souvenir, en pareil

(1) Emile SERGENT. *Syphilis et tuberculose.* (Masson, éditeur).

cas, et particulièrement lorsqu'ils se trouveront en face de fractures spontanées (ostéoporose), que la médication calcique trouve son indication et peut rendre des services appréciables. Il sera utile, le plus souvent, de donner l'adrénaline, à moins qu'il ne s'agisse d'un sujet âgé, athéromateux ou hypertendu.

Mais c'est surtout dans la tuberculose que la cure de recalcification trouvera son indication.

IV. — Résultats de la cure de recalcification dans la tuberculose.

J'ai rappelé, au début de cette consultation, l'argument que Ferrier a tiré de la fréquence des tubercules crétacés dans les poumons des sujets qui meurent à un âge avancé, sans avoir jamais présenté de signes de phtisie. Il semble bien que la calcification soit un des processus de guérison les moins douteux des lésions tuberculeuses. A cet égard, il me paraît intéressant de rappeler deux observations que j'ai publiées dans mon livre *Syphilis et Tuberculose* : deux de mes malades, guéris depuis plusieurs années d'une poussée tuberculeuse, crachèrent à l'occasion d'une grippe, *qui marqua le début d'une rechute*, de véritables pierres du poumon, formées surtout de sels de chaux et au centre desquels je pus trouver quelques bacilles de Koch à peine colorables.

Depuis que l'exploration radioscopique a pris un grand développement, j'ai pu, grâce au nombre considérable de militaires que j'ai eu à examiner, constater que, chez les vieux syphilitiques tuberculeux, les poumons contenaient des nodules noirs toujours assez nombreux. Si bien qu'il m'est arrivé bien souvent, lorsque l'examen radioscopique était fait avant l'examen général, de prévoir la découverte de la syphilis dans le passé du malade, sur cette seule constatation. Je rapproche cette donnée clinique de celle que j'avais signalée antérieurement sur la valeur de la tuberculose fibreuse dans la recherche de la syphilis (1). Cette double notion est une preuve, qui s'ajoute à tant d'autres, de la tendance à la guérison, par sclérose et calcification, de la tuberculose des syphilitiques.

(1) Voir la thèse de mon élève Chabbert et le chapitre « Syphilis et tuberculose ».

De telles constatations justifient l'espoir de favoriser la guérison des lésions tuberculeuses en saturant, en quelque sorte, l'organisme de sels de chaux. Chez plusieurs malades que j'ai vus s'améliorer, au point d'atteindre la guérison apparente après avoir présenté des accidents locaux et généraux très intenses, j'ai pu constater, par des examens radioscopiques successifs, la production de nodules noirâtres, de plus en plus denses et opaques, se multipliant progressivement, si bien qu'à la fin les champs pulmonaires en étaient littéralement truffés. Cette constatation est contemporaine de l'éclosion d'un certain nombre de *symptômes qui annoncent la saturation de l'organisme par les sels de chaux.* Il est bon de connaître ces symptômes, car il suffit de suspendre la médication calcique pour les voir disparaître rapidement. Ils sont représentées surtout par un *prurit* intense, bientôt accompagné d'*éruption prurigineuse* et très souvent *ortiée*, et par une *toux coqueluchoïde, sèche, quinteuse,* qui résiste à tout traitement et qu'on peut considérer comme liée à un exanthème trachéobronchique contemporain de l'exanthème prurigineux. J'ai observé ces symptômes chez un assez grand nombre de malades et, chaque fois que j'ai pu faire l'examen radioscopique, j'ai constaté la présence des *calcifications nodulaires intra-pulmonair .s.*

La difficulté est de réaliser cette saturation. Les théories se présentent en nombre pour le choix des méthodes de recalcification. La méthode de Ferrier me paraît la meilleure — surtout si on lui associe l'adrénaline et même la pancréatokinase.

Je ne saurais refaire, de nouveau, l'exposé détaillé des résultats de ma pratique personnelle; je renvoie le lecteur à mon mémoire, cité plus haut, de la *Presse Médicale* du 19 novembre 1910. Je me bornerai ici à un résumé de ce mémoire, que je compléterai de quelques observations recueillies depuis.

Dans les *tuberculoses ganglionnaires* et *osseuses*, la cure de recalcification donne, dans la majorité des cas, des résultats favorables. Sans doute, elle ne doit pas être considérée comme le moyen unique d'assurer la guérison, mais comme un des éléments les plus importants du traitement. Associée, suivant les cas, à la cure marine, à la médication arsenicale, et combinée avec l'adrénaline, elle place le malade dans les meilleures conditions. Un homme de haute taille et d'apparence robuste, âgé d'une trentaine d'années, était entré dans mon service pour un mal de Pott dorso-lombaire, dont le début remontait à dix-huit mois; il fut immobilisé dans un corset plâtré et soumis en même temps à la médication recalcifiante adrénalinée; comme il avait beaucoup engraissé, on fut obligé, au bout de trois mois, de retirer le corset plâtré; mon ami Mauclaire, qui l'avait vu au début, jugea inutile l'application d'un nouvel appareil; or, on sait que, généralement, ce n'est pas trois mois d'immobilisation qui peuvent suffire, mais qu'il faut six mois au moins pour obtenir la consolidation et l'arrêt des lésions osseuses du mal de Pott.

Dans la *péritonite tuberculeuse*, j'ai obtenu des résultats tout à fait remarquables, qui ont été consignés dans la thèse d'un de mes élèves et qui confirment les constatations faites également par Courtellemont et Colin (d'Amiens) (1). Je citerai, notamment, l'histoire d'une jeune fille de 24 ans qui, atteinte de péritonite tuberculeuse avec légère ascite, petite fièvre vespérale, amaigrissement, et soumise au repos complet avec cure de recalcification adrénalinée, vit, en moins de cinq mois, disparaître tous les accidents; elle est actuellement, deux ans après le début de sa maladie, dans un état de santé tout à fait florissant.

Dans la *tuberculose rénale*, la recalcification peut trouver son indication, soit que l'intervention chirurgicale soit contre-indiquée, soit que la nécessité d'une cure générale de terrain s'impose comme complément de la néphrectomie; c'est surtout dans cette seconde condition qu'elle me semble logique; j'ai observé deux malades chez lesquels elle m'a paru contribuer au rétablissement de la santé à la suite de l'opération. Peut-être Castaigne et Gouraud (2) ont-ils raison d'insister sur l'importance qu'il y a à ne pas trop prolonger la cure, par crainte d'amener la production de calculs urinaires.

(1) Courtellemont. Traitement de la tuberculose par la recalcification. *Gazette médicale de Picardie*, juin 1907.

Courtellemont et Colin. Traitement de la péritonite tuberculeuse par la recalcification. *La Clinique*, 1ᵉʳ juillet 1910.

(2) Castaigne et Gouraud. Traitement de la tuberculose rénale. *Journal médical français*, 15 mai 1911.

Dans *la tuberculose intestinale*, je n'ai pas recueilli de résultats bien favorables; cela n'est point surprenant, cette localisation de la tuberculose étant, en règle générale, l'indice d'une forme sévère ou, tout au moins, d'une terminaison assez prochaine. Je n'envisage point ici la *tuberculose iléo-cœcale*, justiciable des mêmes réflexions que la tuberculose rénale, non plus que les *entérites prétuberculeuses*, dont j'ai parlé précédemment et qui, marquant le prélude de la tuberculisation générale et entretenant le processus de décalcification, sont, au contraire, remarquablement et utilement influencés par la médication recalcifiante.

Dans la *tuberculose pulmonaire*, les résultats sont tels, comme je l'ai dit dans mon mémoire de 1910, qu'ils permettent de considérer la cure de recalcification comme étant, « de tous les traitements de la tuberculose, celui qui réserve le moins de déceptions et le plus de succès; elle améliore les tuberculeux incurables; elle favorise la guérison de ceux qui sont encore curables, s'ils peuvent être placés en même temps dans des conditions raisonnables d'hygiène et de repos ».

Par sa nature même, elle trouve ses meilleurs effets dans la prétuberculose et dans la tuberculose initiale. Elle est, à mon sens, un agent préventif de tout premier ordre chez les prédisposés et un moyen curatif merveilleux au début de la maladie. Dans les phases avancées, son action demeure solidaire du plus ou moins de virulence du bacille; elle ne peut donner qu'une amélioration relative et non une guérison; mais, cette amélioration, elle la donne presque toujours.

Combinée avec l'adrénaline, la pancréatokinase et les mesures d'hygiène générale convenables, la cure de recalcification représente l'une des meilleures armes que nous possédons, à l'heure actuelle, contre la tuberculose.

Les statistiques que j'ai apportées il y a dix ans, tant sur mes malades d'hôpital que sur mes malades de la ville, et que confirment les observations que j'ai recueillies depuis, s'accordent à me donner cette conviction. Elles m'ont permis d'établir l'influence de la cure de recalcification sur l'état général, sur les troubles fonctionnels, sur les lésions locales.

a) *L'influence sur l'état général et sur les troubles fonctionnels* peut être considérée comme à peu près constamment favorable. dès les premiers jours, même s'il s'agit de phtisiques avancés, une accalmie se produit, caractérisée par la diminution de la diarrhée et des sueurs, par une reprise de l'appétit et par une sensation de mieux-être; lorsque la maladie est déjà très avancée, cette accalmie n'a qu'une durée éphémère; si le malade n'est pas encore arrivé à la phase de consomption, l'amélioration se maintiendra et s'accentuera progressivement. Ce sera surtout dans les phases initiales qu'on verra très rapidement l'amaigrissement s'arrêter, l'état général se relever, la tendance à la fièvre s'éteindre, en même temps que s'apaiseront la toux, l'essoufflement, et que cesseront les petites hémoptysies qui accompagnent si souvent la tuberculisation débutante.

Or, cette amélioration de l'état général est due, pour la plus grande part, à l'*amélioration des fonctions digestives.* « Rapidement, ai-je dit, les fonctions digestives s'améliorent, l'appétit revient, les forces se relèvent, les sueurs, si elles existaient, disparaissent. Bien que cette méthode ne vise nullement à obtenir l'*engraissement* des tuberculeux, qui n'est bien souvent qu'un masque trompeur, la plupart des malades ne tardent pas à *augmenter de poids* dans des proportions vraiment surprenantes : j'ai noté plusieurs fois une augmentation de 2 à 3 kilos en quinze jours. Cette augmentation de poids trouve, à mon sens, son explication dans le rétablissement des fonctions digestives : antérieurement suralimenté, le malade n'engraissait pas ou même continuait de maigrir, parce qu'il ne pouvait ni digérer, ni assimiler l'excès d'aliments, parfois indigestes, qu'il absorbait; alimenté normalement, il augmente de poids parce qu'il digère et assimile les mets convenablement appropriés dont il se nourrit. En cela se vérifie une vérité clinique qui devrait être un axiome, à savoir que *la première condition que doit remplir un tuber-culeux qui veut guérir est d'avoir un bon estomac.* »

b) *L'influence sur les lésions locales* est beaucoup moins constante.

Lorsque les lésions sont très peu prononcées, il est de règle de voir s'éteindre assez rapidement les signes de congestion paraphymique, en même temps que diminuent, où même disparaissent, la toux et l'expectoration.

Si les lésions sont déjà ramollies ou ouvertes, elles s'assèchent peu à peu, en même temps que disparaissent les signes de congestion paraphymique; mais cette amélioration locale ne s'observe jamais qu'à la suite d'une amélioration manifeste de l'état général; elle fait donc défaut dans les cas trop avancés, pour lesquels la cure de recalcification reste à peu près sans influence. L'amélioration locale, au bout d'un certain temps, cesse de s'accentuer et il semble que les lésions demeurent figées dans une sorte de *statu quo* définitif, compatible avec une survie prolongée (Voir p. 27 la saturation calcique et les calcifications nodulaires constatables par l'examen radioscopique).

Le degré des lésions intervient donc pour une part importante dans les résultats qu'on peut attendre de la cure de recalcification. Lorsque les signes se réduisent à ceux de la période germinative, la guérison peut être considérée comme assurée si le malade s'astreint à une obéissance stricte et complète aux indications du régime; or, à cette période, la cure ne nécessite pas l'interdiction de toute occupation; si bien que, étant d'autre part peu coûteuse, elle représente l'arme de choix dans le traitement de la tuberculose au début. — Lorsque les lésions sont déjà avancées, l'amélioration et la guérison sont subordonnées à toutes les conditions qui constituent le plus ou moins de gravité de chaque cas particulier (virulence du bacille, déchéance des résistances organiques, conditions sociales).

Les résultats de la cure de recalcification dépendent encore de deux autres conditions : la *forme de la maladie* et le *rigorisme du traitement.*

a) La *forme de la maladie* exerce une influence notable.

Dans la tuberculose chronique commune, les résultats obéissent aux conditions générales que je viens d'énumérer.

Dans les formes aiguës granuliques, ils sont absolument nuls;

ici, en effet, il s'agit d'une toxémie bacillaire massive dans l'évolution de laquelle les défaillances du terrain ne jouent qu'un rôle très secondaire et où la sérothérapie peut, au contraire, trouver son indication.

Il en est de même dans la phtisie galopante, par suite de la prédominance des phénomènes toxiques liés à la virulence particulière du bacille.

Par contre, dans les caséifications limitées, on peut observer des guérisons inattendues : j'ai vu guérir deux jeunes femmes qui avaient présenté un foyer de pneumonie caséeuse rapidement excavé, mais très circonscrit.

Chez les enfants, on peut assister à des guérisons véritablement surprenantes, notamment dans les formes de mésentérite et de péritonite tuberculeuses, de même que dans les localisations médiastinales.

b) Le rigorisme dans le traitement est une condition majeure du succès.

Le traitement doit être suivi dans tous ses articles avec la plus scrupuleuse obéissance et la plus grande persévérance. Accepter l'une des prescriptions et négliger la suivante, c'est aller au-devant d'un échec certain. Aussi bien la méthode ne pourra-t-elle être jugée que par les médecins qui l'appliquent intégralement.

Ainsi que je l'ai fait remarquer, les résultats seront toujours plus satisfaisants dans la clientèle de ville, pour la raison que les conditions d'existence y sont plus favorables, la surveillance plus étroite, et, surtout, le régime alimentaire plus aisément institué et observé.

Dans tous les cas, la cure devra être poursuivie durant de longs mois; il ne faudra pas se laisser influencer par une amélioration rapidement obtenue, surtout s'il s'agit d'une tuberculose débutante; ce n'est pas en deux mois qu'on peut espérer avoir transformé définitivement le terrain décalcifié; pour faire disparaître les prédispositions organiques et les effets de la tuberculisation, pour mettre le sujet à l'abri d'une nouvelle poussée ou d'une rechute, il faut du temps. Il n'y a, d'ailleurs, aucun inconvénient à continuer cette cure pendant de long mois, en surveillant simplement l'apparition des signes de saturation, décrits plus haut. Ce n'est guère que dans la tuberculose fibreuse, si souvent associée à l'hypertension artérielle, qu'elle pourra exposer aux poussées congestives et aux calcifications vasculaires. Chez de tels sujets, elle n'est d'ailleurs indiquée qu'au cours de poussées évolutives et doit être surveillée de près et prescrite seulement avec réserve et intermittences.

Tels sont les indications et les résultats de la cure de recalcification. Chez les décalcifiés, et particulièrement chez les tuberculeux, elle constitue le traitement de fond; mais elle n'exclut pas les médications associées, qui s'adressent aux autres conditions pathogéniques et aux autres manifestations de la maladie. Si on considère que, dans le processus de tuberculisation, deux conditions combinent parallèlement leur action, la préparation du terrain et l'ensemencement bacillaire, on conçoit aisément qu'à côté des médications qui visent à modifier la réceptivité morbide organique doivent prendre place celles qui tendent à détruire le bacille ou du moin ses effets toxiniqués. Mais on sait la faillite de la tuberculinothérapie et la séropathie n'a pas, jusqu'ici, donné de résultats convaincants, encore qu'il convienne de fonder un certain espoir sur le sérum de Jousset, qui paraît pouvoir être utilement employé dans certaines formes de tuberculose. Aussi bien, les recherches récentes entreprises, particulièrement par Justin Roux, sur les conditions expérimentales de la protéolyse bacillaire sont-elles peut-être appelées à jouer un rôle des plus importants dans la phtisiothérapie. Quelques résultats qu'il m'a été donné d'obtenir dans cette voie me paraissent tout à fait encourageants.

Le régime des tuberculeux (1).

Journal de médecine et de chirurgie pratiques, 10 juin 1919.

Le traitement de la tuberculose, et particulièrement de la tuberculose pulmonaire, est, avant tout, un traitement hygiéno-diététique, dont les trois éléments principaux sont : la cure de repos, la cure d'air, le régime alimentaire. L'alimentation joue un rôle capital dans ce traitement.

Un tuberculeux, pour guérir, ou, tout au moins, pour se bien soigner, a besoin d'un bon tube digestif, autant qu'il a besoin d'air et de repos.

Une des grandes préoccupations du médecin doit donc être de maintenir l'intégrité du tube digestif des tuberculeux qu'il soigne ou de la rétablir si elle est compromise.

D'autre part, le *tuberculeux a des besoins nutritifs spéciaux;* si bien qu'une autre condition de la cure est d'instituer pour le tuberculeux un régime alimentaire spécial, approprié à ses besoins.

Enfin, tous les tuberculeux ne sont pas identiquement malades; les uns sont dyspeptiques, les autres sont apyrétiques, d'autres sont fébricitants ou atteints de quelque complication plus ou moins grave et tenace, d'où la nécessité de *varier le régime alimentaire suivant le mode évolutif de la tuberculose et suivant les complications du moment.*

Nous envisagerons successivement ces trois ordres de conditions.

** **

I. *Un tuberculeux, pour guérir, a besoin d'un bon tube digestif.* — Ici, comme toujours, le premier principe est le *non nocere;* tout d'abord, par conséquent, ne rien faire qui puisse troubler le fonctionnement du tube digestif, s'il est normal.

(1) Conférence faite à la Faculté de Médecine, le 10 avril 1919, pour le cours de diététique du Pr Carnot, et recueillie par M. Bordet, interne de la Charité.

Le second principe est de rétablir les fonctions digestives, si elles sont défectueuses.

Sur ces points il n'y a rien de bien spécial à dire en ce qui concerne la tuberculose. Il suffira de se conformer aux *règles d'hygiène digestive et alimentaire généralement admises.*

J'insisterai seulement sur quelques-unes d'entre elles, parce qu'elles sont particulièrement nécessaires chez les tuberculeux.

Il est indispensable, pour conserver un bon estomac et pour bien digérer, d'insaliver convenablement les aliments, ce qu'on obtient par une mastication suffisamment prolongée; or, celle-ci exige une bonne dentition, d'où le précepte de surveiller et de soigner les dents des tuberculeux, qui, si souvent, s'altèrent, du fait même du processus de décalcification générale qui est une des caractéristiques du terrain tuberculeux. Il est indispensable également de veiller à la régularité des repas et d'éviter qu'ils soient trop nombreux et trop rapprochés; il importe de varier le menu, de veiller à la quantité et à la qualité des aliments, solides et liquides; enfin, il faut se souvenir que l'immobilité dans la position couchée après le repas, pendant une bonne demi-heure, favorise la digestion et l'assimilation.

Je ne m'attarderai pas à discuter le *bilan nutritif normal.* Je me bornerai à rappeler que l'équilibre nutritif est réalisé quand le poids du sujet reste invariable; que, pour atteindre ce résultat, il faut régler l'alimentation de façon à fournir 36 à 4o calories par kilogr. de poids, d'après les calculs de Laufer; que ces calories doivent être tirées des hydrates de carbone, des graisses, des substances protéiques et albuminoïdes; qu'un régime normal doit comprendre environ 45o gr. d'hydrates de carbone, 55 gr. de graisses, 1oo gr. de matières protéiques, et, en outre, de l'eau et des substances minérales (phosphates et chlorures surtout).

II. *Le tuberculeux a des besoins nutritifs spéciaux. —* Du fait de sa maladie, le tuberculeux fait des *pertes pathologiques* qui, s'ajoutant à ses *pertes physiologiques*, tendent à diminuer régulièrement son poids. Aussi bien, pour réaliser chez lui l'équilibre nutritif est-il nécessaire d'*accroître ses recettes alimentaires*, en lui donnant une *ration supplémentaire*. C'est de cette notion qu'est née la pratique de la *suralimentation*, dont nous verrons plus loin les avantages et les inconvénients. La difficulté, dans la pratique, est, précisément, de fixer les limites de cette ration supplémentaire. Le Gendre et Martinet la formulent théoriquement en ces termes : « le régime alimentaire doit être basé sur le rapport du poids à la normale ». Rénon estime que la ration supplémentaire peut être évaluée à environ 1/3 en plus de la ration ordinaire, et Laufer calcule qu'il faut fournir au tuberculeux en moyenne 45 calories par kilogr. de poids. Mais, l'organisme humain n'est pas une cornue; les données chimiques et le calcul des calories ne peuvent nous fournir que des bases théoriques; les aptitudes digestives individuelles interviennent bien plus utilement dans la pratique; et, c'est le rôle du médecin de les apprécier par une observation sagace des résultats qu'il obtient chez chaque sujet, en se laissant guider, pour une bonne part, par l'instinct et les remarques du malade lui-même.

Faut-il chercher l'augmentation des recettes alimentaires dans la quantité totale de l'alimentation ou dans la qualité des aliments?

La *quantité* ne peut être poussée au delà de certaines limites, qui varient pour chaque sujet et pour chaque aliment. Ici intervient la « LOI DE LA LIMITE NUTRITIVE » de Laufer; cette limite se manifeste surtout pour les graisses, les sucres et les matières azotées; au-dessus d'elle, l'alimentation ne profite plus au lieu d'engraisser le malade maigrit. Cette notion est des plus importantes dans la question de la suralimentation. Ce serait une erreur de croire que plus un homme mange plus il profite; au delà d'une certaine limite, on risque de dépasser la capacité d'assimilation et, au lieu de bénéficier de la surcharge alimentaire, on en souffre. On devra donc, dans chaque cas, procéder par tâtonnements, si on veut éviter de faire fausse route en se fiant à des règles purement théoriques.

La *qualité* des aliments importe plus que leur quantité. Un apport exagéré de *graisses* constitue, en particulier dans la tuberculose, un danger : ou bien le malade prend cet embonpoint trompeur qu'on qualifie vulgairement de « mauvaise graisse »; ou bien il perd l'appétit, en même temps qu'apparaissent des troubles dyspeptiques, de là diarrhée et, bientôt, de l'amaigrissement. L'inutilité, et même la nocivité, des graisses, sur laquelle ont insisté Laufer, puis Ferrier, avait été démontrée par les expériences d'Achard, Lannelongue et Gaillard, établissant que des cobayes, nourris de corps gras, résistaient beaucoup moins au bacille de Koch que d'autres cobayes soumis à un régime normal, et moins bien encore que des cobayes soumis à une alimentation riche en *matières azotées végétales*, tel le gluten. De même, l'influence heureuse du *sucre* est incontestable; laissant de côté les promesses retentissantes d'une thérapeutique par la saccharose, récemment lancée à grands renforts de publicité, ne considérons que les propriétés qui font du sucre, ainsi que l'a montré Laufer, un aliment d'épargne, plus complet encore que l'azote, un puissant stimulant des forces, un facteur important d'augmentation de poids et une sorte de frein de l'élimination phosphatée. Enfin, insistons sur l'importance des *sels minéraux* (phosphates, chlorures, fer, silice), qui sont d'autant plus indispensables que le tuberculeux tend constamment à se déminéraliser (Alb. Robin) et surtout à se décalcifier (Ferrier).

Telles sont les notions théoriques sur lesquelles doivent être basées les règles de l'alimentation rationnelle chez les tuberculeux. Voyons comment elles peuvent être appliquées dans la pratique. —

« Le tuberculeux, dit Sabourin, doit manger et manger beaucoup. » Ce précepte est exact, à condition qu'il ne soit pas poussé à l'extrême et qu'il ne conduise pas aux abus inséparables de la suralimentation systématique.

Tout d'abord, il faut *stimuler l'appétit du tuberculeux*; à cet effet, on ne devra pas négliger de tenir compte des considérations gastronomiques; on devra s'ingénier à satisfaire le goût du malade et à lui présenter des aliments qui lui plaisent, tout en rentrant dans la catégorie de ceux qui conviennent à son état. Le médecin d'un tuberculeux doit être doublé d'un bon cuisinier.

S'il en est besoin, on aura recours à certaines préparations pharmaceutiques apéritives (noix vomique, etc.).

En second lieu, il faut *régler l'alimentation* de telle façon qu'elle soit *copieuse*. Mais, par l'alimentation copieuse il ne faut pas entendre suralimentation. Il ne s'agit pas de gaver le malade, en multipliant le nombre de ses repas et en le portant jusqu'à sept ou huit par jour. Une telle pratique ne laisse plus aucun repos à l'estomac; elle aboutit à des troubles dyspeptiques qui sont les équivalents de ceux qu'on observe chez les nourrissons dont les tétées sont trop fréquentes et trop abondantes. Au temps où la suralimentation était un dogme dans la thérapeutique de la tuberculose, on allait jusqu'à professer qu'il fallait « arthritiser » le malade; et de, fait, combien étaient nombreux ces malheureux phtisiques, aux chairs molles, blafardes, bouffies, plus ou moins recouverts d'eczéma; si souvent sujets aux hémoptysies et aux poussées fébriles. Combien de ces poussées fébriles, prises pour des accidents évolutifs d'une tuberculose qui ne demandait qu'à guérir, n'étaient d'ailleurs que la traduction d'infections gastro-intestinales qu'une régularisation de l'alimentation ne tardait pas à faire disparaître. La suralimentation par l'augmentation du nombre des repas; de la quantité de viande et de graisses, par l'ingestion d'innombrables jaunes d'œufs crus, n'a jamais guéri aucun phtisique; elle n'a produit que de fausses améliorations; elle a transformé des tuberculeux maigres et assez solides en tuberculeux gras et impotents; elle a compromis de nombreuses guérisons et provoqué pas mal de morts.

Ce qu'il faut, c'est arriver à régler l'alimentation de telle façon qu'elle soit *bien supportée par le malade, bien assimilée* et par conséquent, *réparatrice de ses pertes*.

Il est, le plus souvent, aisé d'atteindre ce but par un *choix judicieux des aliments*. Ce choix dépend autant des observations du médecin sur les effets obtenus chez le malade que de l'instinct et des préférences de celui-ci. Il faut, comme le dit fort bien Sabourin, « pour les tuberculeux, trouver la formule qui leur convient ». On ne doit pas oublier qu'il existe des cas d'exception, qui démentent toute théorie et toute règle, tel, en particulier, ce malade de Sabourin, alcoolique invétéré, qui se soumit à une alcoolisation intensive et finit par guérir.

Parmi les *aliments à recommander*, le *lait* tient une place importante; aliment à peu près complet, il entrera utilement dans la ration supplémentaire. Les *œufs* sont, de même, utilisés avec profit; sans verser dans le fâcheux abus qui consiste à faire gober huit à dix jaunes d'œufs crus par jour, on se trouvera bien d'en conseiller l'usage, soit comme partie des grands repas, sous une forme quelconque, soit comme collation supplémentaire, à la dose moyenne de deux ou trois par jour. Les *viandes*, les *volailles*, le *jambon* doivent tenir une large place dans les menus des tuberculeux; cependant, il faut éviter de tomber dans l'excès du régime carné, dont tous les médecins et, particulièrement Carton, ont montré les déplorables résultats; les viandes devront surtout être présentées grillées ou rôties. Les *poissons* de mer ou d'eau douce sont excellents, à condition qu'ils ne soient pas frits ni préparés en sauces grasses ou huileuses. Comme *légumes*, on conseillera surtout les *céréales*, qu'on pourra utiliser en décoction pour les petites collations; les *légumineuses* fourniront de nombreuses variétés de mets savoureux : les pois, les haricots, les fèves, les lentilles, les pommes de terre, les oignons, les choux, les légumes verts, les salades cuites, apporteront au régime leur contingent utile de sels minéraux; les *pâtes*, la *semoule*,, le *tapioca*, le *riz*, sont des plus recommandables; de même, les *fromages frais* non fermentés (gruyère, camembert, brie, fromages blancs divers); enfin, les *fruits*, surtout les *fruits sucrés*, à condition qu'ils ne soient pas acides et qu'ils soient, de préférence, mangés cuits (marmelades, compotes, confitures) formeront des desserts variés.

Les *aliments nuisibles* aux tuberculeux sont essentiellement contenus dans la série des aliments *gras*, *acides* et *fermentés*. J'ai insisté déjà sur les inconvénients de l'*abus des matières grasses* et je ne saurais trop m'élever contre une pratique, encore fort répandue, qui consiste à conseiller les sardines à l'huile, les épaisses tartines de beurre, voire même les doses les plus invraisemblables d'huile de foie morue, donnée autant comme aliment que comme médicament; le plus sûr résultat, chez le tuberculeux pulmonaire qui se soumettra à ce régime sera d'être atteint plus ou moins rapidement de troubles digestifs qui empêcheront toute alimentation pour un temps plus ou moins long. Les *aliments acides* (vinaigre, oseille, asperges, tomates, oranges, citrons, groseilles...), favorisent, au même titre que les acides gras, la décalcification et, comme tels, ne peuvent qu'aggraver l'état du tuberculeux. De la même façon, agissent les *aliments fermentés* (fromages faits, gibier).

Pour ce qui est des *boissons*, il convient, tout d'abord, de poser comme principe que le tuberculeux ne doit boire que fort peu (un verre au maximum) en mangeant (Sabourin, Ferrier), et qu'il n'a aucun bénéfice à tirer des vins dits généreux et toniques et, d'une façon générale, de toute boisson alcoolique. Comme il est nécessaire de lui fournir la quantité d'eau indispensable, on lui conseillera de boire, une demi-heure au moins avant chaque repas, un grand verre d'eau; par ce moyen, on réalisera, en outre, une sorte de lavage de l'estomac avant le repas, en même temps qu'on évitera de retarder la digestion gastrique par l'introduction d'une trop grande quantité de liquide ingérée en même temps que les aliments solides. On donnera la préférence aux eaux carbonatées calciques (telles que l'eau de Pougues, de Saint-Galmier). On pourra, avec quelque profit, utiliser, comme boisson, pendant le repas, le jus de raisin frais.

C'est sur ces notions qu'est basé le *régime recalcifiant de Ferrier*, que tous les médecins connaissent aujourd'hui et dont les heureux effets sont incontestables. On en trouvera un exposé complet dans la monographie de Ferrier et dans les divers articles que je lui ai consacrés (1).

Quelle que soit la conception pathogénique, la décalcification du tuberculeux est certaine; elle est démontrée par la coïncidence des poussées pulmonaires avec les crises de carie dentaire, par le dosage de la calciurie, etc. Le but du médecin est donc de s'opposer à toutes les causes qui peuvent favoriser cette décal-

(1) **La cure de recalcification.** *Consultations médicales.* (Poinat, éditeur).

cification et de chercher en même temps à réparer les pertes déjà faites. « Il ne suffit pas, comme l'a bien dit Ferrier, de prendre de la chaux, il faut la garder ». C'est pourquoi, si le médecin se borne à prescrire une poudre recalcifiante sans formuler rigoureusement un régime alimentaire non décalcifiant il ne peut s'étonner de n'obtenir aucun résultat favorable. Le médecin qui appliquera exactement les principes que nous venons de passer en revue (régularité des repas, choix des aliments, réglementation des boissons), pourra juger des bons effets de la cure de recalcification, surtout s'il associe alternativement à la poudre recalcifiante l'*adrénaline*, dont j'ai montré le rôle important comme fixateur des sels de chaux, et l'*arsenic*, dont l'influence reminéralisatrice n'est plus à démontrer.

III. *Le régime alimentaire varie avec la forme et les complications de la tuberculose.* — Tous les tuberculeux ne sont point identiquement malades; il est nécessaire de tenir compte du type clinique, du degré de la maladie, des complications et, surtout, de l'état du tube digestif.

1° *Alimentation des tuberculeux difficiles à nourrir.* — Certains tuberculeux n'arrivent point à prendre du poids ni des forces, bien qu'ils mangent convenablement et qu'ils n'aient tion » de Sabourin; ici, le médecin est autorisé à tenter avec mesure la suralimentation et, pour atteindre son but, il songe point de troubles digestifs; ce sont « les traînards de l'alimentatout d'abord à s'adresser à la *viande crue*. Je n'ai pas à rappeler les expériences de Ch. Richet et Héricourt sur les chiens, expériences qui ont fait de la *zomothérapie* une méthode de traitement de la tuberculose, qui a joui d'une vogue extraordinaire et qui conserve encore une certaine place dans la thérapeutique de cette maladie. La difficulté est de faire accepter la viande crue; beaucoup de sujets ont pour elle une répugnance invincible; on s'est ingénié à la dissimuler sans rien lui enlever de ses propriétés utiles; pour ce faire on peut recourir à plusieurs modes de préparation dont voici quelques-uns (1) :

(1) Consulter le livre de MARCEL LABBÉ sur les Régimes.

1° *Conserves de Damas* (Trousseau) :

        Viande pulpée (1)...........   6o grammes
        Sel........................   1   —
        Gelée de fruits............   5oo   —

2° *Marmelade de viande :*

        Viande pulpée..............   1oo grammes
        Sucre pulvérisé............   5o   —
        Vins de Banyuls............   5o   —
        Teinture de cannelle.......   3   —

3° *Sandwich à la viande crue :*

Entre deux tranches de mie de pain, étendre la viande crue pulpée, qu'on recouvre de jaune d'œuf pulvérisé, de hachis au maigre de jambon, de cresson, de confiture.

On peut préparer également des *tartelettes* et des *éclairs* à la viande crue et aux confitures.

La dose totale de viande crue, en vingt-quatre heures, varie de 1oo grammes à 3oo grammes.

Au lieu de donner la viande crue en totalité on peut n'en donner que le *suc*, en se servant d'une des nombreuses presses répandues dans le public, et dont la plus pratique est celle de Petit.

A côté de la viande crue prennent place les thés de viande (*beaf-tea*), qu'on peut préparer de la façon suivante; dans une bouteille bien bouchée, à large goulot, on introduit une livre de viande, coupée en petits morceaux; on place au bain-marie bouillant; au bout de cinquante minutes, on obtient environ 15o grammes d'un excellent bouillon.

Dans le même but, visant à fournir une ration supplémentaire d'alimentation ou à remplacer une alimentation normale qui ne peut être tolérée, on peut recourir à la *poudre de viande* (2o à 5o grammes par jour), dans du lait, du cacao, une omelette, une purée, aux *peptones* (dans du bouillon), aux *décoctions de céréales concassées* (2).

(1) On doit employer, de préférence, les viandes de mouton et de cheval, la viande de bœuf pouvant donner le tœnia.

(2) Verser deux cuillerées à soupe de céréales concassées dans 5oo gr. d'eau; faire décocter jusqu'à réduction à 25o gr.; ne pas passer; boire par petites tasses, en deux fois dans la journée, en édulcorant chaque tasse avec une cuillerée à café de sirop.

Ces divers aliments peuvent être donnés comme faisant partie du menu des repas principaux ou servir à la confection des petites collations ou des petits repas supplémentaires, qu'il est parfois nécessaire d'instituer.

2° *Alimentation et traitement des tuberculeux dyspeptiques.* — Ces dyspeptiques tuberculeux se rangent en deux catégories :

1° Ceux que la mauvaise hygiène seule empêche de manger. Il suffit de régler leur régime alimentaire convenablement pour faire disparaître assez rapidement les troubles dyspeptiques.

2° Ceux qui ont des troubles digestifs sérieux. Ici, le traitement est plus délicat et le médecin devra procéder avec prudence et tâtonnements, en faisant appel aux médications adjuvantes appropriées. Nombre de ces sujets sont des *aérophages;* d'autres font des *fermentations gastro-intestinales,* qu'il faut chercher à supprimer le plus rapidement possible, sans cependant recourir longtemps aux ferments lactiques, puissants facteurs de décalcification; la plupart ont une *défaillance enzymatique et protéolytique,* sur laquelle Justin Roux a utilement attiré l'attention et qu'on peut combattre efficacement par les ferments peptiques et pancréatiques.

L'anorexie des tuberculeux est une entrave des plus redoutables dans la cure générale; elle est le plus souvent le résultat de l'imprégnation bacillaire toxique (Küss), et peut résister à tous les traitements; si elle ne cède pas rapidement à la cure d'air et de repos, à la régularisation d'un régime alimentaire mal compris, à l'influence morale exercée par le médecin ou l'entourage du malade (car il ne faut pas oublier que l'anorexie des tuberculeux est fort souvent le résultat d'un profond découragement), elle peut nécessiter le *gavage de l'estomac,* suivant la méthode autrefois préconisée par Debove.

3° *Alimentation des tuberculeux suivant la forme évolutive et les complications.* — Il est bien évident qu'un *tuberculeux pulmonaire chronique, torpide,* et un *tuberculeux fébricitant* ne pourront être alimentés de la même façon.

Au premier s'adressent toutes les règles générales que nous avons passées en revue; l'état du second comporte des indications spéciales. Toutefois, c'est une erreur de se baser uniquement sur la température pour régler l'alimentation des tuberculeux; la fièvre des tuberculeux ne contre-indique point l'alimentation; un *pleurétique* doit manger; un sujet atteint d'une *poussée évolutive* doit manger; sans doute, il convient de diminuer la ration quotidienne et de supprimer tout au moins pendant la poussée aiguë, la ration supplémentaire, à moins, cependant, que le malade, ayant conservé tout son appétit, ne la réclame. *En cas d'hémoptysie*, l'alimentation doit être réduite, proportionnellement à l'importance de l'hémorrhagie, au degré de la température, à la gravité générale de la situation.

En somme, dans les poussées aiguës, l'alimentation peut être nécessairement réduite; elle sera alors assurée par le lait, les laitages, les potages, les purées, les compotes; une petite dose de jus de viande crue pourra permettre d'attendre le retour progressif à l'alimentation normale.

Ce sont surtout les *lésions du tube digestif, la tuberculose intestinale, avec ou sans péritonite*, qui constituent l'une des plus graves difficultés de l'alimentation. Tous les médecins connaissent cette lutte désespérée contre une diarrhée que rien n'arrête; ici, tous les moyens doivent être tentés; les plus imprévus sont parfois ceux qui réussissent le mieux; le malade, mieux que le médecin, a l'instinct de ce qu'il digèrera le mieux, ou, tout au moins, le moins mal. La viande crue, associée au tanin, est souvent l'aliment le mieux toléré et le plus efficace chez ces malheureux.

*   *   *

Conclusions générales. — Telles sont les indications générales qui pourront servir de guide au médecin pour régler l'alimentation des tuberculeux.

Il nous reste à examiner *comment le médecin* qui les aura

appliquées *pourra juger si son malade est convenablement nourri.*

On trouvera dans le substantiel article de Küss (*Bibliothèque de thérapeutique* Gilbert-Carnot, *Maladies des voies respiratoires* (Baillière, édit.), de précieux renseignements.

Deux grands principes doivent servir de base à cette appréciation :

1° *La résistance d'un tuberculeux n'est pas en rapport direct avec l'engraissement.* — J'ai insisté, chemin faisant, sur cette considération. Ne viser que l'engraissement et l'augmentation de poids, c'est s'exposer aux inconvénients et aux graves dangers de la suralimentation, c'est risquer de provoquer l' « arthritisation » du tuberculeux avec tout son cortège de troubles dyspeptiques, de poussées pulmonaires congestives avec hémoptysies plus ou moins abondantes et tenaces. Sabourin et Ferrier ont insisté avec raison sur ce retentissement pulmonaire d'une alimentation trop abondante et mal réglée. Il n'est pas rare, en effet, d'être consulté par des tuberculeux qui se plaignent d'avoir constamment de la fièvre, des transpirations, de la diarrhée rebelle; *a priori,* le pronostic paraît sombre; cependant, un examen attentif montre une disproportion flagrante entre ces symptômes généraux et les lésions pulmonaires; le clinicien averti ne se laisse pas égarer, reconnaît la marque d'une alimentation mauvaise, trop abondante, trop carnée; il lui suffit, dès lors, de résister à l'appréhension du malade, convaincu qu'il ne trouvera la guérison que dans la suralimentation, pour faire disparaître l'ensemble de ces troubles en enregistrant convenablement les recettes alimentaires;

2° *Au décours d'un poussée évolutive, quand il n'y a plus ni fièvre, ni complications, le poids doit augmenter graduellement.* — Il est bien certain, en effet, que, dans cette occurrence; il convient de réparer les pertes plus accentuées qu'a entraînées la poussée; le poids a plus ou moins considérablement diminué, autant du fait de la poussée que de la restriction alimentaire qu'elle a imposée; dès que la fièvre est tombée, la chute de poids doit s'arrêter et la reprise doit se faire progressivement, favorisée par l'augmentation des recettes alimentaires; si cette reprise ne se produit pas, c'est que la poussée n'est pas terminée, malgré l'apyrexie, ou bien, c'est que l'alimentation n'est point suffisante, pour compenser les pertes faites; c'est dans ces cas que l'on devra, pour un temps, ne pas hésiter à recourir à une suralimentation compensatrice, bien dosée et bien surveillée, dont la viande crue pourra faire avantageusement les frais.

Si les dangers de la suralimentation sont grands, ceux de l'*alimentation insuffisante* ne le sont pas moins.

Il est des tuberculeux asthéniques, amaigris, anémiés, qui s'acheminent lentement vers la cachexie et pour lesquels on peut être tenté, au premier examen, de porter un pronostic fatal à plus ou moins prochaine échéance. Il ne faudra point, cependant, se hâter de les condamner, sans s'être assuré qu'ils ne sont pas simplement des sous-alimentés. Certains tuberculeux, qui connaissent les dangers de la suralimentation, pour en avoir été victimes déjà ou simplement par ouï-dire, ont peur de manger; d'autres, qui sont des dyspeptiques habituels, redoutent l'aggravation de leurs troubles gastro-intestinaux et ont une véritable phobie alimentaire; parmi ces dyspeptiques, il en est un assez grand nombre dont la dentition défectueuse est seule cause du trouble de la nutrition; d'autres, enfin, sont simplement condamnés, par leur situation de fortune, à des privations dont la durée peut entraîner l'aggravation d'une lésion pulmonaire qui, par elle-même, est minime et sans gravité; dans tous ces cas, il sera, le plus souvent, facile de remédier aux accidents observés, en combattant la cause qui les entretient.

L'Opothérapie surrénale dans la Tuberculose.

(Journal de Médecine et de Chirurgie pratiques, 25 juillet 1913.)

L'opothérapie surrénale trouve son emploi, au cours de la tuberculose, dans trois conditions. Vous savez que les signes d'insuffisance surrénale ne sont pas rares dans la tuberculose; c'est là une première indication de l'opothérapie. Mais on peut encore avoir recours à cette médication en utilisant ses effets toni-cardiaques et vaso-constricteurs. Enfin, je vous montrerai qu'elle constitue un excellent adjuvant de la cure de recalcification.

I. — L'insuffisance surrénale dans la tuberculose.

Je laisse volontairement de côté aujourd'hui la maladie d'Addison et aussi les grands syndromes d'insuffisance surrénale pure (formes frustes de la maladie d'Addison). Dans ces cas, en effet, les malades présentent des lésions prédominantes de leurs capsules surrénales et le tableau clinique qui en découle passe au premier plan. Nous nous en sommes occupés bien des fois ensemble. Ce que je veux vous décrire, ce sont les cas dans lesquels l'attention est attirée d'abord sur les lésions pulmonaires, mais dans lesquels cependant un examen attentif révèle les signes d'un fonctionnement insuffisant des capsules surrénales avec ou sans mélanodermie.

Les capsules surrénales de ces malades ne présentent pas, à l'autopsie, les lésions caractéristiques de la tuberculose. Elles sont pourtant altérées. Babès a trouvé de la sclérose et des altérations cellulaires consécutives. Lucien et Parisot ont signalé une diminution de l'activité physiologique des surrénales des tuberculeux. Boinet a décrit chez les phtisiques avancés, sous le nom d'addisonisme, des symptômes cliniques traduisant un certain degré d'insuffisance surrénale. Laffitte et Moncany ont rapporté des faits analogues, sous le nom de « petite insuffisance surrénale ». Sézary a trouvé de la « surrénalite scléreuse » chez des tuberculeux dont l'amaigrissement et l'amyotrophie extrêmes faisaient contraste avec le peu d'étendue des lésions pulmonaires. J'ai moi-même observé et publié des cas analogues, que je classe en deux catégories : tantôt vous aurez affaire à des malades, tuberculeux avérés, fatigués plutôt qu'asthéniques, hypotendus, chez qui vous constaterez quelques taches pigmentaires discrètes sur le gland, sur les reins, sur la muqueuse buccale; tantôt, au contraire, il vous sera impossible de découvrir la moindre pigmentation; mais vous serez frappés par l'asthénie extrême des malades et par leur amaigrissement; si vous les examinez de plus près, vous verrez que cet amaigrissement n'est pas dû seulement à la disparition de la graisse, mais aussi à une fonte musculaire considérable. Et pourtant l'auscultation ne vous permettra d'entendre que des signes de tuberculisation assez localisés, et, en tous cas, hors de proportion avec la gravité de l'état général. Ne vous hâtez pas de conclure, en pareille circonstance, à une forme d'infection tuberculeuse hypertoxique et souvenez-vous que l'insuffisance surrénale peut être en cause. Vous aurez d'ailleurs un élément de diagnostic dans les résultats de l'opothérapie. J'ai observé un certain nombre de malades chez qui j'ai pu, de cette façon, faire la preuve de l'origine surrénalienne des phénomènes observés.

Ces faits ont une grande importance pratique, puisque vous pourrez, si vous savez les reconnaître, instituer une thérapeutique utile.

Vous vous adresserez, non à l'adrénaline, mais à l'extrait total de glandes surrénales. J'ai l'habitude de tâter, pour ainsi dire, la réceptivité du malade par des doses relativement faibles de 0,30 centigr. S'il ne se produit ni vertiges ni maux de tête, j'arrive rapidement à donner 0,60 et même 0,90 centigr. par jour. Cette médication ne doit pas être suivie d'une façon continue. Il est préférable de faire faire des cures de huit à dix jours, séparées par des intervalles de repos à peu près égaux. Mais ce ne sont là que des indications générales : vous devez toujours surveiller la tension artérielle de vos malades et savoir vous arrêter si vous constatez une hypertension relative trop brusque. Vous reprendrez le traitement, au contraire, si la tension fléchit. Vous serez souvent assez heureux pour relever la tension dans des proportions convenables et pour voir s'atténuer progressivement les symptômes d'insuffisance surrénale et, particulièrement, l'asthénie et l'amaigrissement.

Est-ce à dire que vous aurez une action sur la tuberculose elle-même? Evidemment non, du moins directement. Mais, en relevant les forces du malade, en le mettant dans un meilleur état général, vous lui permettrez de lutter plus longtemps et plus efficacement contre l'infection tuberculeuse. Les bons effets de cette pratique ont été confirmés par Rénon, Gouraud et Paillard, Lereboullet. Il va sans dire que le traitement habituel de la tuberculose doit être institué en même temps que l'opothérapie surrénale.

II. — Utilisation de l'action toni-cardiaque et vaso-constrictive
de l'adrénaline dans la tuberculose.

Vous connaissez l'action vaso-constrictive de l'adrénaline. Elle est évidente et vous savez, par exemple, qu'on l'utilise principalement en chirurgie rhinologique pour arrêter les hémorrhagies en nappe de la muqueuse nasale. En outre, l'adrénaline possède une action hypertensive des plus puissantes, peut-être d'ailleurs par l'intermédiaire de la vaso-constriction périphérique. Elle agit, enfin, sur les contractions cardiaques. On peut utiliser ces différentes propriétés dans la thérapeutique de la tuberculose.

a) L'action toni-cardiaque trouve son emploi dans tous les cas, et ils sont fréquemment observés, où il se produit une tendance au collapsus. Voici un malade profondément intoxiqué, affaibli, en état d'asthénie cardio-vasculaire; voici un tuberculeux à lésions pulmonaires très étendues, en imminence de dilatation cardiaque; en voici un autre qui fait brusquement un pneumothorax et dont le cœur menace de ne pouvoir supporter ce choc subit; voici enfin un pleurétique dont l'épanchement gêne le fonctionnement cardiaque... Dans tous ces cas, l'adrénaline — et non, cette fois, l'extrait total — est formellement indiquée. Il faut l'employer non en ingestion, — car l'action recherchée doit être rapide, immédiate, — mais en injections sous-cutanées. On peut injecter un centimètre cube de la solution au millième, mais je préfère diluer, selon la méthode de Josué, la même quantité de principe actif dans une assez grande masse de sérum physiologique. De cette façon, l'action est rapide sans être brutale. En tout état de cause, je ne dépasse jamais la dose d'un milligramme (1). Cette dose est suffisante pour parer aux accidents menaçants et pour relever la tonicité du système cardio-vasculaire.

b) L'action vaso-constrictive de l'adrénaline a été utilisée et même préconisée comme hémostatique au cours des hémoptysies. Je déclare formellement que je considère cette méthode comme dangereuse et je vous engage à ne jamais l'employer, malgré les résultats encourageants qu'elle a donnés, à l'origine, dans les mains de Souques et Morel et de quelques autres expérimentateurs. Vaquez a même proposé d'injecter directement l'adrénaline dans le parenchyme pulmonaire; Bouchard et Lenoir, directement dans la trachée. Mais, actuellement, presque tous les auteurs s'accordent à dire que l'adrénaline, en élevant la tension artérielle, peut, au contraire, augmenter les hémoptysies, après que l'action hémostatique, très passagère, a cessé. Quelques-uns même sont allés plus loin : ils pensent que l'adrénaline peut, par ce mécanisme, prédisposer aux hémoptysies et qu'il faut, par conséquent, la bannir de la thérapeutique des tuberculeux pulmonaires. Tel n'est pas mon avis. Mais j'ai toujours soin, avant de prescrire l'adrénaline chez un tuberculeux, par exemple dans le traitement surréno-calcique que je vais vous exposer, de m'assurer que mon malade ne présente pas d'hypertension.

La production d'une hypertension brusque est, de toute évidence, contre-indiquée au cours d'une hémorrhagie. On peut donc s'étonner, à un premier examen, que Rist ait eu recours

(1) La dose peut être renouvelée. Voir mon article « Posologie et mode d'administration de l'adrénaline ». *Journal de médecine et de chirurgie pratiques,* 10 octobre 1917.

récemment (1) à la pituitrine pour arrêter des hémoptysies tuberculeuses, alors que cette substance qui est, comme vous le savez, l'extrait du lobe postérieur de l'hypophyse, a une action particulièrement hypertensive. Il convient de remarquer, cependant, qu'une élévation de tension dans la grande circulation ne correspond pas nécessairement à une élévation de tension dans la circulation pulmonaire. Il est possible que la pituitrine n'élève pas la tension dans la circulation pulmonaire, que, peut-être même, elle l'abaisse et que son action favorable dans le traitement de l'hémoptysie s'explique ainsi. Il me paraît difficile cependant de généraliser cette interprétation et de l'étendre, tout au moins, à l'adrénaline. Les faits cliniques que j'ai observés ne me paraissent pas laisser de doute sur la concordance de l'hypertension de la grande circulation avec celle de la petite, sous l'influence de l'adrénaline, si j'en juge par l'apparition de l'hémoptysie.

III. — Action favorisante de l'adrénaline sur le processus de recalcification.

Je vous disais, en commençant cette leçon, que l'opothérapie surrénale pouvait être considérée comme un adjuvant de la cure de recalcification. L'adrénaline, en effet, agit physiologiquement sur le processus de recalcification. Trois ordres d'arguments le prouvent. Tout d'abord, depuis quelques années, on a constaté l'amélioration et même la guérison de certaines ostéopathies par l'adrénaline, notamment le rachitisme et surtout l'ostéomalacie, maladie essentiellement décalcifiante. Léon Bernard, après Bossi, a signalé une observation extrêmement intéressante d'un cas d'ostéomalacie guéri par le traitement adrénalitique longtemps prolongé, et Gley pense que l'adrénaline peut agir dans ces cas sur le processus de recalcification. D'autre part, Carnot et Slavu en ont, pour ainsi dire, donné la preuve expérimentale : ils ont pris un lot de vingt lapins dont ils ont fracturé une patte; dix

(1) Voir page 449.

d'entre eux ont été soumis au traitement par l'adrénaline; dix ont servi de témoins; or, chez les lapins adrénalisés, le cal a été obtenu plus rapidement et a été beaucoup plus exubérant.

Enfin, m'inspirant de ces deux ordres de faits, j'ai préconisé, le premier, l'emploi de l'adrénaline comme médicament adjuvant de la cure de recalcification de Ferrier. Les résultats que j'obtiens, depuis quelques années, par cette méthode ne font que m'encourager à la poursuivre et à la préconiser, en dépit des objections qui ont été formulées par quelques auteurs, et notamment par Léon Bernard et Vitry (1), qui n'ont pas noté une diminution des éliminations calcaires par les urines et les matières fécales chez les phtisiques soumis à l'adrénaline (2). Or, des dosages de chaux portant sur les urines ne peuvent indiquer que des chiffres tellement faibles que les différences constatées ne doivent être prises en bien grande considération. Les dosages de la chaux éliminée par les matières fécales peuvent donner des différences beaucoup plus importantes; mais, il faut tenir compte de la quantité de chaux alimentaire, laquelle peut varier notablement. Aussi bien, suis-je convaincu que ces recherches, qui veulent apporter un contrôle rigoureux, sont, en réalité, sujettes à de nombreuses causes d'erreur. Au contraire, les faits cliniques prouvent à l'évidence que l'on obtient de bons résultats par la méthode surréno-calcique, ainsi que l'a confirmé récemment encore Silvestri (3). Il est évident qu'il ne faut pas expérimenter sur des phtisiques avancés, comme malheureusement nous en avons trop souvent l'occasion dans nos salles d'hôpital. Mais, en ville, où l'on peut observer et soigner les malades dès le début, j'ai souvent obtenu des améliorations inattendues. Principalement chez les enfants, qui n'ont qu'exceptionnellement des hémoptysies et chez qui, par conséquent, il est possible de continuer longtemps le traitement sans inconvénient, les résultats sont tout à fait remarquables. Les adultes en bénéficient aussi, qu'ils soient

(1) Société d'Etudes scientifiques sur la Tuberculose, 11 décembre 1912.
(2) Voir, en outre, la note de la page 448.
(3) *Gazetta degli ospedali e delle cliniche*, 13 août 1912.

atteints soit de tuberculose osseuse, soit de tuberculose péritonéale (Courtellemont), soit de tuberculose pulmonaire. Ce traitement agit non seulement sur les légions tuberculeuses, mais aussi sur certains symptômes très pénibles. Vous avez vu récemment un tuberculeux dont nous avons arrêté les vomissements avec l'adrénaline. Mon ami Delanglade (de Marseille) m'a dit avoir observé le même heureux effet chez l'enfant.. Au cours de la grossese des femmes tuberculeuses — j'y ai insisté devant vous dans un de nos précédents entretiens (1), — il est particulièrement indiqué de lutter contre la décalcification physiologique par le traitement surréno-calcique.

Voici la méthode que je vous conseille d'appliquer. Il est inutile de recourir ici aux injections sous-cutanées. Vous donnerez par jour un à deux milligrammes d'adrénaline en ingestion. Il vaut mieux répartir cette dose dans la journée en quatre ou cinq reprises, par gouttes, dans un peu d'eau. Les périodes de traitement dureront une dizaine de jours et elles seront séparées par des intervalles de huit à dix jours de repos. Il est utile que vous preniez l'habitude de surveiller la tension artérielle de vos malades et que vous sachiez arrêter le traitement si elle se relève dans de trop fortes proportions, ou si, à plus forte raison, il se produit une hémoptysie, ou, même, s'il survient quelques crachats sanguinolents.

Quant au traitement recalcifiant de Ferrier, vous devez le continuer pendant des mois, sans interruption, excepté cependant chez certains vieillards qui ont de la tendance à faire de la tuberculose fibreuse.

Certes, par le traitement que je préconise l'on n'agit que sur le terrain. Mais je crois que c'est sur le terrain que doit principalement porter notre effort. Chacun de nous, vous le savez, a été plus ou moins atteint par le bacille de Koch pendant l'enfance. Nous avons pourtant résisté. Mais qu'il se fasse un affaiblissement du terrain, que l'organisme fléchisse, et le bacille,

---

1) Tuberculose et grossesse. *Presse médicale*, 5 juillet 1913.

longtemps silencieux, germera de nouveau. Quel exemple plus frappant pouvez-vous en trouver que celui de la grossesse? Il faut deux conditions pour que la tuberculose se réveille : qu'il existe un foyer de bacilles et, ensuite, que l'organisme fléchisse sous une influence quelconque. Nous sommes malheureusement presque désarmés contre le bacille, mais nous pouvons, par la méthode que je vous ai indiquée, agir sur le terrain et, de cette façon, empêcher ou, du moins, retarder l'évolution bacillaire.

Vous le voyez, l'opothérapie surrénale est toujours utile dans le traitement de la tuberculose. A supposer même qu'elle n'aidât pas à la recalcification, il faudrait cependant l'employer, car elle combat efficacement l'insuffisance surrénale, toujours plus ou moins présente chez les tuberculeux, sous le masque de la lassitude, de l'anémie, de l'amyotrophie, de l'hypotension, des vomissements. Contre cette insuffisance, plus ou moins évidente, c'est l'opothérapie surrénale totale qu'il faudra instituer, toutes les fois que l'estomac pourra la supporter. Au contraire, c'est à l'adrénaline que vous aurez recours comme toni-cardiaque et aussi comme adjuvant de la médication recalcifiante.

L'Adrénaline dans le traitement de la Tuberculose.

(Paris médical, février 1912.)

On a cherché à utiliser, dans le traitement des divers accidents de la tuberculose, les propriétés actuellement connues de l'extrait surrénal et particulièrement de l'adrénaline. On peut, d'une façon générale, résumer sous trois chefs principaux les applications qui en ont été faites : l'adrénaline a été employée comme *médication spécifique des troubles imputables à l'insuffisance surrénale*, assez souvent observés au cours de la tuberculose; elle a été administrée à titre de *médicament toni-vasculaire et hémostatique*, en vertu de ses propriétés vaso-constrictives; enfin, elle a été prescrite comme *adjuvant de la méthode de recalcification*, en raison de l'influence qu'elle paraît avoir sur les échanges minéraux. Nous étudierons successivement chacun de ces trois groupes d'indications thérapeutiques.

1° L'ADRÉNALINE DANS L'INSUFFISANCE SURRÉNALE DES TUBERCULEUX. — Si on veut bien se souvenir que la maladie d'Addison est, dans la presque totalité des cas, liée à une tuberculose des capsules surrénales, on reconnaîtra combien peut être étendu l'emploi de l'opothérapie surrénale, à titre de médication spécifique de l'insuffisance surrénale dans la tuberculose. Je n'entrerai pas ici dans le détail de cette première indication; on en trouvera une étude spéciale dans les diverses monographies écrites sur la maladie d'Addison ou sur l'insuffisance surrénale; je renvoie le lecteur à ces monographies et à mon article récent du *Journal Médical français* sur l'*Opothérapie surrénale* (novembre 1911). Je ne retiendrai que les faits qui se rapportent aux accidents proprement dits de l'insuffisance surrénale pure, sans mélanodermie, et qui touchent à l'étude si délicate et si complexe de la fonction surrénale chez les tuberculeux. Dans ces cas, il est vraisemblable que les capsules surrénales présentent des lésions scléreuses comparables à celles qu'on peut observer à la suite des maladies infectieuses et dont j'ai rapporté, il y a quelques années, une des premières observations (1). On en trouve une intéressante étude dans la thèse de Sézary (2), qui a montré la fréquence de la surrénalité scléreuse des tuberculeux et admis qu'elle pouvait expliquer l'existence des petits signes d'insuffisance surrénale qu'on observe si souvent chez eux. Boinet (3), de son côté, a rapporté récemment une série d'observations dans lesquelles les symptômes d' « addisonisme » rétrocédèrent sous l'influence de l'opothérapie surrénale.

Dans ces faits d'insuffisance surrénale, c'est plutôt, à vrai dire, l'extrait surrénal total que l'adrénaline qu'il convient d'employer; il s'agit, non seulement de relever la tension artérielle, plus ou

<hr>

(1) Émile SERGENT, « Les surrénalites chroniques d'origine infectieuse et l'insuffisance surrénale lente ». (*Archives générales de médecine*, 5 janvier 1904.)

(2) SÉZARY, « Les surrénalites scléreuses ». *Thèse de Paris.*

(3) BOINET, *Académie de médecine*, 5 octobre et 2 novembre 1909.

moins fortement déprimée, mais aussi et surtout de combattre l'état d'asthénie plus ou moins profonde qui attire l'attention dès le premier examen; j'ai observé plusieurs tuberculeux qui ont été fort améliorés par l'extrait total à la dose de 3o à 6o centi-grammes par jour, alors que l'adrénaline n'avait produit que des effets très incomplets et inappréciables. Ces observations se rapportent surtout à des sujets chez lesquels les signes pulmonaires étaient relativement minimes, alors que l'anéantissement des forces, la perte d'appétit, l'anémie et l'amaigrissement étaient très accentués. Je crois que, dans bien des cas de tuberculose pulmonaire, il en est ainsi et qu'il ne faut pas se hâter de conclure à l'existence d'une forme hypertoxique, alors qu'il peut s'agir seulement d'un déficit des fonctions surrénales.

2° UTILISATION DES PROPRIÉTÉS VASO-CONSTRICTIVES DE L'ADRÉNALINE DANS LA TUBERCULOSE. — L'adrénaline est un des plus puissants vaso-constricteurs qu'on connaisse actuellement. La vaso-constriction qu'elle provoque a pour conséquences, d'une part, d'élever la tension artérielle, d'autre part, de favoriser l'hémostase; ces deux propriétés peuvent trouver leur indication thérapeutique dans la tuberculose, comme elles la trouvent dans bon nombre d'autres états pathologiques.

La propriété *angiotonique* peut être mise à profit chaque fois que survient l'asthénie cardio-vasculaire ou le collapsus, abstraction faite ici des cas imputables à l'insuffisance surrénale. C'est ainsi que, sous l'influence de l'*intoxication profonde de l'organisme*, de l'*étendue des lésions pulmonaires*, de l'*apparition d'un pneumothorax*, de la *compression exercée par un gros épanchement pleural*, on peut voir survenir la défaillance du myocarde, la dilatation du cœur, le collapsus, l'état syncopal; dans tous ces cas, indépendamment des indications spéciales, l'adrénaline trouvera son emploi et pourra rendre de réels services, soit qu'on l'administre par la bouche en doses fractionnées (cinq à six gouttes de la solution au millième toutes les quatre heures), soit qu'on la prescrive en injections sous-cutanées, suivant la méthode de Josué (un demi-milligramme pour un demi-litre de sérum).

Les propriétés *hémostatiques* de l'adrénaline ont suggéré l'idée de l'employer contre les hémoptysies des tuberculeux. Souques et Morel, avec des injections hypodermiques d'un demi à un milligramme, arrêtèrent des hémoptysies abondantes en un temps qui varia de vingt minutes à six heures. Bouchard et Le Noir arrêtèrent un crachement de sang en instillant dans la trachée 1 centimètre cube d'une solution au 1/5.000. Vaquez, enfin, ne craignit pas, dans plusieurs cas rebelles, d'introduire directement dans le poumon 8 à 10 gouttes de la solution au millième. En dépit de ces observations encourageantes, ce mode de traitement de l'hémoptysie ne s'est pas généralisé; on peut même dire qu'il a été à peu près abandonné. On ne saurait s'en étonner si l'on songe que la vaso-constriction par l'adrénaline est suivie d'une vaso-dilatation non moins considérable et que, d'autre part, elle s'accompagne d'une élévation notable de la tension artérielle.

Or, si on veut bien se souvenir que la grande majorité des hémoptysies sont liées à des crises hypertensives, on comprend qu'une médication, qui peut avoir pour conséquence de favoriser l'hypertension, va contre le but qu'elle devrait se proposer. On doit conclure, tout au moins, que, si l'adrénaline ne doit pas être rayée radicalement du traitement de l'hémoptysie, elle ne peut être employée que sous la réserve formelle que la tension artérielle a été examinée et a été trouvée abaissée; pour ma part, je considère que, même sous ces réserves, l'adrénaline représente une arme dangereuse contre l'hémoptysie des tuberculeux et j'y ai renoncé.

3° L'ADRÉNALINE DONNÉE COMME ADJUVANT DE LA RECALCIFICATION DANS LE TRAITEMENT DE LA TUBERCULOSE. — L'adrénaline a été essayée dans les diverses *ostéopathies*, avec un succès plus ou moins variable et discutable, notamment dans le *rachitisme* (Stolzner). Dans l'*ostéomalacie*, elle a donné, entre les mains de Bossi, de L. Bernard, des succès remarquables, que Gley a attribués à l'influence qu'elle exercerait sur le processus de recalcification. Cette hypothèse semble trouver sa confirmation dans les expériences de Carnot et Slavu qui ont vu les *fractures expérimentales* des animaux soumis à l'adrénaline se réparer et se consolider plus rapidement que celles des témoins, grâce à une réaction médullaire et à une fixation de sels de chaux beaucoup plus intenses.

C'est en partant de ces considérations que j'ai songé à compléter le *traitement de recalcification de Ferrier dans la tuberculose par l'administration de l'adrénaline* (1). Depuis plus de deux ans, j'ai administré, dans ces conditions, l'adrénaline à un grand nombre de tuberculeux; je l'ai donnée à des enfants et à des adultes; je l'ai employée dans les cas les plus variés (tuberculose pulmonaire, tuberculose osseuse, tuberculose péritonéale...).

Dans tous les cas, d'une façon à peu près constante, j'ai observé une diminution de la phosphaturie et de l'acidité urinaire; dans un certain nombre de cas, j'ai noté une apparition plus rapide des signes de recalcification; dans quelques-uns, je n'ai constaté aucune modification apparente; chez plusieurs phtisiques, j'ai dû interrompre le traitement, par suite de la présence de filets de sang dans les crachats et de la menace d'une hémoptysie. C'est chez les enfants, d'une part, et, d'autre part, dans les tuberculoses osseuses et péritonéales que j'ai obtenu les résultats les plus encourageants.

L'*enfant* fait rarement des hémoptysies : aussi, la médication peut-elle être administrée plus longtemps et plus largement que chez l'adulte; d'autre part, la fixation des sels de chaux est plus active chez lui; c'est par ces raisons que j'explique la supériorité de ce traitement chez les sujets jeunes, âgés de moins de seize ou dix-sept ans.

Chez le *phtisique adulte*, cependant, j'ai obtenu aussi, quoique d'une façon moins constante, des résultats favorables. Mais, il est nécessaire de surveiller de très près la tension artérielle et l'expectoration; bien souvent, on doit interrompre l'usage de

(1) Émile SERGENT. « La valeur thérapeutique de la récalcification (méthode de Ferrier) dans la tuberculose pulmonaire, jugée par six années de pratique ». *Presse médicale*, 1er novembre 1910.

l'adrénaline, si bien que son influence n'est pas sasez prolongée pour s'exercer efficacement.

Dans la *tuberculose osseuse*, les résultats sont tout à fait favorables, notamment dans le *mal de Pott;* de même dans la *tuberculose du péritoine*, dans laquelle le traitement de recalcification, déjà si efficace (Courtellemont), trouve en l'adrénaline un adjuvant des plus puissants.

En somme, en dehors des cas de tuberculose pulmonaire chez les adultes sujets aux hémoptysies, l'adrénaline sera toujours indiquée comme un facteur puissant de reminéralisation. J'ajoute que l'indication de son emploi sera basée, en même temps, sur la fréquence du déficit de la fonction surrénale chez les tuberculeux, ainsi que je l'ai rappelé au début de cet article.

On la prescrira à la dose d'un à deux milligrammes par jour, en prises fractionnées, par séries de dix jours consécutifs, séparées par des périodes de repos de cinq à dix jours. Avec ces précautions, et sous la réserve des restrictions précédentes, on pourra en continuer l'administration pendant très longtemps — des semaines et même des mois — sans observer jamais d'accidents sérieux (1).

---

(1) Dans une communication à la Société d'Études scientifiques sur la tuberculose (12 décembre 1912), MM. L. Bernard et Vitry ont mis en doute « l'influence de l'adrénaline sur les échanges calciques chez les tuberculeux ». J'ai répondu par les faits résultant de mon observation personnelle. Depuis, j'ai continué l'étude de l'action de l'adrénaline dans la fixation des sels de chaux avec la collaboration de mon interne en pharmacie, M. Rouvl. Nous avons mesuré l'élimination calcique indirectement par le dosage de la phosphaturie, en dosant celle ci avant tout traitement, puis pendant le traitement de recalcification simple et, enfin, pendant le traitement surréno-calcique : nous avons constaté que les chiffres les plus bas correspondaient aux périodes de traitement surréno-calcique.

Discussion à la Société Médicale des Hôpitaux (18 avril 1913) à propos d'une communication de M. Rist, sur le traitement de l'hémoptysie par l'extrait de lobe postérieur d'hypophyse en injection intra-veineuse.

Il serait bien désirable qu'une médication de l'hémoptysie aussi efficace que paraît l'être celle dont M. Rist nous apporte les essais encourageants, fût enfin trouvée. Car, trop souvent, l'hémoptysie résiste à tous nos efforts. Au reste, la multiplicité des causes de l'hémoptysie doit nous porter à penser qu'une même médication ne saurait, dans tous les cas, trouver son indication.

Laissant de côté l'hémoptysie foudroyante qui, sans doute, en raison même de son mécanisme et de sa brutale soudaineté, échappe à la thérapeutique, je ne veux songer qu'aux hémoptysies abondantes et à répétition qui accompagnent si souvent les formes ulcéreuses, à évolution rapide, de la tuberculose, dont elles sont même, parfois, avec la fièvre, le symptôme initial et dominant. Là encore la thérapeutique est trop souvent, sinon toujours, désarmée, et cela tient aux caractères évolutifs particuliers de ces lésions.

Mais, à côté de ces hémoptysies graves et mortelles par la nature même de la lésion qui les provoque, il y a les hémoptysies qui ne sont graves que par elles-mêmes, par leur répétition, et à propos desquelles on a le sentiment que, si on peut les éviter, on écartera les chances de mort, parce que l'état du malade et de ses poumons est compatible avec la survie et même avec l'espoir d'une guérison.

Tel est le cas pour ces tuberculeux fibreux, par exemple, qui sont si souvent des hypertendus — et parfois même d'anciens syphilitiques — chez lesquels la fréquence des hémoptysies n'est pas l'une des moindres menaces.

Sans doute, il convient de ne pas confondre l'hypertension de la grande circulation avec celle de la circulation pulmonaire; il n'y a pas concordance constante entre les tensions de ces deux champs circulatoires; tout s'accorde même à prouver le contraire.

Néanmoins, il y aurait danger, je crois, à trop généraliser, et j'estime pour ma part, que, s'il est vrai que la majorité des tuberculeux sont des hypotendus artériels, il n'est pas démontré qu'ils ne sont pas des hypertendus pulmonaires. C'est sans doute à cette indépendance relative de deux tensions qu'il faut en partie attribuer les divergences qui séparent les auteurs dans le choix des médications de l'hémoptysie. Alors que les uns ont prôné les bons effets de l'adrénaline — puissant agent hypertenseur — les autres nous ont conseillé la trinitrine ou le nitrite d'amyle, vasodilateurs périphériques de premier ordre.

Or, l'extrait de lobe postérieur d'hypophyse est un autre agent hypertenseur; les effets immédiats observés par M. Rist semblent bien, d'ailleurs, démontrer cette action. Aussi bien y aura-t-il intérêt à rechercher dans quels cas cette médication pourra être utilisée; il paraît, *a priori*, vraisemblable qu'elle n'agira pas aussi brillamment chez tous les malades; mais, combien sont difficiles dans la pratique ces distinctions!

Pour ma part, je me réjouis des résultats annoncés par notre collègue, car, après avoir eu recours aux divers agents dont j'ai parlé plus haut, je les ai tous abandonnés pour revenir à la médication que j'ai vu employer autrefois par mes maîtres, à l'ipéca et à l'opium.

J'ai donné l'adrénaline; elle ne m'a procuré que des déboires; bien plus, convaincu de son efficacité comme adjuvant de la cure de recalcification, je la supprime à la moindre apparition du plus petit filet de sang et je ne la donne jamais aux congestifs.

J'ai donné aussi la trinitrine, à doses fractionnées et modérées (quatre gouttes de la solution au centième dans les vingt-quatre heures); depuis qu'un de mes malades, gros hypertendu, est mort d'une reprise foudroyante de son hémoptysie, après avoir pris la quatrième dose (quatrième goutte à la vingtième heure), je n'y ai plus voulu toucher.

J'ai recours maintenant — je parle bien entendu des hémoptysies assez abondantes et répétées pour être inquiétantes — à l'ipéca et à l'opium, comme je viens de le dire. Je donne l'ipéca à doses fractionnées, par prises de o gr. ro, de telle façon que

le patient soit maintenu constamment en état nauséeux. C'est là
une médication pénible, mais c'est celle qui m'a paru le plus
efficace, et cela vaut bien qu'on impose au malade un malaise
momentané et d'autant mieux supporté qu'il est compensé par un
demi centigramme de morphine matin et soir. Je ne saurais dire
quelle est l'action physiologique de l'ipéca, ainsi administré,
sur la tension de la circulation pulmonaire. Pratiquement, je
m'en fais l'idée suivante : nous connaissons tous le malaise qui
précède le vomissement; le mal de mer en est un type; cette
phase nauséeuse s'accompagne de sueurs froides, de pâleur et,
partant, de constriction des vaso-capillaires; je pense que l'état
nauséeux provoqué par l'ipéca agit de même et favorise ainsi
l'hémostase pulmonaire.

Quoi qu'il en soit, les intéressantes recherches de Rist me paraissent d'autant plus dignes de retenir notre attention que nous
sommes, en réalité, bien mal armés contre ce redoutable accident
qu'est l'hémoptysie.

Deux cas de pyopneumothorax tuberculeux traités avec succès par les injections intrapleurales d'azote goménolé.

(Société médicale des Hôpitaux, 20 avril 1917.)

L'apparition du pneumothorax est parfois un processus de guérison « providentielle » de la tuberculose pulmonaire. De cette
constatation clinique est née la méthode de Forlanini, consistant
à provoquer un pneumothorax « artificiel » comme moyen de
traitement de la tuberculose.

D'autre part ,le pyo-pneumothorax tuberculeux est considéré
comme une complication fort grave; dans les cas les moins défavorables, il se transforme peu à peu en pleurésie purulente tuberculeuse et évolue dès lors suivant les conditions pronostiques de
celle-ci, c'est-à-dire sous la forme d'une affection particulièrement
remarquable par sa durée indéfinie et par son incurabilité habi-

tuelle. Chacun connaît les cas classiques de malades qui durent être ponctionnés pendant des années sans voir tarir leur épanchement. Parfois, cependant, le médecin est récompensé de son opiniâtreté et est assez heureux pour assister à « l'épuisement » de l'épanchement par un nombre plus ou moins considérable de thoracentèses; Marfan a rapporté l'observation d'une poche purulente pleurale qui, chez un enfant de quatorze ans, nécessita une vingtaine de ponctions et finit par s'assécher.

Le Pr. Chauffard (1), dans une clinique récente sur les « évolutions des pleurésies purulentes tuberculeuses », après avoir cité une observation dans laquelle la terminaison heureuse fut assez rapide, insista sur une forme particulière constituée par l'ouverture de la pleurésie dans les bronches, ouverture suivie d'un pneumothorax secondaire consécutif à la vomique et rapidement compliquée d'accidents d'infection mortels à brève échéance.

Tout autre paraît être l'évolution des pleurésies purulentes tuberculeuses consécutives au pneumothorax, dans lesquelles l'enkystement de l'épanchement tend à se réaliser spontanément et contre lesquelles la thérapeutique n'est pas désarmée, soit qu'elle se borne à l'épuisement de l'épanchement par des thoracentèses successives, soit qu'elle combine cette méthode avec l'insufflation d'air ou d'azote dans la cavité pleurale.

L'idée d'insuffler de l'air dans la plèvre, dans le but de s'opposer à la reproduction de l'épanchement liquide, a d'abord été imaginée en Angleterre, puis vulgarisée par Potain (2), qui l'appliqua particulièrement au traitement de l'hydropneumothorax. Vaquez et Quiserne l'étendirent ensuite au traitement des épanchement liquides et substituèrent à l'air l'azote, dont l'absorption plus lente favorise la persistance plus durable de la pression gazeuse intrapleurale. Peu après, Achard et Grenet conseillèrent l'insufflation d'azote contre les pleurésies purulentes tuberculeuses; et, récemment, Achard fit une étude d'ensemble de cette méthode (3).

(1) Professeur Chauffard. *Presse médicale*, 9 septembre 1915.
(2) Potain. *Bulletin de l'Académie de Médecine*, 24 avril 1888.
(3) Prof. Achard, « L'insufflation d'air dans la thérapeutique des épanchements pleuraux ». *Journal des Praticiens*, 14 août 1915.

Je viens d'avoir l'occasion de suivre et de voir guérir, dans le même temps, deux malades atteints de pyopneumothorax tuberculeux, que j'ai traités par l'insufflation pleurale, d'abord, par l'insufflation simple d'oxygène, puis d'azote, et, ensuite, par l'insufflation d'azote goménolé obtenu en faisant barboter l'azote dans des flacons contenant du goménol. Ces deux malades paraissent aujourd'hui complètement guéris par symphyse pleurale.

Je résume ici leurs observations en mentionnant, pour chacune d'elles, les particularités intéressantes et dignes d'être soulignées.

OBSERVATION I. — X... (P.), vingt-six ans, avait été pris, trois mois avant la guerre (en avril 1914), d'accidents généraux traduisant une évolution bacillaire localisée au sommet du poumon gauche. Il avait dû quitter Paris et ses études et se rendre dans sa famille, à la campagne. Peu de temps après son arrivée (18 juin), il fit un pneumothorax qui faillit l'emporter; mais, bientôt, il entra dans la période de tolérance, tant et si bien que, la mobilisation étant déclarée, il n'obtint qu'un court sursis d'appel et fut peu après obligé de rejoindre son dépôt, où il resta quelques semaines. En peu de temps il perdit le bénéfice de l'amélioration acquise et dut être envoyé en congé. Il vint à Paris et se présenta à moi pour être hospitalisé et soigné dans mon service de la Charité, où il entra le 26 mars 1915, se plaignant surtout d'une oppression constante. A ce moment, tout l'hémithorax gauche était énormément voussuré, et l'examen y décelait tous les signes d'un épanchement hydroaérique; une ponction exploratrice permit de constater que le liquide était du pus. Il y avait de la fièvre, oscillant autour de 38°5; le poids était de 62 kil. 500; il n'y avait pas d'expectoration. Un examen radioscopique confirma les résultats de l'examen sthétacoustique en montrant une image nette d'épanchement liquide mobile surplombé d'une couche d'air remplissant à peine le 1/5 supérieur de la cavité pleurale; le cœur était complètement à droite.

Le 9 *avril*, une ponction évacuatrice fut pratiquée à l'aide de l'appareil de Küss; on retira 750 grammes de pus assez lié, sans grumeaux, verdâtre.

Le 26 *avril*, on retira de nouveau 1.060 grammes. Le 26 *mai*, on fit une troisième ponction de 1.050 grammes qu'on fit suivre d'une injection intra-pleurale de 500 centimètres cubes d'oxygène. Le 10 *juin*, quatrième ponction de même quantité, suivie d'injection de 250 centimètres cubes d'azote.

Le 26 *juin*, cinquième ponction de 1.700 centimètres cubes, suivie d'injection de 300 centimètres cubes d'azote goménolé.

Il fut fait ainsi, à intervalles de plus en plus éloignés, *quatorze ponc-*

tions, donnant issue à une quantité de liquide de moins en moins abondante et toujours suivies d'injections intrapleurales d'azote goménolé; la quatorzième ponction fut faite le 28 janvier 1916 et donna 3oo grammes de liquide. L'aspiration du liquide fut très difficile dans les dernières thoracentèses; il était manifeste que la poche était rigide, « bloquée ».

A partir du 3 mars 1916, on vit la paroi se rétracter progressivement; peu à peu, l'examen radioscopique montra la diminution d'étendue, dans toutes ses dimensions, de l'hémithorax gauche, parallèlement à l'augmentation de l'hémithorax droit, en même temps que le cœur reprenait sa place presque complètement et que l'image de l'épanchement hydro-aérique, en s'effaçant, permettait au moignon du poumon gauche de retrouver quelque liberté de mouvement.

L'état général s'était amélioré parallèlement, de même que la courbe thermique s'était rapprochée de la normale et que le poids, après être tombé de près de 1.5oo grammes entre avril et fin juin 1915, s'était relevé de façon à se maintenir entre 65 kilogr. et 65 kilogr. 5oo depuis le mois de janvier 1916.

Aujourd'hui l'évolution du pyopneumothorax peut être considérée comme terminée et la lésion pleurale comme cicatrisée par symphyse épaisse avec rétraction, ainsi qu'on peut le contrôler par la radiscopie.

La durée totale du pyopneumothorax fut d'environ vingt mois (18 juin 1914 au 3 mars 1916).

OBSERVATION II. — A... (P.), dix-huit ans, jardinier, Alsacien, engagé au début de la guerre après avoir passé la frontière, est réformé en octobre 1914, à la suite d'une hémoptysie qui dura dix jours. Il entre dans mon service de la Charité, le 13 novembre 1914, se plaignant de tousser constamment et de souffrir d'un point douloureux assez vif dans la région sous-épineuse droite. Il n'a pas mauvais aspect, paraît avoir maigri, et sa température s'élève légèrement le soir (37°6 environ). L'examen décèle des signes d'infiltration circonscrite du sommet droit, en arrière, dans la partie externe des fosses sus-épineuse et sous-épineuse, avec quelques craquements discrets sous la clavicule.

Le 10 *février* 1915, il est pris d'une hémoptysie assez abondante, avec vive oppression, en même temps que la température s'élève à 40°. Cet état persiste les jours suivants et se compose, le 12 février, de l'apparition brusque d'une violente douleur dans tout l'hémithorax droit, suivie des signes d'un pneumothorax.

Le 16 *février*, l'hémoptysie a pris fin; la température se maintient élevée, aux environs de 39°, pendant tout le mois, tandis que des signes d'épanchement liquide se constituent peut à peu à la base.

Le 9 *mai*, on peut l'examiner à l'écran radioscopique et contrôler le diagnostic d'hydropneumothorax de la grande cavité. La température reste oscillante, à grands écarts quotidiens.

Le 7 *juin*, une ponction est faite, à l'aide de l'appareil de Küss; on retire seulement 250 centimètres cubes de liquide séro-purulent, remplacés immédiatement par 300 centimètres cubes d'azote.

A partir du lendemain, la température s'abaisse de près d'un degré n'atteignant qu'à peine 38° le soir; dès lors, elle descend progressivement de façon à osciller autour de 37° à 37° 5, en même temps que l'état général devient de plus en plus satisfaisant.

Le 25 *juillet*, deuxième ponction de 575 centimètres cubes d'un liquide un peu plus louche et insufflation de 500 grammes d'azote goménolé.

Des examents radioscopiques, faits de temps en temps, montrent que le liquide n'a pas grande tendance à se reproduire et que la poche d'air reste close.

Le 20 *novembre*, troisième ponction; on retire 600 centimètres cubes; le liquide est, cette fois, franchement purulent, épais, crémeux. A la suite de cette évacuation, la pression pleurales est — 10; après injection de 250 centimètres cubes d'azote goménolé, elle est — 2; à 300 centimètres cubes, elle est à 0; à 350 centimètres cubes, elle est à + 2.

Le 21 *janvier* 1916, quatrième ponction; évacuation de 500 centimètres cubes suivie d'injection de 500 centimètres cubes d'azote goménolé.

Le 17 *avril* 1916, cinquième ponction; évacutaion de 950 centimètres cubes, injection de 500 centimètres cubes d'azote goménolé.

Le 15 *juin* 1916, sixième ponction; évacuation de 200 centimètres cubes suivie d'injection de 300 centimètres cubes d'azote goménolé.

Le 20 *juillet* 1916, septième ponction de 400 centimètres cubes de liquide purulent grumeleux; tandis qu'on veut mesurer la pression, le pus, qui paraissait épuisé, reflue au bout de quelques instants dans les tuyaux; sans avoir changé l'aiguille de place, on peut ainsi retirer encore plus de 100 centimètres cubes de pus; le même phénomène se reproduit une seconde fois; on ne pousse pas plus loin la recherche de la pression et on injecte 300 centimètres cubes d'azote goménolé.

Cette ponction fut la dernière. Depuis, l'état du malade s'est constamment amélioré et, peu à peu, toute trace de liquide et de poche d'air pleural a disparu; le processus de guérison par symphyse a pu être suivi, étape par étape, à l'écran radioscopique; depuis le 12 décembre 1916, la symphyse est complète; le sujet respire d'une façon exagérée avec son poumon gauche; l'inspection permet de constater un remarquable mouvement de bascule qui amplifie tous les diamètres de l'hémithorax gauche, tandis que le droit demeure immobile; l'examen à l'écran radioscopique contrôle de façon remarquable cette constatation en y ajoutant celle d'une amplitude exagérément développée des mouvements du diaphragme à gauche avec immobilisation à peu près complète du diaphragme droit; l'épreuve spiroscopique, faite avec l'appareil de Pescher, montre que la capacité respiratoire est normale.

De toute cette longue histoire, A... ne conserve, en somme, qu'une gêne respiratoire assez marquée; mais son état général est devenu excellent.

Chez lui, la rétraction thoracique est beaucoup moins apparente que chez le sujet de l'observation I. *La durée totale du pyopneumothorax fut de vingt-deux mois* (12 février 1915 au 12 décembre 1916).

Je crois intéressant de souligner tout d'abord deux particularités différentes observées au cours des ponctions pratiquées chez ces deux malades.

Chez le second, ainsi que je l'ai noté dans le résumé de l'observation, la dernière ponction permit de constater, après une évacuation qui lui avait paru épuiser le liquide pleural, un reflux de ce liquide par les tubes restés en place et mis en communication directe avec le manomètre de l'appareil de Küss. Ce phénomène doit être expliqué par ce fait que le poumon sain (gauche), attiré par la décompression résultant de l'évacuation de la plèvre droite, était en quelque sorte aspiré avec le cœur et le médiastin vers la cavité pleurale droite et amenait ainsi une sorte d'élévation du niveau du liquide resté dans les parties les plus déclives, lequel venait dès lors affleurer le trocart laissé en position. Cette interprétion est la seule possible; elle cadre bien avec le développement supplémentaire excessif du poumon gauche resté sain et avec la grande liberté de ses mouvements constatée aux rayons X.

Au contraire, chez le premier malade, les dernières ponctions seraient restées blanches si nous n'avions employé tous les artifices pour épuiser le liquide dont l'examen radioscopique avait permis d'affirmer la présence (nous devions faire pencher le malade dans tous les sens, refaire la ponction après réinjection d'azote, etc.). Ici, la plèvre était complètement rigide et épaissie, le médiastin fixé, et la collection était « bloquée », en quelque sorte, inaccessible aux modifications de pression résultant des mouvements respiratoires, ainsi qu'on pouvait s'en assurer en cherchant à mesurer la tension intrapleurale, qui demeurait invariable, même pendant la toux.

Abstraction faite de ces remarques relatives aux conditions qui peuvent influencer la pression intrapleurale dans les pyopneumothorax chroniques, ces deux observations méritent de retenir l'attention des médecins pour les raisons suivantes. Tout d'abord, elles montrent le rôle « providentiel » bien connu qu'à eu l'apparition d'un pneumothorax sur la guérison d'une tuberculose pulmonaire unilatérale, subaiguë, en évolution; elles établissent que, à ce titre, il est indiqué d'entretenir « artificiellement » ce pneumothorax quand il tend à se résorber et à se transformer en épanchement liquide purulent; enfin, elles enseignent qu'arrivée à cette phase la pleurésie purulente tuberculeuse bénéficie, en même temps, grandement de ce pneumothorax artificiellement entretenu, surtout si on prend soin d'associer à l'azote insufflé dans la cavité pleurale un antiseptique, tel le goménol, dont l'action directe et locale sur la séreuse n'est pas à négliger.

Sur un essai de traitement de malades tuberculeux, à expectoration bacillifère, par la saccharose, suivant la méthode du D^r Lo Monaco.

En collaboration avec les Drs Gimbert et Haas.

(*Journal de médecine et de chirurgie pratiques*, 25 septembre 1918).

Bien qu'aucune communication scientifique concernant le traitement de la tuberculose par la saccharose n'eût encore paru, jusqu'ici, dans une société savante française, nous avons expérimenté la méthode du Pr. Lo Monaco sur neuf malades (8 hommes et 1 femme) de notre service de triage de la Charité. Voici les conditions de notre expérience et ses résultats. Nous avons dû interrompre ces recherches de contrôle en raison de l'ordre d'évacuation générale de tous les tuberculeux des formations sanitaires du G. M. P., dès le diagnostic établi.

Tous les malades traités étaient des bacillaires avérés, bacillifères, à lésions ouvertes. Deux d'entre eux étaient en poussée congestive. Nous avons injecté chaque matin cinq centimètres cubes d'une solution contenant un gramme de saccharose par gramme d'eau distillée stérilisée; l'injection était assèz douloureuse sans être pourtant intolérable; nous n'avons, d'ailleurs, pas ajouté le moindre anesthésique à notre solution. Le liquide s'est toujours bien résorbé. Il n'a jamais été constaté de gly-cosurie.

Nous avons étudié l'effet du traitement sur le poids, l'expectoration, la température, les signes d'auscultation, la tension arté rielle et les signes subjectifs.

1° Le *poids*, chez cinq de nos malades, a paru tout d'abord augmenter plus vite que chez d'autres, non traités; mais cette augmentation très rapide du début fléchissait déjà au bout de quinze jours et Ma..., qui avait augmenté la première semaine de 1 kilog. 300, en reperdait autant la semaine suivante pour ne gagner finalement que 100 grammes huit jours plus tard. Nous trouvons comme chiffre de gains en poids, deux fois 100, 500, 900, 2 kilogr. 200; chez les quatre autres malades le poids est resté stationnaire ou a diminué.

Il y a lieu de noter que tous nos malades venaient de passer d'une situation active et fatigante au séjour reposant de la salle ou du lit d'hôpital.

2° L'*expectoration*. — Nous avons évalué en poids la quantité quotidienne de crachats; mêmes résultats inconstants. D'une façon générale elle a semblé diminuer; de 17 grammes elle tombe à 4 grammes 30 chez C...; de 12 grammes à 7 grammes 10 et à 4 grammes 8 chez B...; de 23 grammes à 20 grammes chez G... Mais, en regard de ceux-ci, chez De... elle a augmenté; de 12 grammes, elle est montée à 52 grammes chez Pr..., augmentant de 9 à 10 grammes.

3° La *température* n'a pas présenté davantage de modification stable caractéristique. Chez deux malades, G... et De..., elle a cédé de cinq dixièmes; chez les autres, elle n'a pas été modifiée; chez Me..., qui était en poussée congestive et chez lequel nous ne faisions l'injection que tous les deux jours, elle s'élevait même régulièrement d'un degré le jour de la piqûre.

4° La *tension artérielle*, dans un seul cas (B...), s'est élevée d'un degré, passant de + 11-7 à + 12-7; dans tous les autres, elle est restée stationnaire ou bien a continué à fléchir.

5° Les *signes d'auscultation*, en ce qui concerne le murmure vésiculaire, sur aucun de nos malades, n'ont été modifiés en quoi que ce soit; en ce qui concerne les bruits adventices, sauf chez B... qui crachait moins, pas davantage de progrès; les râles humides et les craquements de même type sont restés aussi abondants.

6° Les *signes subjectifs*. — C'est de ce côté qu'on a pu obtenir, nous ne dirions pas quelques résultats, mais quelques satisfactions; un seul de nos malades, qui était en poussée congestive (M...), n'a pas éprouvé de bien-être; il a fallu insister pour qu'il consentît à continuer la médication, dont il connaissait la popularité, qu'il avait acceptée avec enthousiasme, mais qu'il eût pourtant, de lui-même, cessée.

Un autre, De..., n'accusait pas de malaises mais n'éprouvait aucun bien-être, les sept autres ont dit se sentir moins las, plus solides, moins déprimés; il leur a semblé moins transpirer la nuit et ils ont mangé de meilleur appétit.

Pour conclure de cette série d'observations, on peut dire que la méthode de traitement de la tuberculose pulmonaire par la saccharose est une méthode anodine mais en même temps inefficace. Aucun signe clinique ne nous a permis de saisir la moindre amélioration stable des légions, l'influence parfois impressionnante sur l'expectoration, les transpirations et le poids n'a été que très fugace et, de ce fait, n'est pas même assez encourageante d'elle seule pour nous donner le droit d'imposer plus longtemps aux malades la gêne douloureuse que provoquent les injections.

Nous avons fait les mêmes constatations sur des malades isolés suivis en ville.

QUATRIÈME PARTIE

La tuberculose et la guerre

Appelé par la confiance de M. le Directeur du Service de Santé du Gouvernement Militaire de Paris à la direction d'un important centre de triage de tuberculeux et d'un hôpital sanitaire, j'ai vu défiler plus de 17.000 tuberculeux ou suspects de tuberculose. Sur ce vaste champ d'observation j'ai glané une abondante moisson de constatations cliniques. La plupart ont trait à la délicate question du diagnostic de la tuberculose pulmonaire et, à ce titre, auraient pu trouver place dans la première partie de ce livre, qu'elles complètent. Il m'a paru qu'il y avait intérêt à les grouper, car, dans leur ensemble, elles constituent un tout.

*
* *

On trouvera à la fin de cette quatrième partie l'article que j'ai donné au *Figaro*, dès le 15 avril 1915, sous la signature « Un prévoyant ». Il marque le début de ma contribution personnelle à l'étude de la tuberculose de guerre; il est l'avertissement que mes fonctions à la Place de Paris m'avaient suggéré et contient la première idée de la création des *centres de triage* pour le dépistage, le traitement et la réforme des tuberculeux militaires, idée qui fut appliquée un an plus tard seulement.

On y trouvera aussi le rapport que j'ai présenté à la Commission Permanente de Préservation contre la tuberculose, sur la nécessité de modifier le mode de réforme des tuberculeux. Ce rapport, qui est le résultat d'une expérience de trois années d'expertises médico-militaires, ne figurait pas dans la première édition, à laquelle il est postérieur.

QUATRIÈME PARTIE
La tuberculose et la guerre

La tuberculose chez les soldats à la suite
des traumatismes du thorax

(Extrait des *Bulletins et Mémoires de la Société Médicale des Hôpitaux de Paris.*
Séance du 3o juin 1916.)

A la suite des communications du Dr Léon Giroux (séance du
9 juin), sur la « Tuberculose pulmonaire traumatique », et de
notre collègue de Massary (séance du 16 juin), sur un cas de
« Pleurésie tuberculeuse consécutive à un traumatisme de guerre »,
la Société médicale des Hôpitaux a décidé de mettre à son ordre
du jour l'étude d'actualité de « la tuberculose chez les soldats à la
suite des traumatismes du thorax ».

L'occasion est excellente, en effet, de chercher à utiliser les
nombreux documents que la guerre nous permet de recueillir
pour étudier cette question assez controversée du rôle des traumatismes dans la pathogénie et l'évolution de la tuberculose.

J'ai pu, en raison des fonctions militaires dont j'ai été chargé
depuis le début de la mobilisation, réunir un nombre très important d'observations de tuberculose chez les militaires, et d'autre
part, un nombre appréciable également d'observations de traumatismes thoraciques et particulièrement de plaies de poitrine.
J'en suis encore à la période de constitution de mes dossiers et
j'attendrai la fin de la guerre pour en tirer tous les enseignements
cliniques qu'ils pourront comporter.

Quoi qu'il en soit, je puis, dès maintenant, dans un travail préalable, tracer les grandes lignes d'un mémoire que je projetais sur cette question en m'appuyant sur mes documents personnels.

De mes constatations une première conclusion découle, c'est que, tout d'abord, il importe, si on veut faire une étude sincère du rôle du traumatisme thoracique dans la tuberculose chez les soldats, de faire une critique sérieuse des observations qui s'offrent à un examen superficiel et de ne pas prendre pour des manifestations tuberculeuses des accidents qui sont purement et simplement des séquelles banales du traumatisme. Ce n'est qu'après cette élimination qu'on pourra classer les observations conservées comme positives, et on s'apercevra alors, comme je le dirai plus loin, qu'elles constituent, dans l'entassement des fiches de traumatismes thoraciques, une « misérable petite » liste.

* *

Précisons donc tout d'abord les raisons qui montrent la NÉCESSITÉ PRÉALABLE D'ÉCARTER LES ERREURS DE DIAGNOSTIC QUANT A LA NATURE TUBERCULEUSE DES ACCIDENTS THORACIQUES CONSÉCUTIFS AU TRAUMATISME.

Pour si naïve que puisse paraître cette réflexion, je ne crains pas d'affirmer qu'elle s'impose dans les circonstances actuelles, car chacun de nous sait combien sont formidables les erreurs de diagnostic que mentionnent nombre de bulletins d'hôpital, qui, indéfiniment, suivent le soldat dans ses évacuations successives, ses congés, ses propositions de réforme.

Or, pour ce qui est des séquelles des traumatismes thoraciques et particulièrement des plaies de poitrine, il est trois accidents qui, fort souvent, entraînent le diagnostic de tuberculose et qui, pourtant, ne sont point nécessairement de nature ni d'origine tuberculeuse. Ces trois accidents sont les *hémoptysies durables et tenaces*, les *pleurésies récidivantes*, les *suppurations enkystées de la plèvre et du poumon*.

Les *hémoptysies durables et tenaces* sont extrêmement fréquentes chez les blessés de poitrine. Or, pour la plus grande majorité des médecins, hémoptysie signifie tuberculose; et je n'envisage point seulement les hémoptysies tardives; j'ai en vue également les hémoptysies qui accompagnent et suivent immédiatement le traumatisme. Il fut un temps où la « *phtis at hemoptœ* » tenait une place primordiale dans la phtisiologie. Le temps a fait justice de l'erreur d'interprétation, en montrant que l'hémoptysie n'avait pas provoqué la phtisie, mais qu'elle en était, au contraire, un indice révélateur. Gardons-nous d'une nouvelle erreur qui consisterait à généraliser abusivement et à considérer toute hémoptysie, même traumatique, comme la conséquence d'une tuberculisation pulmonaire. Je pourrais citer ici un nombre impressionnant d'observations.

Je me bornerai à souligner le cas d'un sujet fort bien portant, au passé pathologique vierge de toute manifestation pulmonaire, qui, ayant été complètement enfoui par un éclatement d'obus, fut retiré, crachant le sang assez abondamment, et continua de le cracher pendant huit jours. Sans autre information il fut évacué avec le diagnostic « tuberculose pulmonaire avec hémoptysie », et réformé n° 2 peu de temps après. Il me fut adressé, à la Charité, très démoralisé malgré sa bonne mine; je le pris en observation et pus m'assurer, au bout d'un mois, que ni l'exploration stéthacoustique, ni l'exploration radiographique, ni l'examen de son poids et de sa courbe thermique ne pouvaient autoriser un pareil diagnostic; il ne toussait ni ne crachait. Sur mon conseil, il demanda la cassation de sa réforme; à sa demande, il joignit un certificat détaillé que je n'hésitai pas à lui donner; il est aujourdhui sur le front depuis près d'un an et se porte aussi bien qu'autrefois.

Il est **des cas dans lesquels** l'hémoptysie se reproduit à plus ou moins longue échéance après le traumatisme : dans ces cas, on peut presque toujours constater l'existence d'un projectile demeuré inclus dans le poumon; là, l'erreur est plus excusable; on peut admettre un réveil de bacillose et nous verrons plus loin que le fait n'est point impossible. Mais, pour admettre ce réveil, il faut exiger des preuves aussi formelles que possible, en les cherchant ailleurs que dans la seule notion de l'hémoptysie elle-même; ici, l'examen radiographique rend les plus grands services en décelant le corps étranger.

Les *pleurésies tenaces et récidivantes* sont une manifestation très fréquente des séquelles des traumatismes thoraciques de guerre. Elles n'impliquent pas nécessairement la tuberculose. Avant la guerre, dans mon service de la Charité, j'ai fait faire, à propos d'un cas typique de pleurésie traumatique chez un vieillard de soixante-seize ans non tuberculeux, une thèse sur *l'Influence des traumatismes sur les épanchements pleuraux* (Thèse de Benard), thèse conçue dans cet esprit. Depuis le début de la guerre, j'ai vu un grand nombre de pleurésies tenaces et récidivantes chez des blessés de poitrine. Ces pleurésies sont, pour la plupart, des séquelles d'hémothorax; elles évoluent presque toujours apyrétiquement et, même, sans symptômes fonctionnels très appréciables; elles sont bien tolérées et révélées par l'exploration stéthacoustique et radioscopique; assez souvent elles sont enkystées, de préférence dans la grande cavité, parfois aussi dans la plèvre interlobaire. L'examen cytologique du liquide et l'inoculation au cobaye, entre autres éléments d'informations, permettent d'exclure la nature bacillaire de ces épanchements traumatiques. Ceux-ci, ai-je dit, sont bien tolérés; j'ajoute maintenant : sauf si une circonstance intercurrente vient favoriser leur transformation purulente.

Les *suppurations enkystées de la plèvre et du poumon* sont, en effet, des accidents fréquemment observés dans les suites éloignées des plaies de poitrine. J'ai pu en recueillir plusieurs observations dans le service de chirurgie spéciale qui a été confié, dans mon Hôpital temporaire du Vésinet, au Dr Lechevallier (de Cambrai), ancien interne des hôpitaux de Paris, actuellement aide-major. Nous avons pu observer ensemble et suivre environ 80 cas de plaies de poitrine, et nous réunissons actuellement ces documents en vue d'un travail que nous projetons sur *Les suites éloignées des plaies de poitrine* (1). Parmi les constatations et remarques que nous avons pu faire, la notion des *suppurations enkystées de la plèvre et du poumon* est une des plus intéressantes au point de vue de la pathologie générale. Il n'est pas rare de voir des blessés de poitrine, évacués de l'avant après quinze jours,

----

(1) *Journal de Médecine et de Chirurgie pratiques*, 25 janvier 1917.

un mois et même davantage, de soins consécutifs à leur blessure et considérés comme convalescents, arriver à l'intérieur, après un voyage plus ou moins long et confortable, avec de la fièvre, alors qu'ils n'en avaient plus depuis longtemps, et une sensation de gêne respiratoire plus grande qu'auraparavant, accompagnée de malaise général. On les examine attentivement et on constate l'existence d'un épanchement pleural louche, d'une pleurésie purulente interlobaire, d'un abcès du poumon. J'insiste sur cette notion, et particulièrement sur celle de la pleurésie interlobaire tardive, comme accident secondaire, éloigné, consécutif aux anciens hémothorax de la grande cavité.

Je citerai, comme exemple, l'observation du soldat Le N..., blessé le 8 octobre 1915; plaie pénétrante de poitrine : orifice d'entrée au niveau du mamelon droit; orifice de sortie au niveau de l'apophyse épineuse de la 3ᵉ vertèbre dorsale; à Châlons, le 5 novembre, ayant 40°, on lui fait un empyème par résection de la 4ᵉ côte au niveau de l'orifice d'entrée. Il est évacué sur le Vésinet, le 19 janvier 1916; état pitoyable, amaigrissement, œdème, albuminurie, température oscillant entre 37 et 39°. L'examen radioscopique, en outre de l'obscurité de la base, montre, dans le 2- espace droit, une image cavitaire; Le N... remplit trois crachoirs par jour. Une ponction exploratrice à la base reste négative. Comme Le N... a eu plusieurs bronchites et que son fils est atteint de tuberculose ostéo-articulaire, nous nous demandons si l'image cavitaire du sommet droit n'est pas une caverne tuberculeuse. Cependant, l'examen des crachats est négatif. Après des examens répétés, le Dr Lechevallier fait, le 25 février 1916, une localisation précise du foyer et, à la suite d'une ponction qui donne issue à du pus, se guide sur le trocart laissé en place, après résection de la 7ᵉ côte au niveau de la pointe de l'omoplate, incise la plèvre adhérente, puis le poumon et, à 7 centimètres, tombe sur une cavité de la grandeur d'une mandarine, complètement vidée par la ponction et ne présentant aucun caractère tuberculeux. Le 23 mai, Le N... quitte l'hôpital complètement guéri.

Quoi qu'il en soit de la pathogénie de ces divers accidents, comme ils s'accompagnent d'une atteinte parfois sérieuse de l'état général, de signes broncho-pulmonaires concomitants, d'images radiographiques qui, par leur siège, peuvent donner le change, des médecins non prévenus ou insuffisamment entraînés à l'observation clinique peuvent s'en laisser imposer et diagnostiquer une tuberculose qui n'existe pas.

C'est ainsi qu'avec le Dr Lechevallier, au Vésinet, ou seul, à la consultation de triage pour les militaires suspects de tuberculose dont je suis chargé dans mon service de la Charité, il m'est arrivé de voir un nombre respectable de faux tuberculeux, recrutés parmi les blessés de poitrine plus ou moins anciens et cicatrisés.

J'ai la conviction que nous verrons, un jour ou l'autre, paraître des statistiques qui accorderont au traumatisme de guerre un rôle considérable dans la pathogénie de la tuberculose. Pour moi, mon opinion est faite; dès maintenant je considère que cette étiologie de la tuberculose chez le soldat en guerre est exceptionnelle et que les statistiques contradictoires n'auront pas tenu compte des causes d'erreur. Il m'a paru que ces causes d'erreur devaient être mises en lumière, et c'est pourquoi j'ai tenu à donner, dans cette discussion sur le rôle du traumatisme thoracique dans la tuberculose des soldats, une place prépondérante à la notion des accidents tardifs des plaies de poitrine, accidents qui peuvent donner le change et faire admettre une tuberculose qui n'existe pas.

Dans le mémoire que je prépare, d'ailleurs, avec le Dr Lechevallier, je reviendrai sur cette étude, dont les formations sanitaires de l'arrière peuvent seules fournir la documentation. Dans ce travail, nous nous réservons d'insister particulièrement sur les causes d'erreur qui entourent le diagnostic de la tuberculose pulmonaire chez les blessés de poitrine. Ces causes d'erreurs sont multiples; je viens de passer en revue les trois principales; elles peuvent, dans leur ensemble, être groupées en quatre catégories : 1° similitude de signes locaux (douleurs thoraciques spontanées et à la pression, au niveau des sommets pulmonaires, dues à la présence d'un corps étranger pariétal, à une névrite intercostale); 2° similitude de signes fonctionnels (dyspnée, toux, expectoration et surtout hémoptysies tenaces et tardives); 3° similitude de troubles généraux (amaigrissement, fièvre, etc.); 4° similitude de signes stéthacoustiques et radiologiques.

* * *

L'élimination des causes d'erreurs étant faite rigoureusement et l'existence de la tuberculose étant démontrée par des signes de certitude (constatation du bacille, constatations opératoires ou nécropsiques), la question se pose alors de discuter DANS QUELLE MESURE LE TRAUMATISME THORACIQUE A PU DÉTERMINER OU RÉVEIL-LER CETTE TUBERCULOSE.

Je crois qu'on soutiendra difficilement aujourd'hui que le traumatisme peut suffire à engendrer la tuberculose, à moins qu'on admette que, par les désordres graves qu'il a pu provoquer dans la résistance générale de l'organisme, il a favorisé la réceptivité du terrain pour un germe venu du dehors par contamination de voisinage. Mais, alors, n'importe quel traumatisme peut avoir les mêmes conséquences, aussi bien un violent traumatisme des membres qu'un traumatisme thoracique. Dès lors, l'influence locale directe cesse de jouer le premier rôle et la question n'a plus qu'un intérêt général.

Nous admettrons donc que, si le traumatisme local, c'est-à-dire thoracique, peut jouer un rôle dans l'éclosion d'une tuberculose pulmonaire, c'est parce qu'il favorise le *réveil* d'une tuberculose pulmonaire plus ou moins ancienne et endormie. Aujourd'hui, grâce aux enseignements de la tuberculino-réaction, nous savons que plus de 95 % des sujets parvenus à l'âge adulte ont été, à un moment donné, tuberculisés; ceci ne signifie point qu'ils sont des tuberculeux en évolution, encore moins des phtisiques; ils sont des tuberculeux *latents*, au sens clinique du mot, c'est-à-dire qu'ils ne présentent point de troubles morbides apparents, imputables à la tuberculose, tout en étant cependant porteurs d'une lésion qui a suffisamment modifié leur état humoral pour qu'ils donnent un résultat positif devant l'épreuve de la tuberculine. L'idée de « *maladie latente* » est complètement différente de celle de « *lésion latente* »: une lésion latente est une lésion qui ne suffit pas pour engendrer les troubles morbides; bien au contraire, l'état de maladie étant un état pathologique caractérisé par des troubles morbides, il est évident qu'il ne peut y avoir d'*état morbide latent.*

Or, le siège le plus fréquent chez l'homme des lésions tuberculeuses latentes est dans l'appareil respiratoire, y compris les ganglions lymphatiques qui lui correspondent. Il semble donc que, si un traumatisme peut avoir une influence sur le réveil d'une tuberculose latente, les traumatismes thoraciques doivent être à l'origine d'un grand nombre de cas de réveil de tuberculose pulmonaire observés chez les soldats.

Eh bien! il n'en est rien, tout au moins d'après les documents que j'ai réunis. De ces documents deux enseignements se dégagent avec une netteté indiscutable : d'une part, les cas de réveil de tuberculose chez les soldats en guerre sont fort nombreux et ceux dans lesquels un traumatisme peut être relevé sont extrêmement rares. C'est ainsi que sur 1.400 fiches actuellement classées de tuberculose chez des soldats, je n'ai relevé que 9 fois le traumatisme thoracique; d'autre part, sur 96 fiches actuellement classées de traumatismes thoraciques de guerre, je n'ai relevé que les mêmes 9 cas de tuberculose; et il ne me paraît pas prouvé que, dans ces 9 cas, le traumatisme ait été sûrement la cause occasionnelle du réveil de la tuberculose. Quoi qu'il en soit, ces deux statistiques, rapprochées l'une de l'autre, établissent avec évidence que, si le traumatisme thoracique peut figurer dans la liste des causes de réveil de la tuberculose chez les soldats en guerre, il n'occupe sur cette liste qu'une place tout à fait modeste et effacée.

Si je reprends mes 96 fiches de traumatismes thoraciques, je vois que sur 80 fiches de *blessures pénétrantes de poitrine,* traitées dans le service de chirurgie spéciale du Vésinet avec le Dr Lechevallier, il n'y a pas eu un seul cas de tuberculose, mais seulement six cas ayant simulé la tuberculose et ayant été reconnus non tuberculeux à la suite d'un examen prolongé et rigoureux.

Les seize cas qui restent se répartissent en sept *blessures pénétrantes de poitrine* et neuf *contusions thoraciques.* Sur les sept blessures pénétrantes de poitrine, je relève quatre cas de tuberculose. Dans deux cas, les premières manifestations de la tuberculose n'ont fait leur apparition que six et huit mois après la blessure et, dans les deux cas, il s'agit de blessés gravement mutilés en même temps des membres, qui sont restés en proie à une longue suppuration et ont dû demeurer inertes dans des salles d'hôpital, où la contamination de voisinage a trouvé à jouer son rôle; il me paraît impossible d'accorder, dans ces deux cas, au traumatisme thoracique, une importance étiologique plus grande qu'aux causes générales qui ont, en même temps, exercé leur action. Les deux autres cas sont des cas extrêmement bénins, dans lesquels les manifestations tuberculeuses se sont bornées à des hémoptysies tenaces accompagnant des signes d'induration congestive du sommet avec pleurite, contrôlés à l'écran radioscopique; des bacilles ont été découverts dans les crachats une seule fois, au début; l'un des deux malades peut être maintenant considéré comme guéri; l'autre est en voie d'amélioration; rien ne prouve que, dans ces deux cas, la petite poussée congestive soit le fait du seul traumatisme.

Quant aux neuf cas de contusions thoraciques, ils ont fourni cinq cas de tuberculose; dans quatre cas les accidents se sont bornés à des hémoptysies durables associées à des signes de congestion d'un des sommets ou des deux sommets, et les malades n'ont pas tardé à rentrer dans l'état satisfaisant dont ils jouissaient avant la menace de réveil provoquée par le traumatisme. Dans un seul cas, dans lequel il s'était agi de contusions multiples et violentes, la maladie, réveillée, ne s'endormit plus; elle progressa fatalement et rapidement et entraîna la mort en quelques mois.

De cette revision rapide de celles de mes fiches que j'ai pu classer jusqu'ici, un fait primordial se dégage :

La tuberculose traumatique est extrêmement rare chez les blessés de poitrine; mon chiffre brut est neuf cas sur quatre-vingt-seize fiches, soit 9,04 %; mais ce chiffre brut est, en majeure partie, fourni par des malades, anciens blessés de poitrine, envoyés dans mon service spécial de tuberculeux, soit à la Charité soit au Vésinet; tandis que, si je prends les quatre-vingt blessés de poitrine soignés comme tels dans le service de chirurgie spéciale du Vésinet, je ne trouve pas un seul cas de tuberculose. D'autre part, *le nombre des blessés de poitrine est considérable et,* pour ma part, pendant les dix mois que j'ai passés à la Place de Paris, j'en ai vu défiler plusieurs centaines. Or, en tout, j'ai recueilli, je le répète, neuf observations de tuberculeux, dans les antécédents desquels un traumatisme a pu être relevé, et je viens de faire la critique du rôle bien improbable de ce traumatisme dans la moitié environ de ces neuf observations.

Or, cette constatation ne saurait surprendre, si on veut bien considérer l'extrême rareté des tuberculoses locales (osseuses, articulaires) chez les grands blessés des membres, parmi lesquels cependant il ne manque pas de tuberculeux pulmonaires latents. Il est vrai que les coxalgiques, que les pottiques, que les sujets atteints de tumeurs blanches du genou ne sont pas encore communément récupérés pour le service armé par les conseils de revision; sinon, nous aurions peut-être pu voir des réveils de tuberculoses osseuses ou articulaires par un traumatisme local de guerre. Cette constatation négative tend à montrer le bien-fondé des expériences de Lannelongue et Achard, réfutant les résultats de Max Schuller; les données récentes de la clinique et de l'expérimentation apportent de précieux arguments à l'appui de cette réfutation; étant donné, en effet, que 95 % des adultes sont tuberculeux, étant donnée, d'autre part, la fréquence des décharges bacillémiques, si un traumatisme pouvait localiser une tuberculose préexistante en un point quelconque de l'organisme, on devrait observer avec une extrême fréquence les tuberculoses locales (osseuses, articulaires...) chez les grands blessés des membres, ce qui est, au contraire, tout à fait exceptionnel. Si bien qu'on arrive ainsi, par déduction, à conclure que, pour avoir une action favorisante sur le réveil d'une tuberculose préexistante, il faut que le traumatisme s'exerce au siège même du foyer tuberculeux latent. Ainsi, peut-on expliquer la rareté des cas de tuberculose pulmonaire à la suite de traumatismes thoraciques; il est exceptionnel que le projectile rencontre précisé-

ment le foyer tuberculeux latent; tout au moins, il est vraisemblable que si le projectile a rencontré ce foyer, il a provoqué
une hémoptysie d'autant plus grave et que le blessé a rapidement
succombé; d'ailleurs, il n'est pas rare que les foyers tuberculeux.
latents siègent dans les régions ganglio-hilaires du poumon; or,
un projectile atteignant ces régions a bien des chances de rencontrer le cœur, un gros vaisseau ou un nerf dont la section
n'est pas compatible avec la survie. C'est pourquoi l'action directe
du traumatisme thoracique est tout à fait exceptionnelle dans
la pathogénie de cette variété de réveil de tuberculose : sur
87 cas de blessures pénétrantes de poitrine, je ne relève (Voir
plus haut) que 2 cas, d'ailleurs bénins, d'hémoptysies tuberculeuses.

Au contraire, l'action indirecte mais non locale, du traumatisme (contusion thoracique), étant moins grave immédiatement,
fournit une proportion bien plus élevée (5 cas de tuberculose sur
9 cas de contusion thoracique). Cependant, si on regarde de près,
on constate que la pathogénie du réveil de tuberculose dans ces
5 cas n'est pas imputable uniquement, en toute certitude, à la
contusion thoracique; en effet, dans 4 de ces cas qui se sont,
comme je l'ai dit plus haut, caractérisés surtout par des hémoptysies bacillaires tenaces et récidivantes qui ont fini par guérir, il
s'est agi de contusions violentes par éclats d'obus; les sujets
ont été violemment renversés et commotionnés, et au rôle local
du traumatisme s'ajoute l'intervention des différents facteurs.
que comporte l'éclatement d'un obus (influence des gaz dégagés,
des modifications brusques de la pression, etc...).

Dans un seul cas, celui d'un jeune maréchal des logis, qui
portait un nom illustre dans la médecine militaire française,
la contusion thoracique paraît bien avoir joué le rôle déterminant du réveil. Elle s'est exercée surtout sur la base du thorax,
dans une région qui est le siège de prédilection des foyers de
tuberculose initiale de l'enfance; elle fut suivie rapidement d'épanchement pleural et de phtisie galopante.

Voici cette observation, résumée autant que possible :

X..., vingt-deux ans, étudiant, maréchal des logis de cavalerie.

ANTÉCÉDENTS HÉRÉDITAIRES. — Mère morte de congestion pulmonaire(?)

ANTÉCÉDENTS PERSONNELS. — Deux ans avant la guerre une bronchite.

Évacué du front fin août 1914 pour blessure de jambe. Au cours d'une reconnaissance de nuit, il avait roulé dans un ravin avec son cheval ainsi que les cavaliers de son peloton. Toute la nuit, il avait reçu de violents coups de pieds de cheval sur le côté droit du thorax, surtout à la base. Transporté le lendemain à l'ambulance de la Fère, il cracha du sang en abondance deux fois. Pendant les vingt jours suivants, il eut la fièvre et eut la respiraiton très pénible, avec sensation d'étouffement.

Le 10 *septembre* 1914, frisson, aggravation de l'état général température élevée les jours suivants.

En *octobre*, il est envoyé en congé dans sa famille, dans le Midi.

Il a beaucoup maigri; le médecin qui est appelé constate un petit épanchement à la base droite; il reste trois semaines au lit.

Il rejoint cependant son corps, à la suite d'une prolongation de congé.

Mais, de nouveau (avril 1915), il doit être évacué pour une entérite qui dure deux mois. Soigné dans un hôpital du Sud-Ouest, on constate, en outre, une bronchïte, s'accompagnant de sueurs et d'élévation vespérale de la température.

Le 26 *juin* 1915, il quitte l'hôpital, amélioré, mais non guéri. Il a un congé de convalescence d'un mois, qu'il vient terminer à Paris.

Se sentant faible, continuant de tousser et de cracher, il se présente à la Placé, qui l'hospitalise dans mon service de la Charité.

Au moment de son entrée (25 juillet 1915), il est pâle, maigre, a de la fièvre (38°5), des transpirations nocturnes, tousse et crache. Je constate, à la base droite, un foyer de cortico-pleurite assez étendu, avec des râles humides au sommet.

Les crachats contiennent de nombreux bacilles.

L'examen radioscopique montre un gros bloc à la base droite, avec une petite caverne incluse dans la zone opaque; les deux sommets sont légèrement voilés; on aperçoit des ombres ganglionnaires hilaires.

Progressivement, l'état général s'altère, les lésions s'étendent et se généralisent d'abord à tout le poumon droit, puis au poumon gauche.

En *octobre*, je peux le faire réformer et sa famille l'emmène dans le Midi, chez elle, pour y mourir.

J'ai su qu'il était mort en février 1916, d'une complication terminale par pyopneumothorax.

Il ne paraît pas douteux que le violent traumatisme par contusions thoraciques nombreuses — sans fracture de côte — ait joué ici un rôle important dans l'évolution de cette tuberculose à marche rapide. Il est vraisemblable que ce jeune soldat était porteur d'un foyer ancien de la base droite, et que, s'exerçant en cette région, le traumatisme aura provoqué le réveil de la lésion endormie. Il est intéressant de constater que celle-ci a revêtu tout d'abord la forme pleurale, puis qu'elle a pris l'aspect d'une cortico-pleurite et qu'après une évolution caséo-ulcéreuse rapide, elle s'est terminée par une dernière phase pleurale.

Et cette observation est, en définitive, la seule vraiment démonstrative que, sur un nombre considérable de fiches, je puisse donner comme exemple de tuberculose pulmonaire consécutive à un traumatisme thoracique chez un soldat.

Il me paraît impossible de donner la même interprétation à un autre cas, également terminé par la mort, que j'ai vu évoluer complètement sous mes yeux, au Vésinet, et que voici, rapidement résumé :

B..., vingt-trois ans, blessé le 14 mai 1915 à la Targette; fracture de la cuisse droite, plaie au niveau des 9- et 10ᵉ côtes gauches; ostéite de ces côtes, suppuration, pneumothorax enkysté.

La fracture de cuisse, accompagnée de plaies multiples, se complique de suppuration prolongée pendant des mois.

Entre temps, en juillet 1915, on avait pratiqué une costotomie et un grattage des côtes atteintes.

Le 15 décembre 1915, la fracture de cuisse était consolidée avec un raccourcissement notable, mais l'état général avait fléchi et on constatait, avec une température de 38° à 39°, des signes d'hépatisation du poumon gauche.

Peu à peu le foyer s'excava et une abondante suppuration se fit jour par la plaie costale qui, cependant, se cicatrisa partiellement.

Le 19 mars 1916, on constata pour la première fois des bacilles de Koch dans les crachats et on vit la cicatrice thoracique s'ulcérer de nouveau; rapidement, ses bords se décollèrent, tandis que les cartilages s'exfoliaient. Bientôt, cette ulcération prit nettement l'aspect tuberculeux.

La cachexie, qui s'était installée progressivement, s'accentua rapidement, et, le 21 mai 1916, le malade mourut par consomption.

Ici, pour un observateur superficiel, le cas se présenterait comme un exemple de tuberculose pulmonaire consécutif à un traumatisme thoracique. En réalité, l'interprétation est différente. La tuberculose n'a été qu'un épiphénomène dans la succession des accidents; les manifestations pulmonaires n'ont fait leur apparition que plus de six mois après la blessure; et, durant ces six mois, le malade a suppuré de la cuisse abondamment, n'a cessé d'avoir de la fièvre, est resté confiné dans une salle d'hôpital, a peu à peu perdu l'appétit, et, pour toutes ces raisons, est devenu, vu son âge surtout, une proie désignée pour la tuberculose. La tuberculisation ultime de sa plaie opératoire thoracique ne saurait avoir une autre signification; elle procède d'une inoculation par le pus d'origine pleuro-pulmonaire, à la faveur d'une déchéance de la résistance générale.

Cette dernière observation, que j'ai choisie comme type, est calquée plus ou moins exactement sur bon nombre d'autres qui, abstraction faite de l'absence de plaie thoracique concomitante, fourniraient des exemples de tuberculose pulmonaire développée chez des grands blessés des membres. Dans ces cas, le rôle du traumatisme thoracique ne peut être discuté, puisqu'il n'existe pas; resterait donc à discuter le rôle à distance, tout à fait indirect, du traumatisme en général, sur le développement de la tuberculisation pulmonaire. Or, pour qui a bien voulu suivre l'exposé de mon argumentation, il apparaît avec évidence que, si le rôle du traumatisme *direct local* est réduit à une influence si minime qu'elle peut presque être considérée comme nulle, il n'est pas possible d'accorder au traumatisme *indirect*, à *distance*, une influence plus grande; ce serait forcer la théorie.

Pour moi, ce n'est pas, en pareil cas, le traumatisme qui agit, ce sont ses conséquences. Et par là, j'entends le retentissement qu'il exerce sur l'équilibre de santé, sur la résistance générale, sur les conditions d'hygiène qu'il entraîne. Il jette pour des mois, sur un lit d'hôpital, des sujets le plus souvent jeunes et ayant besoin d'air et de mouvement; il les condamne à vivre dans une atmosphère confinée; il diminue ou supprime peu à peu leur appétit; il les affaiblit par l'insomnie, la douleur et surtout par la suppuration plus ou moins abondante. Que si la guérison se fait attendre, les chances de tuberculisation se multiplient et cela d'autant plus que, trop souvent, le bacille est présent dans les salles d'hôpital, guettant sa proie.

Telle est l'histoire, trop souvent répétée, et qui conduit tous ceux qui se donnent la peine d'observer sérieusement à considérr le traumatisme comme un facteur d'ordre général dans la liste des causes capables de favoriser les réveils de tuberculose chez les soldats.

A cet égard, la question mise à l'ordre du jour par notre Société prend une importance réelle; elle ouvre la voie à une discussion plus générale sur les causes de réveil de la tuberculose. Je pense que nous pourrons aborder ultérieurement cette discussion et je réserve mes documents.

Je me borne, puisque cette étiologie spéciale a été envisagée aussi comme faisant partie des traumatismes thoraciques, à signaler rapidement mes constatations personnelles sur le rôle de l'intoxication par les gaz asphyxiants dans le réveil de la tuberculose.

Dans un travail publié antérieurement, ici même, avec M. Agnel, j'ai étudié les accidents cliniques consécutifs à cette intoxication.

J'ai insisté sur la fréquence des lésions d'emphysème et de bronchite chronique; j'ai indiqué la possibilité de voir la tuberculose se greffer sur cette bronchite et j'ai apporté un cas de réveil de tuberculose chez un jeune soldat. Ce cas était unique sur un total de quatorze observations. Mais ces quatorze observations portaient sur des sujets observés dès le début des accidents et assez rapidement perdus de vue; il est possible que certains d'entre eux soient devenus dans la suit tuberculeux; mais je n'en sais rien.

Sur un autre groupe de seize militaires ayant été intoxiqués par les gaz asphyxiants, j'en relève dix chez lesquels cette intoxication fut suivie, ultérieurement, de signes de tuberculisation pulmonaire. Or, cette constatation est intéressante pour la raison que ces seize militaires, qui avaient été soignés puis envoyés en convalescence, se trouvant encore malades à l'expiration de leur congé, avaient demandé une prolongation à la Place qui les avait envoyés pour examen à ma consultation spéciale de la Charité. Par opposition aux quatorze observations du groupe précédent, ces seize observations portent sur la catégorie des accidents éloignés de l'intoxication par les gaz asphyxiants. C'est pour cette raison qu'il est intéressant de les retenir ici, car nous savons tous que, dans leurs formes lentes et chroniques — les plus fréquentes, d'ailleurs, — les réveils de tuberculose ne se révèlent pas dès le premier moment de l'action de la cause qui les provoque, mais seulement au bout d'un temps relativement lent.

A cet égard, l'intoxication par les gaz asphyxiants doit prendre une place importante sur la liste des causes qui peuvent réveiller chez le soldat la tuberculose. Mais il faudra se montrer rigoureux dans la critique des observations, car les gaz asphyxiants, en raison du traumatisme violent qu'ils exercent sur l'appareil respiratoire, y provoquent des lésions inflammatoires et mécaniques banales (bronchite et emphysème) qu'on devra se garder de considérer toujours comme des manifestations tuberculeuses, étant donné que, en pareil cas, elles font leur preuve.

* *

L'occasion de cette discussion scientifique, ou plutôt clinique, me paraît excellente pour montrer la répercussion qu'elle peut avoir sur l'appréciation des devoirs de l'Etat vis-à-vis de ceux qui sont, suivant l'expression du doyen Landouzy, « les blessés de la tuberculose ». Je ne me dissimule pas les difficultés de cette question, non plus que les heurts d'opinions qu'elles ne peuvent manquer de soulever.

Mais j'estime qu'il est du devoir de la Société médicale des Hôpitaux, qualifiée mieux que tant d'autres, de s'occuper du sort de ces malheureux et d'éclairer de sa compétence les décisions que vont avoir à prendre pour eux les Administrations de l'Etat.

Il nous faut étendre le débat et l'élever au-dessus du seul point de vue, très négligeable, du rôle étiologique du traumatisme dans le développement de la tuberculisation pulmonaire. Il nous faut envisager le rôle de toutes les causes de tuberculisation qui se trouvent réunies dans l'armée, du fait de la guerre; il nous faut discuter si la tuberculisation du mobilisé est, dans la majeure partie des cas, un réveil et non une tuberculisation initiale; si, étant un réveil, elle peut ou ne doit pas donner des droits à une pension, à une indemnité; dans quels cas le principe de cette indemnité doit être admis; dans quels cas il peut être rejeté.

A mon sens, la question qui se pose ici est analogue à celle qu'ont posée les lois sur les accidents du travail. Et il me semble qu'un principe premier doit être inscrit en tête de cette discussion, à savoir celui qu'a établi la Cour de cassation, lorsqu'elle a dit : « Les juges ne doivent pas distinguer, dans les suites d'accidents, la part qui revient à une maladie préexistante et celle qui est la conséquence directe du traumatisme ».

Toute la discussion devra donc tendre à définir, d'une façon générale, la part qui revient directement au traumatisme. La question pourra se poser fréquemment chez les militaires qui auront été victimes d'un traumatisme direct des bronches par les gaz asphyxiants.

Notons que, en matière de blessures de guerre, il est aisé d'apprécier les conséquences directes du traumatisme.

En matière de tuberculose, l'appréciation devient plus difficile. Que sera-ce quand il s'agira d'apprécier l'influence des autres causes de tuberculisation?

Qu'on ne nous dise pas qu'entrer dans la voie des indemnités, des réformes n° 1, données aux tuberculeux de la guerre, c'est courir à la ruine. La guerre a été, pour un certain nombre de citoyens, une source de profits; tant et si bien qu'on a voté un impôt sur les bénéfices de guerre. N'y aurait-il pas de meilleur emploi à donner à cet impôt que de le consacrer à payer les allocations et les pensions des blessés, des invalides, des incurables, des phtisiques de la guerre? Ne serait-il pas juste que les « profiteurs de la guerre » vinssent au secours des victimes de la guerre, c'est-à-dire de ceux qui, en défendant le sol sur lequel ils ont édifié leurs usines, leur ont permis de faire fructifier leurs capitaux?

La guerre a guéri quelques tuberculeux; nous connaissons tous des poitrinaires pour lesquels la vie de tranchées fut l'équivalent d'une cure de sanatorium.

Mais combien sont plus nombreuses les tuberculoses que la guerre, les fatigues de la campagne, la vie au dépôt, ont réveil-

lées d'un long sommeil? Combien de tuberculeux, autrefois ajournés, exemptés, réformés, ont été repris par les conseils de revision
et de réforme, à la suite d'une sélection trop hâtive, et n'ont
pas tardé à rentrer dans le cadre actif des phtisiques, alors que,
depuis des mois ou des années, ils vivaient en marge de la
maladie, menant une existence à peu près normale, vivant d'un
travail régulier et mesuré. Les voici maintenant incapables de
subvenir à leurs besoins; ils ont cessé d'être un rendement économique, ils sont une charge.

La réforme n° 2 n'est point une solution; elle décharge le
budget de la Guerre; elle obère inévitablement celui de l'Assistance publique et de l'Intérieur; les finances de l'Etat n'y gagnent
rien et la morale y perd.

Ils n'ont point tort, ces malheureux, quand ils disent : « Vous
m'avez repris pour faire un soldat, quand j'étais encore un demi-
valide; ne me dites pas, maintenant que je suis tout à fait
invalide, que j'avais été malade autrefois et que rien ne prouve
que c'est le service militaire qui a provoqué ma rechute; quand
vous m'avez repris, ne m'avez-vous donc pas trouvé bien portant? »

Toute la question est là. Les conseils de revision et de réforme
ont cru récupérer des soldats; ils se sont laissé dominer par la
notion « effectifs » et ils ont récupéré des clients d'hôpital et des
candidats à la réforme et aux allocations.

Je ne veux citer aujourd'hui, à l'appui de cette opinion, que
les chiffres suivants, dont l'éloquence brève me paraît démonstrative.

Sur une série de 700 fiches de militaires soumis à mon examen
(j'en ai encore au moins autant à dépouiller) à la Charité, comme
suspects de tuberculose pulmonaire, j'ai relevé 653 cas de tuberculose pulmonaire; sur ces 653 malades, 122 sont d'anciens réformés n° 2, soit près de 19 % ou environ 1/5, et 32 sont d'anciens réformés temporaires, ajournés plusieurs fois ou exemptés;
soit, au total, 154 récupérés, c'est--dire 23,5 % ou environ 1/4.

En un mot, cette statistique montre que les récupérés fournissent *un quart* des militaires actuellement reconnus tuberculeux.

Et il est intéressant de constater que la plupart de ces récupérés n'ont figuré que quelques semaines, voire même bien souvent quelques jours, à leur corps et que, depuis des mois, ils passent d'hôpital en hôpital et de commissions en commissions.

Histoire suggestive de quelques faux tuberculeux. Diagnostic de la tuberculose pulmonaire et des affections des voies respiratoires supérieures.

(Société Médicale des Hôpitaux, 28 juillet 1916.)

J'ai été de ceux qui, dès les premiers mois de la guerre, ont pu comprendre, en raison de leurs fonctions spéciales, les ravages que pourrait faire la tuberculose dans l'armée, si des mesures défensives n'étaient pas prises pour enrayer le danger. Il est inutile de revenir une fois de plus sur l'énumération des causes que réunit l'état de guerre pour favoriser cette menace. Elles ont été, tant de fois déjà, exposées qu'elles sont connues de tous; cette énumération nous entraînerait dans des considérations critiques qu'il est préférable d'éviter.

Aussi, avec tous ceux qui avaient vu comme moi la menace, ai-je applaudi à l'organisation de la défense et de la lutte, et me suis-je réjoui d'y prendre personnellement la part qui m'était confiée. Nous avons, peu à peu, — assez rapidement d'ailleurs — arrêté au passage les tuberculeux lâchés dans les corps de troupe ou oubliés dans les formations sanitaires du territoire au milieu de blessés ou de malades qui ne pouvaient que courir des risques fâcheux en leur compagnie. Un petit nombre de ces tuberculeux ont pu glisser entre les mailles des filets tendus; ils sont l'exception.

Mais, un autre danger, mal né du remède même, n'a pas tardé à surgir : le filet a été trop bien tendu; les mailles ont été trop serrées; elles ont retenu et retiennent encore des ma-

31

lades qui ne sont pas des tuberculeux et qu'une administration prévoyante oblige, en vertu de règlements rigoureux, à recevoir des soins qui ne sont pas ceux dont ils auraient besoin.

Après avoir trop longtemps refusé de voir le danger, nous le voyons maintenant au travers d'un verre grossissant. Nous en sommes à la phase de la tuberculo-phobie. Un malade tousse-t-il? Il est tuberculeux. Un blessé de poitrine a-t-il, quelques semaines après sa blessure, une hémoptysie? On ne cherche pas si le projectile est encore dans la poitrine; on fait passer l'homme dans un service de tuberculeux. Cet autre a-t-il une bronchite tenace, récidivante, accompagnée d'une gêne respiratoire plus ou moins marquée? Il ne peut être que phtisique; et, cependant, si on regardait son nez, son pharynx, son cavum, on y trouverait la cause de sa bronchite chronique.

Rist, dans deux articles des plus démonstratifs de la *Presse Médicale*, vient d'attirer magistralement l'attention des médecins sur ces idées. Nous ne saurions trop nous associer à cette campagne et réagir contre une tendance déplorable, grosse de conséquences funestes, autant pour les effectifs que pour le bon renom de la clinique. (1)

Il est certain que la phobie de la tuberculose, que je viens de signaler est, en grande partie, la cause de cette exagération. Mais, elle n'est pas seule dans l'affaire. Abstraction faite de la tuberculose — tremplin, et pour ne parler que des causes qui ne peuvent échapper, en ces temps de liberté restreinte de la plume, à la critique médicale, parce qu'elles sont d'ordre purement clinique, il est impossible de ne point faire une place à l'insuffisance de la part laissée à la clinique dans l'organisation réalisée.

On ne saurait nier que, lorsqu'il s'agit de prendre une décision sur le cas d'un malade présenté comme suspect de tuberculose, la première condition indispensable est que ce malade soit soumis à l'examen de médecins compétents. Cette condition est réalisée

---

(1) E. RIST, « Les principes du diagnostic rationnel de la tuberculose pulmonaire ». *Presse Médicale*, 13 juillet 1916. — « Le diagnostic différentiel de la tuberculose pulmonaire et les affections chroniques des fosses nasales ». *Presse Médicale*, 24 juillet 1916.

en de nombreuses régions et les exemples du genre de ceux que je vais signaler en montrent la nécessité.

Ce n'est pas en cinq minutes, par une auscultation, même bien faite selon toutes les règles de la plus parfaite technique, que le diagnostic de la tuberculose peut être affirmé. Certes, si le malade est cavitaire et cachectique, point n'est besoin d'un examen bien prolongé pour reconnaître la nature du mal. Mais, lorsqu'il s'agit d'un malade dit « suspect », pour employer l'expression si communément répandue actuellement, il en va bien autrement. Il est assez facile, le plus souvent, de reconnaître qu'un malade est tuberculeux; mais, pour affirmer qu'il ne l'est point, il faut être assez prudent et pas mal expérimenté. Et c'est pour cette catégorie surtout que la décision est importante, puisqu'elle comporte une répercussion aussi sensible pour l'individu que pour les effectifs. Aussi bien, a-t-on bien fait de créer des services spéciaux dits de « triage » dans lesquels ces examens sont faits; encore convient-il qu'ils soient confiés à des spécialistes véritablement qualifiés et dont les conclusions, après observation complètement et méthodiquement suivie, soient toujours respectées.

A la base d'un examen médical, il y a le médecin : son rôle déborde sur le cadre des catégories fixées par les règlements : pour ranger tel ou tel malade dans telle ou telle catégorie, ne faut-il pas d'abord savoir rechercher les signes morbides qui constituent les caractéristiques de cette catégorie? Sous quelque forme qu'on agite la question, on en reviendra toujours à ce principe primordial. La clinique ne se laisse pas administrer; elle est l'application à chaque cas particulier des lois générales de la pathologie; donc, elle suppose chez celui qui l'exerce une connaissance parfaite de la séméiologie et un entraînement technique impeccable. Le médecin, comme je ne cesse de le répéter, doit connaître les symptômes des maladies et la manière de les chercher. Cette vérité est tellement simple qu'elle prend, sous cette forme, les allures d'une banalité, et, cependant, il est surprenant de constater combien sont nombreux ceux qui ne l'entendent point.

* * *

Dans les fonctions spéciales dont j'ai été chargé, j'ai vu défiler des « suspects » de tubercluose en grand nombre, et j'ai arrêté au passage des tuberculeux qui se présentaient sous une autre étiquette. De ces derniers, je ne veux rien dire aujourd'hui. Je veux seulement, ici, m'occuper des suspects de tuberculose qui ne sont pas tuberculeux, c'est--dire des *faux tuberculeux*. Et encore je n'ai point l'intention de faire de ceux-ci une étude d'ensemble : il faudrait passer en revue toute la médecine.

Je me bornerai à réunir quelques malades dont la plupart sont encore actuellement dans mon service, et que la lecture du dernier article de Rist m'a suggéré l'idée de faire passer sous vos yeux. Ils seront une petite série dans la grande série de ceux que j'ai déjà vus et que... je verrai encore.

Tout d'abord, j'éliminerai un garçon de 25 ans, qui a toujours joui d'une bonne santé, qui n'a aucun antécédent pulmonaire lointain, mais qui, depuis quelques semaines, tousse de temps à autre, se plaint d'une petite douleur dans le côté gauche et a craché un peu de sang. L'examen le plus complet ne m'a révélé aucun signe stéthacoustique de lésion des voies respiratoires; l'examen radioscopique m'a montré une image normale, sauf à la base gauche, où j'ai constaté la présence d'une ombre nettement arrondie, qui m'a rappelé l'image d'un kyste hydatique. J'avais demandé la réaction de Weinberg et la recherche des éosinophiles, lorsque le malade nous donna lui-même la réponse en rejetant, dans un flot de sang et de pus, une membrane hydatique caractéristique. Il faillit étouffer. Il a complètement guéri et a pu rejoindre son dépôt.

Certes, ici le diagnostic était délicat et, sans écran radioscopique, n'aurait pu être soupçonné.

Chez cet autre malade, au contraire, le diagnostic s'imposait, et pourtant... Celui-ci s'est présenté, toujours comme tuberculeux, non pas parce qu'il crachait du sang, mais parce qu'il toussait, crachait et avait la voix enrouée. En réalité, il avait une éruption secondaire typique, cutanéo-muqueuse, et portait encore sur le vertex la cicatrice croûteuse de l'accident primitif, dû au peigne du coiffeur.

Voici un autre malade qui me fut envoyé comme tuberculeux pulmonaire avec cirrhose hypertrophique; il n'avait rien au poumon ni au foie, mais une pyo-néphrose droite d'origine lithiasique, avec fièvre.

Cet autre, âgé de 18 ans et demi, engagé volontaire, nous est adressé pour une adénite cervicale, avec proposition de réforme après séjour dans un sanatorium marin. Son histoire est plus rassurante pour son avenir. D'une bonne santé habituelle, il a fait campagne sur le front français, puis en Serbie, et a eu une congestion pleuro-pulmonaire aiguë en mai 1915. En avril 1916, il est projeté par un éclatement d'obus; il reçoit de la terre et des cailloux sur la région parotidienne et dans l'oreille du côté gauche; il n'entend plus de cette oreille, qui se met à couler, et, rapidement, une adénopathie se développe dans la région subauriculaire; elle suppure; on l'incise; et, c'est pour elle qu'il est évacué comme scrofuleux. Un examen fait par mon ami le Dr G. Laurens, montre : Otorrhée gauche guérie. Coryza hypertrophique bilatéral spasmodique. Mycosis du pharynx bucco-nasal. — Je n'ai constaté aucun signe stéthacoustique et l'image radioscopique a été normale.

Voyons maintenant ce gros garçon de 27 ans. Il a été versé autrefois dans le service auxiliaire pour mauvaise vision de l'œil droit. Il arrive pour laryngite bacillaire. En réalité, il a une laryngite chronique depuis l'âge de 18 ans; il n'existe aucun signe de lésion des voies respiratoires; l'image radioscopique est absolument normale. Le Dr Laurens constate : Laryngite catarrhale chronique, avec parésie des cordes vocales. J'ajoute qu'il est albuminurique et qu'il est possible que la « bronchite aiguë » qu'il eut récemment et qui, jointe à la laryngite, impressionna son médecin, ait été une bronchite œdémateuse.

Cet autre militaire a 23 ans; il a été évacué trois fois pour bronchite et, entre temps, a passé sa vie en convalescence. En fait, il

a bon aspect général et présente tous les signes d'une trachéo
bronchite subaiguë, avec un peu d'emphysème. L'examen radio·
scopique montre une image normale, avec un très léger voile
aux sommets, surtout à droite, sans altération de l'illumination
après la toux. Le Dr Laurens constate une suppuration de la
fosse nasale gauche, vraisemblablement causée par une sinusite
frontale qui nécessitera peut-être une intervention. A moins de
considérer tous les voiles légers constatés sur les sommets aux
rayons X comme indices certains de tuberculose — interprétation que je ne saurais admettre — cet homme n'est pas plus
tuberculeux que les précédents. Le fût-il légèrement, que l'état
de ses cavités nasales ne pourrait qu'entretenir fâcheusement la
lésion pulmonaire et nécessiterait, à cet égard, un traitement
immédiat.

Voici maintenant un grand garçon qui a toujours été sujet aux
bronchites et qui, depuis décembre 1914, a passé les trois quarts
de son temps à l'hôpital et en congé. Il donne tous les signes
de la bronchite chronique et, de temps en temps, expectore des
crachats un peu fétides. L'écran révèle une image caractéristique
de dilatation des grosses bronches; les sommets sont normaux;
l'espace médian est clair. Il respire mal par le nez; le Dr Laurens
a constaté un coryza hypertrophique avec catarrhe naso-pha-
ryngien. Donc, encore un type de nasal, chez lequel la relation
entre l'obstruction nasale partielle et la bronchite paraît étroite.
Et de tuberculose point : plusieurs examens négatifs des crachats
ont achevé notre conviction.

Nous venons de voir défiler plusieurs malades qui ont été plus
ou moins longtemps soignés comme tuberculeux et qui ne le
sont pas. Je veux vous présenter encore ce dernier; peut-être
est-il tuberculeux? Je n'ai pas encore terminé son observation. Il
est dans mon service depuis quelques jours seulement. L'intérêt
de son histoire réside dans l'odyssée qu'il a suivie depuis le début
de la guerre. Il a passé six mois au front et a su gagner la croix
de guerre; c'est un bon soldat et non un « tire-au-flanc »; mais,
évacué pour « bronchite suspecte des sommets », le 3 février 1915
il a, depuis cette date, passé sa vie à l'hôpital, en congé, au dépôt

pendant quelques jours, puis à l'infirmerie, puis de nouveau à l'hôpital et en congé, et ainsi de suite sans avoir jamais refait de service. Il est évident qu'ici, comme dans tous les cas trop nombreux du même genre, une solution définitive s'impose; et c'est pour la prendre que j'ai demandé une dernière fois l'hospitalisation dans mon service. Il est bien possible, d'ailleurs, que ce garçon ne soit pas tuberculeux; il est maigre, il est vrai, et n'a pas brillante mine, mais on ne constate aucun signe stéthacoustique de lésion des voies respiratoires; l'examen radioscopique donne une image à peu près normale, si ce n'est quelques taches ganglionnaires aux hiles et un voile, au sommet droit, qui cependant s'illumine bien après la toux. Il a la voix nasonnée, a de fréquentes épistaxis et respire mal par le nez. Le Dr Laurens a constaté : crêtes de la cloison, à droite et à gauche, mais peu élevées, hypertrophie légère du cornet gauche, petites varices de la cloison des deux côtés. Avouons que ces constatations ne sont pas sans valeur, étant donné surtout le silence complet de l'examen stéthacoustique et le silence à peu près aussi complet de l'examen radioscopique.

Il serait piquant que la fin de l'observation nous conduisît à conclure que ce militaire, qui a fait six mois de front et dix-huit mois d'hôpital et de congé comme bronchiteux suspect, n'était, en réalité, qu'un insuffisant de la respiration nasale (1).

* * *

Des cas comme ceux que je viens de présenter montrent l'importance, dans la pratique, des réflexions générales que je faisais au début de cet article. Ils établissent nettement la nécessité de n'admettre la tuberculose que si un examen complet en démontre l'existence et permet d'écarter les causes d'erreur les plus communes. Parmi ces dernières, il faut faire une place à part, et très large, aux lésions et aux obstructions des voies respiratoires supé-

(1) La suite de l'observation démontra, précisément, que le sujet n'était nullement tuberculeux.

rieures, et particulièrement du nez et du rhino-pharynx. J'ai déjà
rencontré de nombreux cas de ce genre; j'en pourrais relever
beaucoup dans la série de mes fiches; je me proposais de les résumer un jour; l'occasion s'est présentée, offerte par le dernier
article de mon collègue et ami Rist; je l'ai saisie. Et j'en profite
pour insister sur les services que peuvent rendre et que doivent
rendre les consultations et les centres de triage, pourvu que les
médecins qui les dirigent soient qualifiés. J'ai acquis la preuve
que, parmi les suspects de tuberculose, un bon nombre ne sont
pas tuberculeux et j'ai, comme Rist, la conviction qu'il y aurait
eu moins de réformés pour tuberculose si les réformes n'avaient
été prononcées qu'après passage dans un service de mise en observation. Cette mesure est appliquée actuellement et elle donnera les
meilleurs résultats, — au plus grand avantage des effectifs, —
si la désignation des médecins experts est toujours faite dans les
conditions désirables.

Les signes de la pleurite du sommet et leur valeur dans le diagnostic de la tuberculose pulmonaire de l'adulte. L'adénite et la lymphangite nodulaire sus-claviculaire. (1)

(Presse Médicale, 24 août 1916.)

A une époque où les besoins de la lutte contre la tuberculose
tendent à substituer aux données de la clinique les statuts d'une
réglementation administrative, il n'est point illégitime que les
médecins, percevant les inconvénients et les dangers des catégories schématiques, produisent aux débats les résultats de leurs
constatations cliniques en regard des réflexions que leur inspire
la pratique de cette réglementation administrative.

Certes, l'occasion fut bonne d'organiser la croisade contre le
terrible mal et nous ne pouvons que nous réjouir de l'ardeur
qu'y apportent actuellement les pouvoirs publics. Encore convient-il que l'intention ne dépasse pas son but et que, sous prétexte

(1) Voir p. 238 : L'inégalité pupillaire par pleurite du sommet chez les syphilitiques.

de terrasser la maladie, on n'étende pas démesurément le champ sur lequel elle exerce ses méfaits.

Il me paraît que, à la base de cette croisade, la première place doit rester à la clinique. Il est fort bien de faire des règlements, de décréter que telle catégorie de tuberculeux sera placée dans tel hôpital, telle autre catégorie dans tel sanatorium, telle autre réformée, telle autre envoyée en congé. Mais cette classification suppose que, à l'origine des décisions prises, des règles cliniques immuables, absolues, schématiques elles aussi, se dressent rigides comme des axiomes qu'aucun médecin ne peut ni ne doit ignorer. Conception véritablement contraire à toute la philosophie de la médecine! La clinique n'est-elle pas l'application à chaque cas particulier des lois générales de la pathologie? La clinique n'est-elle pas une approximation? Croit-on qu'elle se laissera jamais administrer? Peut-on nier l'importance du facteur « observation »? Ou, si l'on veut, s'imagine-t-on que le rôle du médecin soit si simple qu'il lui suffise de connaître le règlement pour prendre, en face de chaque malade, la décision opportune?

Pour moi, j'ai toujours eu la conviction que l'exercice de la clinique nécessitait la possession de deux armes indispensables : une bonne technique et une connaissance solide de la séméiologie. Cette vérité, applicable à toutes les branches de la clinique, l'est, par définition, à la phtisiologie. Chaque maladie a ses symptômes, que la technique nous apprend à rechercher et que la pathologie nous décrit; mais, les mêmes symptômes appartiennent à des maladies différentes. Et le diagnostic est affaire de science, d'expérience et de jugement. Il est parfois facile d'affirmer qu'un malade a telle maladie; il est souvent plus difficile de prétendre qu'il ne l'a pas.

Pour ce qui est de la tuberculose pulmonaire, on peut être sûr qu'elle existe si les crachats contiennent des bacilles; est-on autorisé à nier son existence si ce critérium fait défaut? Je ne le crois pas.

Tout au moins si on admet, avec Nægeli, que 95 % des adultes réagissent à la tuberculose et ont été, par conséquent, tuberculisés, la question n'est pas de savoir si un adulte est tuberculeux.

puisqu'ils le sont tous, mais si, dans le moment présent, sa tuberculose est en activité ou au repos.

C'est ainsi, à mon sens, qu'il faut poser les termes du problème du diagnostic de la tuberculose pulmonaire et c'est dans cet esprit qu'il convient de rechercher les moyens et les voies qui peuvent conduire à la solution.

Tant de vérités vénérables, reconnues erreurs aujourd'hui, demeurent enracinées dans les livres comme dans les cerveaux médicaux qu'on ne saurait trop s'acharner au défrichage. Mon collègue et ami Rist a ouvert courageusement une ère de réaction; ses articles, parus récemment dans ce journal, ont sonné le ralliement. Si, en certaines parties, sa doctrine est quelque peu extrême, j'imagine qu'il a voulu outrer la formule de sa pensée pour la rendre plus saisissante. Peut-être est-ce aller un peu loin que ne diagnostiquer la tuberculose que si le malade crache des bacilles; au point de vue scientifique et absolu, rien de plus juste; au point de vue pratique, l'application serait dangereuse.

Attachons-nous donc à préciser tous les éléments du diagnostic de la tuberculose et cherchons si, parmi ces éléments, quelques-uns ne sont pas capables de nous apporter une indication sur l'état actuel de l'évolution de la maladie, en même temps qu'une explication des erreurs trop fréquemment commises dans l'interprétation des symptômes.

C'est en partant de cette idée que je crois opportun d'attirer l'attention sur la pleurite du sommet chez les tuberculeux adultes.

* * *

Tous les médecins qui ont la pratique des autopsies savent combien il est fréquent de trouver le sommet du poumon plus ou moins étroitement fixé à la cage thoracique par des adhérences. Tous les degrés sont possibles, depuis la symphyse totale, qui oppose une résistance invincible au décollement des deux feuillets pleuraux et nécessite l'intervention du couteau, sinon l'arrachement du parenchyme, jusqu'au simple épaississement et aux brides plus ou moins lâches ou tendues. Il est inutile d'insister sur cette banalité, si ce n'est pour noter, en passant, que, si cette pleurite est l'apanage de la tuberculose, elle ne lui est pas, cependant, uniquement dévolue. Tous les médecins connaissent les irrégularités de surface des sommets pulmonaires, les sillons, les cicatrices étoilées, les irradiations autour d'un point nodal, parfois simplement fibreux, souvent aussi fibro-calcaire, voire même plus ou moins caséeux encore. Et je ne fais point allusion seulement aux réactions pleurales qui accompagnent les lésions parenchymateuses en évolution encore active; j'envisage surtout la pleurite prédominante, celle qui semble résumer tout le processus pathologique et dont la nature trouve sa confirmation dans les constatations de ces modules éteints. Cette pleurite du sommet, dans les cas où elle est suffisamment étendue, coiffe souvent le sommet à la façon d'un casque et pourrait, dans certains cas, mériter la dénomination de symphyse pleurale en dôme. Elle s'étend parfois assez bas, en dégradant, si j'ose dire, ou s'accompagne d'autres placards pleurétiques, isolés, le plus souvent à la base, dans les régions des sinus costodiaphragmatiques.

Ces notions d'anatomie pathologique sont trop banales pour qu'il soit bon d'y insister. Il était nécessaire de les rappeler, car, à mon avis, elles sont un substratum sur lequel s'appuie solidement la séméiologie fonctionnelle et physique que l'exploration des sommets permet de constater. Elles peuvent fournir l'interprétation de bon nombre de symptômes réels et d'autant d'erreurs.

Il serait injuste, en effet, de dénier à l'exploration des sommets l'importance qu'elle doit conserver. Le tout est de s'entendre sur la valeur des éléments d'information qu'elle fournit.

Il est incontestable que bon nombre de malades souffrent des sommets thoraciques, que l'examen stéthacoustique décèle dans ces sommets la présence de bruits respiratoires anormaux, que l'exploration radioscopique montre des modifications de l'image normale et de l'illumination de ces sommets, et que, chez ces mêmes malades, il n'existe, en aucune autre région du poumon, de signes pathologiques constatables, si ce n'est la présence de ganglions hilaires, souvent crétacés, ou de nodules, également crétacés, inclus dans le lobe inférieur et décelables seulement par les rayons X.

Analysons un peu ces symptômes qu'on pourrait dire « apicaux ».

La douleur « entre les deux épaules » peut reconnaître, certes, des causes multiples; localisée dans la partie interne de la fosse sus-épineuse et même de la fosse sous-épineuse, persistante et fixe au-dessus et au-dessous de la clavicule, alors qu'il n'existe aucun signe de névralgie ou de névrite du plexus cervical et du plexus brachial, de myalgie, elle est d'origine profonde; c'est une *pleuro-dynie*. Elle n'est point constante, d'ailleurs, et je crois qu'elle suppose une lésion non encore complètement cicatricielle; elle manque dans la symphyse complète, bloquée; elle est exagérée par les grandes inspirations et par la toux.

Chez ces malades, la recherche des signes physiques fournit des indications plus ou moins nombreuses et précises. Suivant l'étendue et surtout l'épaisseur de la pleurite, la percussion est muette ou donne, au contraire, une matité complète; entre les deux extrêmes, tous les intermédiaires; de même pour la palpation; rien ou une abolition complète des vibrations; de l'inspection, peu de chose à dire, si ce n'est la constatation d'un affaissement complet des parties molles, sous-claviculaires et sus-épineuses, s'il s'agit d'une symphyse profonde ; mais cet affaissement, dû à l'amyotrophie concomitante, ne saurait être attribué à une rétraction de la cage thoracique, dans cette région où les côtes sont trop courtes et trop rigides pour qu'une pareille interprétation puisse être soutenue logiquement. L'auscultation est autrement importante; c'est dans son domaine qu'il faut chercher la source du plus grand nombre des causes d'erreurs; la notion anatomo-clinique de la pleurite du sommet contient l'explication de ces erreurs; elle explique, avec une symphyse épaisse, le silence ou la diminution du murmure vésiculaire; en évolution aiguë ou subaiguë, elle provoque l'apparition de frottements parfois très légers, très circonscrits, qu'une oreille distraite ou insuffisamment exercée confond avec des râles; nombre de soi-disant craquements secs, entendus chez des légions de tuberculeux apyrétiques et de bon état général, qui encombrent en ce moment les consultations spéciales, ne sont pas explicables par une autre interprétation; combien de ces respirations rudes, rugueuses, doivent trouver leur justification dans la présence d'un simple dépoli pleural? qui sait même si cette modification du murmure vésiculaire — la respiration rugueuse, grenue — n'est pas, en réalité, le fait du glissement râpeux, bruyant, de deux feuillets pleuraux chroniquement enflammés? j'ai, pour ma part, tendance à me rallier de plus en plus à cette opinion. Mais je ne veux point pousser dans le détail cette étude séméiologique des bruits respiratoires. Je me propose d'y revenir ultérieurement. Gardons-en aujourd'hui ce qui est nécessaire à notre sujet et passons à l'interprétation des constatations fournies par l'examen radioscopique des sommets.

Il est une expression qui est communément répandue, qui s'inscrit avec une inlassable persévérance sur la presque totalité des protocoles d'examens radioscopiques : c'est celle de « voile sur le sommet gauche ou droit ou sur les deux sommets »; ou encore « les sommets sont légèrement voilés », « un peu gris », « complètement opaques ». Certes, il faut tenir compte des erreurs d'interprétation dues à l'inexpérience de bon nombre d'observateurs improvisés et conclure que ces constatations sont, pour une très large part, le résultat de fautes de technique ou de lecture. Ce n'est point ici le lieu de faire un cours sur la manière d'examiner un sommet à l'écran, de tenir compte de l'incidence des rayons, de l'ombre portée par la clavicule dans l'examen du sujet qui reçoit les rayons par-devant et présente son dos au médecin. Je passe et je ne retiens que les cas bien observés. Eh bien! il est hors de doute que, chez un très grand nombre de sujets, on trouve un sommet ou les sommets plus ou moins voilés, plus ou moins opaques, sur une étendue plus ou moins circonscrite ou large, sans que, par ailleurs, l'image radioscopique présente des caractères anormaux, si ce n'est une ombre légère, analogue, à la base du même côté, ou un paquet ganglionnaire voisin du hile et se projetant dans l'espace clair médian, lequel, parfois, est partiellement ou totalement imperméable. Tantôt l'ombre du sommet est épaisse et la toux ne la modifie pas; tantôt, après la toux, le sommet s'illumine à peu près normalement; dans le premier cas, on peut admettre — s'il n'y a pas d'autres signes — une symphyse épaisse, portant une ombre complète; dans le second cas, il est rationnel de conclure que le poumon est resté perméable, mais que l'épaississement pleural, gênant son expansion et la voilant en même temps, l'air n'y pénètre largement qu'à la faveur d'une inspiration forcée, suivant la toux; un sommet voilé par infiltration et non par pleurite ne s'illumine pas dans de telles conditions : l'opacité demeure fixe.

Je ne veux pas pousser plus à fond cette analyse. Qu'il me suffise de l'avoir ébauchée assez pour montrer que, de par la recherche des signes physiques, stéthacoustiques autant que radioscopiques, il est possible de contrôler la valeur clinique de la pleurite apicale, dont l'anatomie pathologique démontre nettement l'existence. Le rapprochement des trois ordres de données — stéthacoustiques, radioscopiques, nécropsiques — me paraît nettement démonstratif. Cette démonstration étant faite, j'estime qu'il est possible d'accorder à la pleurite du sommet une valeur très considérable, non seulement dans le diagnostic de la tuberculose, mais surtout dans le diagnostic de la forme et des stades de cette tuberculose, et que, d'autre part, elle contient l'explication de quelques erreurs séméiologiques et de quelques divergences sur la signification des résultats fournis par l'examen des sommets dans la tuberculose.

Cette pleurite apicale s'accompagne très fréquemment de deux signes objectifs, d'une recherche aisée, sur lesquels il me paraît opportun d'attirer l'attention : l'*inégalité pupillaire* et l'*adénite sous-claviculaire*.

De l'*inégalité pupillaire*, je ne dirai rien aujourd'hui, me bornant à renvoyer à un article antérieur (1) et à rappeler qu'elle trouve, suivant les autres troubles fonctionnels qui l'accompagnent et suivant que la pupille du côté atteint est dilatée ou rétrécie, son explication dans une excitation ou une paralysie du

(1) Voir Émile SERGENT, « L'inégalité pupillaire dans les affections pleuro-pulmonaires ». *Progrès Médical*, 11 mai 1912.

sympathique; d'après mes recherches complémentaires en cours,
je pense que la variété, dilatation ou rétrécissement, peut avoir
une relation assez étroite avec le stade évolutif actuel de la lésion
pleuro-pulmonaire. Je me propose de revenir ultérieurement sur
l'analyse de ce symptôme dans la pleurite du sommet.

  L'*adénite sus-claviculaire*, d'après les recherches que je poursuis et dont l'origine remonte à plus de trois années, est assez
fréquemment observée chez les tuberculeux. Elle n'est pas particulière à cette catégorie de malades, mais peut aussi se rencontrer
dans le cours d'affections pulmonaires aiguës ou chroniques prédominant au sommet. On connaît déjà l'adénite axillaire dans le
cours de l'évolution de certaines pneumopathies et particulièrement dans la tuberculose; elle paraît correspondre surtout aux
lésions pleuro-pulmonaires de la base ou des régions moyennes.
L'adénite sus-claviculaire n'a pas, que je sache, donné matière à
un travail d'ensemble. J'en ai recueilli un très grand nombre de
cas; je n'ai pas encore pu dépouiller toutes mes fiches; au reste,
Mlle German, interne à l'Asile national du Vésinet, fera, sur
mon conseil, de cette question le sujet de sa thèse et en donnera
une étude complète. Je réunirai ici les arguments généraux.

Cette *adénite sus-claviculaire* doit être recherchée avec soin,
immédiatement derrière la clavicule, contre le bord externe du
sterno-cléido-mastoïdien. Elle se présente sous la forme d'un
ganglion allongé, à grand diamètre à peu près parallèle à la
clavicule, dont le volume varie d'un petit haricot à une grosse
fève et même davantage, et dont la consistance est tantôt celle
d'un petit noyau dur et fibreux, voire même d'un grain de
plomb, tantôt celle d'une pâte plus ou moins molle; le volume
et la consistance suivent une évolution parallèle; les gros ganglions sont mous; les petits ganglions sont durs. Parfois, on ne
trouve pas de ganglions, mais un petit *troncule*, qui suit le bord
postérieur de la clavicule, présentant, de place en place, de
petits points nodulaires qui permettent de le comparer à un
bout de ficelle sur lequel on aurait fait des nœuds.

Cette adénite sus-claviculaire n'a aucune relation avec l'adénite
cervicale; sans doute, elle l'accompagne parfois; mais, pour l'étu-

dier, il ne faut retenir que les cas dans lesquels elle ne lui est pas associée.

Depuis que je l'ai constatée pour la première fois, j'ai pensé qu'elle pouvait avoir une valeur dans le diagnostic des lésions d'infiltration initiale du sommet. Le grand nombre de malades qu'il m'a été donné d'observer dans ces deux dernières années, du fait des fonctions spéciales dont j'ai été investi par l'autorité militaire, m'a fourni une statistique très importante; de celle-ci se dégage, dès maintenant, une conclusion générale, c'est que l'adénite sus-claviculaire est liée à l'inflammation de la plèvre du sommet beaucoup plus qu'à l'inflammation du parenchyme du sommet; elle est un signe de réaction pleurale, un signe objectif, palpable, de pleurite du sommet. Cette conclusion clinique est corroborée par les données anatomiques. L'anatomie normale ne donne pas des indications très précises sur les lymphatiques du dôme pleural; un seul tronc est décrit dans les classiques. « Les lymphatiques de la plèvre pariétale du premier espace aboutissent tous directement à un tronc unique, l'intercostal interne, qui longe le bord inférieur de la première côte dans le tissu cellulaire sous-pleural, chemine en avant et aboutit aux ganglions supérieurs de la chaîne mammaire interne. » Il n'y a aucune description des lymphatiques du sommet du dôme, non plus que des réseaux des feuillets pariétal et viscéral de ce dôme. Il n'y a pas davantage de précision pour les ganglions correspondant aux lymphatiques du dôme. Les ganglions de la chaîne mammaire interne se terminent ordinairement, par un seul canal afférent, à la partie antérieure du confluent de la veine jugulaire et de la veine sous-clavière.

Küttner a décrit des troncs efférents aberrants de la chaîne mammaire interne allant se jeter dans le groupe interne des ganglions sus-claviculaires, à l'angle des veines jugulaire interne et sous-clavière. Ces ganglions, qui correspondent au ganglion de Troisier, répondent en avant à l'angle du bord interne du chef claviculaire du sterno-cléido-mastoïdien et de la clavicule.

Le ganglion que j'ai en vue est situé contre le bord externe du sterno-cléido-mastoïdien.

L'anatomie pathologique a montré, d'autre part, que « lorsqu'il existe des adhérences entre les deux feuillets, les lymphatiques de la plèvre viscérale peuvent, par l'intermédiaire des lymphatiques néoformés que contiennent ces adhérences, entrer en communication avec les lymphatiques de la paroi » (Souligoux, Cunéo et Poirier).

Cette constatation permettait de rattacher à une origine pleurale l'adénite développée dans le tissu cellulaire de la région susclaviculaire. Cette pathogénie a trouvé sa démonstration définitive dans les constatations faites récemment à l'autopsie de malades porteurs de cette adénite; Mlle German a pu isoler toute une chaîne de lymphatiques développés dans le foyer de pleurite apicale et aboutissant au ganglion sus-claviculaire constaté pendant la vie.

La valeur de cette lymphangite et de cette adénite d'origine pleurale me paraît donc démontrée. Si on prend soin, par une palpation exercée, de ne pas la confondre avec le ventre postérieur de l'omo-hyoïdien, la constatation de cette adénite attirera l'attention du côté de la plèvre.

Quant à la relation qui peut exister entre la consistance de cette adénite et l'état actuel de la pleurite, il semble bien, *a priori*, qu'elle soit assez étroite et qu'un ganglion mou et volumineux indique une lésion en activité et un ganglion dur et petit une lésion ancienne et cicatrisée. On conçoit toute l'importance qu'aurait une certitude à cet égard au point de vue du pronostic. Bien que mes constatations actuelles semblent confirmatives de cette indication pour la grande majorité des cas, je laisse encore en suspens mes conclusions; en effet, il faut tenir compte aussi de l'existence de lésions parenchymateuses sous-jacentes à la pleurite; or, dans quelques cas où l'adénite était grosse et molle, il y avait, en outre des signes de symphyse pleurale, des signes de ramollissement étendu ou de grosse caverne. Ce qui me paraît dès maintenant certain, c'est qu'un petit ganglion dur est corollaire d'une pleurite cicatricielle.

D'autre part, il est aisé de suivre, au cours de l'évolution d'une pleurésie séro-fibrineuse aiguë, le développement de cette adénite;

d'abord absente, elle ne tarde pas à apparaître, augmentant de volume et prenant une consistance pâteuse, puis, régressant peu à peu et s'indurant, en même temps que la pleurésie passe au stade de résolution et de guérison.

*
* *

La notion anatomo-clinique de la pleurésie du sommet mérite d'être signalée à l'attention des médecins. Elle n'est point une nouvelle-venue : elle est une oubliée.

Elle contient, je crois bien, l'explication de pas mal d'erreurs d'interprétation et d'autant de divergences d'opinion.

Pour ne la considérer que dans sa forme la plus répandue, elle apparaît comme un témoin révélateur de la tuberculose. Et, comme telle, elle prend une place de tout premier plan dans la catégorie des stigmates de lésion ancienne, éteinte, cicatricielle. Ne la considérant que dans ce stade, nous pouvons admettre qu'elle contient le secret de l'extension démesurée qu'on tend à accorder actuellement à la tuberculose dans l'armée. Par les modifications qu'elle entraîne, suivant son épaisseur et son étendue, du son de percussion, des vibrations vocales, des caractères de murmure vésiculaire et des bruits respiratoires, de l'image radioscopique, elle conduit les médecins insuffisamment avertis à diagnostiquer une infiltration du sommet, là où il n'y a qu'une lésion bénigne, sinon même une simple cicatrice, vestige d'un passé déjà lointain.

Abstraction faite des caractères particuliers de l'adénite sus-claviculaire qui l'accompagne et qui peuvent avoir une importance dans l'appréciation de son stade évolutif, elle n'a, par elle-même, qu'une signification topographique.

A cet égard, l'association des signes physiques avec l'adénite sus-claviculaire et l'inégalité pupillaire constitue une sorte de syndrome dont la valeur diagnostique ne doit pas être tenue pour négligeable.

Le diagnostic précis de la tuberculose pulmonaire ne se fera

jamais par les signes physiques uniquement, non plus les signes
d'auscultation ou de percussion que les signes radioscopiques. Ces
signes indiquent le siège de la lésion et non point son caractère
évolutif. C'est sur l'ensemble des signes généraux, sur la fièvre,
sur l'amaigrissement, sur l'anémie, sur la perte des forces, sur
les troubles dyspeptiques, sur l'état de la tension artérielle, sur
les résultats de la cuti ou de l'intradermo-réaction à la tuberculine, qu'on pourra se baser pour apprécier si un sujet, chez
lequel l'examen physique décèle des signes de localisation, est
ou non en état d'activité tuberculeuse. Ici, comme en toute bonne
clinique, ce n'est que par la confrontation des résultats fournis
par la mise en œuvre de tous les procédés d'examen et d'exploration que le médecin sera autorisé à porter un diagnostic aussi
voisin que possible de la certitude.

Évolution de la pleurite du sommet chez les tuberculeux.

En collaboration avec Mlle GERMAN.
(*Annales de Médecine*, mars-avril 1917.)

Dans des mémoires récents (1), nous nous sommes attachés à
l'étude de la pleurite du sommet chez les tuberculeux; nous avons
étudié les signes qui la caractérisent, et particulièrement l'adénite
et la lymphangite sus-claviculaires; nous avons insisté sur l'importance qu'il y a, pour les cliniciens, à en bien connaître l'existence, s'ils veulent éviter des erreurs de diagnostic très fréquentes
dans l'interprétation des signes physiques fournis par l'exploration du sommet.

(1) Emile SERGENT, « Les signes de la pleurite du sommet et leur valeur dans
le diagnostic de la tuberculose pulmonaire de l'adulte. L'adénite et la lymphangite nodulaire sus-claviculaires ». *Presse Médicale*, 24 août 1916. —
Emile SERGENT et Gabriel DELAMARE, « Les enseignements cliniques d'un centre
de triage des militaires suspects de tuberculose » (p. 9 et 10). *Bulletin de
l'Académie de Médecine*, 31 octobre 1916 et *Journal de Médecine et de Chirurgie
pratiques*, 25 novembre 1916. — Mlle GERMAN, *Thèse de Paris*, 1917, « Étude
sur le syndrome de la pleurite apicale dans la tuberculose pulmonaire.

Nous nous proposons, dans ce travail, de préciser certaines notions cliniques sur les caractères évolutifs de cette pleurite apicale, ou, si on le préfère, de définir les symptômes par lesquels elle se traduit aux différents stades de son évolution.

Les réactions inflammatoires de la plèvre apicale, chez les tuberculeux, accompagnent, en règle générale, sinon toujours, les lésions parenchymateuses du sommet. Nous disons qu'elles ne les accompagnent point toujours, car elles ne sont parfois que l'extension au sommet d'une inflammation totale de la séreuse; tel est le cas dans la pleurésie séro-fibrineuse aiguë, dans laquelle la localisation pulmonaire n'est pas fatalement apicale. D'autre part, la pleurite apicale, bien souvent — et ce sont surtout ces cas que nous avons en vue — est la manifestation prédominante, la lésion parenchymateuse se trouvant réduite à une détermination très légère qui la place au second plan.

Cette pleurite apicale se présente sous des aspects assez variables, tant en intensité qu'en étendue; elle suit toute une gamme inflammatoire depuis l'irritation pleurale légère et superficielle, qui correspond anatomiquement au simple dépoli de la séreuse, jusqu'à la symphyse épaisse, en coque rigide, qui traduit un processus ancien, arrivé à son stade ultime, cicatriciel. Cette évolution ne paraît point se faire suivant un mode continu; elle procède, en général, par poussées aiguës ou subaiguës, successives, courtes ou prolongées, irrégulières, entrecoupées de périodes silencieuses plus ou moins longues, durant lesquelles on pourrait croire à l'extinction définitive du processus morbide. Mais ce n'est là, le plus souvent, qu'une apparence clinique et non anatomique; l'inflammation évolue sournoisement, de façon latente et, au moindre prétexte, elle se réactive, suivant en cela les intermittences du processus pulmonaire sous-jacent et causal. Mais, alors que celui-ci est fort limité, fort superficiel, et pourrait passer inaperçu, la pleurite, elle, est exubérante et, déjà, se révèle par un cortège de symptômes aisément décelables, qui attirent l'attention du médecin et l'invitent à soupçonner la lésion parenchymateuse. L'étude des éléments symptomatiques dont l'ensemble constitue le syndrome de la pleurite apicale ne saurait être négligée; elle mérite une description suffisamment détaillée et, pour chaque symptôme, un aperçu aussi complet que possible des modifications qu'il subit aux diverses phases évolutives de la réaction séreuse.

Lorsqu'il se rencontre au complet, le syndrome pleural est constitué par les principaux signes suivants :

1° La diminution ou l'abolition des vibrations vocales à la palpation;

2° La submatité ou la matité;

3° L'abolition du murmure vésiculaire ou son affaiblissement, s'accompagnant parfois de respiration saccadée;

4° Les frottements;

5° Les modifications de transparence des sommets aux rayons X;

6° L'inégalité pupillaire (1);

7° L'adénite sus-claviculaire;

8° La scapulalgie.

Certains de ces symptômes subissent des variations ou prédominent suivant le stade auquel on les étudie.

Tout au début de la pleurite, alors qu'existe seulement une très légère irritation pleurale, les principales manifestations perçues sont des *frottements et une dilatation minime de la pupille homologue*.

Ces frottements du début s'entendent à la partie interne de la fosse sus-épineuse, dans la région décrite par Stephen Chauvet sous le nom de « zone d'alarme »; ils constituent un bruit léger et superficiel, que l'on pourrait presque confondre avec des sous-crépitants très fins. Une auscultation quotidienne attentive est nécessaire pour les percevoir; ils sont très fugaces; leur durée excède rarement quelques jours.

Très fréquemment, si à la même époque on examine l'état des pupilles, on constate une légère différence de diamètre entre

---

(1) Emile Sergent, « L'inégalité pupillaire dans les affections pleuro-pulmonaires ». *Progrès Médical*, 11 mai 1912.

les deux : la pupille correspondant au sommet dans lequel s'entendent les frottements est un peu plus grande que l'autre. Souvent très apparente, cette différence ne devient perceptible, dans bien des cas, que dans un état de dilatation moyenne, pour disparaître le plus souvent lorsqu'un éclairage brusque provoque la contraction maxima du sphincter irien. Pour la constater il faut alors prescrire au sujet de fixer un objet sombre et distant. La dilatation peut varier d'intensité d'un jour à l'autre; elle dure autant, et plus même, que les frottements, persiste souvent après leur disparition, alors que semble terminée la poussée.

Parfois, outre ces deux symptômes, le malade accuse de la *scapulalgie.*

A ce stade la radioscopie est parfois muette, la lésion étant trop superficielle pour opposer un obstacle au passage des rayons, de même qu'elle ne peut provoquer une modification du son de percussion.

Frottements et mydriase homologue sont les seuls signes perceptibles ainsi que nous l'avons constaté dans quelques observations :

OBSERVATION I. — *Poussée pleurale caractérisée par des frottements et de la mydriase.*

C..., 19 ans, entre le 16 juillet dans le service de triage des tuberculeux de l'hôpital complémentaire du Vésinet.

Les symptômes constatés à l'entrée sont : la submatité du sommet gauche; la diminution du murmure vésiculaire à ce sommet; il n'y a pas de bruits surajoutés et les pupilles sont égales.

15 *août.* — C... se plaint d'une douleur dans l'épaule gauche; l'auscultation révèle des frottements au sommet gauche; la pupille gauche est nettement plus grande que la droite.

18 *août.* — Les frottements persistent.

Le 24, ils ont presque entièrement disparu; la mydriase gauche a nettement diminué, mais non complètement disparu.

OBSERVATION II. — *Frottements et mydriase homologue précédant le voile radioscopique.*

R..., 25 ans. Entre le 30 juillet. A l'examen radioscopique pratiqué le 3 août, on constate un léger voile du sommet gauche; la pupille droite est dilatée.

10 *août.* — On entend des frottements au sommet droit.

18 *août*. — A un second examen radioscopique, les *deux* sommets sont recouverts d'un voile. Les frottements persistent au delà d'un mois.

Cette légère poussée de pleurite dure habituellement quelques jours; puis, les signes disparaissent jusqu'à récidive. Chez certains malades, l'évolution ne se continue pas et cette étape n'est pas dépassée. Mais rares sont ces cas parmi ceux qui peuvent être observés dans nos hôpitaux et même parmi ceux qui ne passent dans les centres de triage militaire qu'à titre de suspects.

L'évolution habituelle se poursuit ainsi : après une à quelques semaines de silence survient une nouvelle poussée, d'abord semblable à la première, puis, bientôt, accompagnée de manifestations plus nombreuses.

Outre les frottements et la dilatation pupillaire survient de *l'affaiblissement du murmure vésiculaire*, en même temps que *l'adénite sus-claviculaire* fait son apparition et que *l'image radioscopique normale se modifie*.

L'*adénite*, lorsqu'elle existe, est perceptible au-dessus de la clavicule, dans l'angle formé par son extrémité interne et le chef sternal du sterno-cléido-mastoïdien. Pour la rechercher aisément il faut se placer derrière le sujet, la main saisissant l'épaule à plat, et palper légèrement le creux sus-claviculaire avec la pulpe de l'index et du médius. On sent alors un ou plusieurs ganglions, le plus souvent un seul, ovalaire à grand axe parallèle à la clavicule, de volume variant de celui d'une noisette à celui d'un pois, de consistance plutôt molle, parfois douloureux à la pression. Au lieu du ganglion bien délimité il n'existe, quelquefois, qu'un empâtement diffus des lymphatiques de la région. Chez les sujets un peu gras ou à muscles cervicaux développés, la recherche de cette adénite peut être assez délicate; l'attitude de relâchement musculaire (flexion de la tête en avant et inclinaison latérale), facilite alors l'exploration. On peut, le plus souvent, constater que le ganglion subit des variations de volume au cours d'une même poussée, régressant à la fin et devenant dur.

L'*examen radioscopique* fait voir un voile recouvrant le sommet atteint; ce voile s'étend sur toute la région sus-claviculaire du dôme ou sur la fosse sus-épineuse, suivant que l'examen porte en avant ou en arrière; parfois, même, il s'étale en triangle à sommet hilaire descendant de un et même de deux espaces au-dessous de la clavicule. Ce voile est léger, homogène; il donne l'impression d'une estompe fondue de toute cette région, à laquelle il reste strictement limité.

Très fréquemment, une respiration ample et, plus spécialement la toux, rendent à ce sommet toute sa transparence; nous disons qu'il *s'éclaire* ou *s'illumine par la toux.*

Ce voile traduit une pleurite très légère, de date assez récente, sans adhérences, n'intéressant nullement le parenchyme et laissant aux alvéoles leur souplesse et leur intégrité ainsi que le montre l'illumination du sommet lors de la projection brusque d'air par la toux. Il peut disparaître, ainsi que nous l'avons constaté dans quelques cas par des examens pratiqués à deux ou trois mois d'intervalle, mais il peut aussi devenir peu à peu plus épais, plus opaque, en même temps que l'illumination par la toux cesse de se produire.

OBSERVATION I. — *Pleurite bilatérale anciennement constituée avec poussée plus aiguë à gauche au cours du séjour à l'hôpital.*

B... 26 ans. Entre le 18 août avec les signes suivants :

Matité bilatérale des deux sommets plus accentuée à droite; respiration très obscure aux deux sommets; adénite sus-claviculaire bilatérale; pupilles dilatées mais égales; sommet gauche voilé à l'examen radioscopique.

19 *septembre.* — Apparition de frottements au sommet gauche; on en constate tous les jours jusqu'au 24; à cette date, ils disparaissent.

La pupille gauche devient plus grande que la droite, en même temps que s'entendent les frottements, et reste dilatée au delà de leur persistance.

A ce stade, la pleurite correspond à un épaississement des feuillets pleuraux assez notable pour que l'évolution régressive soit très rare; il n'y a guère de chances pour que la guérison se fasse avec retour *ad integrum* de la séreuse.

Que surviennent encore quelques poussées et l'aboutissant en sera *la symphyse.* Le sommet est alors coiffé d'épais feuillets pleuraux, adhérant entre eux, adhérant parfois aussi au tissu cellulaire sus-pleural; le tout forme une coque épaisse recouvrant le dôme pulmonaire qu'elle enserre. C'est là le stade ultime de la pleurite, *stade cicatriciel.*

A ce moment la percussion du sommet décèle de la submatité très nette, parfois même de la matité absolue; les vibrations vocales sont abolies, le murmure vésiculaire très affaibli; souvent, on entend une respiration saccadée et lointaine; de bruits surajoutés, point; les frottements ont disparu; la pupille reste dilatée; parfois, cependant, dans les vieilles symphyses, le myosis remplace la mydriase et s'accompagne de vaso-dilatation des capillaires de la pommette, voire même de diminution de la fente palpébrale et de rétraction du globe oculaire (syndrome de Mme Dejerine); l'adénite sus-claviculaire est presque constante; le volume et la consistance en diffèrent suivant que la symphyse est de constitution récente ou qu'il s'agit de vieilles lésions sclérosées.

Au début, c'est le ganglion mou, mobile, assez gros, précédemment décrit, que l'on rencontre; plus tard, il est plus petit, dur, souvent en grain de plomb; dans les très anciennes lésions, on sent les troncules lymphatiques engorgés avec, de place en place, de petites indurations; ils donnent la sensation de cordelettes à nœuds.

La tronculite ainsi constituée persiste indéfiniment.

Les consultations radioscopiques faites à cette phase de la pleurite diffèrent de même suivant l'âge et l'étendue de la lésion. A la symphyse totale du dôme correspond l'épais voile du sommet que n'éclaire pas la toux. Lorsque les adhérences sont seulement partielles, l'image radioscopique est alors modifiée de la façon suivante : le sommet apparaît clair en son centre; mais, la clarté apicale ou n'est pas uniforme ou s'étend sur un espace moindre; le sommet est comme rapetissé en hauteur et en largeur, nous disons qu'il est *limité.*

Un examen attentif nous montre, sous la ligne dessinée par l'ombre que projette la partie antérieure de la première côte, une zone de pénombre qui en suit parallèlement le contour, rétrécissant presque toujours en haut et en dedans, de quelques millimètres à 1 et 2 centimètres, l'étendue du sommet et modifiant sa forme. Si cette ombre s'étend surtout en hauteur, le sommet apparaît aplati et comme *étiré dans son sens transversal;* si elle épaissit le bord interne, il se présente étroit et haut « *en pain de sucre* ». Dans tous ces cas, sa limite externe et inférieure est une ligne nette, tandis que ses bords supérieur et interne sont épais et mal délimités : à la place du voile uniforme, nous avons un contour flou et une opacité limitée en *croissant supéro-interne.* Cette limitation peut aller de la simple encoche en coin, d'une très minime portion du sommet, jusqu'à la ligne circulaire ne circonscrivant plus qu'une toute petite zone claire centrale.

Une telle image ne se modifie pas non plus aux divers temps de la respiration; l'opacité est absolue; le sommet semble comme bridé, adhérent; il a perdu son élasticité; l'incursion normale en est diminuée; il est immobilisé et respire mal, ainsi que le confirme la diminution du murmure vésiculaire constatée par l'auscultation.

Cette image radioscopique semble bien correspondre aux adhérences pleurales du sommet, si souvent rencontrées aux autopsies des vieux phtisiques et complétée par la sclérose du parenchyme.

OBSERVATION II. — *Pleurésie droite et tuberculose pulmonaire symphyse pleurale des deux sommets.*

C..., 18 ans. Entre le 20 août avec les signes suivants :

Matité du sommet droit, submatité du gauche: signe d'épanchement à la base droite; obscurité respiratoire des deux sommets, adénite susclaviculaire droite; tronculite gauche; mydriase droite.

Radioscopie. Ombre à la base droite remontant jusqu'au 5e espace, voile très épais des deux sommets ne disparaissant pas à la toux. Le malade, après 3 mois de séjour dans le service, fait une poussée de granulie dont il meurt. L'autopsie nous permet de vérifier les adhérences pleurales unissant les sommets au tissu cellulaire sus-pleural et d'isoler à droite un gros ganglion sus-claviculaire, à gauche de gros troncs lymphatiques indurés.

***

Pour nous résumer, nous pouvons dire que la pleurite évolue suivant une courbe discontinue et présente trois phases assez distinctes :

a) Une première, de début, essentiellement stéthacoustique et fonctionnelle, sans signes radioscopiques, phase des frottements et de la mydriase, correspondant à une très légère réaction pleurale.

b) Une seconde, durant laquelle elle se manifeste par des symptômes plus nombreux et, particulièrement, par le début des signes radioscopiques.

Aux signes de la phase précédente s'ajoutent :

La diminution du murmure vésiculaire;

Le léger voile radioscopique;

L'adénite sus-claviculaire.

c) A la dernière, phase de symphyse, les frottements ont disparu; la mydriase persiste ou est remplacée par le myosis; l'obscurité respiratoire augmente; la sonorité diminue; l'adénite sus-claviculaire est pour ainsi dire constante et toujours dure; enfin, la radioscopie montre soit une opacité absolue du sommet, soit des brides, encoches, vestiges du processus de cicatrisation.

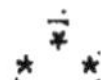

La notion de la pleurite apicale contient, ainsi que l'un de nous s'est attaché à le faire remarquer (*loc. cit.*), l'explication de bon nombre d'erreurs didactiques et cliniques dans l'interprétation des signes physiques recueillis par l'exploration du sommet. A ce titre elle mérite d'être étudiée et précisée dans ses caractères évolutifs; elle est loin, en effet, d'avoir la même signification pronostique qu'une lésion en évolution du parenchyme pulmonaire; alors que celle-ci tend vers la caséification et l'ulcération, tout autant, sinon davantage, que vers la sclérose, la pleurite apicale n'a guère d'autre aboutissant que la symphyse cicatricielle.

Il importe donc que les signes distinctifs entre les deux ordres de lésions soient bien établis; il est nécessaire d'avertir le médecin que tel ou tel signe physique n'est pas, comme il le pense souvent, l'indice d'une modification du parenchyme pulmonaire, mais seulement le témoin d'une réaction de la séreuse. C'est pourquoi il convient de souligner l'intérêt de l'étude de certains des éléments symptomatiques du syndrome pleural apical, telle l'adénite ou la tronculite sus-claviculaire, qui ne s'observe point dans les lésions purement parenchymateuses.

Au reste, le syndrome de la pleurite apicale, s'il est surtout fréquent dans la tuberculose, n'a pas une valeur étiologique absolue; il est un syndrome de localisation et s'observe avec des caractères identiques dans les causes les plus variables de la réaction pleurale inflammatoire. C'est ainsi, notamment, qu'on le constate fort souvent chez les blessés du thorax, à titre de séquelles lointaines de lésions pleuro-pulmonaires traumatiques; l'un de nous s'est attaché, avec le Dr Lechevallier (1), à l'étude de ces faits et s'est efforcé de montrer que, s'ajoutant à la fréquence des hémoptysies durables et autres symptômes, la pleurite traumatique du sommet avait conduit, par une erreur d'interprétation, à admettre beaucoup trop fréquemment la tuberculose traumatique qui est, en réalité, tout à fait exceptionnelle.

***

Les enseignements cliniques d'un centre de triage des militaires suspects de tuberculose (2).

En collaboration avec Gabriel Delamare.
(Journal de Médecine et de Chirurgie pratiques, 25 novembre 1916.)

La question de la « Tuberculose de guerre » a suscité déjà de nombreux travaux. Pour ne parler que de la tuberculose dans l'armée, il a paru, tout d'abord, qu'elle avait subi, du fait de la guerre, une recrudescence considérable et que des mesures éner-

(1) Emile Sergent, « La tuberculose chez les soldats à la suite des traumatismes du thorax ». *Journal de Médecine et de Chirurgie pratiques*, 25 juillet 1916. — Emile Sergent et E. Lechevallier, « Les plaies pénétrantes de poitrine et, particulièrement, leurs phases secondaires et lointaines ». *Journal de Médecine et de Chirurgie pratiques*, 25 janvier 1917.

(2) Ce travail est le développement d'une note lue à l'Académie de Médecine dans la séance du 31 octobre 1916.

giques s'imposaient pour enrayer le danger. Grâce à l'impulsion de médecins avisés,. le Service de Santé prit de sages dispositions : des filets furent tendus pour arrêter au passage tous les militaires suspects et séparer les tuberculeux de ceux qui ne l'étaient pas. Dès lors, le rôle de la clinique, avec toute son importance rétablie par la clairvoyance des règlements administratifs, devint prépondérant : la mission confiée aux *centres de triage* avait pour fondement l'impérieuse obligation d'établir le diagnostic dans chaque cas sur les données les plus solides de la phtisiologie moderne. Ici se pose une question des plus délicates; pour la plupart des médecins, le diagnostic de la tuberculose est si simple qu'il s'impose clairement en toutes circonstances; or, pour tous les cliniciens suffisamment expérimentés, il n'est pas, en réalité, de diagnostic plus difficile, tout au moins lorsque manque le signe de certitude représenté par la constatation du bacille dans l'expectoration. Hors cette condition, le diagnostic demeure hésitant et ne peut être admis que sur la concordance des résultats fournis par l'ensemble des divers procédés d'exploration actuellement éprouvés (examens stéthacoustiques et radioscopiques, analyse des courbes de poids et de température, etc., etc...). Encore convient-il d'observer une prudente réserve et de ne conclure qu'à la suite d'une mise en observation suffisamment prolongée; nombre de sujets, qui ont des antécédents sûrement tuberculeux, peuvent fort bien ne présenter, dans le moment présent, aucun signe de tuberculose en évolution, alors que, peu après, sous une influence quelconque, un réveil surviendra; il n'y a peut-être aucune décision plus difficile à prendre que celle qui consiste à dire si une lésion pulmonaire, chez un sujet non cracheur de bacilles, est tuberculeuse ou non, et, surtout, si elle est en évolution ou cicatricielle.

Or, de telles décisions, dont la portée scientifique et doctrinale pourrait être discutée, ont, dans la pratique et surtout dans la pratique militaire en temps de guerre, une importance considérable, tant au point de vue de la prophylaxie qu'à celui de l'intérêt des individus, des effectifs et des finances du Pays.

. Appelés par la confiance de M. le Médecin-Inspecteur Sieur à l'a direction d'un Centre de triage du Gouvernement militaire de Paris, constitué par une consultation de triage installée dans le service de l'un de nous à la Charité et par les salles du même service et de l'hôpital militaire du Vésinet, nous avons vu défiler de très nombreux militaires suspects de tuberculose. Laissant de côté. ceux qui n'ont fait que passer par la consultation de triage, nous retiendrons, parmi ceux qui ont été hospitalisés pour complément d'observation, un groupe de 600 malades (200 de la Charité et 400 du Vésinet).

L'analyse statistique de ces 600 fiches comporte des enseignements cliniques dont l'intérêt nous paraît incontestable; elle démontre clairement la nécessité absolue de maintenir et d'étendre les centres de triage et de ne prendre, pour les militaires suspects de tuberculose, aucune décision sans la mise en observation dans l'un de ces centres.

Donnons la parole aux chiffres : sur 600 militaires envoyés dans notre centre de triage comme tuberculeux ou suspects de tuberculose (1), nous avons trouvé, après observation clinique complète (examens stéthacoustiques répétés, examens radioscopiques et radiographiques, examens bactériologiques, cuti-réactions à la tuberculine, étude méthodique des courbes de poids et de température, de la tension artérielle et du pouls) :

    89 non tuberculeux;

    83 cracheurs de bacilles;

    428 suspects (2).

---

(1) Les hommes du service armé sont, et de beauocup, les plus nombreux (432 contre 168 auxiliaires). Dans la série de la Charité, la proportion des récupérés est plus forte chez les *cracheurs de bacilles* (21 sur 33) et chez les *suspects* (36 sur 138) que chez les *non tuberculeux* (1 sur 29); dans la série du Vésinet, les récupérés sont, au contraire, plus nombreux parmi les *non tuberculeux* (12 sur 60) et les *suspects* (71 sur 290) que chez les *cracheurs de bacilles* (7 sur 50).

(2) Les *localisations extra-pulmonaires* sont assez rares : 11 laryngites ulcérées, 6 méningites, 7 péritonites, 1 tuberculose intestinale, 7 fistules anales, 1 tuberculose rénale, 3 épididymites, 3 adénites cervicales, 1 tuberculose cutanée, 2 maux de Pott, 2 ostéoarthrites du poignet.

Les *associations morbides* sont plus fréquentes : abstraction faite de l'artériosclérose, de l'obésité, du paludisme, de la blennorrhagie, de la pleurésie inter-

Eliminons de suite les deux premières catégories, pour lesquelles le diagnostic peut être rapidement établi avec certitude.

Les 89 non tuberculeux sont des sujets qui, pour la plupart, ont été, depuis longtemps déjà, considérés comme suspects et traités comme tels; du service armé ils ont passé au service auxiliaire et quelquefois ont été repris pour le service armé. Quelques-uns sont des sujets simplement fatigués, anémiés, maigres, amaigris ou dyspeptiques, dont les poumons sont absolument intacts. (Dans certains milieux médicaux, on soupçonne la tuberculose à propos de n'importe quelle insuffisance pondérale congénitale ou acquise, aussi automatiquement qu'on la méconnaît lorsqu'elle évolue chez des hommes de belle apparence et de poids respectable.) D'autres sont des mitraux qui ont eu des hémoptysies; celui-ci est un syphilitique; cet autre a un corps étranger dans son poumon; cet autre, un kyste hydatique. Certains sont atteints de bronchite banale ou d'emphysème.

Le plus grand nombre (une trentaine environ) ont des anomalies respiratoires liées simplement à une insuffisance nasale plus ou moins accentuée, mise en évidence par la rhinoscopie; chez ces derniers, la constatation fréquente d'une insuffisance de poids plus ou moins accentuée, d'un certain degré d'anémie, d'une toux persistante, peut égarer tout d'abord le diagnostic; mais l'absence de bruits adventices, localisés et fixes, d'exagération des vibrations vocales, de fièvre, l'existence d'un indice respiratoire physiologique, d'une tension artérielle normale, sont autant d'arguments contraires à l'idée d'une tuberculose au début. Sans parler des râles ronflants et sibilants qui traduisent la bronchite banale, parfois concomitante et traînante à cause de la sténose nasale, il y a lieu de spécifier que, neuf fois, la percussion révélait une élévation de la tonalité des deux sommets, quatre fois, du sommet droit. Douze fois, l'auscultation décelait une obscurité respiratoire bilatérale, cinq fois, une atténuation du murmure

lobaire, qui furent exceptionnels, l'alcoolisme est apparu comme presque constant; les affections du rhinopharynx ont été rencontrées 46 fois o/o, la bronchite banale et l'emphysème, 8 fois o/o, les bronchites fétides, 1,54 o/o, les cardiopathies 4,5 o/o, la syphilis 2,5 o/o.

vésiculaire au niveau du sommet droit. La bilatéralité de ces anomalies stéthacoustiques et leur prédilection relative pour le côté
droit sont à retenir, ainsi que leur existence dans des sommets
radiologiquement normaux.

Ajoutons, à titre de curiosité, que l'épreuve de la tuberculine
est restée négative chez deux de ces rhinopathes, comme chez le
porteur du kyste hydatique pulmonaire, chez un sujet atteint
de bronchite tenace diffuse et chez deux emphysémateux. (Cette
dernière constatation montre qu'à côté de l'emphysème paratuber-
culeux, il existe, même chez l'adulte, un emphysème qui n'a pas
de relation génésique avec la tuberculose.)

Chez les 83 cracheurs de bacilles, la nature de la lésion pulmonaire étant nettement établie par le résultat positif de l'examen
bactériologique, il était intéressant surtout de rechercher dans
quelle mesure la tuberculose avait pu être influencée par le fait
de guerre.

Nous n'avons trouvé que 3o cas dans lesquels les premières
manifestations de la maladie ne se sont montrée que postérieure-
ment au début des hostilités.

Les circonstances favorisantes semblent avoir été l'inhalation
de gaz asphyxiants (2 cas), les privations subies pendant une
longue captivité (2 cas), la répétition insolite de la vaccination
antityphoïdique (12 injections en 3 ans) (1 cas), un traumatisme
thoracique (2 cas), la suppuration interminable d'une plaie an-
fractueuse de l'épaule (1 cas) ou de la cuisse (1 cas), une immer-
sion de plusieurs heures dans une rivière (1 cas); dans les 20 cas
restants on ne peut invoquer que les fatigues de la campagne. Ces
chiffres permettent de ramener à de justes proportions le champ,
parfois démesurément élargi, de la tuberculose de guerre. Dans le
même sens plaide également le fait que, sur 83 tuberculeux ouverts, nous en comptons 32 qui n'ont jamais fait campagne.

Quant à la détermination de la forme anatomo-clinique de la
maladie, du siège et de l'étendue des lésions dans chaque cas,
elle n'offre rien de particulier. Le plus souvent, le diagnostic
topographique fixé par l'examen stéthacoustique est confirmé par
la radioscopie. Assez souvent, cependant, la radioscopie permet

de constater l'existence de foyers intrapulmonaires et même de cavernes, que l'examen stéthacoustique le plus méthodique et le plus minutieux n'avait pu déceler, soit à cause de leur siège central, soit à cause d'une bronchite ou d'une pleurite concomitante.

De même, il s'en faut, et de beaucoup, que l'examen radioscopique montre toujours une image de caverne ou des marbrures dans le parenchyme pulmonaire : c'est ainsi que, dans notre série, nous n'avons compté, sur l'écran, que 34 cavernes ou cavernules et que, dans le cinquième de nos cas, l'opacité de l'un ou des deux sommets constituait toute l'anomalie radiologique.

Tous les phtisiologues connaissent ces faits : ce sont banalités sur lesquelles il est inutile d'insister, de même que sur la fréquence des images radioscopiques d'adénopathies trachéo-bronchiques, d'immobilité unilatérale du diaphragme. Nous insisterons plus loin sur la signification de certains voiles et de certaines opacités du sommet, imputables plutôt à un épaississement pleural qu'à une infiltration parenchymateuse.

Avec les suspects proprement dits, commence, pour les médecins du centre de triage, leur véritable rôle d'experts; là, la certitude absolue disparaît pour faire place à la discussion de la valeur des symptômes constatés; là, les avis se partagent suivant les tendances de chacun; à ceux qui ont étendu le champ de la tuberculose au point de la trouver chez presque tous les suspects qui leur sont présentés, s'opposent ceux qui, réagissant contre cette sorte de tuberculophobie, ne veulent considérer comme tuberculeux que les malades dont l'expectoration contient des bacilles : le danger est aussi grand dans un sens que dans l'autre. Il semble bien qu'en évitant de tomber dans le parti-pris on puisse parvenir, avec une méthode rigoureuse, à se rapprocher de la vérité.

Sous le nom de suspects nous envisageons les très nombreux sujets qui, n'ayant pas de bacilles dans leurs crachats pendant leur séjour au centre de triage, présentent des anomalies cliniques et radiologiques susceptibles d'évoquer l'idée de tuberculose. Il serait évidemment plus simple d'appliquer à la lettre la conception qui exige le critère bactériologique et de décider qu'aucun de ces suspects n'est tuberculeux; mais, ce faisant, on s'exposerait au grave mécompte de méconnaître des malades qui, tout en ayant des bacilles dans leurs poumons ou dans leurs ganglions médiastinaux, n'en ont pas encore dans leur expectoration, mais qui, un peu plus tard, auront une expectoration virulente, ou même, mourront de granulie, ainsi que nous en avons observé trois cas.

Il est non moins certain qu'à tenir pour tuberculeuses toutes les modifications physiques des sommets de même que certains symptômes considérés par de trop nombreux médecins comme pathognomoniques, telle l'hémoptysie, on commettrait quotidiennement de graves erreurs de diagnostic.

Rappelons, à titre d'exemple, les observations, si fréquentes à l'heure actuelle, de fausses tuberculoses pulmonaires, qui ne sont, en réalité, comme l'un de nous s'est attaché récemment à le montrer, que des accidents plus ou moins tardifs des plaies de poitrine (1).

Pour ne considérer, dans ce court travail, que l'interprétation des signes physiques fournis par l'exploration des sommets, rappelons que, au point de vue radiologique, chez des suspects, la lésion essentielle est un voile, qui, dans plus des deux tiers des cas, siège au sommet et ne s'accompagne d'aucune modification du reste des poumons, mais s'associe le plus souvent à une adénopathie trachéo-bronchique plus ou moins discrète (2). Par-

(1) « La tuberculose chez les soldats à la suite des traumatismes du thorax ». *Société Médicale des Hôpitaux*, 3o juin 1916, et *Journal de Médecine et de Chirurgie pratiques*, 25 juillet 1916.

(2) Les altérations radiologiques enregistrées dans les lobes moyen et inférieur du poumon consistent, très rarement, en zones d'ombres diffuses, homogènes et d'intensité proportionnelle au degré de la sclérose, simples séquelles de pleurésie sèche, sérofibrineuse ou hémorrhagique, spontanée ou traumatique; le plus souvent, il s'agit de taches arrondies ou de stries linéaires qui donnent au parenchyme pulmonaire un aspect marbré. Parfois, encore, on se trouve en présence de points calcifiés qui ressemblent à des grains de plomb ou d'adhérences des sinus costo-diaphragmatiques. Chez l'un de nos malades, le lobe moyen renfermait trois points calcifiés, noirs comme des projectiles et disposés en série linéaire, verticale, comme une rangée de boutons. Chez un autre, on voyait, à la partie supérieure du sinus costodiaphragmatique droit, une bride séreuse assez forte pour tirailler le diaphragme et transformer sa convexité supéro-externe en concavité.

fois unilatéral et partiel, coiffant le sommet à la manière d'un casque ou se limitant au segment interne ou externe du sommet, ce voile est le plus souvent bilatéral et diffus. En général minuscule il couvre tout le segment sus-claviculaire des lobes supérieurs; quelquefois même, il empiète sur la région sous-claviculaire, affectant la forme d'un triangle dont le sommet inférieur se perd sur le bord interne du poumon. En fait d'intensité tous les degrés se rencontrent, depuis l'opacité absolue jusqu'à l'ombre très discrète qui demande à être contrôlée par la radiographie.

Ce voile, qu'on retrouve signalé dans la presque totalité des observations de malades présentés comme tuberculeux, n'a qu'une valeur topographique et n'implique pas nécessairement une idée de nature. Si, dans l'immense majorité des cas, il est l'indice d'une lésion tuberculeuse, il n'en va pas toujours ainsi et, parfois, l'on doit penser à une autre étiologie. Pareille occurence s'est rencontrée deux fois dans notre série, chez un syphilitique non cachectique qui ne réagissait pas à la tuberculine et chez un blessé atteint d'une plaie de poitrine déjà ancienne. Chez ce dernier, il a suffi d'un petit éclat d'obus logé au voisinage de l'un des sommets pour déterminer l'apparition d'un voile apical, d'une zone de matité et d'obscurité respiratoire; l'existence d'une laryngite catarrhale, traînante, semblait un argument sérieux en faveur du diagnostic de tuberculose traumatique, mais l'épreuve de la tuberculine est restée constamment négative, attestant que cet homme n'était pas et n'avait même jamais été tuberculeux.

L'altération radiologique des sommets ne nous permet pas davantage de déterminer l'état de la lésion, de dire si elle est en évolution active ou cicatricielle et même de préciser si elle est pleurale ou parenchymateuse. Pour élucider ces problèmes, une discussion serrée s'impose qui trouve ses arguments dans une exploration physique minutieuse en même temps que dans la constatation exacte de l'état général et fonctionnel du malade.

Nos recherches nous ont conduits aux conclusions suivantes.

La prédominance d'une altération parenchymateuse est certaine quand on enregistre de la matité franche, des vibrations vocales exagérées, des craquements, des hémoptysies; quand les voiles des sommets sont opaques, fixes, non modifiés par la toux et quand ils sont accompagnés de stries ou de mouchetures. Dans le même sens, paraît plaider l'atrophie des muscles sus-épineux lorsqu'elle est précoce et élective.

La prédominance d'une altération pleurale est manifeste quand on note de la submatité, des vibrations vocales physiologiques ou diminuées, des frottements et des voiles plus diffus, moins sombres et moins stables, qui laissent subsister une certaine illumination des sommets par la toux. A ces signes s'ajoutent souvent deux symptômes sur l'importance desquels l'un de nous a, tout récemment, attiré l'attention : l'*inégalité pupillaire* (le plus souvent, la pupille du côté atteint est dilatée) et l'*adénite sus-claviculaire* (1). (La scapulalgie est à la fois trop inconstante et trop subjective pour constituer un élément d'appréciation vraiment utile, surtout dans le milieu très spécial auquel nous avons actuellement affaire.)

Sans vouloir entrer ici dans une description détaillée du syndrome pleural qui fera, d'ailleurs, l'objet de la thèse prochaine de Mlle German (2), interne à l'Asile du Vésinet, nous devons cependant insister sur quelques particularités de son évolution à cause de leur importance séméiotique.

Tous les éléments du syndrome sont loin d'être toujours contemporains et leur durée est aussi variable que leur fréquence. Les *frottements* sont très précoces et très fugaces; ils traduisent la présence d'exsudats perméables aux rayons X et caractérisent la période initiale, purement stéthacoustique, de la pleurite apicale celle dans laquelle les observateurs non prévenus s'étonnent de trouver, malgré les constatations stéthacoustiques, des sommets

(1) Voir page 488.
(2) Voir page 499.
— Cette adénite sus-claviculaire a été signalée par le Pr Marfan, dans un article du *Bulletin Médical* (2 mai 1900), intitulé : « Adénopathies sus-claviculaires et axillaires, consécutives à la tuberculose pleuro-pulmonaire et ayant déterminé une névrite du plexus brachial. » S'appuyant sur les travaux de Souligoux relatifs à la néoformation de voies lymphatiques établissant une communication directe entre le poumon et les ganglions extrathoraciques, Marfan conclut : « Il en résulte que la condition de ces adénopathies superficielles est l'existence de la symphyse pleurale. »

d'une parfaite transparence sur l'écran et une discordance momentanée entre les résultats des investigations cliniques et radiologiques. Au contraire, les *voiles* qui résultent de l'organisation des adhérences conjonctives sont plus tardifs et plus persistants; ils caractérisent la phase terminale, *essentiellement radiologique*, de la symphyse du sommet. On peut les trouver longtemps après la disparition, non seulement des frottements, mais après celle des symptômes moins éphémères tels que la mydriase et l'adénite sus-claviculaire, lorsqu'il n'y a plus que la submatité et une respiration obscure ou saccadée.

Deux particularités évolutives sont encore dignes de remarques : la pleurite apicale n'aboutit pas, en général, à son terme ultime, la symphyse, d'une façon continue, mais, d'habitude, elle procède par poussées successives qui, parfois, ne durent que quelques jours : l'adénopathie sus-claviculaire et surtout la mydriase sont maintes fois les seuls indices cliniques d'une poussée qui vient de s'éteindre, provisoirement ou définitivement.

Enfin, si la pleurite apicale s'observe le plus souvent au début de la tuberculose et si, par suite, son diagnostic est d'une grande valeur pour le diagnostic précoce de cette infection, il lui arrive aussi de se développer plus tardivement, chez des ramollis ou des cavitaires, et d'induire en erreur des observateurs non prévenus ou inattentifs.

Nous avons porté le diagnostic de *condensation parenchymateuse* 193 fois et celui de *pleurite apicale* 226 fois. Si, au point de vue pronostic, la distinction entre les lésions pulmonaires et les lésions pleurales est importante, celles-ci apparaissant moins graves que celles-là, la différenciation des lésions cicatrisées et des lésions en évolution l'est bien davantage, en raison des conclusions qu'elle comporte dans la pratique militaire actuelle. Or, cette différenciation se fonde, non plus sur les résultats de l'examen physique, mais surtout sur ceux de l'examen général et fonctionnel des sujets (courbes thermique et pondérale, abaissement de la tension artérielle, de l'indice respiratoire, etc.), de leurs antécédents, de la date du début des premières manifestations de la maladie.

En général, l'analyse du poids ne nous a pas fourni les renseignements qu'on est en droit d'en attendre dans les circonstances ordinaires où l'on ne rencontre guère de malades qui se font volontairement maigrir pour égarer le diagnostic. Une autre difficulté a résulté de ce qu'il nous fallait aller vite et conclure en une quinzaine de jours, les mises en observation prolongée stigmatisant les malades et suffisant trop souvent, par la suite, à les faire prendre pour de vrais tuberculeux.

Dans les cas douteux, pour achever l'expertise, on pourra démontrer la consolidation de la cicatrice par l'épreuve de l'iodure de potassium (r gramme quotidiennement pendant 5 jours); si la cicatrice est ancienne et solide, il n'y a pas l'élévation thermique d'un demi à un degré qu'on observe dans le cas contraire. Cette épreuve ne devra être tentée que lorsque toutes les présomptions la feront prévoir favorable; dans le cas contraire elle peut être dangereuse et favoriser une poussée congestive et une hémoptysie, chez un sujet dont la lésion est encore en activité.

Nos 428 suspects, très minutieusement triés à ce point de vue, nous ont donné 216 malades en évolution et 212 cicatrisés. Si à ces 212 cicatrisés nous ajoutons les 89 sujets reconnus non tuberculeux, dont nous avons parlé précédemment, nous obtenons le chiffre imposant de 3o1 militaires exempts de tuberculose en activité sur un groupe de 600 malades examinés dans notre centre de triage, c'est-à-dire à peu près exactement 5o %. Cette constatation établit d'une façon éclatante l'utilité des centres de triage : sans ces centres de mise en observation, il est plus que probable que ces 5o % récupérés auraient été ou réformés ou indéfiniment mis en congé, comme nous en avons vu de trop nombreux exemples.

Il suffit de penser au nombre considérable de « malades » de cette catégorie pour se rendre compte qu'à côté du très réel péril tuberculeux la guerre a développé le non moins réel péril de la tuberculophobie.

Non seulement le bloc de ces prétendus malades est une charge inutile pour le budget, mais, trop nombreux sont, parmi eux, ceux qui, escomptant cette tendance tuberculophobe, dont les journaux leur ont apporté les échos presque quotidiens, attendent la réforme, qu'ils considèrent comme le couronnement obligatoire de leur trop longue carrière hospitalière et que, parfois même, ils espèrent s'assurer en favorisant leur amaigrissement par une anorexie simulée.

La proportion des voiles apicaux qu'on peut trouver chez des adultes en apparence sains (nous avons fait cette épreuve de contrôle), étant d'environ 65 %, on peut aisément imaginer ce qu'il adviendrait des effectifs et des finances de ce pays si les tuberculeux depuis longtemps cicatrisés obtenaient, à la faveur d'un diagnostic incomplet, la réforme et les pensions qui doivent être réservées aux vrais tuberculeux de la guerre.

Les « suspects de tuberculose »

(Paris Médical, 7 avril 1917)

Un diagnostic clinique est, certes, un acte délicat; pour si difficile qu'il puisse être dans bien des cas, force nous est de poser en principe qu'il devient toujours possible à un moment donné, après une observation suffisante; pendant toute la durée de cette observation et dans l'attente des résultats que doivent fournir les différents moyens d'exploration mis en œuvre, il reste en suspens; mais ce n'est là qu'une phase transitoire, qui doit se terminer par une décision.

Aussi bien ne pouvons-nous accepter que des malades soient indéfiniment considérés comme suspects de telle ou telle maladie et, comme tels, bénéficient ou pâtissent des conséquences que comporte, tant au point de vue thérapeutique que social ou militaire, le diagnostic dûment établi de cette maladie. A n'envisager que le point de vue militaire, un tel abus peut avoir les répercussions les plus fâcheuses, aussi bien sur les intérêts de l'individu que sur ceux des effectifs et des finances du Pays.

A cet égard, la tuberculose mérite tout particulièrement notre attention. Elle est actuellement, non sans d'excellentes raisons d'ailleurs, le grand épouvantail; elle est la phobie de la plupart des médecins et de presque toutes les Commissions de réforme. Tous les médecins qui, par leurs fonctions, ont été appelés à voir circuler sous leurs yeux les dossiers militaires, ont pu constater avec quelle incroyable fréquence le diagnostic de « tuberculose » s'inscrit sur les bulletins d'hôpital et les certificats de visite et contre-visite.

Abstraction faite des diagnostics de « tuberculose ouverte » légitimés par la mention « constatation de bacilles dans les crachats », combien sont nombreux les diagnostics de « tuberculose fermée », de « bronchite tuberculeuse » avec expectoration négative. Passe encore pour cette catégorie, tout en notant que l'importance réelle en est incontestablement très inférieure au nombre que relèverait une statistique admettant comme démontrée la tuberculose dans tous ces cas. Mais ce qui devient tout à fait inacceptable, c'est le monceau des dossiers consignant le diagnostic de « suspect de tuberculose », de « bronchite suspecte des sommets », voire même de « prétuberculose » ou encore, étiquette plus neuve sinon moins... troublante, d' « imminence de tuberculose ».

L'idée juste de la fréquence de la tuberculose, de la variété des formes atypiques qu'elle peut revêtir, mal assimilée, mal comprise, a dégénéré en une sorte de crainte, de phobie; la tuberculose est partout; tout sujet qui maigrit, qui s'anémie, qui voit ses forces diminuer, qui accuse des troubles dyspeptiques, de l'oppression, de la gêne respiratoire, qui tousse, dont la température s'élève un peu le soir ou après la marche, est un tuberculeux, ou, tout au moins, un « suspect de tuberculose ». Certes, nous pouvons admettre qu'un tel sujet doit être mis en observation, que son bulletin d'entrée à l'hôpital peut, à la rigueur, porter la mention « suspect de tuberculose », mais nous ne pouvons consentir à voir le même diagnostic figurer, dans les mêmes termes, sur la fiche de sortie, établie après observation. Un suspect qui sort de l'hôpital n'est plus un suspect; il doit être reconnu tuberculeux ou non tuberculeux. Sans doute, le diagnostic de

la tuberculose — et particulièrement, de la tuberculose pulmonaire, — est, au sens absolu du mot, très simple ou très difficile.
La constatation du bacille de Koch dans l'expectoration est une
preuve radicale, incontestable. Elle est la seule. Est-ce à dire que
l'absence de bacille autorise à exclure à coup sûr le diagnostic de
tuberculose? Non certes. J'admets, bien entendu, que la recherche
a été faite avec tout le soin désirable et répétée plusieurs fois.
Or, des résultats négatifs, si nombreux soient-ils, n'ont jamais
qu'une signification relative, et rien n'autorise à affirmer qu'une
expectoration, négative actuellement, n'était pas positive antérieurement ou ne le sera pas ultérieurement. Sur ce point, comme
je l'ai dit déjà, Rist a, je crois, outré volontairement sa pensée
en faisant de la présence du bacille de Koch dans les crachats
la condition nécessaire du diagnostic rationnel de la tuberculose
pulmonaire (1).

Il y a des tuberculeux qui ne crachent pas encore de bacilles,
parce que leurs lésions ne sont pas encore ulcérées; il y en a
qui n'en crachent plus parce que leurs lésions sont cicatrisées;
c'est à ces limites extrêmes que se tient la « tuberculose fermée »,
qui, ainsi comprise, n'a rien qui puisse choquer nos esprits. Mais,
dans le premier cas, la lésion est en évolution active; il existe
des signes généraux qui traduisent cette activité et qui, s'ajoutant
aux signes physiques, ne laissent aucun doute; ces malades ne
sont plus des suspects, ils sont de tuberculeux en évolution, en
activité. Dans le second cas, au contraire, la lésion est figée, cicatrisée; aucun trouble de l'état général ne traduit une poussée
évolutive; seuls, des troubles fonctionnels et des signes physiques
sont les témoins de la localisation anatomique et de la gêne apportée à la fonction respiratoire; ces sujets-ci ne sont pas davantage
des suspects; ils sont des tuberculeux au repos, en non-activité.

Si le diagnostic, chez ces tuberculeux non cracheurs de bacilles, est difficile, délicat, il n'est cependant point impossible,
et c'est pour l'établir qu'ont été institués les centres de triage,

(1) Rist, « Les principes du diagnostic rationnel de la tuberculose pulmonaire ».
Presse Médicale, 13 juillet 1916.

qui ont rendu et rendent de si grands services (1). Dans ces centres, les « suspects » sont réunis; ils sont soumis à tous les procédés d'examen actuellement connus; une décision peut être prise, avec toutes les garanties désirables; un diagnostic ainsi établi peut prétendre à exprimer une certitude clinique, c'est-à-dire une approximation aussi voisine que possible de la vérité.

Avec mon collaborateur Gabriel Delamare (2), j'ai montré que, sur 100 sujets envoyés dans un centre de triage comme suspects de tuberculose, 50 seulement étaient des tuberculeux en activité, les autres n'étant point des tuberculeux ou étant des tuberculeux guéris, non actifs; ces chiffres, confirmés par les statistiques des autres centres de triage, montrent l'importance qu'il y a à trier les suspects de tuberculose, en établissant que 50 % de ces suspects peuvent être conservés pour les effectifs.

J'ai été frappé, d'autre part, par la proportion, fort élevée également, de sujets antérieurement réformés temporairement comme « suspects de tuberculose », qui ne sont pas davantage des tuberculeux et pour lesquels une transformation de leur réforme temporaire en réforme définitive ne saurait être légitime. Mais, me proposant de relever prochainement ma statistique dans un rapport qui sera soumis à mes chefs militaires, je ne puis préciser davantage ici mon impression.

* * *

Des réflexions précédentes deux idées principales se dégagent : d'une part, la majorité des médecins ont tendance actuellement à voir la tuberculose chez un trop grand nombre de leurs ma-

---

(1) « La tuberculose et la guerre ». *Le Figaro*, 15 avril 1915.

Sieur et L. Bernard, « Le dépistage, l'isolement et l'élimination de l'armée des tuberculeux militaires ». *Académie de Médecine*, 11 juillet 1916.

P. Grasset, « La lutte contre la tuberculose pendant et après la guerre ». *Réunion médico-chirurgicale de la 16e région*, 29 juillet et 12 août 1916.

(2) Emile Sergent et Gabriel Delamare, « Les enseignements cliniques d'un centre de triage des militaires suspects de tuberculose ». *Académie de Médecine*, 31 octobre 1916, et *Journal de Médecine et de Chirurgie pratiques*, 25 novembre 1916.

lades; d'autre part, parmi les sujets dits « suspects de tuberculose », il est des *tuberculeux vrais mais non en activité* et des
faux tuberculeux. Ces deux idées sont étroitement liées l'une à
l'autre, de même qu'elles sont sous la dépendance directe d'une
origine doctrinale qui tend à étendre de façon excessive le domaine de la tuberculose. J'ai fait, peu de temps avant le début de
la guerre, à la Charité, une série de conférences sur cette idée
et je les ai réunies dans un article qui parut quelques jours à
peine avant la mobilisation et auquel je renvoie le lecteur (1).

Certes, la tuberculose est la maladie la plus répandue et les
enseignements de la phtisiologie moderne ont grandement confirmé les données des anciennes recherches anatomo-cliniques; la
pratique des cuti-réactions à la tuberculine a démontré que plus
de 95 % des sujets adultes étaient tuberculisés. Mais, entre cette
constatation brutale, qu'il n'est nullement dans mon esprit de
contester, et l'idée de considérer tous les adultes comme des tuberculeux en activité, il y a une énorme distance. Et toute la question est là, pour ce qui est du domaine pratique.

Ces considérations générales dominent la discussion des faits
cliniques que nous envisageons dans cet article. Il m'a paru
nécessaire de les rappeler et de les souligner. L'ayant fait je pense
pouvoir plus aisément être compris si je dis que la dénomination « suspect de tuberculose » est une sorte de reflet de la tuberculophobie, qu'elle propage une erreur clinique et qu'il convient
de la rayer de la nomenclature. Elle contient en elle la peur
de la responsabilité; elle est un aveu d'ignorance et d'impuissance
à prendre une décision.

Si on examine attentivement les sujets pour lesquels une telle
fiche a été établie, on constate que, pour tous, un diagnostic
précis pouvait être posé et que, dans le plus grand nombre de
cas, ce diagnostic n'était pas celui de tuberculose.

Quels sont donc les états morbides qui sont communément

---

(1) Emile SERGENT, « Tendance de l'esprit médical actuel à étendre exagérément le domaine de la tuberculose. Critique des méthodes de diagnostic
de la tuberculose ». *Monde Médical*, 25 juillet 1914.

désignés sous la rubrique passe-partout de « suspect de tuberculose » ?

* *

D'une façon générale, les « suspects de tuberculose » se classent
en deux groupes : 1° ceux qui sont des tuberculeux éteints, si
j'ose dire, en tout cas anciens, non en évolution; 2° ceux qui
ne sont pas tuberculeux : ce sont les plus nombreux.

1° Des premiers je ne dirai que quelques mots, les ayant suffisamment présentés au lecteur, il y a un instant. Le plus grand
nombre est représenté par un type clinique fort répandu et bien
connu, celui du sujet qui a dépassé trente-cinq ou quarante ans,
maigre, sec, au facies osseux, tousseur habituel et invétéré, qui a
eu, à intervalles plus ou moins grands depuis sa vingtième année,
des hémoptysies, parfois une ou plusieurs pleurésies, dont la tension artérielle tend à s'élever, chez lequel des examens répétés
démontrent l'absence de bacilles dans les crachats, tandis que la
recherche des signes physiques permet de constater, avec quelques râles ronflants et sibilants, avec une respiration un peu
emphysémateuse, de la diminution du son de percussion et du
murmure vésiculaire aux sommets, qui sont gris, non transparents derrière l'écran radioscopique. Ces sommets sclérosés sont
solidement cicatrisés et « fermés »; ils n'ont que la valeur de
stigmates indélébiles et n'impliquent aucune menace de contagiosité pour le voisin ni même de réveil pour leur porteur; tout
au plus, lorsque les signes associés de catarrhe bronchique et
d'emphysème sont assez accentués, peuvent-ils légitimer l'exclusion du service armé et l'affectation au service auxiliaire; si ces
lésions surajoutées atteignent un développement très important
et retentissent sur le cœur, elles entraînent la réforme définitive.

A côté de ces tuberculeux scléreux prennent place les sujets
qui ont eu antérieurement des accidents notoirement tuberculeux ayant nécessité une cure prolongée et qui, depuis un temps
plus ou moins long, ont recouvré toutes les apparences de la santé

et toute la liberté de leurs mouvements. L'examen physique
décèle de l'obscurité respiratoire à l'un des sommets, avec diminution du son de percussion; bien souvent, on peut constater
aussi quelques rugosités pleurales, en même temps qu'une adénite sus-claviculaire dure, accompagnée ou non d'inégalité pupillaire, atteste, comme je me suis attaché à le montrer récemment avec Mlle German (1), l'existence d'une pleurite apicale,
contemporaine, à son début, de la lésion parenchymateuse et
aujourd'hui prédominante.

Combien d'autres aspects de la tuberculose pleurale ou pulmonaire, ancienne et éteinte, ne pourrions-nous encore ajouter
aux deux types précédents! Mais ce n'est point ici le lieu de faire
cette revue générale. Je me borne à réserver une place à ces
jeunes sujets, de dix-neuf à vingt-cinq ans, que nous pouvons
voir en si grand nombre dans la foule des malades qui défilent
actuellement dans les consultations spéciales et qui ont eu, quelques mois auparavant, soit aux tranchées, soit au dépôt, peu
de temps après leur incorporation, une pleurésie avec épanchement; ils offrent aujourd'hui toutes les apparences de la bonne
santé; mais ils sont les vrais suspects, si on prend ce mot dans
un sens d'avenir; ce sont des tuberculeux avortés, atténués, qui
ne demandent qu'à assurer leur guérison définitive mais qui,
pour longtemps, restent des fragiles, des débiles du poumon,
exposés aux réveils de bacillose, réveils parfois terribles et ter-
minés, comme j'en ai vu de nombreux cas, par la granulie. C'est
eux qu'il faut soigner, mettre au repos pour longtemps; trop
souvent leur bonne mine les fait renvoyer aux tranchées ou au
dépôt; la réforme temporaire, avec revision à son expiration, devrait être, *chez ces jeunes*, prononcée, *ipso facto*, dès la convalescence de la pleurésie.

(1) Emile SERGENT, « Les signes de la pleurite du sommet et leur valeur
dans le diagnostic de la tuberculose pulmonaire de l'adulte. L'adénite et la
lymphangite nodulaire sus-claviculaires ». *Presse Médicale*, 24 août 1916.

Mlle GERMAN, « Etude sur le syndrome de la pleurite apicale dans la tuberculose pulmonaire (adénite sus-claviculaire et inégalité pupillaire) ». *Thèse de
Paris*, février 1917.

2° Les « suspects » non tuberculeux sont les plus nombreux. Tous les médecins chargés des consultations et des services spéciaux de triage sont unanimes à reconnaître que la grande majorité des soi-disant tuberculeux qui leur sont envoyés ne le sont pas. La plupart de ces faux tuberculeux peuvent être reconnus dès le premier examen fait à la consultation; il suffit d'avoir quelque habitude des examens cliniques et d'avoir secoué le joug de la tuberculophobie; pour les autres, une observation plus complète est nécessaire, à la suite de laquelle le « suspect » devra cesser d'être « suspect » pour devenir ce qu'il est réellement, c'est-à-dire un simple malingre, un dyspeptique, ou psychasthénique, un insuffisant nasal sujet aux bronchites tenaces à répétition.

Ces faux tuberculeux peuvent être classés en trois catégories, suivant que l'erreur de diagnostic vient d'une interprétation fausse des signes fournis par l'examen de l'état général, par l'examen de la fonction respiratoire, par l'examen physique.

a. *État général*. — L'amaigrissement, la diminution des forces, l'anémie, les troubles dyspeptiques, la fièvre sont les manifestations les plus constantes, les plus communes, de l'atteinte portée à l'état général par la tuberculisation en évolution.

De là à regarder comme « suspect de tuberculose » tout sujet qui présente l'ensemble de ces symptômes, voire même une partie seulement ou un seul d'entre eux, il n'y a qu'un pas, que franchit sans hésitation le médecin tuberculophobe.

Prendre pour de l'amaigrissement ce qui est l'état de maigreur habituel, pour une fonte musculaire ce qui est l'amyotrophie banale des chétifs, des malingres confinés dans un sédentarisme bureaucratique, est une erreur très communément répandue en ce moment. Tous les malingres, tous les chétifs, beaucoup d'anciens rachitiques sont étiquetés « suspects de tuberculose », « prétuberculeux », « sujets *en imminence* de tuberculose ». Certes, quelques-uns d'entre eux peuvent devenir des tuberculeux; mais combien nombreux sont ces êtres, au thorax étriqué, à l'aspect maladif, qui vivent des jours prodigieusement longs, meurent plus

âgés que tous leurs contemporains et n'ont jamais été tuberculeux. On en voit quelques-uns dans l'armée maintenant et j'avoue
qu'ils n'y font pas excellente figure et n'y sont pas d'un bien
précieux rendement.

Les hypotoniques et les psychasthéniques fournissent un assez
important contingent de faux tuberculeux : il suffit de les examiner sérieusement pour éviter l'erreur.

Les anémiques sont légion; les uns sont d'anciens paludéens;
quelques-uns des syphilitiques; d'autres sont des fatigués, des surmenés; certains sont en même temps des dyspeptiques et, chez
eux, un clinicien quelque peu entraîné n'a pas de peine à reconnaître, sous le masque, bien peu trompeur d'ailleurs, d'une tuberculose débutante, un ulcère de l'estomac; j'ai vu, pour ma part,
plusieurs cas de ce genre. Il est une catégorie de dyspeptiques
qui donnent plus souvent le change : ce sont ceux chez lesquels
les troubles dyspeptiques traduisent l'évolution sournoise d'une
appendicite chronique; ici, l'erreur est d'autant plus fréquente
que ces malades ont, en général, un peu de fièvre, qu'ils maigrissent en raison des difficultés de leur alimentation et que,
pour la même cause, ils s'anémient; souvent même ils toussent,
d'une toux quinteuse, sèche, qui rappelle la « petite toux » des
tuberculoses commençantes et qui doit être mise sur le compte
d'une adénoïdite pharyngée subaiguë ou chronique, que j'ai bien
des fois constatée, qui s'accompagne presque toujours d'adénopathie cervicale et qui évolue parallèlement avec l'adénoïdite
appendiculaire. On sait les étroites relations qui existent entre
l'évolution des végétations adénoïdes et celle des poussées d'appendicite (Delacour). Faisans a bien étudié cette importante
question pratique du diagnostic de l'appendicite chronique et de
la tuberculose; je me suis attaché, de mon côté, à la même
étude, qui a été également poursuivie par Walther, de Massary,
Claisse (1). Récemment encore j'ai observé plusieurs jeunes sol-

<hr>

(1) *Société Médicale des Hôpitaux*, janvier 1911 et séances suivantes. — Emile
SERGENT, « Entérocolites prétuberculeuses ». *Société Médicale des Hôpitaux*,
février 1911. « Tuberculose pulmonaire et appendicite chronique ». *Journal de
Médecine et de Chirurgie pratiques*, 10 mai 1912.

dats chez lesquels la fièvre vespérale et la fièvre de mouvement, la pâleur, la fatigue générale, la perte d'appétit avaient fait redouter une poussée de bacillose pulmonaire et que l'appendicectomie guérit complètement.

b. *Etat fonctionnel.* — Parmi les faux tuberculeux que j'ai eu à trier, il en est un certain nombre chez lesquels la suspicion s'était basée sur la tendance à l'oppression, accompagnée de toux avec expectoration sanguinolente. Ces malades étaient des cardiaques, presque toujours des mitraux, atteints de congestion pulmonaire passive, qu'un examen rapide permettait aisément de dépister. Mais d'autres, peu nombreux il est vrai, étaient des brightiques chez lesquels des poussées d'œdème subaigu du poumon avaient fait porter le diagnostic de tuberculose pulmonaire, parce qu'il y avait en même temps de la fatigue générale et de la pâleur.

c. *Signes physiques.* — Le nombre des « bronchites suspectes » est, sans exagération, incalculable. Ici, j'ai en vue les sujets chez lesquels l'erreur de diagnostic découle, non plus d'une interprétation inexacte d'un ensemble de troubles généraux ou fonctionnels, mais bien des signes d'auscultation. Tout homme qui tousse depuis un certain temps est un « suspect ». Voilà qui paraît prendre actuellement la valeur d'un axiome. Ainsi que Rist j'ai déjà insisté sur la fréquence des trachéo-bronchites banales entretenues par les lésions inflammatoires du rhino-pharynx, par l'insuffisance de la perméabilité nasale (1). On comprend aisément que le sujet dont le nez est bouché respire par la bouche et qu'ainsi il introduise directement dans ses bronches de l'air sec, froid et chargé de poussières. A l'état normal, la traversée naso-pharyngée est l'équivalent d'un filtre humide et chaud. La suppression de ce

(1) E. Rist, « Le diagnostic différentiel de la tuberculose pulmonaire et les affections chroniques des fosses nasales ». *Presse Médicale*, 24 juillet 1916.

Emile Sergent, « Histoire suggestive de quelques faux tuberculeux. Diagnostic différentiel de la tuberculose pulmonaire et des affections des voies respiratoires supérieures ». *Société Médicale des Hôpitaux*, 28 juillet 1916.

filtre entraîne la production de la laryngite, de la trachéite, de
la bronchite. Que si l'obstruction est permanente ou durable, ces
conséquences seront elles-mêmes tenaces et récidivantes, chroniques et sujettes à des exacerbations aiguës favorisées par toutes
les circonstances extérieures génératrices de refroidissement. Peu
à peu cet état de trachéo-bronchite chronique se compliquera
d'emphysème et même d'asthme.

Tous les médecins connaissent la pathogénie nasale de l'asthme.
Point n'est besoin d'insister. Ce que je veux souligner ici, c'est
la fréquence véritablement extraordinaire de ce type de trachéo-
bronchite banale, avec ou sans laryngite catarrhale chronique,
chez le soldat du front, chez celui qui a vécu de longs mois dans
le froid et dans l'humidité des tranchées. Il y a une *véritable
maladie respiratoire des tranchées*, qui est constituée par le coryza
chronique avec obstruction nasale et par la trachéo-bronchite
chronique avec ou sans emphysème consécutif. C'est cette maladie
que j'ai coutume de désigner à mes élèves sous le nom de *bronchite des pieds humides et des nez bouchés*. Elle n'est nullement
tuberculeuse; j'oserai même presque dire qu'elle doit *a priori*
et d'emblée faire écarter le diagnostic de tuberculose. Il suffit
de la connaître pour avoir, dès le premier abord, la certitude
que le « suspect » qui en est atteint n'est point un tuberculeux.
Au reste, il n'en présente aucun des attributs somatiques, aucun
des signes généraux ni fonctionnels. Ces bronchiteux des tranchées conservent un excellent état général; ils n'ont point de
fièvre; ils crachent peu et jamais de sang. Presque tous sont
rapidement améliorés par un traitement approprié du rhino-
pharynx et par la chaleur. Un certain nombre cependant restent
des emphysémateux catarrheux et il est peu probable que leurs
poumons récupèrent jamais leur élasticité perdue.

Parmi ces malades, un certain nombre ont été antérieurement
victimes d'intoxication par les gaz asphyxiants. Cette cause vient
s'ajouter au froid et à l'humidité dans la pathogénie de leur
trachéo-bronchite chronique ou subaiguë; elle peut même suffire
à elle seule. Contrairement à ce que j'ai pensé tout d'abord, une
expérience plus étendue, portant sur plus de 300 cas, m'a démon-

tré que la tuberculisation secondaire de ces intoxiqués était relativement rare.

Tels sont les types les plus communs des « suspects » de tuberculose qui ne sont point tuberculeux. J'aurais pu ajouter au tableau quelques cas isolés de kystes hydatiques du poumon, de broncho-pleurite syphilitique secondaire du poumon, de compressions médiastinales, pris pour la tuberculose pulmonaire. Mais cette énumération ne présente aucun caractère qui soit particulier aux conditions dans lesquelles nous observons actuellement; et je n'ai point l'intention d'écrire ici un chapitre sur le diagnostic différentiel de la tuberculose pulmonaire.

Il est une dernière catégorie de « suspects » sur lesquels je veux appeler l'attention : c'est celle des anciens blessés de poitrine. Dans un mémoire antérieur (1) je me suis attaché à établir que, contrairement à une opinion assez répandue, le traumatisme thoracique par projectile pénétrant n'était qu'exceptionnellement suivi de tuberculose et que la tuberculisation post-traumatique n'était, en réalité, qu'une conséquence lointaine et indirecte de la blessure, comparable à celle qui s'observe chez les grands blessés des membres et qui résulte d'une longue suppuration, d'un séjour prolongé à l'hôpital, dans des conditions d'hygiène générale et alimentaire plus ou moins défavorables. J'ai insisté, d'autre part, avec Lechevallier (2), sur les ressemblances et analogies des signes physiques, fonctionnels et généraux des séquelles lointaines des plaies de poitrine et de la tuberculose pulmonaire et je me suis attaché à montrer qu'avant de conclure à l'existence de la tuberculose chez un blessé de poitrine il fallait s'entourer de toutes les garanties possibles d'examen. Plus sont nombreux les anciens blessés de poitrine que je vois, plus ma conviction s'af-

(1) Emile SERGENT, « La tuberculose chez les soldats à la suite des traumatismes du thorax ». *Société Médicale des Hôpitaux*, 3o juin 1916.

(2) Emile SERGENT et E. LECHEVALLIER, « Les plaies pénétrantes de poitrine et particulièrement leurs phases secondaires et lointaines. Notes cliniques et thérapeutiques sur 100 cas observés à l'hôpital complémentaire de l'asile national du Vésinet ». *Journal de Médecine et de Chirurgie pratiques*, 25 janvier 1917.

firme : des hémoptysies persistantes, des modifications des bruits respiratoires dans les régions supérieures des poumons, des signes de pleurite apicale, des troubles fonctionnels durables relevant uniquement des séquelles du traumatisme et des interventions chirurgicales (empyème, extraction du projectile) sont quotidiennement consignés comme manifestations d'une tuberculose en évolution et présentés sous cette étiquette aux Commissions de réforme. Certes, de telles lésions, de tels troubles peuvent être parfaitement justiciables de la réforme; mais les classer comme des effets d'une tuberculisation consécutive au traumatisme est une erreur clinique contre laquelle il convient de s'élever.

De cet exposé rapide je veux dégager ces conclusions :

La tuberculose exerce des ravages bien trop nombreux déjà pour qu'il soit opportun d'inscrire à son compte des méfaits dont elle n'est point responsable.

La rubrique « suspect de tuberculose » doit disparaître de la nomenclature médico-militaire. Un malade est tuberculeux ou il ne l'est pas; tuberculeux, il est en évolution, actif, ou bien il est au repos, non actif.

Maintenir la rubrique « suspect de tuberculose » serait entretenir une tendance tuberculophobe fâcheuse, consacrer un aveu d'impuissance clinique qui n'existe point, favoriser les visées de certains hommes qui préfèrent la vie d'hôpital à celle des tranchées et qui aspirent à des gratifications ou pensions auxquelles ils n'ont aucun droit.

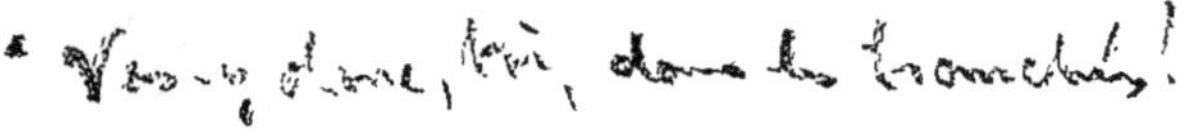

Les étapes du diagnostic pratique
de la tuberculose pulmonaire

PAGES D'HISTOIRE MÉDICO-MILITAIRE.

(Monde Médical, novembre 1917)

Plusieurs de mes confrères, qui, par leurs fonctions, se sont trouvés aux prises avec les difficultés du *diagnostic médico-militaire* de la tuberculose pulmonaire, m'ont demandé de condenser en quelques pages les résultats de mon expérience personnelle. J'ai déjà si souvent écrit des articles sur ce sujet que je n'aurais point songé à me répéter une fois encore, si je n'avais dû reconnaître, avec ces confrères, que des vérités que nous considérons comme des banalités sont radicalement incomprises, sinon complètement ignorées, de nombre de médecins plus ou moins experts.

Je crois qu'il est préférable, en toutes circonstances, qu'un observateur convaincu exprime sa pensée en toute franchise, sans se soucier des répercussions plus ou moins fâcheuses que cette franchise peut entraîner pour son intérêt personnel; le seul guide qu'il doit suivre est l'intérêt général. Pour ma part, je ne me suis jamais arrêté devant la crainte que mon opinion, librement formulée, puisse susciter l'acrimonie de quelques mécontents. Je ne vise absolument personne; par-dessus les têtes innoncentes ou inconscientes des confrères qui pourraient se croire atteints je ne veux apercevoir que les défectuosités et les imperfections de l'enseignement qu'ils ont reçu à la base de leurs études et, dont toute leur vie de praticiens mal formés a gardé l'empreinte. Ils croient savoir et ils ignorent; ils sont d'autant plus suffisants dans la bonne opinion qu'ils ont d'eux-mêmes et dans le jugement péjoratif qu'ils portent sur les autres qu'ils sont plus insuffisants dans leurs connaissances cliniques. Ils sont de ceux qui pensent que le diagnostic de la tuberculose pulmonaire est un exercice tout à fait simple et facile, à la portée du plus novice

des étudiants en médecine. Un « coup d'oreille » bien appliqué
au bon endroit, et voilà qui est entendu; pourquoi, même, percuter? Encore, faudrait-il, du moins, que ce « coup d'oreille »
fût bien appliqué, au bon endroit! Mais où donc est ce bon endroit? L'oreille, rapidement posée sous la clavicule, recueillera
évidemment les signes de souffrance du sommet qui, en avant,
déborde de deux ou trois centimètres au moins le bord supérieur
de cet os!

Et, voilà comment, avec une technique inexpérimentée, avec
des notions séméiologiques fausses, on prétend arriver à poser
un diagnostic exact, défiant toutes les contradictions, redressant
toutes les erreurs de ces « officiels » qui s'imaginent « en savoir
davantage », et n'ont que du parti-pris ou des théories caduques!
Plus on ignore, moins on doute!

La guerre a permis au corps médical de recueillir cette première catégorie d'observations, ne faisant, en cela, que confirmer une notion déjà bien établie. Heureusement, elle lui a fourni,
en compensation de cette pénible constatation, une inépuisable
documentation, grâce à laquelle il a pu et pourra redresser quelques erreurs, considérées jusque-là comme des vérités intangibles,
compléter ses connaissances techniques et séméiologiques, accroître son domaine scientifique.

Ces deux ordres d'enseignements, tirés de la guerre par la
médecine, constituent la trame de cet article, pour ce qui est du
diagnostic de la tuberculose pulmonaire.

* *
*

Le diagnostic de la tuberculose pulmonaire est très simple
ou très difficile. Il est très simple quand la maladie, suffisamment avancée ou accentuée, se traduit par un ensemble de
signes physiques, fonctionnels et généraux qui, s'ajoutant à la
constatation du bacille de Koch dans l'expectoration, ne laissent
place à aucune hésitation. De ces cas-là, je ne dirai rien. Je
n'envisagerai que les cas dans lesquels les symptômes sont peu

nombreux, peu tranchés et d'interprétation discutable. Ici, le diagnostic est loin d'avoir cette précision, d'emblée irréfutable, que tant d'esprits trop simplistes s'imaginent encore lui appartenir en propre. Le « coup d'oreille » ne suffit plus, si bien donné, si bien placé soit-il. Heureusement, le clinicien dispose d'autres moyens; l'auscultation, la percussion, si importantes et si respectables qu'elles soient, ne comblent plus ses exigences; il sait que la radioscopie et la radiographie, bien des fois, lui permettront de localiser une lésion que des symptômes fonctionnels et généraux lui auront fait soupçonner mais que son oreille, pourtant entraînée, n'aura pu déceler.

Le diagnostic de la tuberculose pulmonaire ne peut et ne doit être que l'interprétation de l'ensemble des constatations fournies par les divers moyens et procédés d'exploration de l'appareil respiratoire.

Cela est une banalité pour tous ceux qui ont la plus élémentaire notion de la phtisiologie moderne. Cette banalité n'est d'ailleurs, dans l'espèce, que l'adaptation, à un cas particulier, d'une loi générale; il n'y a pas en pathologie médicale un seul symptôme véritablement pathognomonique; un symptôme n'a que la valeur d'un indice révélateur; pour poser un diagnostic, il faut la réunion de plusieurs symptômes dont le faisceau constitue une présomption d'autant plus forte qu'il est plus serré et plus touffu; encore la certitude clinique n'existe-t-elle point; un diagnostic ne peut-être qu'une approximation; tous nos efforts doivent tendre à rendre cette approximation aussi voisine que possible de la certitude; pour ce faire, il nous faut une technique sûre et une séméiologie impeccable, deux conditions qui ne peuvent procéder que d'une instruction solide, complétée par une expérience personnelle suffisante et bien réglée.

Rien n'est plus délicat, ni plus difficile, dans les conditions actuelles d'observation, que de faire, dans le lot des sujets soumis à l'expertise médicale comme « suspects » de tuberculose, la distinction entre ceux qui sont tuberculeux et ceux qui ne le sont pas. Il faut, pour bien juger, une habitude éclairée des méthodes d'examen et une connaissance approfondie des multiples variétés que peut revêtir la tuberculose pulmonaire autant que des innombrables états morbides qui peuvent la simuler.

Je n'hésite pas à affirmer que, pour cette catégorie de malades, à allure suspecte — je ne parle pas, je le répète, des phtisiques avérés — il faut n'avoir aucune notion des erreurs qu'on peut commettre, pour prétendre à faire un diagnostic séance tenante, sur le siège, après un simple examen stéthoscopique, précédé ou suivi d'un interrogatoire plus ou moins hâtif. Je pose en principe que le diagnostic ne peut être établi qu'à la suite d'une observation complète, assez longue pour que la valeur des signes généraux et fonctionnels soit convenablement notée, pour que l'examen de l'expectoration soit plusieurs fois renouvelé, pour que la recherche des signes physiques, tant stéthoscopiques que radioscopiques, soit précisée et probante.

Aussi bien ne puis-je arriver à comprendre qu'un sujet, ainsi observé, étudié, étiqueté, puisse voir la proposition dont il est l'objet de la part du médecin spécialiste du centre d'observation ou de triage, cassée, modifiée, transformée par une commission qui, en quelques instants, d'un simple « coup d'oreille » a légalement le droit de juger souverainement!

Cela est incompréhensible; il faut le dire et le répéter, dans l'intérêt de tous et pour la sauvegarde même du bon renom du corps médical. Cela est la cause même de l'encombrement des hôpitaux, et particulièrement des centres spéciaux, par des sujets dont le diagnostic, dûment établi, n'a pas été sanctionné et qui, pendant des mois, font le tour des diverses formations sanitaires et finissent par revenir dans celle qui, la première, les avait jugés et reconnus malades.

Cette odyssée du militaire tuberculeux ou supposé tel est lamentable; elle est reproduite en nombreux exemplaires; elle ne cessera que le jour où un décret bienfaisant considérera que les propositions établies, en toute science et conscience, à la suite d'une mise en observation dans un centre spécial, auront force de jugement souverain.

Mais, n'insistons point sur ces questions d'administration; force était bien de les soulever, car elles ne sont point indifférentes à notre sujet; elles ont pour base la notion des difficultés du diagnostic de la tuberculose pulmonaire et la nécessité, pour établir ce diagnostic, d'une enquête clinique complète et impartiale. Voyons quels doivent être les éléments de cette enquête clinique, comment elle doit procéder, quelles conclusions elle peut autoriser.

*
* *

L'enquête clinique, dont la conclusion sera un diagnostic positif ou négatif, doit procéder par étapes méthodiquement réglées et faire état des constatations révélées par la mise en œuvre des divers moyens d'exploration actuellement connus.

Ce n'est point ici le lieu de faire la critique des éléments et des méthodes de diagnostic de la tuberculose pulmonaire. On trouvera cette critique dans tous les traités spéciaux; j'en ai fait un exposé dans un article paru dans ce journal quelques jours avant la guerre (25 juillet 1914) (1).

Parmi ces éléments et ces méthodes de diagnostic il en est qui ne sont point du domaine pratique et qui ne peuvent être utilisés dans les conditions d'observations actuelles. Il en est d'autres, au contraire, qui sont d'un emploi courant et aisé et dont les résultats fournissent des moyens d'appréciation et de jugement admis par tous et d'incontestable valeur. Ce sont ces moyens qui doivent être mis en œuvre dans les centres d'observation et de triage, suivant des règles qu'il y aurait grand intérêt à faire uniformes partout.

Je crois que la meilleure manière d'exposer ces moyens et ces règles sera de préciser la façon avec laquelle je les applique dans

(1) Voir la 1re Partie.

les centres dont j'ai la direction. Ainsi se succèderont *les étapes de ce diagnostic pratique de la tuberculose pulmonaire*, depuis le moment où le sujet se présente comme « suspect » jusqu'au jour où il quitte le centre, non plus suspect, mais reconnu tuberculeux ou non tuberculeux.

*

Dès son arrivée, le malade, ou plutôt le « suspect », est interrogé et son dossier est examiné. Cet *interrogatoire* doit être très rigoureusement et très impartialement conduit, très minutieux, très précis. Il convient de ne point accepter sans vérification les indications mentionnées sur les pièces du dossier non plus que les réponses faites par le sujet.

Par définition, presque tous les militaires qui se présentent à la consultation du service de triage ont craché du sang, transpirent la nuit, ont la diarrhée, maigrissent et perdent leurs forces, ont la fièvre le soir; ils ont « mal à leurs sommets ». Il convient de faire une large part à leurs exagérations, conscientes ou inconscientes, et de n'accorder qu'une signification contestable aux expressions techniques qui leur sont devenues familières et qu'ils répètent sans les comprendre. Ils ont été évacués une ou plusieurs fois déjà pour « bronchite suspecte » et les bulletins de sortie des divers hôpitaux dans lesquels ils ont séjourné portent ce simulacre de diagnostic, qui est l'une des plus flagrantes manifestations de ces deux grands vices de l'heure actuelle : *l'ignorance clinique et la peur des responsabilités*. Comme je l'ai dit ailleurs (*Paris-Médical*, avril 1917), un malade peut être un suspect quand il entre à l'hôpital; quand il en sort, après observation, il cesse d'être suspect : il est réellement malade ou ne l'est point. Si bien qu'on peut dire — c'est la remarque qui se dégage d'une expérience de près de deux années — qu'un sujet dont les bulletins d'hôpital portent, à plusieurs reprises, le diagnostic de sortie de « bronchite suspecte » a toutes les chances de n'être point tuberculeux; car, si cette bronchite suspecte avait été réellement de nature tuberculeuse, il est plus que vraisemblable que, depuis le temps qu'elle dure, elle se serait décidée à se caractériser par l'apparition de quelque symptôme plus ou moins pathognomonique. Il en est ainsi de ces « hémoptysies » qui figurent sur un si grand nombre de dossiers ou qu'accusent, dans leur interrogatoire, de si nombreux malades. Exigez une réponse précise et vous verrez se transformer cette hémoptysie en quelques vagues « filets de sang » sillonnant des mucosités qui, bien souvent, sont de provenance naso-pharyngée.

Si vous prenez la température rectale de ce « fébricitant », qui vient d'arriver à la consultation de triage, vous la trouverez souvent normale; étant entendu qu'un écart de quelques dixièmes ne saurait surprendre chez un sujet qui a fait parfois un assez long trajet à pied pour se rendre à cette consultation; chacun sait — Küss l'a montré depuis longtemps, Laubry vient de le rappeler et je l'ai vérifié moi-même — que la marche prolongée, et même la marche courte mais rapide, entraînent, chez un sujet parfaitement normal, une élévation de température qui peut atteindre 38 degrés. — Si bien que la température prise à la consultation, si elle ne dépasse pas ce chiffre, ne peut être considérée comme pathologique. — Mais, combien cette notion, pourtant élémentaire, est méconnue!

Lorsque l'interrogatoire a été rigoureusement et impartialement conduit, une bonne part des erreurs possibles peut déjà être écartée et des probabilités se présentent, que la fin de l'examen clinique n'a plus qu'à vérifier. Dans quelques cas, le diagnostic peut être établi d'emblée; le soi-disant « suspect » n'est point un tuberculeux; c'est un simple bronchiteux, un banal dyspeptique, un surmené, qu'un traitement approprié aura plus ou moins tôt fait de guérir; ou bien, c'est un tuberculeux avéré, un cavitaire, qu'il convient de réformer ou d'envoyer sans hésitation dans un sanatorium. Le plus souvent, le diagnostic *devra* demeurer en suspens et le sujet rester jusqu'à enquête plus complète un « suspect »; celui-ci ne peut être « trié » à la consultation; il faut le prendre en observation à l'hôpital pour le soumettre à toute la série des épreuves cliniques qui, seules, peuvent conduire à un diagnostic rationnel et suffisamment ferme pour s'imposer à la conviction des Commissions qui devront porter le jugement souverain.

****

Voici le « suspect » à l'hôpital. L'observation, proprement dite, doit commencer; comment la conduire?

Il est de notion banale que l'examen d'un appareil respiratoire comporte la mise en œuvre de toute la série des procédés d'exploration qui ont pour but :

1° De mesurer les troubles apportés par l'état pathologique aux mouvements et aux échanges respiratoires (spirométrie, pneumatométrie, pneumographie);

2° De rechercher les signes physiques qui traduisent les lésions de cet appareil (mensuration, inspection, palpation, percussion, auscultation);

3° De contrôler l'existence de ces lésions et de ces signes par l'examen direct des diverses parties de l'appareil respiratoire (rhino-pharyngoscopie, laryngoscopie, trachéo-bronchoscopie, manométrie intra-pleurale, ponction exploratrice, enfin radioscopie et radiographie).

A ces procédés d'exploration s'ajoutent les éléments d'information représentés par l'ensemble des symptômes fonctionnels (point de côté, dyspnée, toux, expectoration) et des symptômes généraux (facies, amaigrissement, fièvre, troubles dyspeptiques, etc.).

Mais il est clair que, lorsqu'il s'agit dans la pratique, de faire un diagnostic, il n'est point nécessaire d'employer tous les procédés d'examen indifféremment; à chaque cas particulier convient de préférence tel ou tel procédé; à tous les cas doivent être appliqués invariablement un ensemble de procédés qui, à l'heure actuelle, sont réputés nécessaires et suffisants. Il est bien certain que, si la pneumatométrie est d'un intérêt didactique et scientifique incontesté, elle n'est pas, dans ses applications pratiques, d'un grand secours pour le clinicien, alors que la spiro-métrie lui apporte de précieux renseignements. De même, il est évident que la trachéo-bronchoscopie ne trouve pas son emploi. dans le diagnostic pratique de la tuberculose pulmonaire, alors que la rhino-pharyngoscopie vient, dans nombre de cas, confir-mer un diagnostic présumé de trachéo-bronchite banale, à re-chutes, chez un sujet considéré à tort comme tuberculeux. Il est non moins clair que la mensuration et la cyrtométrie, si elles rendent de grands services dans l'appréciation de la valeur fonc-tionnelle d'un thorax d'ancien blessé de poitrine, sont sans grande importance dans le diagnostic de la nature tuberculeuse ou non d'une pneumopathie, alors que l'examen des crachats, presque toujours négligeable dans le premier cas, est capital dans le second. Enfin, si la radioscopie n'apporte qu'une confirmation inutile au diagnostic d'un pyo-pneumothorax, elle est souvent seule capable de localiser une lésion tuberculeuse dont les signes fonctionnels et généraux, confirmés par le résultat positif de l'examen des crachats, avaient démontré l'existence mais que ni la percussion ni l'auscultation n'avaient pu dépister. Aussi bien, pour le diagnostic pratique de la tuberculose pulmonaire, dans un centre d'observation et de triage, convient-il de régler l'enquête clinique qu'est ce diagnostic en employant systémati-quement, à l'exclusion des autres, les procédés d'exploration qui, seuls, peuvent fournir les éléments d'information indispensables en même temps que suffisants. Voici les procédés d'exploration dont chaque observation doit mentionner le résultat :

1° L'examen du rhino-pharynx et du larynx;

2° La recherche méthodique des signes physiques, tant sté-thoscopiques que radiologiques;

3° L'examen des crachats;

4° La détermination de la valeur fonctionnelle de l'appareil respiratoire (spirométrie, indice respiratoire);

5° L'interprétation de l'état d'activité ou de non-activité d'une lésion nettement constatée, par la discussion de la valeur des signes fonctionnels et généraux notés pendant la mise en observation.

Dans la confrontation des résultats de ces divers examens le clinicien trouvera la réponse aux deux questions posées : le sujet est-il tuberculeux ou non? S'il est tuberculeux, est-il en activité d'évolution ou non?

Voyons donc la part que chacun de ces procédés d'exploration, pris en particulier, peut apporter à la solution du problème.

1° L'EXAMEN DU RHINO-PHARYNX ET DU LARYNX. — Parmi les « suspects » envoyés au centre de triage il en est un certain nombre qui sont purement et simplement des bronchiteux chroniques ou à rechutes. Je ne parle pas des sujets âgés, mais surtout de ces sujets jeunes qui sont constamment « enrhumés », enroués, et chez lesquels le plus rapide examen, pour peu qu'il soit averti, montre une imperméabilité plus ou moins partielle ou complète du rhino-pharynx. Anciens adénoïdiens, aux grosses amygdales, aux angines à répétition, — porteurs depuis la naissance d'une déviation de la cloison, — lymphatiques affligés de rhinite chronique, ces sujets se sont habitués à respirer la bouche ouverte pour compenser l'insuffisance de leur respiration nasale; ils introduisent directement dans leur larynx, leur trachée et leurs bronches, le l'air sec et froid, que la traversée des fosses nasales n'a pu échauffer ni humidifier; ils entretiennent ainsi, à l'état chronique, l'inflammation congestive et l'infection banale de leur muqueuse bronchique et voient chaque occasion nouvelle de refroidissement ou de grippe exacerber cet état et provoquer une poussée aiguë. Quelques-uns parmi eux compliquent la situation par des accès d'asthme et deviennent peu à peu emphysémateux. Le froid aux pieds accentue cette prédisposition. La vie des tranchées a multiplié ce type clinique de trachéo-bronchite, que j'ai coutume de décrire aux élèves de mon service sous le nom de *bronchite des pieds humides et des nez bouchés*. Combien ils sont nombreux les malades de cette catégorie qui sont évacués du front ou des dépôts de l'intérieur, sinon même de certaines formations sanitaires — où, cependant, on aurait eu le temps de les examiner assez pour éviter l'erreur — avec le diagnostic de « suspects » ou encore « d'imminents », sinon même, tout carrément, de « tuberculeux! » Quelques-uns d'entre eux localisent surtout leur état congestif inflammatoire sur leur larynx; le nombre des laryngites, dites tuberculeuses, que nous voyons maintenant serait, au sens vrai du mot, terrifiant, si nous n'avions, pour nous rassurer, la conviction que beaucoup d'entre elles ne sont tuberculeuses que sur le bulletin d'hôpital. Voici donc une première catégorie de faits qui montrent la nécessité d'un examen probant, c'est-à-dire confié à un spécialiste expérimenté, pour confirmer qu'une laryngite, qu'une trachéo-bronchite tenace et à rechute n'est pas tuberculeuse, mais qu'elle est banale et entretenue par une imperméabilité du rhino-pharynx. Mais il est une deuxième catégorie de faits qui démontrent, au même degré, la nécessité de cet examen spécial; il ne s'agit plus ici de faux tuberculeux, mais de vrais tuberculeux; chez ces malades il est indispensable de connaître l'état du larynx, surtout s'il existe des signes de laryngite; toute laryngite qui évolue chez un tuberculeux avéré, crachant des bacilles, n'est pas forcément tuberculeuse; on sait combien l'association de la syphilis et de la tuberculose est fréquente et combien souvent les anciens syphilitiques devenus tuberculeux font une laryngite qui, avant d'être tuberculeuse, est syphilitique et amendable par le traitement spécifique.

Je n'insisterai pas davantage; il me suffit d'avoir rappelé quelques exemples caractéristiques pour établir la nécessité de l'examen du rhino-pharynx et du larynx chez les malades dits « suspects » de tuberculose.

2° LA RECHERCHE MÉTHODIQUE DES SIGNES PHYSIQUES, TANT STÉTHOSCOPIQUES QUE RADIOLOGIQUES. — Ce n'est point ici le lieu de décrire les signes physiques de la tuberculose pulmonaire, mais c'est le lieu de rappeler comment il faut les chercher, quelles causes d'erreur il faut savoir éviter et quelle valeur il faut accorder ces signes. Le lecteur trouvera, d'ailleurs, dans l'index bibliographique, l'indication d'ouvrages et d'articles auxquels il pourra se reporter pour une étude détaillée. D'une façon générale, il faut admettre que, si les signes physiques localisent une lésion, ils n'indiquent point sa nature et ne renseignent pas sur son stade évolutif.

a) *Les signes physiques localisent une lésion.* — Lorsque, chez un sujet donné, les présomptions concordent pour faire admettre l'existence d'une lésion pulmonaire, le premier souci du médecin doit être de chercher où siège cette lésion. Pour ce faire, il a à sa disposition plusieurs moyens d'exploration : l'inspection, la palpation, la percussion et l'auscultation, d'une part; — la radioscopie et la radiographie d'autre part. Il doit être bien imprégné de cette idée que chacun de ces moyens, en outre des enseignements qu'il apporte, est, en même temps, pour les autres, un moyen de contrôle. Il est des cas dans lesquels les signes physiques révélés par la percussion et l'auscultation seront à peu près nuls, alors que le contrôle radiologique décèlera une localisation incontestable, un foyer siégeant, par exemple, dans les parties centrales du lobe inférieur, inaccessibles à l'oreille. Inversement, un thorax rempli de ronflements et de sibilances apparaîtra lumineux et normal à l'écran : la bronchite est bruyante, mais elle est superficielle. Une compression bronchique donnera au bruit expiratoire, suivant qu'elle sera plus ou moins dense et serrée, un caractère soufflant ou corné qui s'irradiera au loin dans le poumon, sans que la percussion soit modifiée au siège de cette irradiation à distance non plus que la transparence et la perméabilité aux rayons X; mais la percussion pourra localiser dans la région hilaire et parahilaire le siège de la lésion, et l'écran, confirmant cette donnée, montrera l'opacité de cette région, l'élargissement de l'ombre médiastinale et l'imperméabilité de l'espace médian en position oblique. Ainsi se posera un diagnostic ferme de médiastinite, que l'auscultation et la percussion n'auraient, à elles seules, permis que de soupçonner. Il arrive assez souvent que, chez des sujets chez lesquels l'examen stéthoscopique le plus minutieux est resté négatif, l'examen sousles rayons X permet de constater la présence de quelques petites taches sombres dans les régions parahilaires, taches attestant l'existence de foyers ganglionnaires ou pulmonaires qui peuvent suffire pour expliquer un ensemble de troubles fonctionnels et généraux incontestables. Enfin, pour rester sur le terrain des généralités, il faut savoir que la radioscopie est loin de fournir tous les renseignements que le clinicien doit attendre des rayons X et que, souvent, il devra recourir à la radiographie; celle-ci, surtout si elle peut être instantanée, décèlera la présence de petites taches très discrètes, très minimes, dont le siège, le nombre, l'évolution (notée par plusieurs radiographies faites à quelques jours ou semaines de distance) prendront une valeur diagnostique incontestable.

Cependant, dans la grande majorité des cas, l'examen radioscopique sera suffisant. En tout cas il devra toujours être fait, car il donne des renseignements que ne peut fournir la radiographie : il permettra de voir comment le sujet respire, comment fonctionne son diaphragme, si les bases pleurales sont libres ou adhérentes, si la toux illumine normalement les sommets ou projette dans une zone claire, encerclée d'ombre, une sorte de clapotis dû à l'ébranlement d'un liquide, confirmant ainsi la présence d'une cavité ouverte dans les bronches (caverne, abcès, pyopneumothorax). Il permettra de distinguer la demi-opacité d'un sommet congestionné de celle d'une pleurite apicale superficielle, en montrant que, dans le premier cas, l'illumination est nulle avec la toux, tandis qu'elle persiste, quoique amoindrie, dans le second. Notons, enfin, que l'exploration radiologique précisera les déformations thoraciques (scoliose, asymétries, voussures, dépressions, etc...), déjà révélées par la simple inspection, et qu'elle confirmera, par exemple, un diagnostic d'insuffisance respiratoire ancienne, d'origine rhino-pharyngée, en inscrivant sur l'écran un thorax en sablier, en corselet, étranglé circulairement à l'union de son tiers inférieur et de son tiers moyen, confirmant ainsi le résultat de l'examen stéthoscopique et de l'examen du rhino-pharynx, en classant comme insuffisant respiratoire et non comme tuberculeux le suspect mis en observation.

Certes, il convient de remarquer que, parmi les sujets de cette catégorie, quelques-uns sont des tuberculeux de l'enfance, guéris, aux sommets pointus et sclérosés. On lira avec profit, à ce sujet, la communication de Ribadeau-Dumas à la Société médicale des Hôpitaux. Mais, ces sujets ne sont plus en activité tuberculeuse; ils sont des insuffisants respiratoires, au thorax étriqué, plat ou creux, plus ou moins scoliotique; ce sont des malingres et non pas des malades.

La radiologie a permis de contrôler ce que l'anatomie pathologique avait depuis longtemps établi, à savoir que, si le sommet des poumons est la région dans laquelle le clinicien doit, chez l'adulte, chercher de préférence les signes physiques révélateurs de la tuberculose pulmonaire, les localisations de cette maladie, même dans ses formes chroniques, sont loin de se cantonner dans cette région. Tous les médecins qui ont quelque pratique de la phtisiologie ne s'étonnent plus de constater l'extrême fréquence et souvent la prédominance, sinon l'exclusivisme, des foyers des régions moyennes, parahilaires ou de la base; ils sont familiarisés avec la constatation par les rayons X de foyers nodulaires disposés en chaînettes, en rangées de boutons, le long des parties internes du lobe inférieur, entre le hile et la base; ils connaissent les localisations scissurales et périscissurales, les interlobites, si bien étudiées par Sabourin et que l'auscultation de la région axillaire fait si souvent découvrir, avant même toute exploration radioscopique. Il n'en reste pas moins bien évident que, dans la pratique, c'est sur le sommet que le clinicien doit faire porter surtout son exploration quand il recherche la tuberculose. Encore convient-il qu'il sache dans quelle région du sommet il a le plus de chances de trouver ce qu'il cherche, à savoir le signe physique révélateur, le témoin qui ne trompe pas. Combien, cependant, la technique d'exploration du sommet est-elle trop souvent méconnue! Ne voit-on pas bon nombre de médecins s'imaginer encore qu'ils percutent et auscultent le sommet, quand ils percutent et auscultent la région sous-claviculaire? Lorsqu'on veut examiner le sommet proprement dit, c'est-à-dire *l'apex*, la pointe du poumon, c'est en arrière, dans la partie tout à fait interne de la fosse sus-épineuse, ainsi que je l'enseigne depuis longtemps, qu'il faut percuter et ausculter. C'est là, dans cette « zone d'alarme » de Chauvet qu'apparaissent bien souvent les premiers signes stéthoscopiques constatables; je dis les « premiers signes » et non les « premières lésions » (*Monde Médical*, 5 décembre 1912 et 5 janvier 1913); c'est là aussi qu'on peut suivre l'évolution de ces signes et, par conséquent, de la lésion. Si on est instruit de cette notion technique et si on connaît également les causes d'erreur dues à une fausse interprétation des modifications du murmure vésiculaire ou des bruits adventices, on ne risquera pas de méconnaître l'existence d'une lésion étroitement circonscrite non plus que de prendre pour signes d'infiltration pulmonaire les rugosités de la pleurite apicale ou les bruits de déplissement d'un poumon atélectasié que la toux rend perméable à l'air. J'ai étudié — comme tant d'autres — ces questions de séméiologie dans bon nombre de publications antérieures; j'y renvoie le lecteur.

b) *Les signes physiques n'indiquent point la nature d'une lésion.* — L'auscultation, la palpation, la percussion, aidées de l'examen radioscopique ne sont point capables de fournir une indication sur la nature de la lésion dont elles permettent de préciser la localisation. Sans doute, certaines localisations appartiennent plus particulièrement à la tuberculose, notamment la localisation apicale; mais il n'y a là qu'une présomption et nullement une certitude. Pour ne considérer qu'une catégorie de cas que les circonstances actuelles font très fréquents, regardons les blessés de poitrine. Pour peu que la blessure ait été pénétrante elle a laissé derrière elle des réactions inflammatoires durables, des cicatrices, qui se traduisent par des signes physiques pleuropulmonaires, dont les caractères et la localisation peuvent en imposer pour des lésions de nature tuberculeuse. C'est ainsi qu'on a exagéré la fréquence des tuberculoses traumatiques dont je me suis attaché à démontrr au contraire l'extrême rareté (*Société Médicale des Hôpitaux*, 30 juin 1916). Ce qui est vrai pour les séquelles traumatiques l'est également pour toute autre cause d'affection pleuro-pulmonaire : une tumeur du poumon, une gomme syphilitique, un kyste hydatique, abstraction faite des présomptions imposées par le siège ou la forme particulière de la lésion, ne se distingue d'une localisation tuberculeuse par aucun signe physique de certitude.

c) *Les signes physiques ne renseignent pas sur le stade évolutif d'une lésion.* — Entre l'opacité de la projection sur l'écran radioscopique d'un sommet complètement infiltré par une pneumonie caséeuse et l'opacité due à la présence d'une épaisse symphyse pleurale apicale, en dôme, en casque, il n'y a aucune différence appréciable; entre l'opacité d'un nodule fibreux et celle d'un tubercule caséeux, la distinction n'est pas possible. Une imperméabilité d'un sommet infiltré de granulations conglomérées ne se distingue guère de celle qui est due à une induration fibreuse bronchectasique.

Il est vrai que l'auscultation peut ici fournir des indications moins incertaines et que, d'une façon générale, les signes de la sclérose du sommet ne sont pas, pour l'oreille, les mêmes que ceux de l'infiltration en voie de ramollissement. Encore doit-on reconnaître que la tuberculose fibreuse n'est guère différente, en ses signes sthéthoscopiques, de cette infiltration en voie de ramollissement. C'est la même matité, la même exagération des vibrations, le même souffle; ce sont les mêmes craquements : le craquement n'est autre chose qu'un râle sous-crépitant, plus ou moins sec ou humide, suivant la grosseur de ses bulles, c'est-à-dire suivant le calibre des bronchioles dans lesquelles il prend naissance. C'est une erreur de considérer le craquement comme signe de ramollissement; il est un signe de bronchiolite tuberculeuse et s'entend aussi bien, sinon mieux, dans la bronchiolectasie de la tuberculose fibreuse que dans la bronchiolite de la tuberculose caséo-ulcéreuse. Au reste, en admettant que les signes physiques permettent, dans une certaine mesure, de faire le diagnostic anatomique de la lésion, c'est-à-dire de distinguer, par exemple, une caverne d'avec un foyer d'induration congestive, ils ne permettent pas de dire si cette lésion est, dans le moment présent, figée dans sa marche, arrêtée dans son évolution, ou, au contraire, en activité progressive. Une pareille interprétation ne peut être établie, comme nous le verrons, que sur la confrontation de l'ensemble des signes généraux.

3° L'EXAMEN DES CRACHATS. — La seule constatation qui ne laisse aucun doute est celle de la présence du bacille de Koch dans l'expectoration. Que les bacilles soient peu nombreux ou très nombreux, peu importe pour le diagnostic; la différence ne regarde que le pronostic, et cela dans une certaine mesure seulement. Il est entndu que nous admettons que toute cause d'erreur a été écartée et que le bacille constaté n'est pas un faux bacille de Koch, un acido-résistant par exemple.

Mais, si la constatation positive emporte toute hésitation, il n'en est pas de même d'un résultat négatif. Ne pas trouver de bacilles ne signifie pas qu'il n'y en a pas; ne pas en trouver aujourd'hui ne signifie pas qu'on n'en trouverait pas demain. Aussi bien, faire un unique examen et en considérer le résultat comme un argument crucial, définitif, est une absurdité. Il faut répéter, multiplier les examens, en s'entourant de toutes les garanties pour la récolte de l'expectoration; on né doit pas oublier que certains hommes n'ont qu'un désir, celui de quitter l'armée par une réforme fructueuse et pensionnée, et que, dans certains services, on a découvert « des cracheurs de bacilles » généreux qui partageaient entre leurs voisins leur expectoration quotidienne. Ceci est affaire de surveillance. Ce qui est établi par l'expérience — et Charles Richet fils l'a, récemment encore rappelé — c'est que tout vrai tuberculeux en activité *doit*, un jour ou l'autre, cracher des bacilles; pour ma part, j'exige que l'expectoration de tous mes « suspects » soit examinée trois fois au moins avant d'être admise négative, et, pour le troisième examen, je ne me contente pas de la coloration directe, je veux une homogénéisation; bien souvent, j'obtiens ainsi un résultat positif et je peux affirmer la tuberculose en évolution, que j'aurais méconnue sans cela.

4° **La détermination de la valeur fonctionnelle de l'appareil respiratoire (spirométrie, indice respiratoire).** — Cette recherche est sans importance — du point de vue, au moins, de la décision militaire à intervenir — lorsqu'il s'agit d'un tuberculeux avéré, cracheur de bacilles. Elle a, au contraire, une valeur considérable lorsque le « suspect » ne paraît point tuberculeux et lorsqu'il faut apprécier le rendement qu'il peut fournir. Avec le spiroscope de Pescher, d'un maniement simple, on mesure, avec une approximation suffisante la capacité respiratoire du sujet; par la mensuration du périmètre thoracique, méthodiquement relevée, on fixe l'indice respiratoire; en comparant les deux résultats obtenus, on évalue la capacité fonctionnelle; en rapprochant cette évaluation des constatations recueillies par les autres procédés d'exploration (auscultation, radioscopie, etc.), on peut porter un jugement raisonnable et équitable.

5° **L'interprétation de l'état d'activité ou de non-activité d'une lésion nettement constatée, par la discussion de la valeur des signes fonctionnels et généraux notés pendant la mise en observation.** — Parmi les « suspects » de tuberculose envoyés dans un centre de triage, il en est un très grand nombre, — le plus grand nombre peut-être, — chez lesquels le diagnostic présumé n'a été porté que sur la constatation de troubles généraux et fonctionnels. La phobie de la tuberculose est telle, à l'heure actuelle, — je m'excuse de le rappeler une fois encore — que tout homme qui maigrit, qui pâlit, qui a des troubles dyspeptiques, des palpitations, de la tachycardie, *doit* être un tuberculeux; point n'est besoin qu'il tousse ni qu'il crache, encore d'ailleurs, que tout tousseur, tout cracheur, n'est point un tuberculeux. Ce catéchisme médical est si bien su par tout le monde aujourd'hui que les soldats eux-mêmes l'ont appris et qu'ils le répétent — en le torturant plus ou moins — quand on les interroge, comme je l'ai dit au début de ces pages.

Le médecin des centres de triage devra donc, tout d'abord, s'assurer que ces troubles fonctionnels et généraux existent réellement; lorsqu'il aura constaté leur présence réelle, il aura à chercher s'ils sont bien signes de tuberculose ou s'ils n'ont aucune relation avec cette maladie. Sur ce point, je n'insiste pas; c'est pure question de séméiologie, que j'ai, d'ailleurs, étudiée dans des publications antérieures auxquelles je renvoie le lecteur. Je ne veux retenir ici que la valeur de ces troubles fonctionnels et généraux dans le diagnostic complet d'un cas donné de tuberculose avérée, c'est-à-dire dans l'interprétation du degré d'activité de cette tuberculose.

La courbe de poids, la courbe de température sont deux des principaux éléments de cette enquête.

La *courbe de poids* ne doit pas exercer une influence prépondérante sur le jugement des médecins. Dans les circonstances actuelles, nous maigrissons tous, plus ou moins; encore faut-il, cependant, que la chute ne soit ni trop rapide, ni trop profonde, ni trop continue. Au surplus, il ne faut pas oublier que nombre de ces « suspects » mis en observation, visent à obtenir une réforme quelconque et ne font rien, bien au contraire, pour enrayer leur amaigrissement. Quelques-uns, d'autre part, ont une dentition déplorable et maigrissent parce qu'ils ont des troubles dyspeptiques entretenus par une mastication insuffisante.

La *courbe de température* (sous la réserve que toutes les causes d'erreur et de supercherie ont été soigneusement écartées) a une importance plus grande. Il est évident qu'une élévation vespérale, au repos, à une valeur reconnue de tous « lorsqu'elle ne fait pas sa preuve ». Je n'envisage pas ici les courbes à grandes oscillations de ces phtisiques alités pour lesquels le diagnostic n'est pas à discuter; je ne songe qu'à ces soi-disant « suspects », qui vont et viennent et mènent à peu près la vie de tout le monde. Tous, cependant, n'ont pas de la fièvre. Il est même remarquable de voir que certains tuberculeux cavitaires, grands cracheurs de bacilles, sont des torpides apyrétiques presque constamment, tandis que des sujets chez lesquels la recherche des signes physiques reste à peu près muette ont constamment une température qui se maintient aux environs de 38 degrés et oscille d'un degré à un degré et demi entre le matin et le soir. Il en est même, parmi eux, qui conservent bonne mine et bon aspect général; ces florides-là sont dangereux pour eux-mêmes et pour leurs voisins; ils le sont aussi pour le médecin qui ne veut pas les dépister et qui, grâce à eux, commet une erreur de plus dans sa vie.

Des *transpirations nocturnes*, des *troubles gastro-intestinaux*, je ne dirai rien, sinon qu'avant de les enregistrer il faut les contrôler rigoureusement : lorsqu'ils existent, ils ont une valeur pronostique incontestable; j'en dirai autant de la *tendance à l'oppression*, des *points douloureux* dans le dos ou « dans les sommets »; de la *tachycardie*.

Mais c'est surtout *l'état de la tension artérielle* qui guidera le pronostic : on sait (Potain, Marfan...), ainsi que je l'ai rappelé moi-même dans des recherches antérieures, qu'un tuberculeux dont la résistance fléchit voit sa tension artérielle s'abaisser.

De même la *cuti-réaction à la tuberculine* cesse d'être positive dans les mêmes conditions. Si bien que, sous l'apparence d'un paradoxe, — étant donné que 96 % environ des adultes, donnent une réaction positive — on peut dire que la valeur diagnostique de la tuberculino-réaction est nulle et qu'un sujet qui réagit bien, qui a une bonne tension et chez lequel on n'a trouvé aucun signe appléciable de tuberculose en activité, n'est pas un tuberculeux au sens pratique qui nous occupe ici.

*

Après toutes ces épreuves le « suspect » cesse d'être suspect; il est reconnu tuberculeux ou non tuberculeux, ou, tout au moins, tuberculeux non actif. C'est sur ce dernier point que la discussion peut rester ouverte; je ne le méconnais point. Je sais fort bien que le critérium du diagnostic de la tuberculose c'est la constatation du bacille de Koch et je sais tout aussi bien qu'il est absurde et anti-scientifique d'opposer la tuberculose ouverte à la tuberculose fermée évolutive, au sens strict des mots. Mais, je crois que, dans la pratique, il est impossible de ne pas admettre qu'il y a des sujets qui, pour avoir été tuberculisés et pour rester tuberculeux, n'en sont pas moins des sujets valides, non contagieux; ils ont sclérosé, calcifié, emmuré leurs lésions; ils ont fermé une lésion ouverte; cependant, de temps à autre, ils sont sujets à de petites poussées thermiques avec retentissement sur leur état d'équilibre général. Ils forment une catégorie importante de ces « suspects » si troublants, si déclassés, si inclassables, que l'armée peut et doit conserver parce qu'ils ne sont pas des malades, parce qu'ils ne sont pas des contagieux. C'est pour eux que le diagnostic demande une observation complète et méthodique dont la conclusion est affaire de jugement, d'expérience et souvent d'espèce. Un pareil diagnostic exige autre chose qu'un simple « coup d'oreille », si expérimenté soit-il.

*
* *

Du point de vue purement militaire et administratif, la conclusion clinique de la mise en observation devrait avoir une sanction définitive, puisque nous avons démontré qu'un diagnostic solide ne peut être établi sans cette mise en observation. Or, trois conclusions cliniques principales se présentent :

1° Le sujet est reconnu tuberculeux en activité; son expectoration est bacillifère; la réforme définitive s'impose : l'armée ne doit pas garder les bacillaires.

2° Le sujet entré comme « suspect » n'est point tuberculeux; il rentre dans l'une des nombreuses catégories de faux tuberculeux (dyspeptiques, entéritiques, adénoïdiens, catarrheux chroniques, asthmatiques, basedowiens, etc...) dont regorgent les centres de triage; ici, la conclusion militaire varie avec l'état général du sujet ou avec le degré de sa capacité fonctionnelle respiratoire; ou bien c'est un congé de plus ou moins longue durée, pouvant aller jusqu'à la réforme temporaire, si le cas est jugé modifiable par le repos et la thérapeutique, ou bien c'est encore la réforme définitive si le cas ne peut être amendable par la thérapeutique; ou bien encore c'est le changement d'arme ou l'affectation au service auxiliaire dans un emploi plus ou moins sédentaire, si la capacité fonctionnelle générale et respiratoire, réduite, permet encore un rendement suffisant.

3° Le sujet, sans être reconnu bacillaire, ne peut pas, de façon ferme, être déclaré non tuberculeux; c'est un torpide cicatrisé, aux sommets scléreux, se dissimulant souvent sous le masque de la bronchite chronique et de l'emphysème. Ici encore les conclusions militaires obéiront aux mêmes règles que pour la catégorie des faux tuberculeux; c'est le degré de la capacité fonctionnelle respiratoire qui déterminera surtout le jugement du médecin; ces fibreux, non contagieux, peuvent être conservés dans l'armée s'ils sont jugés capables d'un rendement suffisant.

Or, je le dis encore une fois, est-ce sur le siège, au sein d'une Commission plus ou moins surchargée de besogne qu'il est possible de fixer les indispensables éléments de ce jugement, clinique par sa base?

Souhaitons ardemment le décret qui rendra opérantes les conclusions cliniques des centres d'observation.

A consulter :

Ameuille. — Les déformations thoraciques en clinique médicale (*Journal de Médecine et de Chirurgie pratiques*, 10 octobre 1913).

Barjon. — Radio-diagnostic des affections pleuro-pulmonaires (*Masson*, édit.).

Barth. — Séméiologie de l'appareil respiratoire (*Traité de Médecine de Brouardel, Gilbert et Thoinot*).

Beauchamp. — La tuberculose aux armées (*Réunion médico-chirurgicale de la 4e armée*, 21 juin 1917).

Beauchamp. — Pleurites du sommet (*Réunion médicale de la 4e armée*, 1er décembre 1916).

L. Bernard. — Le pronostic dans la tuberculose pulmonaire (*Journal Médical Français*, 13 août 1913).

L. Bernard et Mantoux. — Traumatisme de guerre et tuberculose pulmonaire (*Société Médicale des Hôpitaux de Paris*, 18 mai 1917).

F. Bezançon. — Diminution du murmure vésiculaire du sommet droit. — Sa valeur séméiologique (*Société Médicale des Hôpitaux de Paris*, avec discussion ouverte de décembre 1907 à février 1908).

F. Bezançon. — *Journal Médical Français*, 13 août 1913.

F. Bezançon et de Jong. — Traité de l'examen des crachats (*Masson*, éditeur).

Stephen Chauvet. — Séméiologie de la fosse sus-épineuse. — Zone d'alarme dans la tuberculose (*Presse Médicale*, 11 novembre 1908).

Faisans. — Maladies des organes respiratoires. — Méthodes d'exploration. — Signes physiques (*Encyclopédie Leauté*).

Fernet. — L'adénopathie axillaire dans la tuberculose pulmonaire (*Académie de Médecine*, 10 mars 1903).

Grancher. — Maladies de l'appareil respiratoire. — Tuberculose et auscultation (*Leçons cliniques recueillies par Faisans*).

Grasset. — La lutte contre la tuberculose pendant et après la guerre (*Réunions médico-chirurgicale de la 16e région*, 29 juillet et 12 août 1916).

Hirtz. — Etude de l'indice respiratoire (*Journal des Praticiens*, 28 janvier 1916).

Laubry et Marre. — Sur l'aptitude au service militaire des tuberculeux pleuro-pulmonaires (*Paris-Médical*, 21 juillet 1917).

Lemoine. — Auscultation du sommet des poumons chez les jeunes soldats (*Presse Médicale*, 7 février 1907).

Letulle. — Inspection, Palpation, Percussion, Auscultation. Leur pratique en clinique médicale (*Masson et Cie*, édit.).

Lœper et H. Codet. — La réaction myotonique du trapèze dans la tuberculose pulmonaire (*Progrès Médical*, 11 août 1917).

Marfan. — La tension artérielle dans la tuberculose pulmonaire chronique et son importance pour le pronostic (*Revue de Médecine*, novembre 1907).

D'Oelsnitz et Pradal. — Les déformations thoraciques transitoires et permanentes dans l'adénopathie trachéo-bronchique de l'enfance (*Société de l'Internat des Hôpitaux de Paris*, 29 mai 1913).

Pescher. — L'entraînement respiratoire par la méthode spiroscopique. Ses applications aux malades et aux blessés (*Paris Médical*, 4 décembre 1915).

Piéry. — La tuberculose pulmonaire (Bibliothèque de la tuberculose. *Doin*, éditeur).

Piéry. — Sur une forme bénigne et fréquente de la tuberculose aux armées. La pleurite tuberculeuse à répétition (*Presse Médicale*, 21 décembre 1916).

Pissavy et J. Sérane. — Etude sur la valeur des modifications de la sonorité et de l'intensité du murmure vésiculaire aux sommets du poumon pour le diagnostic de la tuberculose (*Société Médicale des Hôpitaux de Paris*, 30 mars 1917).

Potain. — La tension artérielle de l'homme à l'état normal et pathologique (*Paris*, 1902).

Ribadeau-Dumas. — Conformation des sommets et tuberculose pulmonaire (*Société Médicale des Hôpitaux*, 16 février 1917).

Ch. Richet (fils). — La tuberculose pulmonaire évolutive dite « fermée » existe-t-elle? (*Presse Médicale*, 6 septembre 1917).

Rist. — Percussion thoracique et résistance au doigt (*Presse Médicale*, 16 décembre 1911).

La transmission de la voix chuchotée (*Presse Médicale*, 4 septembre 1912).

Les principes du diagnostic rationnel de la tuberculose pulmonaire (*Presse Médicale*, 13 juillet 1916).

Le diagnostic différentiel de la tuberculose pulmonaire et les affections chroniques des fosses nasales (*Presse Médicale*, 24 juillet 1916).

Sabourin. — Synthèse clinique des interlobites chez les tuberculeux (*Presse Médicale*, 19 février 1917).

Emile Sergent. — Technique clinique et séméiologie élémentaires (*Maloine*, éditeur, 3e édit.).

Emile Sergent. — Tendance de l'esprit médical actuel à étendre exagérément le domaine de la tuberculose. Critique des méthodes de diagnostic de la tuberculose (*Monde Médical*, 25 juillet 1914).

On trouvera dans les deux publications précédentes l'indication de la plupart de mes travaux personnels antérieurs à la guerre sur la séméiologie respiratoire.

Emile Sergent. — Les « suspects » de tuberculose (*Paris Médical*, avril 1917). Où on trouvera l'indication de mes autres travaux personnels de guerre sur la tuberculose pulmonaire.

Emile Sergent et G. Delamare. — Les enseignements cliniques d'un centre de triage des militaires suspects de tuberculose (*Académie de Médecine*, 31 octobre 1916 et *Journal de Médecine et de Chirurgie pratiques*, 25 novembre 1916).

Sieur. — Académie de Médecine, 12 mars 1912. Altération du murmure vésiculaire du sommet chez les sujets atteints d'obstruction nasale.

Sieur et L. Bernard. — Le dépistage, l'isolément et l'élimination de l'armée des tuberculeux militaires (*Académie de Médecine*, 11 juillet 1916).

A propos du triage des tuberculeux aux armées

(*Presse Médicale*, 3 janvier 1918)

L'article de MM. Kindberg et Delherm, publié dans *La Presse Médicale* du 15 novembre dernier, apporte une confirmation complète, en tous points, aux conclusions de mon expérience personnelle, qui date des débuts de la guerre. Je crois avoir été l'un des premiers à demander la création de *centres de triage* et à apporter les résultats et les enseignements cliniques des observations qu'on peut recueillir dans ces centres. Je n'ai point l'intention de revenir une fois encore sur des réflexions que le lecteur pourra trouver largement exposées dans mes publications successives. Je veux seulement profiter de l'occasion qui s'offre à moi pour préciser certaines considérations d'une haute importance, tant au point de vue médico-militaire qu'au point de vue de la phtisiologie.

Il n'est point douteux que la guerre a été pour les médecins un vaste champ d'observations et qu'elle a réuni, en peu de temps, une documentation tellement considérable que chaque clinicien a pu, en quelques mois, enregistrer des constatations qu'il n'aurait point recueillies pendant sa vie entière.

Il ne faut donc point s'étonner si, en matière de tuberculose aussi bien que sur tout autre terrain, certaines conceptions se sont écroulées.

Il y aurait imprudence, cependant, à brûler trop hâtivement les anciens dieux et à rejeter, par exemple, à l'arrière-plan des moyens d'exploration de l'appareil respiratoire, la recherche des signes physiques par la percussion et l'auscultation, dont la valeur n'est plus à démontrer, pour ne les demander qu'à la radiologie.

Il serait dangereux, sous prétexte de logique scientifique, de refuser catégoriquement l'étiquette tuberculeuse à des lésions pulmonaires présentant tous les caractères physiques de la tuberculose, pour la raison que l'examen bactériologique des crachats n'aurait pas décelé la présence de bacilles Koch. Il est des malades qui ne crachent pas de bacilles actuellement qui en ont craché antérieurement ou qui en cracheront ultérieurement.

Il en est du diagnostic de la tuberculose pulmonaire comme de celui de toutes les maladies : *le diagnostic ne peut et ne doit être que l'interprétation de l'ensemble des constatations fournies par les divers moyens et procédés d'exploration.*

Le progrès ne supprime pas le passé; il est fait de ses débris; chaque acquisition nouvelle, en matière de diagnostic médical, est l'équivalent d'une arme nouvelle, qui vient prendre sa place dans l'arsenal déjà existant.

Il est des cas dans lesquels la radiologie localisera une lésion que les signes fonctionnels et généraux faisaient présumer sans que la percussion ni l'auscultation permissent de les découvrir. Inversement, il est des maladies dans lesquelles l'auscultation révélera des signes physiques que la radiologie ne montrera pas, telle la bronchite, telle la congestion pulmonaire légère.

*
* *

Le diagnostic de la tuberculose pulmonaire est très simple ou très difficile.

Il est aisé de reconnaître l'existence d'une caverne ou la présence de nombreux bacilles dans les crachats.

Il est très difficile d'affirmer qu'un sujet qui présente les signes fonctionnels et généraux d'une tuberculose en évolution n'est cependant pas tuberculeux.

Il y a certes, des *faux tuberculeux*. Ayant contribué pour une large part à les stigmatiser, je me garderai bien de les méconnaître aujourd'hui. Je suis même de plus en plus convaincu qu'ils sont fort nombreux et qu'ils le sont d'autant plus dans les hôpitaux militaires que le diagnostic « tuberculose » comporte la réforme, c'est-à-dire le retour au foyer et la pension. Bien plus, — ainsi que je viens de le signaler dans un rapport à M. le Sous-Secrétaire d'Etat du Service de Santé sur les résultats cliniques et médico-militaires du fonctionnement de mon centre de triage la Charité — le Vésinet, pendant les dix-huit derniers mois, — (voir p. 559) le nombre des faux tuberculeux éliminés par ce centre de triage a augmenté; cette augmentation, qui, de 15 % des sujets envoyés au centre de triage — chiffre de la statistique de mon mémoire en collaboration avec Delamare — a passé à 35 %, est, à mon sens, le résultat de la « tuberculophobie » qui s'est emparée du corps médical, comprenant mal le but de la propagande, si utile pourtant, faite en faveur de la lutte sociale contre la tuberculose (1).

(1) J'ai montré avec Delamare — et nos chiffres ont été confirmés et même dépassés par les observateurs qui nous ont suivis — que, sur 100 malades entrant comme suspects de tuberculose au service de triage, 50 seulement doivent être considérés comme tuberculeux en évolution, encore que, sur ces 50, nous comptions seulement 14 cracheurs de bacilles.

Ces chiffres surprennent certains phtisiologues; cet étonnement provient d'une confusion qu'il est aisé de dissiper. Le service de triage a, précisément, pour mission de séparer les tuberculeux en activité des tuberculeux en non-activité et des faux tuberculeux; dire que 50 pour 100 des sujets envoyés dans un service de triage ne sont pas tuberculeux en activité ne signifie pas que « la tuberculose n'existe plus », ni même que la « tuberculophobie existe seule »; cela signifie qu'il reste 50 pour 100 de sujets tuberculeux qui vont, précisément, fournir la matière des observations recueillies, après triage, par ces phtisiologues. Une statistique provenant d'un service de triage ne saurait être identique à une statistique provenant d'un sanatorium.

Au reste, ce n'est plus 50 pour 100 de sujets non tuberculeux et tuberculeux inactifs que ma dernière statistique fournit, mais 70 pour 100, pour la raison, soulignée plus haut, que le nombre des non-tuberculeux a augmenté de 20 pour 100, celui des tuberculeux inactifs, scléreux, cicatriciels, restant sensiblement le même.

Mais, à côté de ces faux tuberculeux que, précisément, le centre
de triage a pour principale mission de dépister, sous quelque
masque qu'ils se cachent, il y a les *vrais tuberculeux méconnus*,
que le centre de triage ne doit pas ignorer davantage. Ces vrais
tuberculeux méconnus sont ceux chez lesquels manque le critérium diagnostique : le bacille dans les crachats. J'avoue, et je
l'ai rappelé dans mes publications antérieures, qu'il me paraît
difficile de suivre Rist dans son absolutisme sur ce point. Mais
je ne puis laisser ignorer que cette catégorie de malades contient
le germe des divergences de diagnostic les plus grandes et les
plus nombreuses et que ces divergences ont pour conséquence les
interprétations les plus variables, au point de vue de la décision
médico-militaire.

Je m'en tiens à mes premières conclusions — discutées dans
mon travail fait en collaboration avec Gabriel Delamare; — elles
ont été confirmées par mes observations ultérieures et je les ai
développées dans mon dernier article : ici le diagnostic et les
décisions militaires sont affaire de mise en observation complète,
de jugement porté sur l'ensemble des résultats fournis par les
divers moyens d'exploration et, surtout, par l'appréciation de
l'état général et de la capacité fonctionnelle respiratoire du sujet.

* * * * *

Mais, pour ces cas douteux — non point tant peut-être comme
diagnostic de la nature tuberculeuse que comme diagnostic d'activité ou de non-activité de la maladie — on devra demander une
surveillance périodique du sujet. Nombreux sont, parmi ces
hommes, ceux qui peuvent continuer leur service et même s'améliorer peu à peu : nombreux sont ceux qu'un examen ultérieur
démontrera aggravés et fera rentrer dans la catégorie des réformables. Aussi bien ne devons-nous pas nous étonner si, de temps
en temps, nous voyons arriver dans nos centres un sujet qu'un
autre centre de triage a antérieurement refusé de réformer et
qui, actuellement, est un tuberculeux actif, justiciable de la
réforme définitive.

* * *

Ces réflexions suffiront à montrer les difficultés du diagnostic de la tuberculose pulmonaire et la nécessité pour les commissions de réforme d'accepter les conclusions proposées par les centres de triage, parce que ces conclusions sont la résultante d'une délicate et patiente observation qui ne peut être faite « sur le siège ».

Considérations sur la statistique du centre de triage la Charité le Vésinet de juin 1916 à décembre 1917 (1)

(Suite et complément des premiers résultats publiés en collaboration avec le Dr Gabriel Delamare à l'Académie de Médecine, 31 octobre 1916.) (2)
(Journal de Médecine et de Chirurgie pratiques, 10 septembre 1918)

Les fonctions dont j'ai eu l'honneur d'être chargé, par la confiance de M. le médecin-inspecteur Sieur, puis de M. le médecin-inspecteur Polin, m'ont permis de suivre les tuberculeux militaires dans toutes leurs étapes, depuis la consultation de triage jusqu'à la proposition de réforme.

En effet, j'ai pu grouper sous ma direction un centre complet de triage, tel que je l'avais toujours conçu, c'est-à-dire un organisme constitué par trois parties :

La consultation de triage et le service de triage (installés dans mon service civil militarisé de la Charité); *l'hôpital-sanitaire,* véritable sanatorium de *fortune* que j'ai organisé dans le parc de l'Asile National du Vésinet lorsque j'y étais médecin-chef et dont je suis resté médecin-consultant.

Ces trois parties, comme je vais le montrer, forment bien un véritable centre de triage; elles sont les trois échelons successifs du triage; à chacun de ces échelons, un complément d'observation achève et complète l'élimination successive des militaires non tuberculeux ou tuberculeux non actifs.

---

(1) Rapport adressé à M. le Sous-Secrétaire d'Etat le 26 décembre 1917.
(2) Voir page 508.

A) Services de triage de la Charité

1° CONSULTATION DE TRIAGE (faite en collaboration et successivement avec les médecins aides-majors de 1re classe Pruvost et Philippon).

Depuis l'ouverture de cette consultation en janvier 1916, j'ai recueilli environ *dix mille fiches;* je procède actuellement au dépouillement de ces fiches; ce travail est long; j'en fournirai les résultats ultérieurement. Il faut noter que, cette consultation étant instituée pour les maladies de l'appareil respiratoire en général, tous les malades qui y sont envoyés ne sont pas tous envoyés comme tuberculeux; beaucoup sont de simples bronchiteux, emphysémateux, asthmatiques; un assez grand nombre sont d'anciens blessés de poitrine.

Cette consultation est la source principale qui alimente mon service de triage de la Charité; elle fournit également un contingent appréciable à l'hôpital sanitaire du Vésinet.

2° SERVICE DE TRIAGE PROPREMENT DIT (assuré avec la collaboration successive des médecins aides-majors Labro et Philippon).

482 militaires ont passé dans ce service; ils se répartissent d'après le tableau suivant :

482

NON TUBERCULEUX	TUBERCULEUX NON EN ACTIVITÉ
168 (35 o/o)	172 (35 o/o)

340 (70 o/o)

TUBERCULEUX EN ACTIVITÉ
142 (30 o/o)

87 (18 o/o)	55 (12 o/o)
Cracheurs de bacilles	Non cracheurs de bacilles

Avec Gabriel Delamare nous avions trouvé 5o % de récupérables; ici, nous trouvons 70 %;

Nous avions 15 % de non tuberculeux; nous en avons ici 35 %; la différence de 20 % entre l'ancienne statistique et la statistique actuelle est donc représentée exactement par l'augmentation du nombre des faux tuberculeux (cardiopathes, rhino-pharyngiens, blessés de poitrine, intoxiqués par les gaz asphyxiants, dyspeptiques, appendiculaires, syphilitiques, etc...)

Cette augmentation du nombre des faux tuberculeux envoyés dans les services de triage tient, à mon sens, à la *tuberculophobie* qui s'est emparée du corps médical et qu'a développée la propagande, d'ailleurs nécessaire, faite dans un but de défense sociale contre la tuberculose. — Elle confirme une fois de plus l'importance de la création des services de triage, dont l'une des principales missions est précisément de faire le diagnostic de la tuberculose.

La proportion des cracheurs de bacilles reste, à peu de chose près, ce qu'elle était dans mon ancienne statistique : avec Delamare nous avions trouvé 14 %; nous avons, ici, 18 %; cette faible augmentation tient évidemment à ce que, mieux secondés, nous avons pu faire, pour chaque malade, des examens de crachats plus fréquents, *notion qui doit être soulignée.*

B) Hôpital sanitaire du Vésinet

1.237 militaires ont passé par cet hôpital durant la période de dix-huit mois envisagée ici.

Cet hôpital sanitaire est loin d'être uniquement alimenté par mon service de triage de la Charité; il reçoit des malades venant de toutes les formations du G. M. P.; par suite d'une convention spéciale signée avec la Direction de l'Asile il a été entendu que l'autorisation d'ouvrir dans le parc un hôpital sanitaire ne serait accordée que sous la condition qu'on n'y recevrait pas de tuberculeux notoirement cracheurs de bacilles; cette *clause* expliquera pourquoi la proportion des cracheurs de bacilles relevée dans cet hôpital sanitaire est si faible; elle aura permis, par contre, de démontrer l'utilité d'une formation de ce genre en montrant les résultats obtenus par une cure de sanatorium chez cette catégorie si nombreuse de tuberculeux, qui forment la grande masse des suspects; mais, d'autre part, elle a entraîné l'évacuation sur cet hôpital, à titre précisément de « tuberculeux fermés » — expression que nous condamnons — d'un grand nombre de faux tuberculeux, si bien qu'il m'a fallu diviser les baraquements en deux séries de cinq baraques, l'une constituant un service de triage et l'autre le véritable service de cure.

1° SERVICE DE TRIAGE (assuré avec la collaboration successive des médecins aides-majors de 1re classe, Pruvost et Gaston Durand).

938 militaires ont passé dans ce service; ils se répartissent d'après le tableau suivant :

938

NON TUBERCULEUX		TUBERCULEUX NON EN ACTIVITÉ
—	422 (45 o/o)	—
214 (23 o/o)		208 (22 o/o)

TUBERCULEUX EN ACTIVITÉ
516 (55 o/o)

Cracheurs de bacilles	Non cracheurs de bacilles
80 (9 o/o)	436 (46 o/o)

De cette statistique se dégagent quelques notions intéressantes.

a) Un second triage (les malades ayant dû en principe être triés une première fois avant d'être évacués sur le Vésinet), fait avec toutes les rigueurs voulues, a encore pu éliminer 23 % de non tuberculeux (séquelles de blessures de poitrines, d'intoxication par les gaz, malingres, dyspeptiques, rhino-pharyngiens, bronchiteux...); en ajoutant à ceux-ci 22 % de tuberculeux non en activité, on trouve un total de 45 % de militaires récupérables dans un délai plus ou moins rapproché, presque toujours immédiat;

b) La proportion des tuberculeux en activité non cracheurs de bacilles, comparée à celle du service de triage de la Charité, passe de 12 % à 46 %, résultat qui est bien en rapport avec la véritable et utile destination de cet établissement;

c) La constatation de 9 % de cracheurs de bacilles, chez des sujets qui, tous, avaient été acceptés au Vésinet comme non cracheurs de bacilles, montre, une fois de plus, la nécessité d'examens bien faits et fréquemment répétés des crachats; elle établit l'utilité des filtres succesifs dans le triage des tuberculeux et des suspects de tuberculose.

2° SERVICE DE CURE (hôpital sanitaire proprement dit), — assuré avec la collaboration de M. le médecin-major Lauth.

732 malades ont été soignés dans ce service, comprenant 433 malades venant du service de triage précédent; ils se répartissent d'après le tableau suivant :

732

NON TUBERCULEUX		TUBERCULEUX NON EN ACTIVITÉ
—	577 (78 o/o)	—
160 (22 o/o)		417 (57 o/o)

TUBERCULEUX EN ACTIVITÉ
—
155 (22 o/o)

Cracheurs de bacilles	Non cracheurs de bacilles
98 (13 o/o)	57 (8 o/o)

On remarquera que, sur les 299 malades placés directement dans le service de cure (732—433 = 299), sans avoir passé par le service de triage, 160, soit 21 %, n'étaient pas tuberculeux; or, ce pourcentage est à peu près le même que celui du service de triage de l'hôpital, soit 23 %.

On remarquera également le renversement du pourcentage entre les tuberculeux non en activité et les tuberculeux en activité dans les deux statistiques; au triage 55 % de tuberculeux en activité et 22 % de tuberculeux non en activité; au service de cure 57 % de tuberculeux non en activité et 22 % de tuberculeux en activité. Ce renversement mérite d'être souligné; en effet, si on veut bien remarquer que la statistique porte sur le diagnostic de sortie et non sur le diagnostic d'entrée, on est amené à reconnaître que la cure de trois mois a modifié considérablement la situation pathologique des malades et transformé des tuberculeux en activité — peu intense, il est vrai — en tuberculeux silencieux. D'où s'impose cette conclusion : les hôpitaux sanitaires de ce genre rendent des services des plus importants. Toutefois, une certaine réserve surgit à la pensée du médecin : de tels malades, améliorés, ne peuvent être, d'emblée, récupérés; le temps seul établira la solidité de leur guérison, de leur cicatrisation; pour eux, la réforme temporaire, avec révision à son expiration, est la mesure médico-militaire opportune.

* * *

De ces statistiques et des considérations qui les accompagnent
il est bon de dégager certains enseignements cliniques et médico-
militaires.

Ils sont ceux que je me suis attaché à exposer dans une série
de mémoires et d'articles.

C'est, d'une part, l'importance de la notion, à l'heure actuelle
surtout, des faux tuberculeux; c'est, d'autre part, la nécessité
pour établir, en matière de tuberculose, un diagnostic soutenable,
de procéder avec méthode, de recourir à tous les procédés d'exploration connus, de renouveler plusieurs fois chaque exploration et,
particulièrement, la recherche du bacille dans l'expectoration;
c'est encore la prudence dans le pronostic : tous les phtisiologues
connaissent les difficultés du pronostic de la tuberculose; or, la
récupération des tuberculeux, non pas guéris, mais en *état de
guérison apparente*, a pour base la notion du pronostic.

* * *

Je crois intéressant de terminer ce rapport par la statistique des
catégories de faux tuberculeux que nous avons observés.

Statistique des catégories de faux tuberculeux.

Sur un total de *1.719* militaires qui ont passé par les trois
échelons de mon centre de triage, je relève *542 faux tuberculeux*,
soit 31 %, c'est-à-dire tout près *du tiers*.

Abstraction faite de quelques unités assez imprévues (kystes
hydatiques du poumon : 2 cas; anévrysme de l'aorte : 1 cas; mal
de Pott : 1 cas, mal de Bright : 6 cas; cancer du poumon :
2 cas..., etc.), les principales erreurs de diagnostic ont été fournies par les cas suivants :

Rhino-pharyngites, obstructions nasales, entretenant la trachéo-bronchite tenace à rechutes . . . . 1ɔ3 cas
Séquelles banales de blessures de poitrine (*fausses tuberculoses traumatiques*) . . . . 41 cas
Séquelles bronchitiques banales *d'intoxication par gaz asphyxiants* . . . . 27 cas
Affaiblissement général par *troubles dyspeptiques* et *entérite* . 16 cas
Malingres, chétifs, asthéniques . . . . 88 cas
Cardiopathies . . . . 18 cas
Syphilis . . . . 7 cas
Emphysème, asthme, catarrhe bronchique chronique . . . . 176 cas
Malades n'ayant absolument rien (exagérateurs ayant su bénéficier de la tuberculophobie) . . . . 45 cas

Retenons surtout la fréquence des trachéo-bronchites tenaces des sujets dont les voies respiratoires supérieures (nez, pharynx, cavum) sont obstruées ou chroniquement enflammées. Je n'ai cessé, pour ma part, d'insister sur l'importance de cette notion et sur la nécessité d'exiger, dans la constitution du dossier d'un sujet présenté pour la réforme comme tuberculeux, la présence d'un examen bien fait du rhino-pharynx. J'ai vu guérir, par un traitement approprié, bon nombre de ces soi-disant tuberculeux qui allaient être réformés.

Sur la difficulté d'apprécier si une tuberculose pulmonaire chronique est en évolution active ou non

(*Journal Médical Français*, numéro sur la Tuberculose, décembre 1918)

Tous les médecins qui, par leurs fonctions spéciales, ont pu recueillir des documents cliniques pris sur l'énorme masse des militaires présentés comme tuberculeux ou suspects de tuberculose, s'ils se sont donné la peine de regarder et de réfléchir, ont été conduits à reconnaître que, contrairement à une opinion trop répandue, il n'est peut-être pas de diagnostic plus délicat que celui de la tuberculose pulmonaire. Je me suis attaché, pour ma part, de même que Rist et plusieurs de mes collègues, à mettre quelque ordre dans la documentation accumulée par quatre années de mobilisation générale et j'ai exposé, dans une série de publications successives, les résultats de mon expérience personnelle. Effrayé tout d'abord par les dangers que pouvait faire courir aux effectifs et aux finances du pays la *tuberculophobie* qui sévissait sur l'esprit médical, je me suis fait un devoir de réagir et de mettre en relief les différents types de *faux tuberculeux* si fréquemment rencontrés dans les consultations spéciales et dans les centres de triage; c'était une première étape dans la critique dont l'urgence s'imposait. Mais la réaction, obéissant à la règle générale, ne tarda pas à exagérer son influence frénatrice; j'ai aperçu le nouveau danger qui pouvait naître de cet autre écueil, celui des *vrais tuberculeux méconnus*, et j'ai cherché la formule qui pût rallier tous les suffrages, en exprimant la vérité clinique, impartiale, dégagée de toute emprise doctrinale. J'ai la conviction qu'ici, comme toujours, cette formule ne peut être trouvée que si elle est cherchée sans idée préconçue, sans sectarisme scientifique, sans absolutisme : la clinique n'est pas une science immuable non plus qu'un art aux conceptions rigides; elle est l'application de toutes les sciences biologiques à l'étude des maladies et surtout au diagnostic et au traitement des maladies. Or, un diagnostic ne peut être qu'une approximation; il est l'aboutissement des investigations variées par lesquelles le médecin, observateur rigoureux et sagace, vise à se rapprocher le plus près possible de la vérité. En matière de tuberculose surtout, son rôle est des plus difficiles, parce qu'il n'est point de maladie plus polymorphe, plus variable dans ses types cliniques et dans ses modes évolutifs. C'est pourquoi j'ai résumé mon opinion dans une formule qu'il m'a été agréable de voir adopter par Dumarest (1), qui la considère comme destinée à mettre d'accord tous les phtisiologues : « *Le diagnostic de la tuberculose ne peut et ne doit être que l'interprétation de l'ensemble des constatations fournies par les divers moyens et procédés d'exploration.* »

Or, si le diagnostic entre la *vraie* et la *fausse tuberculose* est

(1) Dumarest : « Sur le diagnostic bactériologique de la Tuberculose pulmonaire ». *Presse Médicale*, 6 juin 1918.

fort délicat, le diagnostic entre la *tuberculose en activité* et la *tuberculose éteinte* l'est bien davantage encore; c'est sur ce point, dont l'importance pratique est considérable, que je me propose de fixer l'attention aujourd'hui.

****

Existe-t-il un élément pathognomonique d'appréciation de l'état d'activité ou de non activité d'une tuberculose pulmonaire chronique confirmée?

S'il est bien évident que la constatation du bacille de Koch dans l'expectoration — alors que toutes les garanties ont été prises pour éviter une erreur due à la technique ou à la supercherie — constitue une preuve formelle de la *nature* tuberculeuse des lésions pulmonaires, doit-on admettre que cette constatation comporte, comme corollaire, l'affirmation que les lésions sont *actives*, étant, de ce fait, *ouvertes*? Il est nécessaire d'approfondir cette discussion, car, à mon sens, elle contient les éléments essentiels de la question que nous avons en vue.

Or, ici, deux problèmes se posent, qui ne doivent pas être confondus, étant d'ordre différent : l'un vise la valeur de la présence du bacille de Koch dans le diagnostic de la nature d'une lésion pulmonaire présumée tuberculeuse, l'autre vise la valeur de la présence du bacille de Koch dans l'appréciation de l'état d'activité de cette lésion.

Sur le premier point, je me suis, à plusieurs reprises déjà, nettement expliqué. La présence du bacille entraîne une conviction formelle, indiscutable; son absence n'exclut pas, nécessairement, le diagnostic de tuberculose. Je crois que Rist, en s'élevant, avec raison d'ailleurs, contre l'abus de la dénomination « *Tuberculose fermée* », a dépassé sa pensée lorsqu'il a dit que toute tuberculose pulmonaire évolutive, confirmée, s'accompagnait d'une expectoration bacillifère; opinion que soutint et exagéra encore son élève C. Richet fils (1), dans un article très suggestif. Certes,

(1) Ch. Richet (fils) « La Tuberculose pulmonaire évolutive, dite fermée, existe-t-elle? » *Presse Médicale*, 6 septembre 1917.

l'argumentation est parfaitement solide et de base scientifique; mais, entre la conception doctrinale, issue de données histologiques précises et bien établies, d'une part, et les constatations de la pratique, d'autre part, il y a d'assez profondes différences que connaissent et sont contraints d'admettre tous ceux qui sont quotidiennement aux prises avec les difficultés et les surprises de l'observation clinique. Dire : « l'évolution histo-bactériologique de la lésion tuberculeuse en activité est telle qu'elle suppose nécessairement la rupture », « l'ouverture » de l'arbre bronchique, est une vérité scientifique. Ajouter : « en conséquence de cette assertion, les sécrétions bronchiques contiennent le bacille, qu'on retrouve dans l'expectoration du sujet », n'est pas nécessairement vrai. Conclure : « si l'expectoration ne contient pas de bacilles, c'est que la lésion n'est pas ouverte, et que, *partant, elle n'est pas en évolution active* », prend un peu l'allure d'un postulat. Et c'est à cette conclusion, que n'a certainement pas voulu soutenir Rist, qu'on aboutirait si on enregistrait sans objection la thèse qu'il a présentée. Il est incontestable, ainsi que je l'ai fait remarquer bien des fois déjà, que très nombreux sont les tuberculeux dont les crachats ne sont bacillifères que par périodes plus ou moins longues et espacées les unes des autres; si répétés que soient les examens bactériologiques durant les périodes intercalaires, ils seront tous négatifs, tandis que seront tous positifs les examens pratiqués pendant la période qui aura précédé ou pendant celle qui suivra. Si bien que les médecins qui auront examiné le malade au cours de chacune de ces périodes successives tireront des conclusions diamétralement opposées, s'ils adoptent sans discussion le dogme de la nécessité, pour une tuberculose pulmonaire. de se révéler par une expectoration bacillifère ou de ne pas être. Et l'on conçoit, en pratique médico-militaire, la redoutable répercussion de telles décisions. Au reste, je n'insisterai point davantage sur ces considérations qui ont été, maintes fois déjà, soulevées et qui, d'ailleurs, contiennent en puissance la moelle de la discussion qui nous arrête aujourd'hui sur la valeur de la présence du bacille de Koch dans l'expectoration pour l'appréciation de l'état évolutif d'une tuberculose pulmonaire chronique.

Admettre que la présence du bacille de Koch dans l'expectoration indique que la lésion pulmonaire est ouverte — macroscopiquement ou microscopiquement — est une idée précise et juste; admettre que cette constatation positive entraîne, *ipso facto*, la conclusion que la maladie est active, n'est une idée vraie que sur le terrain doctrinal; je prétends que, *sur le terrain de la clinique pratique*, c'est une idée fausse.

Regardons froidement et impartialement les faits.

Voici un *phtisique*, encore debout ou déjà alité; il présente tous les attributs du tuberculeux toxi-infecté; le retentissement sur l'état général est frappant; le facies, l'amaigrissement, l'amyotrophie, la courbe de température ne laissent aucun doute sur la nature des lésions que l'examen physique décèle dans les poumons. L'expectoration est abondante et richement bacillifère. Personne ne peut mettre en doute que la maladie, pour si lente, si torpide qu'elle soit, poursuit fatalement, inexorablement, sa marche envahissante et cachectisante; elle évolue, elle est en activité.

Voilà, maintenant, un homme à l'aspect *floride;* il est gras, fortement musclé; sa belle mine, au teint coloré, contraste étrangement avec la figure pâle et osseuse de son voisin. Il n'a point maigri, il n'a point de fièvre; sa courbe de température est tout à fait normale; il tousse à peine et crache peu; l'examen physique le plus attentif, tant stéthoscopique que radioscopique, est à peu près négatif; à peine l'examen radioscopique révèle-t-il, dans le voisinage du hile, une tache sombre; et, cependant, de ce foyer, ancien sans doute, s'échappent chaque jour quelques secrétions bacillifères; depuis plusieurs années, cet homme crache des bacilles; l'examen, fréquemment renouvelé et entouré de toutes les garanties et précautions voulues, ne laisse aucun doute. Cet homme est tuberculeux; ;il est bien portant cependant; il n'est point malade. Dirons-nous que, chez lui, la tuberculose est en activité?

Entre ces deux types si franchement opposés, regardons maintenant un troisième malade. Celui-ci n'est ni un fébricitant plus ou moins voisin de la cachexie, ni un floride complètement bien portant. C'est un malingre, peu robuste, maigre, catarrheux ancien, sujet aux bronchites, grand cracheur. Il n'a pas de fièvre, conserve invariablement son poids, inférieur à la normale mais constant, ne présente aucun trouble pouvant indiquer une répercussion actuelle de sa lésion pulmonaire sur son état général. Cependant, ses crachats contiennent, à chaque examen, de très nombreux bacilles, et·la recherche des signes physiques permet de localiser une caverne dans l'un de ses sommets et des signes de catarrhe bronchique dans ses deux poumons. Ce sujet-là est un tuberculeux tout à fait torpide. Il pourra vivre, si je puis dire, *toute sa vie*, aussi vieux que si la tuberculose pulmonaire ne l'avait point touché. Tous les médecins qui ont quelque âge ont pu suivre, pendant des années, de tels tuberculeux. J'ai vu mourir à 85 ans une vieille dame qui, à l'âge de 3o ans,. avait été « condamnée » par·un des meilleurs cliniciens de l'époque, pour une tuberculose éclose à la suite d'une grossesse : elle en avait appelé de ce jugement, avait mené une existence de plante de serre, n'ouvrant jamais une fenêtre, ne sortant jamais de chez elle; deux de ses enfants étaient morts de méningite; son mari avait succombé à une phtisie rapide, qu'il avait vraisemblablement contractée à ses côtés; elle avait résisté à tous les chocs et atteint un très grand âge; elle portait une énorme caverne du lobe supérieur droit et remplissait chaque jour deux crachoirs avec de gros crachats nummulaires dans lesquels les bacilles fourmillaient. Est-ce là encore une tuberculose active? Appelons-la *stagnante*, si vous voulez.

Est-ce encore une tuberculose active que celle dont j'ai connu la dernière étape chez un vieux colonel polonais, qui, fait prisonnier par les Russses après l'insurrection de Pologne de 1863, fut incarcéré pendant trois ans dans un cachot, d'où il ne sortait qu'une heure par jour pour casser des cailloux et dont les dimensions étaient elle qu'il lui était impossible, avec sa grande taille, de se tenir complètement allongé, pas plus debout que couché; l'excellent homme me raconta bien des fois comment il fut très malade, pendant cette incarcération; il ne pouvait fixer le temps que dura sa maladie, car son cachot ne voyait pas la lumière des jours; il y resta des mois peut-être, toussant et crachant, et quand il en sortit pour être emmené en Sibérie, sa taille était voûtée à jamais et ses muscles avaient fondu. De là datait sans doute le début d'une tuberculose, qui, vraisemblablement ulcéro-caséeuse à son début, se figea spontanément, laissant pour toujours une énorme caverne dans le poumon droit, caverne qui se vidait chaque jour en un flot de crachats fortement bacillifères, sans que la santé générale fût altérée; à 88 ans, ce tuberculeux cavitaire valide mourut de vieillesse.

Devant de semblables arguments cliniques — et qui sont loin d'être exceptionnels — les médecins peuvent-ils se croire autorisés à fonder sur la présence du bacille de Koch — bien et dûment constatée dans l'expectoration — le diagnostic de l'état d'activité d'un cas de tuberculose pulmonaire chronique? J'ai la conviction qu'ils n'ont pas ce droit.

Certes, ces tuberculeux, florides ou non, ulcérés à grande ou petite caverne, *ne sont pas cicatrisés, « fermés »*; bien au contraire, ils restent largement « *ouverts* » et c'est peut-être à cette sorte d'exutoire habituel, spontanément entretenu, qu'ils doivent de ne point succomber à quelque autre localisation de la tuberculose et d'atteindre un âge avancé. Ils ne *sont point des malades;* chez eux la tuberculose n'est *point active*, elle n'est que *stagnante.* La présence du bacille de Koch dans leur expectoration nous permet d'affirmer que leur pneumopathie est bien de nature tuberculeuse; elle nous fournit l'occasion d'étudier et de décrire ces formes curieuses de la tuberculose pulmonaire; elle ne nous autorise nullement à décréter que la lésion est en évolution active.

Mais elle nous avertit que le sujet est *contagieux* et nous voyons qu'il peut le rester sa vie entière, semant la maladie et la mort autour de lui. Dangereux pour les autres, il ne l'est point pour lui-même.

Du point de vue pratique, nous devons donc conclure que, si la présence du bacille de Koch dans les crachats n'implique pas nécessairement la notion d'activité des lésions pulmonaires, elle impose l'obligation de mesures prophylactiques qui, dans l'armée, entraînent la réforme. Les cracheurs de bacilles peuvent quelquefois être bien portants; toujours ils sont contagieux; ils peuvent « vivre leur vie », mais ils sèment la mort. Aussi bien, en pratique médico-militaire, l'expert-consultant, en admettant même que la question doctrinale ne soit point tranchée pour tous les esprits, devra-t-il s'en tenir à la notion de contagiosité, et laissant de côté le point de discuter si le cracheur de bacilles est un tuberculeux actif ou non, le considérer comme un sujet dangereux pour ses voisins et proposer sa mise en réforme.

** **

Si la présence du bacille de Koch ne suffit pas pour affirmer l'état d'activité d'une tuberculose pulmonaire chronique, existe-t-il, en dehors d'elle, notamment chez les sujets dont l'expectoration n'est pas bacillifère, d'autres éléments d'appréciation de cet état d'activité?

Je ne reviendrai point sur la discussion d'une objection facile qui consisterait à dire : « Ne nous occupons pas de ces non-cracheurs de bacilles, ce ne sont pas des tuberculeux ». J'ai répondu, par avance, à cette objection en discutant l'affirmation de Rist. Au reste, l'argumentation que je vais présenter, s'appliquant aussi bien aux cracheurs de bacilles qu'aux non-cracheurs de bacilles, n'en conserverait pas moins son utilité. Nous admettrons, d'ailleurs, que, si le sujet ne crache pas actuellement de bacilles, il en a craché dans un passé plus ou moins proche ou lointain, ce qui, à mon sens, est le cas de tous ces tuberculeux fibreux, sclérosés, que nous voyons à la phase de cicatrisation et que nous n'avons point connus pendant la période d'éclosion des lésions aiguës et subaiguës du début. Or, l'appréciation de l'état évolutif d'une lésion peut et doit être demandée à la recherche des caractères particuliers des signes physiques, des signes fonctionnels, des signes généraux, de la marche de la maladie. C'est en confrontant les résultats de ces divers examens que le clinicien réunira un ensemble de constatations dont le faisceau lui permettra de se faire une opinion. Je maintiens à dessein le mot « opinion » et j'ajoute l'épithète « personnelle ». Un pareil diagnostic est un diagnostic d'impression; il est la résultante d'une expérience ancienne, constamment entretenue par la pluralité et la variété des cas. Grande est l'erreur de ceux qui s'imaginent qu'il existe des moyens sûrs, indiscutables, de formuler une telle conclusion, je le dis dès le début de cet exposé; je ne proposerai aucun terme absolu; je dirai seulement ce que m'a permis de constater mon expérience personnelle, portant sur plus de quinze mille examens, et, m'appuyant sur les données d'une exploration clinique rigoureuse, je m'attacherai à proposer des conclusions pouvant servir de guide dans la généralité des cas.

Voyons tout d'abord les indications qu'on peut tirer des caractères des *signes physiques*. D'une façon générale, la recherche des signes physiques ne peut conduire qu'à un *diagnostic de localisation;* la confrontation des résultats fournis par les divers procédés d'exploration physique permet de préciser le siège, l'étendue, la pluralité des lésions; elle ne donne point de renseignements ayant une valeur absolue sur leur nature non plus que sur leur état évolutif, actif ou cicatriciel. La matité est la même dans un cancer du poumon que dans une tuberculose infiltrante; l'exagération des vibrations est identique dans un bloc de pneumonie ou dans une induration tuberculeuse congestive; le souffle et le gargouillement de la caverne ne se différencient en aucune façon du souffle et du gargouillement de l'abcès pulmonaire d'origine traumatique, qu'on observe assez souvent dans les circonstances actuelles chez les blessés de guerre; l'ombre projetée sur l'écran ou visible sur le cliché radiographique est analogue dans la sclérose du sommet et dans la symphyse pleurale consécutive à une blessure transfixiante du lobe supérieur.

Sans doute la localisation des lésions dans certaines régions, telles que le sommet, la zone ganglio-hilaire, les régions scissurales et parascissurales, n'est point sans valeur dans le diagnostic de la tuberculose, mais, si elle peut contribuer, dans une certaine mesure, à éclairer le diagnostic de nature, elle ne peut jeter aucune lumière sur l'appréciation de l'état évolutif.

Supposons que la nature tuberculeuse de la lésion est établie, démontrée et voyons qu'il existe quelques *indices physiques* susceptibles de renseigner sur l'état évolutif. Parmi les *modifications du murmure vésiculaire*, on admet communément avec Grancher que la *rudesse respiratoire* révèle un état congestif des brïonchioles témoignant d'une poussée récente, tenace. Cela paraît exact dans bon nombre de cas, encore que, pour certains phtisiologues (Bard, Piéry), cette rudesse soit plutôt révélatrice d'une lésion ancienne, cicatricielle. On ne saurait oublier que la rudesse respiratoire peut être constatée, pendant un temps assez long, à la suite des bronchites banales; il est bien vraisemblable qu'elle reconnaît la même origine bronchique dans la tuberculose, si bien que, avant d'être autorisé à la considérer comme imputable à une poussée congestive évolutive, il faut faire la preuve qu'elle ne persiste pas, en dehors de tout signe général évolutif, comme signe de la bronchite chronique associée à la tuberculose apicale, sclérosante, éteinte. De la *diminution du murmure vésiculaire* si longtemps considérée comme révélatrice d'une lésion débutante, nous savons aujourd'hui ce qu'il faut penser; Bezançon et tous ceux qui ont pris part à la discussion soulevée par sa communication à la Société médicale des Hôpitaux en décembre 1907 ont montré que ce signe était, au contraire, symptomatique d'une lésion éteinte, sclérosante, et qu'elle faisait partie du syndrome de la *tuberculose abortive* de Bard. Que dire des *bruits adventices* et notamment des *râles sous-crépitants*, des *craquements secs* et *humides*, que presque tous les médecins regardent comme des témoins fidèles d'une lésion en évolution active? A eux seuls les craquements sont loin d'avoir cette valeur; en quoi les craquements d'un foyer caséeux se distinguent-ils des sous-crépitants en bouffées qui éclatent sous l'oreille appliquée sur un sommet fibreux bronchiolectasique? Et les *frottements*, les *rugosités pleurales*? Pour si aisé qu'il soit de les distinguer, avec un peu d'expérience, des *râles sous-pleuraux*, il reste à peu près impossible de leur accorder une autre valeur que celle d'un signe de pleurite; quant à dire si cette pleurite est en évolution, si elle est aiguë, récente ou ancienne, plus ou moins adhésive, il n'y faut guère songer. Sans doute l'évolution de la pleurite apicale, ainsi que je me suis attaché à le montrer (1) se

(1) Emile SERGENT et Mlle GERMAN, *Annales de Médecine*, n° 2, 1917.

caractérise à ses périodes successives par un ensemble de symptômes qui sont assez nettement tranchés; mais, précisément, je dis : « par un ensemble de symptômes » et je me garderai bien de chercher une décision dans les caractères, plus ou moins différents aux diverses périodes, d'un seul de ces symptômes et, dans le cas particulier, des frottements.

L'examen radiologique peut-il fournir des indications plus valables?

Je ne saurais faire ici une discussion approfondie de la valeur des différents signes radiologiques qu'on peut relever dans la tuberculose pulmonaire et dont on trouvera la description et l'étude dans les traités spéciaux et notamment dans la monographie de Barjon (1). Je me borne à donner les conclusions générales admises actuellement par tous et qu'on trouvera réunies dans un article très didactique récemment écrit par Maingot (2). Le radiodiagnostic ne donne aucun renseignement sur l'âge et l'évolution des lésions. A moins d'examens répétés à intervalles plus ou moins éloignés, il ne peut autoriser à affirmer si les localisations qu'il révèle sont actives, en évolution, ou cicatricielles. « Les taches estompées, floues, légères, les empâtements diffus, dit Maingot, suggèrent l'idée de lésions entourées d'une zone inflammatoire. Les ombres nettes, foncées, bien circonscrites, font penser à des foyers sans tendance à l'extension, à des cicatrices d'autant plus scléreuses que plus opaques. Les vérifications cliniques et anatomiques ne justifient malheureusement pas la généralisation de ces conceptions. Il n'y a, dans l'intensité de l'ombre et la largeur des taches, que des signes de probabilité. Ni l'aspect flou des contours, ni la limite précise de la zone malade n'impliquent à coup sûr l'idée de processus actif ou de fibrose de guérison. Les images les plus impressionnantes elles-mêmes, la « caverne de Bouchard », la « mie de pain », le « nid

(1) BARJON, « Radiodiagnostic des affections pleuro-pulmonaires ». (Masson, édit.).

(2) MAINGOT « Aspect radiologique des sommets dans la tuberculose pulmonaire. Valeur des signes radiologiques ». *Journal des Praticiens*, nᵒˢ 22 et 23, 1918.

d'abeille » (1) n'offrent pas, dans leur variété d'expressions radiologiques, les signes dont nous aurions besoin pour juger de la sécheresse ou de la tendance vers la fonte progressive. » Et, plus loin, en conclusion finale : « L'exploration radiologique n'est pas un acte unique et accidentel pendant l'évolution d'une tuberculose, mais un contrôle presque constant. Pratiquée à intervalles réguliers et dans des conditions satisfaisantes, elle ajoute à tous ses avantages celui d'enregistrer les états successifs du malade, c'est-à-dire celui de préciser l'évolution de la maladie. » C'est à cette même conclusion que m'avaient conduit mes constatations personnelles, ainsi que je l'ai noté dans mes publications successives et notamment dans mon article sur « Les étapes du diagnostic clinique de la tuberculose pulmonaire » (*Monde Médical*, novembre 1917). C'est, d'ailleurs, par ce procédé des examens successifs, répétés qu'on pourra contrôler le bien-fondé des observations de Ribadeau-Dumas (*Soc. méd. des Hôpit.*, 17 février 1917) opposant l'image orthodiagraphique des sommets pointus de la tuberculose cicatricielle, sclérosante, à l'image des sommets larges, étalés, en dôme, des poumons en poussées congestives, subaiguës, évolutives. On ne saurait méconnaître l'importance de cette donnée, qui, à mon sens, est peut-être la seule qui puisse être retenue, dans l'ensemble des résultats de l'exploration physique, comme ayant quelque valeur dans l'appréciation de l'état évolutif d'une tuberculose pulmonaire confirmée.

Les *signes fonctionnels* peuvent-ils conduire à une conclusion plus ferme? On serait tenté de croire *a priori* que la fréquence de la *toux*, la quantité de l'*expectoration*, l'importance de l'*oppression* varient avec le caractère évolutif des lésions pulmonaires; en réalité, elles sont conditionnées par le siège et l'étendue des lésions. Un catarrheux chronique tousse et crache abondamment; pour peu qu'il soit emphysémateux, il est fortement dyspnéique. Un tuberculeux au début peut fort bien ne point tousser ou ne tousser que très rarement, ne pas cracher ou ne cracher qu'à peine, n'éprouver aucune gêne respiratoire. Sans doute le phti-

(1) MANTOUX et MAINGOT, « Les images cavitaires dans la tuberculose pulmonaire ». *Presse Médicale*, 7 mars 1918.

sique chronique, en évolution torpide, lente mais continue, a souvent des quintes de toux pénibles, parfois émétisantes, est oppressé et expectore, en plus ou moins grande abondance, des crachats dont l'aspect, macroscopique aussi bien que microscopique, est tellement caractéristique que le doute n'est point permis. Mais, combien de « fibreux », de torpides ne peuvent être, de ce point de vue, distingués des catarrheux simples, non tuberculeux, et, surtout, combien d'anciens bacillifères, devenus des catarrheux chroniques simples, présentent, au maximum, ces différents signes alors que des tuberculeux encore bacillifères, sur le chemin de la cicatrisation et de la fibrose définitive, ne sont point déjà des poussifs, des catarrheux, des quinteux. C'est pourquoi, tout en reconnaissant l'intérêt des modifications de la *réaction myotonique du trapèze* décrites par Lœper et Codet (1), suivant l'état évolutif ou cicatriciel d'une tuberculose apicale, il ne faut accorder à ce signe qu'une valeur relative, sauf dans les cas extrêmes, les moins sujets à erreur précisément. Merklen (2) attache une certaine importance aux *douleurs locales spontanées de la région apexienne* et aux *douleurs provoquées par la percussion;* ce signe mérite, en effet, d'être pris en considération, mais sous la réserve que la pression des sommets est presque toujours douloureuse dans les tuberculoses fibrosantes avec pleurite adhésive, sans qu'il soit nécessaire que la pleurite soit en poussée évolutive actuelle. Il ne faut pas davantage baser sur les résultats de la mesure de la capacité fonctionnelle respiratoire une appréciation rigoureuse de l'état d'activité ou de cicatrisation d'une tuberculose pulmonaire. La *spirométrie*, la fixation de l'*indice respiratoire* renseignent sur la valeur fonctionnelle de l'appareil respiratoire et non point sur la nature de la cause qui la diminue. La capacité fonctionnelle respiratoire est très abaissée chez un an-

---

(1) Lœper et Codet, *Progrès Médical*, 11 août 1917. « L'inégalité de la réaction myotonique des deux trapèzes doit, disent les auteurs, attirer l'attention sur le sommet. Son exagération plaide en faveur d'une lésion aiguë et vivace, son atténuation en faveur d'une lésion torpide, souvent scléreuse et très souvent pleurale. » Mais ils reconnaissent eux-mêmes qu'il y a des cas d'interprétation difficile qui viennent contredire cette formule.

(2) Merklen, *Paris Médical*, 5 janvier 1918.

cien tuberculeux sclérosé, inactif, cicatrisé, devenu emphysémateux
et asthmatique; elle peut être normale et même très grande chez
un tuberculeux en activité, si la lésion n'est point très étendue
et n'apporte point une gêne sérieuse aux mouvements et aux
échanges respiratoires. Chez ce dernier ce n'est pas la fonction
respiratoire qui est troublée, c'est l'équilibre général de la santé.
Un petit foyer de tuberculose active est un laboratoire où se
préparent des doses parfois formidables de poison; le foyer peut
même n'être point décelable par l'exploration physique non plus
que par la mesure de l'état fonctionnel; combien nombreux sont
ces malades, chez lesquels nous ne trouvons aucun signe physique
ni fonctionnel appréciable, chez lesquels le bacille fait défaut
dans l'expectoration, et qui, cependant, sont des tuberculeux,
souvent des ganglionnaires, des *adéno-médiastinaux*, des *adéno-
hilaires*. Et ceci nous conduit à la discussion de la valeur des *signes
généraux* dans l'appréciation de l'état d'activité ou de non-activité
d'une tuberculose pulmonaire chronique.

Je ne saurais trop répéter qu'il n'est point de maladie plus
capricieuse dans ses manifestations objectives que la tuberculose
pulmonaire chronique. Tous les médecins ont vu des sujets chez
lesquels une expectoration bacillifère ne laisse aucun doute quant à
l'existence de la tuberculose pulmonaire, et qui, cependant, florides
ou simplement d'aspect moyen, neutres, si j'ose dire, ne présentent aucun trouble apparent de la santé. Ils mènent la vie de
tout le monde, mangent bien, digèrent bien, ne sont point
fatigués, ne maigrissent, n'ont pas la moindre fièvre, ne toussent
qu'à peine, juste assez pour vider chaque jour le petit foyer
d'où s'échappent leurs bacilles. A peine, de temps en temps,
font-ils une légère poussée de fièvre, avec un peu de malaise
général, un peu plus d'expectoration; la petite poussée évolutive
dure quelques jours, quelques semaines; elle est venue pour
rappeler que la lésion n'est point éteinte; puis, elle se calme et
la tranquillité revient, pour de longs mois, sinon pour des années.
D'autres sont des congestifs, des éréthiques : de temps en temps,
à intervalles plus ou moins éloignés, ils ont une *hémoptysie*,
seul signe révélateur de la lésion qui évolue, à bas bruit, en

sourdine, toujours active et jamais bruyante. A côté de ces tuberculeux bien portants, prennent place, au contraire, les vrais malades, ceux chez lesquels la lésion, petite ou grande, accompagnée ou non de signes physiques intenses et de troubles fonctionnels pénibles, provoque un retentissement profond sur l'état général. La toxi-infection bacillaire se traduit, ici, par l'ensemble des symptômes, qui, sans lui appartenir en propre, trahissent si communément sa présence : c'est la *fièvre*, c'est la *perte des forces*, la *diminution progressive du poids*, l'*amyotrophie* et l'*amaigrissement*, la *dyspepsie gastro-intestinale*, l'*anorexie*, l'*entérite*, la *fonte* et l'*effritement du terrain*, la *déminéralisation générale*, la *décalcification*, les *troubles circulaires*, la *tachycardie*, l'*hypotension*.

Mais ce sont là banalités sur lesquelles je ne m'attarderai point. Je veux surtout envisager ce type si répandu, à propos duquel tant de discussions et tant d'opinions divergentes se sont élevées et manifestées, ce type du « fibreux », dit par certains « tuberculeux fermé », considéré par d'autres comme non tuberculeux, comme asthmatique, comme bronchiteux chronique banal, que sais-je encore? Ce tuberculeux-là n'est point toujours un sclérosé, un cicatrisé définitif; il est souvent encore en puissance d'activité et on peut, chez lui, par une observation attentive, longtemps et méthodiquement poursuivie, retrouver, de temps en temps, les signes d'une poussée évolutive ébauchée, atténuée, bâtarde. C'est en prenant régulièrement sa température et son poids, qu'on pourra s'assurer du maintien ou de la rupture de son équilibre instable et en suivre les oscillations. Que si l'appréciation reste hésitante, on pourra, artificiellement, provoquer une légère poussée, en administrant, pendant quelques jours, 1 gramme d'*iodure de potassium* chaque jour; si la tuberculose n'est point éteinte, n'est point définitivement sclérosée, cicatricielle, on verra la température s'élever d'un demi à un degré, en même temps que parfois, dans l'expectoration ainsi provoquée ou augmentée, l'examen pourra déceler la présence de quelques rares bacilles.

Laissons maintenant les types cliniques, dont le précédent est le plus répandu, et envisageons un instant certains éléments symptomatiques dont il est important de préciser les caractères, parce qu'on leur attribue généralement une grande valeur; je veux parler de la *température*, de la *tension artérielle* et de la *tuberculino-réaction*. L'étude de la température dans la tuberculose pourrait fournir la matière d'un volume. Aussi bien n'est-ce point la courbe de température du phtisique que j'ai l'intention d'analyser ici, dans ses modalités si nombreuses, mais celle du tuberculeux qui, sans offrir les apparences de la maladie, n'est cependant point un sujet normal. Tantôt, chez ce tuberculeux valide, le thermomètre indique le soir une légère ascension notable, pouvant atteindre et même dépasser 38°; tantôt il indique une température absolument normale, tout au moins dans la plus grande partie des jours d'un même mois. Mais, à côté de cette courbe moyenne, il est toujours utile, chez des sujets mis en observation, de faire la courbe des températures dites de mouvement et d'exercice. On sait combien Daremberg insistait sur cette notion; elle a certes une réelle importance, mais il ne faut point l'exagérer et il convient de noter que, chez tout sujet, même bien portant, l'exercice, la marche et, surtout, la marche rapide, ont pour effet d'élever la température; c'est l'*ascension thermique provoquée par le travail musculaire*. Si donc on veut faire cette épreuve, il est de toute nécessité de la bien régler et de ne pas considérer comme signe de maladie ce qui n'est qu'effet physiologique. On se conformera aux règles formulées par Küss : le sujet fera une promenade d'une heure en terrain plat, à l'allure de 4 kil. 5oo; la température rectale sera prise au départ, à l'arrivée, puis après vingt, quarante, soixante minutes de repos; chez le sujet normal, la température rectale, à l'arrivée, ne dépasse pas 38°; vingt minutes après elle est revenue à 37°6 et, au bout d'une heure, est redescendue à la normale. Laubry et Marre (1) conseillent d'accélérer la vitesse de la promenade; en effet, Küss a montré que, *chez l'homme sain, comme chez le malade, l'hyperthermie fonctionnelle dépend plus de la vitesse que de la durée de la marche*.

(1) L**AUBRY** et M**ARRE**, « Sur l'aptitude au service militaire des tuberculeux pleuro-pulmonaires ». *Paris Médical*, 21 juillet 1917.

Cette épreuve a une valeur incontestable, mais elle n'est point pathognomonique; il n'y a pas que la tuberculose qui exagère l'ascension thermique provoquée par le mouvement; tous les états infectieux, et surtout, toutes les perturbations du système sympathico endocrinien, s'accompagnent du même effet; on connaît l'instabilité thermique des thyroïdiens et surtout des hyperthyroïdiens, chez ces derniers les écarts peuvent être considérables; si on veut bien se souvenir que nombre de symptômes de l'hyperthyroïdie donnent le change avec une tuberculose en évolution (amaigrissement, tachycardie, toux quinteuse, etc.), on conçoit combien cette épreuve risquerait encore de faire errer le diagnostic si on lui accordait une valeur absolue comme révélatrice de la tuberculose.

L'état de la *tension artérielle* n'est point sans intérêt. Potain, Papillon. Marfan, Triboulet et Poujade, Léon Bernard, d'autres encore ont insisté sur la valeur pronostique du degré de la tension artérielle dans la tuberculose. Une tension normale est favorable; une tension basse est de mauvais augure. Bien des fois, j'ai moi-même insisté sur la valeur de cette donnée et je me suis attaché à la compléter en indiquant la fréquence de l'hypertension chez les anciens syphilitiques devenus tuberculeux, qui « font tout à la sclérose », comme disait Landouzy, et chez lesquels on peut presque toujours constater par l'examen radiologique la présence de nombreux nodules calcifiés disséminés dans les champs pulmonaires et conglomérés surtout dans les régions hilaires et parahilaires. Il est de règle que, dans les phases évolutives de la tuberculose pulmonaire chronique commune, *l'hypotension* est la règle et que la tension se relève lorsque l'équilibre des résistances organiques se rétablit. Mais, chez le sclérosé, chez le cicatriciel, chez l'ancien tuberculeux éteint, devenu inactif, de pareilles oscillations ne sont point observées. Au reste, cet élément d'appréciation — de même que les autres, d'ailleurs — n'a, par lui seul, qu'une valeur limitée dans le temps; il ne peut comporter une conclusion définitive, durable. Je reviendrai sur cette considération dans l'exposé de mes conclusions finales.

La *tuberculino-réaction* fournit, sans conteste, avec la tension artérielle, l'élément de pronostic *actuel* le plus valable. De même que Jousset, que Léon Bernard, j'en ai montré, avec Pierre Pruvost, l'importance. L'intra-dermo-réaction, la cuti-réaction — pour ne parler que des procédés les plus courants et les plus simples — cessent d'être positives lorsque fléchit la résistance du terrain devant la gravité de la toxi-infection; si, après la poussée évolutive, l'équilibre se rétablit, la réaction redevient positive. Mais, cette réaction pour si précieuse et intéressante qu'elle soit, n'a de valeur réelle que dans les cas en évolution active, et, dans ces cas, elle tire sa valeur pronostique de ses oscillations et du degré de ses manifestations morphologiques cutanées. Si on se souvient que 96 % environ des adultes présentent une réaction positive, on conclut que la valeur diagnostique de la réaction est nulle; si, d'autre part, on note que la plupart des états aigus qui peuvent être confondus avec la tuberculose aiguë ne modifient point la réaction, on arrive à cette conclusion, en apparence paradoxale, — tirée de la valeur pronostique de la tuberculino-réaction — que c'est précisément lorsque le processus aigu n'est pas de nature tuberculeuse que la réaction est positive : un granulique, un sujet qui fait une tuberculose aiguë ne modifient point la réaction, on arrive à cette conclusion, en apparence paradoxale, — tirée de la valeur pronostique de la tuberculino-réaction — que c'est précisément lorsque le processus aigu n'est pas de nature tuberculeuse que la réaction est positive : un granulique, un sujet qui fait une tuberculose aiguë de type quelconque, ne réagit plus. Partant de ces constatations, on pouvait se demander si l'importance de la réaction, dans la tuberculose pulmonaire chronique commune, variait avec le degré évolutif de la maladie, si, très faible chez celui qui est en activité subaiguë, moyenne chez le non-cicatrisé, elle était très forte chez le sclérosé devenu inactif. Les recherches très nombreuses que j'ai poursuivies, tant dans mon service de la Charité, avec l'aide de mon interne, Mme Corot de Tannenberg et de mon élève le médecin aide-major P. Labro, que, au Vésinet, en collaboration avec Pierre Pruvost, nous ont montré que cette hypothèse ne pouvait être vérifiée et que le degré de la réaction

ne pouvait apporter aucun renseignement sur le degré d'activité
de la tuberculose chronique.

Parmi les autres éléments d'appréciation tirés des réactions
humorales, il convient de rappeler, pour mémoire, le *séro-diagnostic* d'Arloing et Courmont appliqué par Arloing, Bayle et
Dumarest au pronostic, la *réaction de fixation* de Vidal et Le
Sourd et la *recherche de l'indice opsonique*, à laquelle Küss attache
une valeur réelle. Mais, outre que ces procédés d'exploration nécessitent une technique et un matériel qui ne leur permettent pas
d'être applicables aisément dans les conditions de la pratique courante et des examens nombreux de la médecine de guerre, ils
sont réservés aux cas nettement évolutifs, dont ils visent à fixer
le pronostic immédiat et non pas aux cas pour lesquels il s'agit
précisément d'établir si la lésion est encore active ou déjà éteinte.
Je ferai les mêmes réflexions sur la *réaction urinaire de Moritz-
Weiss*.

*
*
*

Chemin faisant, j'ai passé en revue les *principales formes
cliniques* que peut prendre la tuberculose pulmonaire chronique,
et j'ai envisagé surtout les formes que je dirais « *formes de
survie* », c'est-à-dire celles qui sont compatibles avec une fort
longue durée et, souvent même, avec une grande longévité : ce
sont bien, en effet, ces formes-là qui contiennent la substance
de la discussion soutenue dans ce travail. Quand un médecin
cherche à reconnaître si un sujet qu'il juge tuberculeux, qu'il
sait avoir été tuberculeux, pour l'avoir soigné au cours de manifestations bacillaires incontestables, est encore en état d'activité
tuberculeuse ou non, c'est parce que ce sujet présente les attributs de la guérison apparente et de l'équilibre normal de santé.
La question ne se pose point pour le vrai phtisique, pour le
cracheur de bacilles alité; et si, au début de cet exposé, j'ai mis
en relief le type bien connu du tuberculeux cavitaire bacillifère,
valide, vivant jusqu'à l'âge le plus avancé, et me suis basé sur
cette constatation clinique pour montrer que la présence du

bacille dans les crachats ne saurait suffire pour distinguer une tuberculose active d'une tuberculose éteinte, c'est pour mieux affirmer que l'absence du bacille ne suffit pas, par contre, pour nier l'état évolutif, que tout trahit dans l'ensemble de la marche et des symptômes. Il me paraît superflu de revenir, dans un paragraphe spécial, sur la description de ces formes, de rappeler la fréquence des *formes torpides, fibrosantes, à rechutes successives* plus ou moins espacées, celle de la *forme abortive de Bard*, celle du type que j'ai décrit sous le nom de *pleurite apicale* et qui a été si souvent confondue avec une tuberculose infiltrante en évolution active.

Je crois utile, cependant, d'envisager avec quelques détails, une situation dans laquelle le médecin et surtout l'expert-consultant militaire se trouvent souvent aux prises avec de très sérieuses difficultés d'appréciation. Je veux parler des cas dans lesquels un sujet, récemment atteint d'une *poussée aiguë ou subaiguë pleurale* ou d'une *hémoptysie survenue en bonne santé* et ne paraissant laisser aucune suite durable ni appréciable, est soumis à leur examen. Je n'ai en vue, bien entendu, que les cas pour lesquels l'origine tuberculeuse ne peut être mise en doute, aucune cause, traumatique ou autre, ne pouvant être indiquée. Tous les médecins savent combien sont nombreux les pleurétiques qui n'ont jamais présenté, dans la suite d'une longue existence, aucune autre manifestation de bacillose, de même que les sujets qui, après une hémoptysie, n'ont jamais offert le moindre signe objectif de tuberculose pulmonaire évoluante. Mais, tous savent aussi que de tels accidents marquent trop souvent le début d'une tuberculisation chronique qu'une hygiène et une direction médicale bien comprises auraient pu combattre et étouffer dans son principe. Est-il possible d'apprécier à quel moment est éteint le foyer sur lequel s'est localisé le réveil de tuberculose qui a provoqué la pleurésie ou l'hémoptysie? Aucune règle absolue ne peut être formulée, mais un principe formel s'impose : de tels sujets, qui sont, en général, des jeunes gens, doivent être tenus en observation pendant de longs mois, ménagés, soignés. Dans l'armée, il est de toute nécessité de les éloigner momentanément; si bonne que soit, dès leur convalescence, leur apparence extérieure, si florides qu'ils puissent se présenter devant les membres d'une commission de réforme, la réforme temporaire devrait être prononcée sans discussion.

* * *

Tels sont les éléments du problème clinique qui s'est posé si souvent à moi dans les fonctions que j'ai eu à remplir, depuis trois ans surtout. Tels sont les réflexions et les commentaires qu'il soulève.

Quelles conclusions sommes-nous autorisés à formuler?

Quelle ligne de conduite avons-nous le droit de proposer?

Force nous est de constater qu'aucun signe de certitude n'existe, qui nous permette d'affirmer si un tuberculeux valide est encore en activité ou s'il a atteint la phase de cicatrisation complète, s'il est porteur de lésions en évolution, si torpides et si sournoises soient-elles, ou si la maladie, chez lui, est éteinte.

Tout d'abord, il est une vérité, tellement banale, certes, que j'ai presque honte à la formuler, c'est qu'une pareille décision clinique ne peut pas être prise à la suite d'un seul et unique examen, mais qu'elle exige une observation plus ou moins longue, comportant la mise en œuvre de tous les procédés d'exploration qui, étape par étape, conduiront au diagnostic.

Encore, une réserve prudente sera-t-elle de circonstance. En effet, l'appréciation de l'état d'activité ou de non-activité d'une tuberculose pulmonaire est étroitement liée à la discussion de la valeur des éléments du pronostic dans la tuberculose pulmonaire et tous les médecins savent combien est fragile la base de cette discussion (1). Porter un pronostic sur un état morbide actuel est un acte clinique des plus délicats, des plus sujets à erreur; combien plus fragile encore lorsqu'il s'agit de tuberculose, c'est-à-dire d'une maladie essentiellement protéiforme, indéterminée dans sa

---

(1) Emile SERGENT, « Les éléments du pronostic dans la tuberculose pulmonaire ». *Journal de Médecine et de Chirurgie pratiques*, 25 juillet 1914.

durée èt qu'on ne peut jamais dire guérie, dans le sens absolu du mot. Un tuberculeux reste un sujet tuberculisé; la guérison à laquelle il peut prétendre est une guérison apparente; à tout instant, un réveil peut survenir, une rechute se déclarer; du moins, est-ce bien là le cas, pour la majorité de ces tuberculeux chroniques, fibreux, qui forment la grande masse des types cliniques envisagés ici. Sans doute, ces réflexions ne s'appliquent point à la forme abortive de Bard, qui, en réalité, n'a jamais été une tuberculose active, mais répond à une pathogénie particulière, dans laquelle intervient vraisemblablement surtout la qualité des toxines élaborées par le bacille. Mais, dans la pratique, les signes révélateurs de cette tuberculose abortive et de la tuberculose fibreuse commune sont, à peu de chose près, analogues, si bien que la distinction diagnostique n'est guère possible.

Par cette raison même que la tuberculose chronique, fibrosante, a, entre autres caractères évolutifs, celui de procéder par étapes, d'être sujette à des recrudescences, à des poussées subaiguës, à des *réactivations* plus ou moins distantes les unes des autres, il résulte que l'appréciation de son état d'activité ou de non-activité ne peut prétendre, en fait, qu'à s'exercer sur la période actuelle et non point, à coup sûr, définitivement.

A cet égard, les constatations que j'ai pu faire dans les différentes sections du centre de triage avec hôpital-sanitaire dont j'ai la direction m'ont conduit à des résultats bien intéressants et démonstratifs, que j'ai exposés dans un rapport à M. le Sous-Secrétaire d'Etat du Service de Santé militaire le 26 décembre 1917 (Voir p. 559). D'une statistique portant sur un bloc de 1.700 fiches, il résulte qu'il y a renversement exact du pourcentage entre le nombre des tuberculeux en activité et celui des tuberculeux non en activité, suivant qu'on relève les chiffres obtenus au service de triage ou au service de cure, au moment du diagnostic de sortie. Alors que, au triage, on relève, *après quelques jours d'observation*, 55 % de tuberculeux en activité et 22 % de tuberculeux non en activité, au service de cure on relève, *après trois à quatre mois de traitement*, 57 % de tuberculeux non en activité et 22 % de tuberculeux en activité. Ce renversement ne peut trouver son explication que dans ce fait que la cure de sanatorium a modifié avantageusement la situation des malades, et conduit des tuberculeux en activité — peu bruyante sans doute — vers une accalmie qui sera plus ou moins durable. Je dis : « qui sera plus ou moins durable », pour marquer le *danger qu'il y aurait à considérer de tels tuberculeux refroidis comme définitivement éteints et immédiatement récupérables* s'il s'agit de militaires. En effet parmi ces tuberculeux devenus inactifs, un assez grand nombre, dans la suite, présentent de nouveau des signes évolutifs, ainsi que j'ai pu le constater en les retrouvant, quelques mois après, dans ma consultation ou mon service de triage.

Le temps seul peut établir la solidité de la guérison; en matière de tuberculose, de même, et plus peut-être encore, qu'en toute autre maladie infectieuse chronique, on n'est jamais sûr de la guérison, et, pour en admettre, non point la certitude, mais, du moins, la probabilité, il faut exiger une abondance de garanties, dont l'ensemble, sans avoir la valeur d'une preuve, acquiert celle d'une présomption suffisante.

Ces garanties on les demandera à la recherche des divers éléments d'appréciation dont nous avons fait l'analyse et la critique dans ce travail et ,notamment, à la *fixité des signes physiques (stéthoscopiques et radioscopiques) de localisation* constatée par une *série d'examens régulièrement espacés*, s'échelonnant sur une durée de plusieurs mois au moins, aux *caractères de certains syndromes physiques* (valeur pronostique de la *sclérose des sommets*, de la *pleurite apicale adhésive*), à l'*atténuation de la réaction myotonique du trapèze*, à la *disparition de la douleur spontanée ou provoquée par la pression des régions apexiennes*, à la *persistance des signes d'un bon état général (apyrexie générale et réaction thermique normale à la marche, constance du poids, conservation de l'appétit et du fonctionnement digestif normal, maintien d'une tension artérielle normale, intensité de la tuberculino-réaction)*, à l'*indifférence générale* (température) et *locale* (signes d'auscultation, expectoration) à l'*épreuve de l'iodure de potassium*, enfin à l'*absence*, contrôlée plusieurs fois et pendant une longue période de temps, *du bacille de Koch dans l'expectoration.*

Aucun de ces éléments d'appréciation n'a par lui seul une valeur suffisante; leur réunion, en bloc ou en nombre important, contient la présomption de grande probabilité sur laquelle peut et doit se baser le clinicien.

Au total, le diagnostic d'activité ou de non-activité d'une tuberculose pulmonaire chronique est question d'observation rigoureuse et méthodique longtemps poursuivie, de jugement et d'expérience personnelle; bien souvent, il est basé sur une impression, mais *cette impression n'a de valeur que si elle est la résultante de l'interprétation des résultats fournis par tous les moyens et procédés d'exploration dont dispose aujourd'hui la clinique.*

Un principe essentiel doit être mis en relief, celui de la *néçessité des examens successifs, répétés et de la comparaison de leurs résultats;* là, est le seul moyen d'apprécier la fixité des localisations et des symptômes physiques; que si cette fixité s'accompagne d'un silence immuable également des réactions fonctionnelles et générales, la présomption devient suffisante.

La médecine militaire, dans les décisions qu'elle prend, doit s'inspirer de ces données et de ces principes. Elle n'a point le droit d'ignorer la clinique et de s'en tenir aux règlements administratifs. *A la base d'une décision il y a un diagnostic.* Celui-ci ne peut être établi que par des services spéciaux, dirigés par des médecins particulièrement compétents. Un tuberculeux militaire ne peut être considéré comme éteint, comme inactif et comme récupérable que s'il est péremptoirement démontré qu'il a cessé d'être dangereux pour les autres et qu'il n'y a plus danger pour lui-même à lui imposer les fatigues du service. Or, cette garantie ne pouvant être obtenue que par le jeu des examens répétés, succssifs, intermittents, il est opportun de placer de tels sujets en position de réforme temporaire ou de mise hors cadres, avec revisions périodiques faites par le même médecin-expert. C'est à ces conditions seulement que la récupération des anciens tuberculeux pourra combler les vides des effectifs au lieu de fournir de trop nombreux et trop constants clients aux hôpitaux.

Enseignements cliniques tirés de la Guerre par la phtisiologie.
(*Revue de la Tuberculose* 1920, n° 2.)

La longue période de guerre que nous avons traversée a été, pour la médecine et la chirurgie, un vaste terrain d'observation clinique. Elle a fourni la matière de nombreuses recherches et découvertes, qui ont enrichi le domaine de la pathologie et de la thérapeutique. Elle a permis, par l'abondance des documents, la révision et la critique de bon nombre d'idées et de notions considérées comme classiques jusqu'alors; elle a confirmé définitivement les unes et substitué aux autres des conceptions nouvelles.

Si le bénéfice est mince, en regard des ruines et des pertes accumulées, il n'en est pas moins appréciable, surtout si on envisage les conséquences qu'il contient en puissance et qui, dans l'avenir, apporteront une assez large compensation au déficit du capital humain, par l'amélioration et la plus grande efficacité des mesures prophylactiques et des procédés thérapeutiques opposés à certains traumatismes, à certaines complications opératoires, à telles maladies infectieuses, à telles maladies contagieuses et évitables et, notamment, parmi ces dernières, à la tuberculose.

L'extension du péril tuberculeux, aggravé et mis en évidence par les circonstances de l'état de guerre, a suscité un large mouvement de réaction défensive; la nécessité d'une organisation méthodique de la lutte contre la tuberculose, demandée depuis si longtemps par tant de médecins et d'hygiénistes, mais toujours différée, apparaît aujourd'hui à tous comme un devoir social impérieux et les Pouvoirs publics sont enfin entrés dans la voie des réalisations. Il n'est point dans mes vues de traiter ici cette partie de la question. Je ne veux me placer que du point de vue de la clinique. Le temps de guerre est terminé depuis assez longtemps pour que le moment soit venu de faire la revision et d'établir le bilan des matériaux que la phtisiologie a pu réunir durant ces années d'observation. L'heure n'est point tardive; sans doute, la plupart des données cliniques réunies pendant la guerre sont déjà connues de tous, parce qu'elles ont été successivement publiées; mais, à mesure que nous nous éloignons de l'état de guerre, nous pouvons mieux juger ses conséquences lointaines, nous pouvons mieux apprécier la valeur des observations du début, parce que nous sommes appelés maintenant à voir et à examiner la grande masse des sujets réformés comme tuberculeux et à constater que les uns ne le sont point, que d'autres ont cessé d'être en évolution, que d'autres, enfin, ont vu leurs lésions, d'abord méconnues ou jugées inactives, s'accentuer et progresser inexorablement. Cette revision critique comporte des enseignements du plus haut intérêt pour l'étude clinique de la phtisiologie. Je vais m'efforcer de le montrer.

I. — CONSIDÉRATIONS GÉNÉRALES.

Si la période de guerre a été pour la phtisiologie clinique l'occasion de fructueuses acquisitions, c'est pour deux raisons principales : d'une part, *l'abondance des documents*, d'autre part, *les conditions des examens cliniques des centres de diagnostic et de triage*.

A.) *Abondance des documents*. — Aucun médecin, aucun phtisiologue même, n'aurait pu voir, dans tout le cours d'une longue vie autant de malades soumis à ses observations, aux mêmes fins de diagnostic, que les médecins consultants des centres de triage organisés par l'autorité militaire, quelques mois après le début de la guerre, n'en ont vu défiler devant eux. Suivant l'importance du centre et de la région, c'est par milliers que les tuberculeux ou, tout au moins, les « suspects de tuberculose », ont passé par ces services spéciaux. Pour ma part, aussi bien dans ma consultation et dans mon centre de triage de la Charité qu'à l'hôpital sanitaire du Vésinet, j'ai eu à examiner et à tenir en observation, en quatre années, plus de 25.000 militaires de cette catégorie.

Il est aisé de concevoir combien une telle richesse de documentation était bien faite pour susciter, de la part de tous les spécialistes chargés de la direction de ces centres, d'importantes et précieuses constatations. La moisson devait être d'autant plus fructueuse que la récolte s'accumulait dans un plus court espace de temps, les cas se succédant rapidement et confirmant par leurs similitudes, les impressions recueillies dès l'origine.

Réunir *dans les mêmes mains* et *en peu de temps* des observations et des documents cliniques plus nombreux qu'aucun spécialiste ne peut prétendre en recueillir. dans les circonstances normales du temps de paix, même au cours d'une carrière particulièrement active et longue, telle est une des conditions essentielles des enseignements que la phtisiologie clinique a pu tirer du temps de guerre.

Cette condition se trouve, d'ailleurs, complétée par cette autre considération, qui en est comme le corollaire : les faits observés et signalés par les phtisiologues des centres militaires ont suscité, de la part des spécialistes non mobilisés, des recherches de contrôle, ont orienté leurs directives et par là même, de nouveaux et précieux documents sont venus s'ajouter aux premiers; s'ils ne sont pas tous de provenance militaire, ils n'en appartiennent pas moins au temps de guerre et ils doivent prendre place dans l'exposé général que je trace aujourd'hui.

B.) *Condition des examens cliniques des centres de diagnostic et de triage.* — La direction des centres de diagnostic et de triage, confiée à des médecins qualifiés, s'imposait pour éviter les trop fréquentes erreurs de diagnostic constatées dès le début de la guerre. Combien de tuberculeux avérés ont été pris par les conseils de revision et par les commissions de réforme comme bons pour le service! Combien de faux tuberculeux ou de simples scléreux des sommets ont été réformés comme phtisiques!

Il a fallu rappeler aux médecins que le diagnostic de la tuberculose est autrement délicat que beaucoup d'entre eux ne le pensent. Il a fallu leur répéter que l'*auscultation*, le simple « coup d'oreille » ne suffit pas, que la clinique possède d'autres moyens d'exploration, tels l'*examen radiologique*, l'*examen bactériologique* des crachats, qui, ajoutant aux constatations stéthoscopiques leurs résultats confirmatifs ou infirmatifs, apportent ou éliminent un ensemble d'éléments d'appréciation sur lesquels il peut être autorisé à fonder son diagnostic.

Mais, en retour, il a fallu aussi, après cette première étape d'instruction, enseigner aux médecins que ces nouveaux procédés d'exploration ne peuvent se substituer aux anciens et qu'ils demandent une éducation spéciale et une expérience consommée. *La généralisation de l'emploi de la radioscopie* a eu, en effet, des conséquences regrettables; mal pratiquée, mal interprétée, elle a conduit aux erreurs les plus fâcheuses; que de fois n'avons-nous pas vu poser le diagnostic° de tuberculose pulmonaire sur la constatation de sommets simplement voilés, pour ne citer qu'un exemple! Que de fois n'avons-nous pas vu rejeter le diagnostic de tuberculose, sous le prétexte que l'examen radioscopique ne décelait rien d'anormal, alors cependant que les signes stéthoscopiques étaient évidents et qu'il eût fallu, tout au moins, faire un *contrôle radiographique* et ne pas s'en tenir à la simple radioscopie!

L'obligation imposée par les règlements de fournir le résultat de l'examen bactériologique des crachats, sur un certificat d'examen d'expertise, a eu, pour des raisons analogues, une conséquence aussi malheureuse, dans maintes circonstances. Combien de fois, en dépit de signes physiques évidents, de signes généraux et fonctionnels manifestes, n'avons-nous pas vu rejeter le diagnotic de tuberculose sous le prétexte que l'examen des crachats était négatif!

Ces constatations, d'ordre et d'origine militaires, comportent précisément de fort précieux enseignements cliniques; elles montrent clairement que le diagnostic de la tuberculose, dans les cas — et ce sont les plus nombreux — où il n'est pas rendu indiscutable par la constatation des bacilles dans les crachats et par l'ensemble des signes classiques habituels de la phtisie, peut être extrêmement délicat et doit, parfois, rester en suspens.

C'est en cela que la grande documentation des observations du temps de guerre aura apporté à la phtisiologie clinique et, particulièrement, au diagnostic de la tuberculose pulmonaire, la plus précieuse contribution; certes, la notion n'est pas neuve, mais elle s'est précisée et a pu être vulgarisée : elle tient dans la formule que j'ai proposée et à laquelle ont souscrit tous les phtisiologues : *le diagnostic de la tuberculose ne peut et ne doit être que l'interprétation de l'ensemble des constatations fournies par les divers moyens et procédés d'exploration de l'appareil respiratoire.*

Mais, il ne suffit pas de reconnaître l'existence de la tuberculose chez un sujet, il faut aussi, et surtout, chercher à établir *si cette tuberculose est en évolution ou éteinte.* Or, en matière d'expertise militaire, et surtout en temps de guerre, c'est-à-dire dans une période où il y a nécessité de faire appel au plus grand nombre possible d'hommes, la solution de ce problème clinique est d'importance capitale; elle intéresse autant l'individu, dans son avenir, que la collectivité, dans la contagion dont elle peut être menacée. Il est incontestable que nombre de tuberculeux ont été mobilisés dans les services divers de l'armée et, précisément, les examens auxquels ont eu à procéder les centres de triage ont porté sur un grand nombre de ces sujets. Or, il est tout particulièrement intéressant de constater que, parmi ces tuberculeux, beaucoup étaient parfaitement utilisables et non contagieux, tandis que d'autres auraient dû être réformés, soit dès le début, soit dès l'apparition des signes de réveil d'une tuberculose ancienne, silencieuse, et cependant non éteinte. De l'abondance des observations de ce genre, recueillies pendant la guerre, est sortie une étude du plus haut intérêt pratique, des signes qui peuvent permettre d'apprécier si une tuberculose est encore en évolution ou si elle est éteinte. Ce n'est pas là, non plus, une découverte; mais c'est encore une précision, avec un apport de notions nouvelles, que la phtisiologie clinique a pu tirer des documents accumulés par la guerre.

De cette première série de considérations je veux retenir que les matériaux réunis pendant la guerre ont suscité de fort importantes recherches relatives à *l'étude des éléments du diagnostic de la tuberculose pulmonaire* et que cette étude a abouti, ainsi que je me suis attaché à l'établir, à la nécessité de distinguer trois étapes dans le diagnostic de la tuberculose pulmonaire, à savoir : 'le *diagnostic de nature*, qui repose sur la constatation du bacille de Koch, le *diagnostic de localisation*, qui est basé sur la recherche des signes physiques (stéthoscopiques et radiologiques) et de certains signes fonctionnels (toux, expectoration, hémoptysies, etc...) et, enfin, le *diagnostic d'évolution*, qui trouve ses éléments d'appréciation dans la valeur séméiologique des signes généraux et de certains signes fonctionnels (capacité fonctionnelle...) et physiques (fixité, extension, dissémination...).

A côté de cet appoint apporté à l'étude séméiologique et au diagnostic de la tuberculose pulmonaire, la documentation du temps de guerre nous a fourni de précieuses *notions relatives à l'étiologie et à la pathogénie*, cela même en raison des conditions spéciales dans lesquelles elle a été recueillie. Ces conditions, inhérentes à un état de guerre prolongé, consistent dans la réunion et la simultanéité de l'ensemble des circonstances occasionnelles qui sont à l'origine de la tuberculisation et des réveils de tuberculose.

La *tuberculose des noirs*, qui a sévi avec rigueur sur nos contingents indigènes, s'est révélée, d'une façon générale, comme une tuberculisation de première inoculation évoluant à la façon de la tuberculose de l'enfant; elle nous a fourni une nouvelle démonstration, s'il en était besoin, du rôle de la *contagion*, s'exerçant sur un organisme neuf, non encore vacciné.

Nous avons observé des cas de même évolution chez de jeunes sujets, brusquement transplantés de leurs montagnes, dans des dépôts contaminés où ils devaient séjourner quelque temps, dans des conditions d'hygiène générale défectueuses, avant d'être envoyés au front.

En regard de ces tuberculisations de première inoculation,

observées chez des sujets encore indemnes, les documents recueillis pendant la guerre s'accordent pour confirmer le rôle, comme circonstances occasionnelles favorisant un réveil de tuberculose ancienne, des *fatigues* et du *surmenage*, physique ou moral, de l'*alimentation défectueuse*, des *refroidissements* et de la vie dans l'*humidité*, des *maladies infectieuses* et, particulièrement, de la *fièvre typhoïde*. Ils nous montrent également le rôle de la *vaccination antityphoïdique;* de nombreuses observations, qui ne pouvaient être publiées, sont là pour le démontrer, et j'en ai, pour ma part, relevé un nombre important; cette constatation, d'ailleurs, ne saurait porter aucune atteinte à la valeur de la vaccination antityphoïdique, dont l'efficacité et la nécessité sont hors de contestation; elle montre simplement que, dans les circonstances normales du temps de paix, il est des sujets qu'il est préférable de ne pas vacciner et, comme corollaire, elle implique le devoir de s'assurer, avant de vacciner un sujet, que ce sujet n'est pas en état de tuberculose évolutive, à quelque degré que ce soit et si faible que puisse être ce degré. Par contre, l'énorme documentation accumulée sur les *blessures de poitrine* a permis de réfuter l'opinion classique qui faisait jouer au *traumatisme thoracique* un rôle tuberculogène important : les *blessures pénétrantes de poitrine* ne sont qu'exceptionnellement suivies de tuberculose; seules, les *contusions thoraciques violentes* peuvent provoquer le réveil d'une tuberculose. Les *intoxications par les gaz* ont paru, lors des premières observations publiées, capables de favoriser la tuberculose; c'était là une erreur que les documents recueillis dans la suite, redressèrent. Je reviendrai, d'ailleurs, sur ces dernières données, à la fin de cette étude.

Il est une dernière notion générale que je veux souligner ici, car elle me paraît de la plus haute signification, du point de vue étiologique et pathogénique; c'est celle-ci : *le plus grand nombre des tuberculeux a été observé dans les formations de l'arrière*. Mes statistiques personnelles sont, à cet égard, nettement et indubitablement démonstratives. Sans doute, on peut faire remarquer que cette constatation était à prévoir, étant donné la sélection des sujets et leur répartition en hommes du service

armé et du service auxiliaire, en aptes et en inaptes à faire campagne; on peut dire que les hommes des services de l'arrière
étaient précisément les moins valides et qu'il n'est point surprenant qu'ils aient fourni un plus grand contingent de tuberculeux,
puisque, parmi eux, il devait y avoir un assez grand nombre de
tuberculeux torpides ou latents avant l'incorporation. Mais, à
côté de cette réserve légitime, il est nécessaire de constater que
ce n'est pas seulement parmi les inaptes des services de l'arrière
qu'on peut trouver la grande masse des tuberculeux, mais aussi
parmi les hommes du service armé, aptes à faire campagne et
rappelés à l'intérieur pour des raisons extra-médicales (spécialistes, etc.) et, particulièrement, parmi les mobilisés en usines.
Cette constatation cadre bien avec ce que nous savons des causes
favorisantes de la tuberculisation et, notamment, du séjour per-
manent dans les locaux confinés, poussiéreux, dans lesquels les
chances de contamination s'exercent d'autant plus facilement que
les conditions d'hygiène sont, à en même temps, défavorables.

*
* *

Telles sont les considérations générales qu'il m'a paru opportun
de grouper avant d'aborder dans le détail l'étude des quelques
points particuliers sur lesquels la documentation de guerre a
fourni des précisions dont la valeur clinique est aujourd'hui
admise par tous.

II. — RÉVISION ET MODIFICATIONS DES IDÉES D'AVANT-GUERRE SUR
QUELQUES POINTS CONCERNANT LA SÉMÉIOLOGIE ET LE DIAGNOSTIC
DE LA TUBERCULOSE PULMONAIRE.

A.) *Diagnostic de nature.* — Si on se place du point de vue
théorique et purement scientifique, il est évident qu'il ne peut
exister qu'une seule preuve clinique de la nature tuberculeuse
d'une pneumopathie, c'est la constatation des bacilles de Koch

dans l'expectoration. On peut dire que le seul élément de certitude du diagnostic, est le résultat positif de l'examen bactériologique des crachats. Mais a-t-on, par contre, le droit de conclure que si le résultat de l'examen est négatif, il ne s'agit pas de tuberculose? Non, certes, car un résultat négatif n'a jamais qu'une valeur relative. Ne pas trouver de bacilles ne signifie pas qu'il n'y en a pas : les bacilles peuvent être très rares, n'être présents que par intermittences. De cette double notion découlent, pour la pratique, deux indications formelles, que la multiplicité des expertises nécessitées par l'état de guerre a largement contribué à préciser plus nettement que ne l'avaient fait les constatations antérieures : la première de ces indications est de répéter les examens, de les faire porter principalement sur les premiers crachats expectorés au réveil, lesquels sont plus souvent et plus largement bacillifères, de ne les confier qu'à des aides entraînés par une longue et patiente habitude; la seconde indication est de ne pas se borner à la simple coloration directe, mais de recourir, si elle reste deux ou trois fois négative, à l'homogénéisation, en prenant soin de s'entourer de toutes les garanties techniques nécessaires; si l'homogénéisation reste négative, alors que tous les symptômes concordent à faire admettre la tuberculose, il conviendra de ne point s'en tenir là et de pratiquer l'inoculation au cobaye. Ce ne sera qu'après cette série d'épreuves négatives qu'on sera autorisé à abandonner le diagnostic de tuberculose et à songer aux diverses affections qui peuvent la simuler, telle la syphilis, telles certaines mycoses, telle la broncho-spirochètose, dont Castellani a donné une intéressante description. Cette question de la valeur des résultats positifs ou négatifs des examens des crachats n'intéresse point uniquement le seul diagnostic de nature de la pneumopathie, elle est liée étroitement à celle du diagnostic de l'état évolutif de la tuberculose. Je reviendrai sur cette donnée lorsque j'exposerai les éléments du diagnostic d'évolution.

Sur le terrain du diagnostic de nature, il reste à rappeler les rechutes relatives à la valeur de l'albumino-réaction des crachats. La signification que lui ont accordée Roger et Lévy-Valensi, il y a dix ans, a été confirmée par les recherches de Salomon; négative, cette recherche permet d'affirmer que le sujet n'est pas tuberculeux ou que, du moins, il ne présente pas de lésions tuberculeuses actuellement évolutives; positive, elle n'a pas une valeur absolue, car elle peut se rencontrer dans la pneumonie, la broncho-pneumonie, les congestions pulmonaires et les œdèmes pulmonaires aigus d'origines cardiaque et rénale; il convient d'ajouter que, plus récemment (novembre 1919, *Société de Biologie*) Roger et Lévy-Valensi ont montré que l'albumine des crachats tuberculeux et pneumoniques diffère de celle des crachats de l'œdème aigu du poumon par ce fait qu'elle ne présente pas les réactions de l'albumine du sang. Ces recherches ont été reprises par Mlle Krongold qui, dans une thèse inspirée par J. Roux, s'est attachée à montrer que la recherche des peptones dans les crachats aurait une signification plus précise que celle des albuminoses, pour le diagnostic de la tuberculose au début, par la raison que le bacille de Koch décompose par ses ferments protéolytiques l'albumine en albumoses et en peptoses, ce qui ne fait que de très rares micro-organismes. En résumé, l'albumino-réaction négative peut permettre de rejeter le diagnostic de tuberculose, tandis que, positive, elle ne peut qu'inciter à poursuivre des recherches destinées à confirmer ou infirmer ce diagnostic. C'est à cette conclusion générale que m'ont conduit aussi les recherches poursuivies dans mon service avec la collaboration de Mme Corot de Tannenberg et du Dr Pierre Labro.

B.) *Diagnostic de localisation.* — Lorsqu'un malade tousse et crache depuis un certain temps, qu'il présente ou non des symptômes généraux, l'attention est nécessairement attirée vers l'appareil respiratoire et le médecin doit rechercher les signes physiques que peuvent déceler les divers procédés d'exploration dont il dispose.

En dépit des enseignements propagés de toutes parts, il y avait encore, ces années dernières, de trop nombreux médecins qui se bornaient à percuter et à ausculter, ignorant sans doute les précieuses indications qu'ils auraient pu tirer d'une inspection méthodique du thorax et d'une palpation bien conduite; aujourd'hui, ils continuent de négliger l'inspection et la palpation, mais ils ont entendu parler de la radioscopie et se garderaient bien de n'y point recourir d'emblée; lui accordant une valeur absolue, ils s'acheminent vers l'oubli de l'auscultation et de la percussion qu'ils sont bien fiers de reléguer à l'arrière-plan des méthodes surannées, à côté de l'inspection et de la palpation. Ils s'imaginent que l'écran fluorescent leur révélera en quelques secondes le secret qu'ils n'ont plus la patience de demander à leur oreille ni à leurs doigts. Ils affirment, sur le vu d'une image radioscopique hâtivement projetée ou d'une radiographie plus ou moins bien tirée, que les poumons ne présentent aucune lésion tuberculeuse ou que les sommets sont voilés, s'éclairent mal et que, par conséquent, ils sont le siège de lésions tuberculeuses. Ils ignorent que l'exploration radioscopique peut donner un résultat négatif si les lésions sont peu denses, parce qu'elle a, comme tous nos moyens d'investigation clinique, ses limites de sensibilité.

Tel est un des plus regrettables résultats de la généralisation de la radiologie thoracique; telle est l'erreur, trop communément répandue, contre laquelle il est urgent de réagir. La valeur considérable de l'examen radiologique (radioscopique et radiographique) n'est plus à démontrer; mais ce procédé d'exploration ne peut, à lui seul, remplacer tous les autres; pas plus que l'examen stéthoscopique le plus minutieux, il ne peut autoriser à porter un diagnostic de nature. Une ombre projetée, une clarté anormale, une bande sombre, une adhérence sinusale, n'inscrivent en aucune façon un diagnostic de tuberculose sur un écran radioscopique ni sur une image radiographique, pas plus que des signes de condensation ou de cavité n'indiquent que le bacille tuberculeux en est la cause efficiente, pas plus qu'une diminution du murmure vésiculaire au sommet, qu'une rugosité respiratoire n'impliquent la présence d'une lésion tuberculeuse active ni d'une simple sclérose abortive, d'une congestion spécifique ni d'un reliquat de bronchite simple mais tenace.

Les signes physiques, tant stéthoscopiques que radiologiques, ne sont que des signes de localisation; « ils localisent une lésion » comme je me suis attaché à le répéter maintes fois, « ils n'indiquent point sa nature ». Bien plus, alors même qu'ils localisent cette lésion au sommet, ils ne signifient point qu'elle est tuberculeuse, pour la double raison que la tuberculose n'est pas la seule affection qui siège au sommet et que, d'autre part, la tuberculose ne siège pas nécessairement et uniquement au sommet. Mais, allons plus au fond de cette discussion et précisons la valeur des signes physiques dans les principales localisations qu'ils peuvent affecter, c'est-à-dire au sommet, à la base, dans les régions scissurales, axillaires et hilaires : l'énorme documentation que nous devons à l'état de guerre a eu, sur ce point, une répercussion considérable et a apporté quelques modifications importantes aux idées reçues jusqu'alors, en confirmant, de façon éclatante, les recherches déjà ébauchées auparavant par quelques cliniciens éclairés.

a) *Localisations apicales*. — Il est de notion courante que c'est au sommet qu'il faut rechercher les signes stéthoscopiques de la tuberculose pulmonaire. Ce n'est pas moi qui m'élèverai contre cette notion : cependant, présentée sous cette forme absolue, elle contient une cause d'erreur contre laquelle il est nécessaire de réagir. Voici, à mon sens, comment il convient de poser les termes du problème clinique. Tout d'abord, il est hors de contestation aujourd'hui que la tuberculose n'a pas ses lésions initiales au sommet; pour tous ceux qui ont quelque culture médicale, cette notion n'exige aucun développement; ils savent que la tuberculose est une maladie de l'enfance et que les déterminations pulmonaires qu'ils observent chez l'adulte ne sont que des localisations secondaires, provenant de la réactivation des foyers silencieux depuis la première inoculation ou de réinfection s'exerçant sur un organisme doué de propriétés humorales particulières inhérentes à l'état d'immunisation et de sensibilisation combinées qu'il doit aux atteintes antérieures; ils savent que ces déterminations secondaires évoluent de façon fort différente de celle des lésions initiales et ils connaissent le mécanisme pathogénique qui les règle; ils savent que si, chez l'enfant, la localisation initiale

affecte une prédilection marquée pour les bases ou les régions
ganglio-hilaires, chez l'adulte, les localisations secondaires affectent, de préférence les sommets, mais peuvent aussi siéger en
toute autre région des poumons et, particulièrement, dans les
régions scissurales et para-hilaires. L'exploration radiologique a,
sur ce point, singulièrement modifié les dogmes anciens. Bien
souvent elle met en évidence l'existence de lésions qui ne s'ègent
pas aux sommets et que l'examen thérapeutique le plus minutieux
ne parvient pas à constater; bien plus, elle permet, dans bon
nombre de cas, de confirmer l'intégrité des sommets, reconnue
par l'examen stéthoscopique, et de découvrir, en une autre région,
le foyer introuvable que les signes généraux et fonctionnels trahissent et dont parfois même, la constatation du bacille de
Koch dans les crachats affirme l'existence. Tous les phtisiologues
ont vu des sujets — et, pour ma part, j'en ai vu beaucoup —
chez lesquels l'examen radiologique a seul permis de localiser
un foyer qui ne pouvait pas ne pas exister et que l'oreille cependant ne parvenait pas à dépister. Et c'est ici que je trouve l'explication des origines du dogme de la localisation apicale des premiers signes de la tuberculose pulmonaire de l'adulte, dogme
établi à une époque où la radiologie n'existait point; en effet,
c'est au sommet et, particulièrement, dans la partie interne de
la fosse sus-épineuse, dans la « zone d'alarme » que les signes
stéthoscopiques sont le plus aisément et le plus rapidement constatables, parce que c'est là que le poumon est le plus accessible
au doigt qui percute et à l'oreille qui ausculte. Mais cela ne signifie
pas que les lésions tuberculeuses siègent toujours au sommet ni
encore moins que, si l'examen stéthoscopique du sommet ne décèle
aucun signe physique, c'est qu'il n'y a pas de tuberculose; cela
signifie simplement que le sommet étant, chez l'adulte, le siège
le plus fréquent des lésions tuberculeuses et étant, d'autre part,
la région du poumon la plus sûrement accessible à l'auscultation,
c'est là qu'il faut tout d'abord rechercher la présence de signes
physiques, dont la constatation positive vient confirmer le soupçon soulevé par tels ou tels symptômes fonctionnels et généraux;
si l'exploration du sommet donne un résultat négatif, il faut

chercher ailleurs et, particulièrement, dans certaines zones thoraciques où se projettent avec une grande fréquence les signes stéthoscopiques et radiologiques.

Ces réflexions établissent clairement que la recherche des signes de localisation nécessite l'emploi combiné des méthodes stéthoscopiques et de l'exploration radiologique. Les résultats de ce double contrôle, exercé sur les dizaines de milliers de sujets que l'état de geurre a fait défiler dans les services spéciaux ont jeté une clarté lumineuse sur le problème parfois si difficile du diagnostic de localisation de la tuberculose pulmonaire. Non seulement ils ont montré la nécessité d'abandonner les errements de la vieille pratique médicale, en montrant que la seule exploration des sommets est notoirement insuffisante; mais ils ont, en même temps profondément modifié l'interprétation de certains signes considérés comme révélateurs de la tuberculose incipiente. Ici apparaît la question de la valeur des signes de Grancher, naguère encore si généralement admise.

Il m'est impossible, sous peine d'allonger exagérément cette revue critique, d'entrer dans les détails et de reprendre successivement l'étude des différentes modifications du murmure vésiculaire. Ce sera là l'objet d'un autre travail. Je me bornerai à quelques remarques tirées de nombreuses constatations personnelles.

Prenons, tout d'abord, la *diminution du murmure vésiculaire*, à laquelle, d'ailleurs, Grancher ne donnait pas la valeur absolue qu'on lui a prêtée depuis, puisqu'il avait pris soin de noter que « si ce signe pose un problème, il ne le résout pas ». La discussion soulevée par F. Bezançon, en décembre 1907, devant la Société Médicale des Hôpitaux et la discussion qui suivit, avaient déjà singulièrement modifié la signification de ce signe et montré la multiplicité des causes qui peuvent le provoquer. Les observations accumulées pendant ces dernières années ont amplement confirmé ces vues; elles ont montré que la diminution du murmure vésiculaire est bien plutôt un signe de tuberculose éteinte (tuberculose abortive de Bard), qu'un signe de tuberculose incipiente; elles ont établi également la fréquence du syndrome d'insuffisance respiratcire des sommets, en dehors de toute atteinte tuberculeuse. Dans le premier cas (sclérose des sommets), la diminution du murmure vésiculaire est associée à une matité plus ou moins profonde et étendue; dans le second cas (insuffisance respiratoire), elle ne s'accompagne d'aucune modification appréciable du son de percussion; dans le premier cas, l'examen radioscopique décèle une opacité plus ou moins complète des sommets, qui prennent une forme pointue et dont le champ est fortement rétréci (Ribadeau-Dumas); dans le second cas, les sommets, à peine embués dans la respiration normale du sujet, s'éclairent complètement et vivement dès qu'il tousse, et restent larges et bien transparents pendant les quelques inspirations suivantes, pour redevenir embués dès que l'insuffisance respiratoire habituelle se rétablit.

Voyons maintenant la *rudesse inspiratoire;* sans doute, elle n'est pas sans valeur et elle peut traduire une tuberculose incipiente; mais l'état congestif des bronchioles, qui la provoque, n'appartient pas en propre à la tuberculose : il existe dans les bronchites banales et persiste parfois fort longtemps à leur suite, sous forme d'une *respiration rugueuse* plus ou moins accentuée; si cette rudesse et cette rugosité respiratoires jettent une suspicion sur l'intégrité d'un sommet quand elles se limitent au sommet et surtout quand elles sont unilatérales, elles ne suffisent pas à elles seules pour autoriser le diagnostic de tuberculose; lorsque la tuberculose est en cause, le poumon est, en même temps, plus ou moins congestionné et induré, et cet état s'accompagne d'une diminution de sonorité, d'une exagération des vibrations vocales et d'une ombre plus ou moins foncée de l'image radiologique qui n'existent pas dans la bronchite simple. Il importe, d'ailleurs, de distinguer cette *respiration rugueuse, d'origine bronchique, des rugosités respiratoires, d'origine pleurale,* qu'on rencontre si souvent et qui sont un des signes les plus évidents de la *pleurite du sommet,* dont j'ai donné une description d'ensemble, sur laquelle je ne reviendrai pas ici, si ce n'est pour rappeler que cette pleurite apicale s'accompagne, presque toujours, d'inégalité pupillaire et d'adénite sus-claviculaire, et qu'elle a pour caractères essentiels son évolution par poussées successives et récidivantes et sa bénignité relative; sur l'écran radioscopique elle se différencie de l'induration congestive par la conservation du phénomène de l'illumination à la toux, et par l'aspect huilé, écorné, encoché des contours du sommet. Souvent, d'ailleurs, cette pleurite apicale s'associe à une infiltration en nappe du parenchyme, réalisant alors une variété importante de *cortico-pleurite*.

Quant à l'*expiration soufflante et prolongée*, elle n'a de valeur que si elle est, elle aussi, unilatérale et si elle s'accompagne de signes d'induration pulmonaire (diminution de sonorité, exagéraration des vibrations, retentissement de la voix, diminution de la transparence aux rayons X et de l'illumination par la toux). Sinon, elle est souvent l'indice d'une compression hilaire avec propagation en éventail du souffle bronchique; on la rencontre fréquemment chez d'anciens gazés, lesquels présentent si souvent un catarrhe bronchique persistant avec adéno-médiastinite parfois très prononcée.

b) *Localisations basales*. — Il est extrêmement fréquent de constater sur l'écran radioscopique et surtout sur l'image radiographique la présence d'un petit nodule noir, reliquat calcifié du chancre tuberculeux d'inoculation datant de l'enfance. Ribadeau-Dumas a bien montré la valeur de cette constatation. Or, il n'est pas rare de constater chez l'adulte des signes de localisation tuberculeuse de la base; si l'examen stéthoscopique ne les révèle pas, l'exploration radiologique les met en évidence; on peut admettre que ces lésions sont un réveil du tubercule d'inoculation. Mais, lorsqu'il s'agit de sujets neufs, cette interprétation ne convient plus; il est plus rationnel d'admettre que les signes constatés à la base sont les signes de la lésion initiale; ils revêtent souvent les caractères de la broncho-pneumonie caséeuse ou de la pleuro-pneumonie, ou de la cortico-pleurite; j'en ai, pour ma part, observé plusieurs cas sur des noirs ou sur de jeunes soldats, venant directement de la montagne ou de la grande campagne, et qui, presque tous, ont rapidement succombé à la généralisation tuberculeuse.

c) *Localisations para-hilaires*. — J'ai été frappé, sur les plusieurs milliers d'hommes que j'ai examinés derrière l'écran radioscopique, de trouver fort souvent, dans les régions hilaires des masses opaques, plus ou moins volumineuses, s'enfonçant en coin dans les champs pulmonaires et qui étaient manifestement la lésion prédominante, d'où semblaient essaimer quelques îlots aberrants plus ou moins nombreux ou discrets. Souvent même j'ai constaté chez ces sujets l'intégrité à peu près absolue des régions supérieures et, particulièrement, des sommets, alors que, au contraire, presque toujours, les bases étaient embuées avec adhérences pleurales et fermeture du sinus. Ces foyers ne donnaient pas toujours des signes stéthoscopiques nets; bien souvent, ils n'étaient révélés que par l'examen radioscopique; parfois, ils se traduisaient par des signes de compression bronchique et c'est, en pareil cas, que j'ai noté l'existence de l'expiration soufflante et prolongée du sommet correspondant, sans matité, sans exagération des vibrations vocales dont j'ai parlé plus haut. On peut se demander si ces foyers para-hilaires sont des réactivations de foyers anciens, ganglio-hilaires; cette interprétation trouve sa justification dans l'extrême fréquence des nodules para-hilaires, noirs, en grains de plomb ou en forme de corps étrangers, qu'on aperçoit chez la plupart des individus qu'on examine aux rayons X et qui sont des reliquats de l'adénopathie contemporaine du tubercule d'inoculation, dont nous avons retrouvé la trace, il y a un instant, sous l'aspect du nodule calcifié de la base. Ces nodules calcifiés ont souvent été pris pour des corps étrangers, et M. Imbert en a montré un à l'Académie de Médecine qui avait été extrait comme tel.

d) *Localisations scissurales et axillaires*. — Sabourin a eu le grand mérite d'attirer l'attention sur les localisations scissurales de la tuberculose. Elles sont beaucoup plus fréquentes qu'on ne le pense et sont quelquefois la localisation prédominante sinon la seule constatable. J'en ai observé, pour ma part, un certain nombre en évolution et j'en ai constaté, par l'exploration radiologique, les reliquats chez d'autres sujets, au moins aussi nombreux, sous la forme de tractus sombres suivant la direction des scissures; d'ailleurs, ces constatations faites aux autopsies confirment la fréquence de ces localisations scissurales adhésives. Lorsqu'elles sont en évolution, et surtout s'il s'agit de sujets jusqu'alors bien portants, elles simulent la pleurésie interlobaire, jusqu'au jour où la constatation du bacille dans les crachats permet de poser le diagnostic. Dans certains cas elles évoluent d'une façon bénigne et constituent alors une variété de cortico-pleurite, la *cortico-pleurite scissurale*.

Ces scissurites et péri-scissurites tuberculeuses sont une des localisations les plus fréquentes et les plus intéressantes de ces *pleurites à répétition* que Piéry a bien étudiées et qui doivent être recherchées de préférence dans les régions axillaires; les *pleurites axillaires* sont, parfois, le reliquat tenace d'une pleurésie de la grande cavité ou peuvent être d'emblée contractées; elles constituent un chapitre intéressant des recherches de P.-E. Weill sur les services que peut rendre à la clinique la pratique de la *pneumoséreuse*.

Le diagnostic et l'étude séméiologique de ces localisations scissurales et axillaires ont trouvé dans les multiples explorations radiologiques faites durant ces cinq dernières années des éléments d'information de la plus haute importance. Sans l'examen aux rayons X, combien d'entre elles auraient passé inaperçues!

La riche documentation de ces dernières années a permis, en limitant la valeur qu'il faut accorder aux signes des localisations, de préciser, sur de nombreux points, le diagnostic différentiel de la tuberculose. Je ne retiendrai ici que trois notions qui relèvent directement des observations ressortissant à la pathologie de guerre et qui constituent l'un des groupes des faux tuberculeux, celui des *faux tuberculeux par signes physiques*, à savoir : les *trachéo-bronchites tenaces des sujets atteints d'affection du rhino-pharynx, les catarrhes bronchiques, chroniques avec adéno-médiastinite des anciens gazés, les séquelles pleuro-pulmonaires tardives des blessures de poitrine*.

Les *affections chroniques du rhino-pharynx* réalisent volontiers certains symptômes respiratoires qui peuvent donner le change et simuler la tuberculose. Certes, cette notion n'est pas nouvelle, mais elle s'est singulièrement élargie du fait de la pathologie de guerre. Depuis longtemps on connaissait les troubles qu'elles apportent à la fonction respiratoire et les conséquences qu'elles provoquent sur l'arbre bronchique; de même on avait noté chez les sujets affectés d'imperméabilité nasale la diminution du mumure vésiculaire dans les sommets et, particulièrement, la diminution unilatérale correspondant à la fosse nasale obstruée, quand l'imperméabilité n'est pas totale mais unilatérale (Lemoine et Sieur). Les constations de Rist et les miennes ont apporté de nouvelles précisions et leur valeur s'appuie sur l'importance du nombre des observations recueillies. L'imperméabilité nasale, quelle que soit sa cause, a pour effet principal de détourner le courant d'air inspiré de sa voie naturelle et de le faire pénétrer directement dans l'arbre bronchique sans passer par le serpentin nasal, au travers duquel, à l'état normal, il s'échauffe et s'humidifie; pénétrant sec et froid dans le larynx, la trachée et les bronches, il en irrite la muqueuse et entretient la laryngite et la trachéo-bronchite chronique à rechute, que le moindre refroidissement réveille et exacerbe; la toux et l'expectoration habituelles s'installent, nécessairement, accompagnées de bruits adventices plus ou moins sonores et directs, qui se localisent volontiers dans les régions supérieures des poumons et peuvent jeter une suspicion sur l'intégrité des sommets; cette suspicion est d'autant plus grande, pour les médecins non- prévenus, que la diminution du murmure vésiculaire s'ajoute souvent à ces bruits adventices et que cette diminution du murmure vésiculaire a, souvent, une signification spécifique. La confusion est d'autant plus fréquente que la trachéo-bronchite a tendance à durer; or, il est dans son essence même d'être durable et chronique pour la raison qu'à la simple irritation de la muqueuse par l'air sec et froid, s'ajoute l'infection banale de cette muqueuse par les poussières bactérifiées de l'air et qui ne sont plus arrêtées par les vibrines des narines ni par les cils vibratils de la pituitaire. Cette variété de trachéo-bronchite a trouvé dans les circonstances de la vie de guerre les conditions les plus favorables à son développement et mérite bien le nom que je lui ai donné de « bronchite des pieds humides et des nez bouchés ». Il suffit de la connaître et de faire, en cas de doute, l'examen bactérioscopique des crachats et l'examen radioscopique de contrôle pour éviter de localiser dans le poumon une lésion banale qui reste limitée à la surface de l'arbre bronchique.

La *bronchite chronique des anciens gazés* occupe une place toute voisine dans la nosographie de guerre. Elle procède, elle aussi, de l'irritation de la muqueuse de l'arbre aérien et ne se distingue des bronchites anciennement connues, provoquées par l'inhalation de vapeurs irritantes (laboratoires de chimie, usines, etc.) que par la nature des gaz inhalés et par leur toxicité et causticité particulières. Abstraction faite ici des différences qui séparent, à cet égard, les méfaits des diverses variétés de gaz employés de part et d'autre pendant la guerre, cette bronchite des gazés se distingue de celle des affections chroniques du rhino-pharynx, lorsqu'elle est intense, par la profondeur des lésions, par leur extension à tout l'arbre bronchique, par son retentisse-ment sur les tissus voisins (péribronchite) et sur les ganglions du hile et du médiastin. Dans ses formes sévères elle aboutit à un état de sclérose broncho-pulmonaire avec dilatation des bronches qui s'accompagne d'adéno-médiastinite plus ou moins prononcée, avec toux coquelucho-ïde indéfiniment persistante. Il est rare que l'intoxication par les gaz provoque une éclosion tuberculeuse, mais il est habituel qu'elle la simule. Il est important que les médecins connaissent ce syndrome, car ils sont appelés à l'observer, pour de longues années peut-être, sur de nombreux tousseurs. Le diagnostic est aisé : à défaut des signes d'auscultation, qui peuvent faire songer à certaines formes de tuberculose fibreuse à type de catarrhe bronchique et d'emphysème, l'expectoration radio-scopique et l'examen bactérioscopique donneront, ici encore, là clé du diagnostic.

Quant aux *séquelles pleuro-pulmonaires tardives des bles-sures de poitrine*, elles peuvent simuler toutes les localisa-tions et tous les types de lésions de la tuberculose pleuro-pul-monaire, depuis la symphyse totale ou partielle, parfois localisée au sommet, jusqu'à la cavité. Si on ajoute qu'elles s'accompagnent souvent de signes généraux (fièvre, etc.) et de signes fonctionnels (hémoptysies à répétition des corps étrangers inclus, expectoration purulente...) qui sont les témoins habituels de la tuberculose, on comprendra, sans qu'il soit besoin de longs développements, la fréquence des erreurs de diagnostic auxquelles elles ont donné naissance et que je me suis attaché à mettre en relief dans plusieurs mémoires. La similitude des signes physiques tant stéthoscopiques que radiologiques, de ces séquelles pleuropulmonaires traumatiques avec les lésions tuberculeuses, montre mieux que tout autre exemple, le bien-fondé du principe que j'ai rappelé plus haut, à savoir que les signes physiques ne peuvent en aucune façon avoir d'autre signification que celle de localiser une lésion et qu'ils ne peuvent en indiquer la nature. Le diagnostic de nature ne repose avec certitude que sur la constatation du bacille dans l'expectoration.

*
* *

C.) *Diagnostic d'évolution.* — Ce sera un des grands profits des constatations enregistrées sur le vaste champ d'observation que nous venons à peine de quitter d'avoir jeté quelques clartés nouvelles sur l'étude des caractères symptômatiques de la tuberculose évolutive et de la tuberculose éteinte. Il n'y a pas si longtemps qu'on opposait systématiquement la *tuberculose ouverte à la tuberculose fermée,* sans cependant élever entre les deux la barrière qui les sépare réellement; au lieu de considérer la première comme seule évolutive et active et la seconde comme éteinte, on en faisait deux types à allure différente, mais évolutifs l'un et l'autre. Tuberculose fermée ne signifiait point tuberculose cicatricielle, mais seulement tuberculose non ramollie, non ouverte, évoluant indéfiniment sur ce mode et ne tendant à s'ouvrir qu'exceptionnellement; tuberculose ouverte signifiait tuberculose à tendance caséo-ulcéreuse, extensive, mais pouvant aboutir à se fermer, en se calcifiant et se sclérosant. Certes, ici, je schématise et je pousse à ses limites extrêmes la conception ancienne, pour en mieux préciser les différences qui la distinguent de la conception actuelle. Aujourd'hui l'excès inverse aurait une certaine tendance à se manifester, et, sous l'impulsion de quelques phtisiologues justement réputés, particulièrement de Rist et de son école, nous serions facilement conduits à admettre que toute tuberculose évolutive est une tuberculose ouverte. Peut-être est-ce aller un peu loin et, sur ce point, les remarques de Mantoux méritent de fixer l'attention. Pour ma part, je pense que l'ulcération, même microscopique, est déjà un stade évolutif assuré et qu'il est nécessairement précédé par une période, plus ou moins durable, suivant les cas, dans laquelle la lésion reste fermée avant de s'ouvrir et je crois qu'après s'être ramollie et ouverte, elle peut se cicatriser et se fermer : la tuberculose ouverte serait, en un mot, au stade intermédiaire entre deux stades de tuberculose fermée. Il me paraît incontestable qu'il y a des tuberculoses qui s'éteignent presque en naissant et d'autres qui, après une évolution intime plus ou moins prolongée, s'éteignent par cicatrisation. D'autre part, il est certaines formes de tuberculose qui évoluent d'emblée sur la sclérose (tuberculose abortive de Bard) et d'autres qui, d'emblée, évoluent sur le ramollissement et l'ulcération plus ou moins rapides. Les premières sont des tuberculoses qui ont toujours été fermées, les autres sont des tuberculoses qui, rapidement ouvertes, peuvent s'éteindre et se fermer. Le mode évolutif a différé; le type anatomo-clinique a varié, et cela sous des influences multiples que je n'entreprendrai pas de discuter ici; l'origine et la nature restent cependant les mêmes dans les deux cas : question de terrain, question de germe, — les deux réunies peut-être — qu'en savons-nous au juste?

Au reste, il faudrait encore distinguer la tuberculose *active* d'avec la tuberculose *évolutive* : la première est une tuberculose qui reste bacillifère, mais qui peut demeurer définitivement limitée sur son territoire, sans devenir envahissante : c'est à cette forme, qu'on observe assez fréquemment chez des sujets avancés en âge, tuberculeux bacillifères mais non évolutifs, que j'ai proposé de donner le nom de tuberculose « *stagnante* »; la seconde, la tuberculose évolutive, est une tuberculose qui, non seulement est active, mais qui, de plus, essaime, s'étend, se généralise progressivement par foyers successifs.

Ces distinctions sont capitales; si, du point de vue collectif et prophylactique, la tuberculose active stagnante et la tuberculose évolutive sont au même titre dangereuses pour le prochain, elles sont loin de l'être également pour leur porteur; de ce point de vue individuel la tuberculose active stagnante, en dépit des complications à distance auxquelles elle expose le sujet, voisine plutôt avec la tuberculose inactive, fermée, sclérosante, abortive.

En abordant ces considérations, nous avons posé les termes du problème du diagnostic d'évolution de la tuberculose, si délicat et si difficile.

Comment apprécier si une tuberculose pulmonaire chronique est en évolution ou non?

Il m'est impossible de reprendre en détails l'étude que j'ai faite de cette question : je renvoie le lecteur au mémoire que lui ai consacré et je me borne à rappeler que les éléments de cette appréciation sont contenus dans le groupement d'un certain nombre de constatations, parmi lesquelles les symptômes généraux occupent la première place, étant les manifestations les plus apparentes du retentissement de l'infection sur l'organisme et des processus réactionnels de défense de celui-ci. Encore faut-il se garder de certaines erreurs imputables à une connaissance insuffisante de la valeur de ces symptômes généraux. Ici surgit toute la longue théorie des *faux tuberculeux par symptômes généraux et fonctionnels*. Tout malade qui maigrit, qui s'anémie, qui perd ses forces, qui a des troubles digestifs, qui a de la fièvre, de la tachycardie, n'est pas nécessairement un tuberculeux : la médecine n'est point un jeu de simples équations; la sagacité des cliniciens doit s'exercer à tout instant, armée d'une instruction générale solide et d'une expérience éclairée : *les notions de pathologie sont la théorie du médecin.* Combien de *dyspeptiques*, d'*édentés*, d'*entéritiques*, d'*appendiculaires*, de *basedoniens*, d'*anémiques*, pour ne citer que quelques types fréquents des erreurs de diagnostic les plus répandus, sont indéfiniment et sans succès soignés pour une tuberculose qu'ils n'ont pas, alors qu'un examen méthodique et complet, conduisant à une juste interprétation de leurs troubles et de leurs malaises aurait pu poser les indications d'une thérapeutique rapidement efficace.

Je n'approfondirai pas davantage cette question, banale en vérité, du diagnostic différentiel; je supposerai confirmé et certain le diagnostic de la nature tuberculeuse de la maladie et je rappellerai rapidement sur quels éléments le médecin peut se fonder pour apprécier l'état évolutif ou non de cette tuberculose.

Tout d'abord, il est une notion capitale : le *diagnostic d'évolution ne peut être posé qu'à la suite d'une observation prolongée, au cours de laquelle sont mis en œuvre tous les procédés d'exploration actuellement connus et sont appréciées les valeurs respectives des différents symptômes constatés.*

Or, je pense, ainsi que je l'ai exposé dans mon mémoire du *Journal Médical Français* (décembre 1918), qu'aucun signe de certitude ne peut permettre d'affirmer si une lésion tuberculeuse, dûment localisée, est encore en évolution ou déjà éteinte; tout ce qu'on peut établir c'est une présomption, une probabilité; on sera autorisé à présumer le caractère non évolutif sur l'ensemble des éléments suivants :

1° *La fixité des signes physiques* (stéthoscopiques et radioscopiques) *de localisation;* fixité démontrée non seulement par les caractères immuables des signes du foyer primitivement constaté, mais aussi par la non apparition des signes de foyers nouveaux, proches ou distants;

2° *La signification de certains signes locaux,* indiquant communément une lésion abortive ou cicatricielle (sclérose des sommets, pleurite apicale adhésive...); aux signes physiques qui traduisent ces lésions, s'ajoutent *les disparitions des douleurs locales ou provoqués de la région apexienne* (Merklen), *l'atténuation ou la disparition de la réaction myotonique du trapèze* (Lœper et Codet);

3° *La persistance des signes d'un bon état général;* ces signes sont représentés par la *stabilité de la courbe de température* qui doit montrer une apyrexie constante, — *par la réaction thermique normale à la marche* (à la condition qu'elle soit bien recherchée, suivant les règles formulées par Küss, Laubry et Marre, et par moi-même, — *par la constance du poids* ou par son augmentation, — par *la conservation de l'appétit* et d'un *fonctionnement digestif normal,* — par le *maintien d'une tension artérielle normale,* — par *l'intensité de la tuberculino-réaction;*

4° *Par l'épreuve de l'iodure de potassium;* l'administration d'un à deux grammes d'iodure par jour, durant deux ou trois jours consécutifs, ne doit provoquer aucune réaction générale (pas d'augmentation de température), ni aucune réaction de foyer (pas d'accentuation des signes d'auscultation, pas d'augmentation de l'expectoration, pas d'hémoptysies); — cette épreuve, vu ses inconvénients, ne doit être tentée qu'avec les plus grandes précautions et seulement chez les sujets chez lesquels on a déjà de bonnes raisons de ne pas suspecter un état encore évolutif; elle doit venir comme confirmation terminale et non comme recherche initiale;

5° *L'absence contrôlée plusieurs fois et pendant une longue période de temps du bacille de Koch dans les crachats.* Cette absence aura d'autant plus de valeur que l'examen sera pratiqué avec homogénéisation et que le sujet aura été soumis à l'épreuve de l'iodure de potassium, ou à l'épreuve de l'oxyde blanc d'antimoine (o,5o centigr. par jour) préconisée par Philibert.

A ces épreuves on peut ajouter l'épreuve de l'injection d'eau salée proposée par Philibert et qui agit comme celle de l'iodure en provoquant, si la lésion n'est pas éteinte, une réaction fétide générale et une réaction de foyer.

Pour si intéressants et utiles que soient ces divers éléments d'appréciation, ils ne sauraient autoriser une conclusion absolue. Ils n'ont qu'une valeur approximative, une valeur de présomption, et non une valeur de certitude. Aussi y aurait-il intérêt à chercher une réaction humorale qui puisse, sur ce point, apporter une sûreté plus grande. Peut-être, en s'engageant sur cette voie et en reprenant l'étude des différents séro-diagnostic (Arloing et Courmont), les différentes réactions de fixation (Widal et Le Sourd) trouverait-on la solution. A cet égard, je signale les recherches récentes de Wildbolz qui a proposé, pour les démonstrations biologiques des foyers tuberculeux en activité, chez l'homme, une réaction de fixation obtenue en employant comme antigène l'urine d'un malade. Les résultats qu'il annonce sont très beaux; ils ont été contredits, il est vrai, par d'autres observateurs; avec mon assistant Pierre Pruvost, nous poursuivons actuellement des recherches de contrôle.

Tant que nous n'aurons pas un moyen sûr de diagnostic, nous ne pourrons que porter une appréciation approximative. Bien plus, cette appréciation ne pourra avoir qu'une portée limitée; elle ne pourra viser que le moment présent et non point l'avenir. L'appréciation de l'état évolutif d'une lésion tuberculeuse, le diagnostic d'évolution, se confond, en somme, intimement avec le pronostic. Or, s'il est possible, en se basant sur un faisceau de présomptions, constitué, par l'ensemble des différents éléments d'appréciations que nous venons de passer en revue, de juger de l'état actuel du sujet, il est impossible de tirer de ces mêmes éléments une indication sur l'état à venir. Entre le pronostic immédiat et le pronostic lointain la distance est considérable; on peut dire que l'avenir d'un tuberculeux ne peut être jugé que lorsqu'il est passé. Ici, se pose la difficile question de la guérison apparente ou réelle de la tuberculose. Je ne me lancerai pas dans cette discussion; mais je ferai remarquer, en m'appuyant sur les milliers de fiches que j'ai réunies et sur les statistiques que j'ai pu dresser que, bien souvent, les signes d'estimation relevés au cours d'une observation de quelques semaines, n'étaient que des signes de trêve et que nombreux sont les sujets qui, revus dans la suite, ont présenté des signes évolutifs évidents de leurs anciennes lésions, qui n'étaient donc qu'apparemment éteintes. Ces vues ont été confirmées récemment par Rénon qui a cherché à préciser l'épreuve de guérison de la tuberculose pulmonaire dans les termes suivants : ensemble clinique restant satisfaisant pendant 12 à 15 mois, suivi d'une épreuve d'aptitude à la vie active, épreuve qui doit être subie sans défaillance pendant deux ou trois mois et qui consiste en réentraînement progressif au travail.

III. — REVISION ET MODIFICATIONS DES IDÉES D'AVANT-GUERRE SUR QUELQUES POINTS CONCERNANT L'ÉTIOLOGIE ET LA PATHOGÉNIE DE LA TUBERCULOSE PULMONAIRE.

A.) *Fréquence de la tuberculose pulmonaire.* — Il ne viendra à la pensée d'aucun phtisiologue, d'aucun médecin, d'avancer que la tuberculose est moins fréquente maintenant qu'avant la guerre. Une telle proposition serait absurde; elle tendrait à établir que les conditions étiologiques universellement considérées comme facteurs occasionnels ou déterminants de la tuberculose sont à reviser, puisque l'état de guerre, les ayant réunies au maximum, n'aurait pas favorisé le développement du péril tuberculeux. Or, ce serait là une contre-vérité. Ce qui est vrai c'est que, au début des hostilités, un véritable vent de tuberculophobie a soufflé sur le monde médical et que le spectre tuberculeux apparaissait partout et en tout temps. Certaines circulaires militaires, s'ajoutant à l'inexpérience ou à l'esprit généralisateur de nombreux médecins, ont largement contribué à enfler les proportions du danger; la reconnaissance officielle des fameux « suspects de tuberculose » a fait classer comme tuberculeux une armée de sujets qui ne l'étaient point; elle a eu pour conséquence immédiate de supprimer l'effort du médecin, de l'habituer à ne plus faire de diagnostic et à couvrir sa responsabilité en envoyant au centre de triage des malades, sinon des simulateurs, qu'un examen sérieux aurait aisément écartés. Plus tard, sous l'influence des efforts de beaucoup d'entre nous, une réaction s'est faite en sens inverse et les *faux tuberculeux*, les innombrables « suspects » du début ont fait place aux *vrais tuberculeux méconnus;* les premiers encombraient les centres de triage, dont ils ne sortaient plus, et, à force de persévérance, arrivaient, tôt ou tard, à obtenir la réforme souhaitée, bientôt suivie de pension; les autres étaient impitoyablement renvoyés à leur corps et semaient la contagion sur leurs compagnons.

Pour si banales qu'elles paraissent, ces constatations faites pendant une époque où la multiplicité des malades ou prétendus tels était plus considérable qu'en aucun autre temps, sont grosses d'enseignements précieux. Elles font éclater l'insuffisance trop commune de la saine éducation clinique et établissent la nécessité, trop méconnue peut-être, de placer à la base du programme d'organisation de la lutte antituberculeuse l'enseignement cli- nique de la phtisiologie; créer des œuvres d'assistance sociale est fort bien; organiser les méthodes d'enseignement, faire pénétrer dans le corps médical la notion des difficultés du diagnostic de la tuberculose, serait bien aussi; ce serait, à mon sens, un des meilleurs facteurs de succès de la lutte. Combien de médecins ignorent encore que l'examen des crachats d'un tousseur est une mesure d'urgence! Combien de tuberculeux sèment leurs bacilles dans les usines, dans les ateliers, dans les bureaux, dans leur foyer familial, sans se douter qu'ils en sont porteurs! Combien de contaminations seraient évitées si l'examen bactérioscopique des crachats était indiqué comme le moyen le plus sûr de dépister sans retard le tuberculeux qui s'ignore! Combien la fréquence de la tuberculose diminuerait si le dépistage, aussi précoce que pos- sible, des tuberculeux, était enfin organisé! Souhaitons que l'ou- verture et la multiplication des dispensaires soient, pour la classe des malades d'hôpital, le commencement de cette ère nouvelle et que ces idées, répandues par une large propagande, pénètrent aussi dans les foyers des malades de la classe bourgeoise et... chez leurs médecins.

B.) *Confirmation de l'idée de réveil dans la pathogénie de la tuberculose de l'adulte.* — En exposant, au début de ce travail, les considérations générales, je me suis suffisamment étendu sur cette notion pour n'y point revenir ici. Les constatations que nous avons tous pu faire sur le vaste champ d'observation de l'état de guerre sont d'ordre général et n'ont fait que confirmer mes idées antérieures, en montrant le rôle de toutes les circons- tances occasionnelles qui peuvent favoriser la tuberculisation, ou, pour être plus précis, le réveil de la tuberculose chez l'adulte. Je me bornerai à rappeler celles qui sont particulières aux condi- tions de l'état de guerre; à savoir : 1° le rôle de la *vaccination antityphoïdique,* lorsqu'elle est pratiquée chez un sujet porteur de lésions tuberculeuses, plus ou moins latentes mais non éteintes; 2° les caractères de la *tuberculose des noirs* ou *de l'indigène*, que la plupart d'entre nous n'avaient jamais eu l'occasion d'observer et à propos de laquelle ils ont pu se convaincre des différences cliniques qui séparent la tuberculose de première inoculation de la tuberculose d'éclosion ou de réinfection; 3° les caractères évolutifs de la *tuberculose du jeune soldat*, arraché brusquement de la vie au grand air (grande campagne, montagne) et transplanté dans un milieu malsain et contaminé; lui aussi fait une tuberculose de première inoculation, qui, bien souvent, rappelle, par ses modalités cliniques, la tuberculose de l'enfant. — A ces trois notions, j'en ajouterai une quatrième, que voici : les constatations du temps de guerre ont démontré une fois de plus le rôle bienfaisant de la vie au grand air. Certes, je ne voudrais pas « faire de paradoxe », mais je crois que je ne serai contredit par aucun médecin si je dis que pas mal de tuberculeux en activité ont guéri aux tranchées, — j'en connais, pour ma part, un nombre respectable — alors que d'innombrables anciens tuberculeux, apparemment guéris, ont vu leurs lésions se réactiver dans les services de l'arrière. Ceci ne signifie point, d'ailleurs, qu'on a bien fait d'envoyer aux tranchées des tuberculeux en activité; on a eu tort, certes, et on a eu tort pour deux raisons : d'abord parce qu'ils ont été des foyers de contamination pour des voisins non encore vaccinés, et, ensuite, parce qu'à côté des heureux qui ont bénéficié de cette cure d'air obligatoire, il y a pas mal de malheureux qui en sont morts.

C.) *Infirmation du rôle tuberculogène des traumatismes de poitrine.* — A la suite des expériences de Max Schuller, pourtant fortement ébranlées dans leurs conclusions par les expériences de contrôle de Lannelongue et Achard, le rôle tuberculogène du traumatisme devint une sorte de dogme. En multipliant à l'infini les traumatismes et en variant leurs modes, la guerre paraissait appeler à confirmer définitivement ce dogme. Or, elle a eu justement l'effet inverse. Elle a permis de reconnaître que *la tuberculose traumatique est extrêmement rare chez les blessés de poitrine*. Je crois avoir été le premier à établir cette notion devant la Société Médicale des Hôpitaux (30 juin 1916). Mes conclusions furent confirmées ultérieurement par Ribadeau-Dumas, Dénéchau, Derric et Cordier, Léon Bernard et Mantoux, etc...

Sur 1.400 fiches, prises au hasard, de tuberculose chez des soldats, je n'ai relevé que 9 fois le traumatisme thoracique; d'autre part sur 96 anciens blessés de poitrine, je n'ai relevé que 9 cas de tuberculose consécutive. Encore, ces 9 cas sont-ils représentés par les mêmes 9 malades figurant sur les statistiques des 1.400 tuberculeux et chez lesquels la tuberculose ne peut être à coup sûr rattachée au traumatisme dans tous les cas. G. Brouardel donne un pourcentage de 6 % et Dénéchau de 8 %.

D'autre part, je constate que le fait que la *blessure* a été *pénétrante* ne semble pas avoir une influence notable puisque sur 80 cas de blessures pénétrantes observés au Vésinet avec Lechevallier, je n'ai pas observé un seul cas de tuberculose, et puisque, sur les 9 cas relevés sur mes 1.400 fiches de tuberculeux, je ne relève que 4 cas de tuberculose consécutive. Si, enfin, on analyse les détails de ces cas positifs, on en retire de précieux enseignements : dans 2 cas, ces manifestations tuberculeuses n'ont fait leur apparition que six et huit mois après la blessure, et il s'agissait de grands blessés avec plaies profondes des membres, qui ont suppuré indéfiniment et ont dû demeurer dans des salles d'hôpital, à une époque où, faute d'isolement des tuberculeux, la contamination de voisinage a pu s'exercer; dans ces 2 cas il est impossible d'accorder au traumatisme thoracique une importance étiologique plus grande qu'à ces causes générales; dans les 2 autres cas, la tuberculose fut assez bénigne et consista en quelques hémoptysies avec signes congestifs des sommets et bacilles dans les crachats; ces deux malades s'améliorèrent rapidement et rien ne prouve que la poussée congestive ait été le seul fait du traumatisme.

Il semble que les *contusions occasionnent* plus souvent que les blessures pénétrantes le développement ultérieur de la tuberculose. Tel était aussi l'avis de Mosny. Sur 9 cas de grosses contusions thoraciques, j'ai vu 5 fois survenir la tuberculose. Mais, dans 4 cas, tout se borne à quelques phénomènes de congestion locale; dans 1 seul cas, dans lequel il s'agissait de contusions thoraciques très violentes et multiples, la tuberculose progressa et amena la mort en quelques mois.

Les observations publiées depuis mon mémoire ont apporté des conclusions confirmatives, établissant que *l'action directe du traumatisme thoracique est tout à fait exceptionnelle.* Faut-il attacher plus de valeur à *l'action indirecte, non locale, du traumatisme,* puisque, sur 9 cas de contusion, j'ai vu la tuberculose 5 fois, alors que, sur 87 cas de blessures pénétrantes, je ne l'ai observée que 4 fois? Il faut remarquer que, le plus souvent, il s'est agi de très fortes et multiples contusions par éclatement d'obus et que les sujets ont été violemment renversés et commotionnés, si bien que, au rôle du traumatisme, s'ajoute l'intervention des différents facteurs que comporte l'éclatement d'un obus (modification brusque de la pression, influence des gaz dégagés...). A cette notion il convient de joindre, comme je l'ai dit plus haut, celle des longues suppurations provoquées par les régions concomitantes des membres et des autres régions du corps. La valeur de cette notion étiologique est mise en évidence par les cas de tuberculose pulmonaire qu'on observe chez de tels suppurants, plusieurs mois après les blessures des membre, alors même qu'ils n'ont reçu aucun traumatisme thoracique.

Dès lors, nous devons admettre que *ce n'est pas le traumatisme qui agit, mais que ce sont ses conséquences* (retentissement sur l'état général, longues suppurations, séjour prolongé sur un lit d'hôpital, disparition de l'appétit, etc...). Cette considération cadre bien avec nos conceptions actuelles sur la pathogénie de la tuberculose de l'adulte, qui n'est presque toujours que le réveil d'une tuberculose endormie depuis l'enfance.

C'est, à mon sens, dans cette notion qu'il faut trouver l'explication du pourcentage beaucoup plus élevé (42 %) de tuberculeux observés par Técon à Leysin. Comme il le dit lui-même, ses malades étaient sélectionnés; c'étaient des prisonniers, venus d'Allemagne, internés à Leysin comme tuberculeux : leur captivité a agi certainement comme cause de tuberculisation.

Au reste, j'ai observé, depuis mes premières recherches, chez d'anciens blessés de poitrine, *plusieurs cas de tuberculose siégeant du côté opposé à celui du traumatisme thoracique.*

Je renvoie le lecteur à mon mémoire initial et à mes publications consécutives. J'ajoute simplement que, si on veut apporter des observations probantes, il ne faut tenir compte que de celles dans lesquelles l'analyse des crachats a donné un résultat positif; en effet, ainsi que je l'ai montré, les séquelles des plaies de poitrine prennent fort souvent le masque de la tuberculose, en raison de la similitude fréquente de leurs signes physiques, fonctionnels et généraux. L'erreur a dû être commise bien souvent; j'ai pu la constater chez plusieurs blessés de poitrine, qu'une intervention chirurgicale a sauvés et qu'une erreur de diagnostic avait risqué de condamner comme tuberculeux.

Pas plus que les blessures de poitrine, *les intoxications par les gaz asphyxiants* ne sont un facteur de tuberculose. Mais, de même que les blessures de poitrine, elles peuvent engendrer, à titre de séquelles, des accidents durables qui, par leurs caractères symptômatiques, évoquent le diagnostic de tuberculose pulmonaire. Dans des notes antérieures et, tout récemment, dans le travail que j'ai publié avec Haas, j'ai insisté sur la très grande fréquence d'un syndrome de sclérose broncho-pulmonaire avec dilatation bronchique et catarrhe plus ou moins intense, accompagné d'une toux quinteuse, constante, très souvent coqueluchoïde qui trouve vraisemblablement sa cause dans l'adéno-médiastinite que permet de contrôler l'exploration radiologique.

Existe-t-il, en dehors de ces cas, qui intéressent le diagnostic différentiel avec la tuberculose pulmonaire, des cas dans lesquels l'intoxication par les gaz peut être accusée d'avoir provoqué la tuberculose? On a signalé quelques rares observations dans lesquelles une explosion granulique ou broncho-pneumonique rapide (Gouget) suivit de près l'intoxication. Parmi les premiers gazés, du début de la guerre, que j'ai eu à examiner, j'ai signalé un cas de ce genre et j'avais pensé, à ce moment, que les gaz joueraient un rôle important dans les réveils de tuberculose. Mes observations personnelles et celles de nombreux auteurs (Gimbert,

Clerc, Roubier, Rist, Dopter, Ségard) ont, dans la suite, infirmé cette hypothèse. Sans doute, on rencontre des sujets qui présentent des signes de lésions fibreuses, sclérosantes, des sommets; mais, presque toujours, il s'agit de sujets ayant dépassé la quarantaine et chez lesquels la tuberculose peut être considérée comme de date ancienne. Sur 216 fiches de gazés, dépouillées parmi celles des malades que j'ai eu en traitement dans un service de l'hôpital du Vésinet, spécialement consacré aux gazés, j'ai relevé 7 cas seulement de tuberculose fibreuse, nullement évolutive, sans expectoration bacillifère. D'autre part, sur 600 fiches, prises au hasard, provenant des militaires en traitement à la Charité comme « suspects de tuberculose », j'ai relevé seulement 31 sujets dans les antécédents desquels figurait, à date plus ou moins lointaine, une intoxication par les gaz, assez forte pour avoir nécessité l'évacuation; sur ces 31 sujets, 21 ne présentaient aucun signe de tuberculose et 10 seulement offraient des signes de tuberculose en évolution, sans qu'il fût possible de rattacher exclusivement la tuberculose à l'intoxication par les gaz, étant donné les autres causes coexistantes de réveil. Enfin, sur 1.000 fiches, prises également au hasard, de militaires envoyés pour avis, « comme suspects de tuberculose » à ma consultation de la Charité, je n'ai trouvé que 54 gazés, sur lesquels 5 seulement présentaient des signes de tuberculose en évolution.

De ces observations et de celles qui ont été publiées par d'autres auteurs on peut conclure que l'intoxication par les gaz n'exerce qu'une influence exceptionnelle et discutable sur la tuberculose préexistante.

** **

Par cette rapide revue, esquissée à grands traits, j'espère avoir assez clairement établi que la phtisiologie a tiré de la riche documentation apportée par la guerre des enseignements cliniques dont l'importance est loin d'être négligeable. En se reportant aux publications mentionnées dans l'Index bibliographique qui suit, le lecteur en appréciera mieux la valeur et pourra s'instruire des détails qu'il m'a été impossible de préciser plus longuement.

BIBLIOGRAPHIE

AMEUILLE. — Nécessité des examens bactérioscopiques et radioscopiques systématiques pour le diagnostic de la tuberculose pulmonaire.(*Paris-Méd.*, 3 janvier 1920).

BERNARD (L.). — Fièvre typhoïde et tuberculose. (*Paris-Médical*, 16 janvier 1916).

BEZANÇON (F.). — Diminution du murmure vésiculaire au sommet droit. (*Soc. méd. des (Hôpit.*, avec discussion ouverte de décembre 1907 à février 1908.

BEZANÇON (F.). — *Journ. Médical français*, 13 août 1913).

BURNAND. — La grippe chez les tuberculeux pulmonaires. (*Revue Médical de la Science Romande*, juillet 1919).

CASTELLANI. — Note sur la « broncho-spirochétose et les bronchites mycosiques ». Affections simulant quelquefois la tuberculose pulmonaire. (*Presse Médicale*, 5 juillet 1917).

CHALLAMEL. — Blessure du poumon et tuberculose pulmonaire ultérieure. (*Paris-Médical*, 1er mars 1919).

COURCOUX. — Note sur l'évolution éloignée, les symptômes et la génèse des séquelles pleurales des plaies pénétrantes de poitrine. (*Jour. de méd. et de chir. pratiques*, 10 nov. 1919).

DELHERM. — Suspects de tuberculose pulmonaire et radiologie. (*Paris-Médical*, 1er février 1919).

DUFOURT et SÉGARD. — La cortico-pleurite tuberculeuse bénigne à foyers récidivants et les anciennes congestions pulmonaires chroniques dites arthritiques. (*Revue de méd.*, nov.-déc. 1919).

DUMAREST. — Sur le diagnostic bactériologique de la tuberculose pulmonaire. (*Presse Méd.*, 6 juin 1918).

GAUSSEL — L'utilisation militaire des hommes réformés pour tuberculose pulmonaire. (*Paris-Médical*, 1er mars 1919).

GRÉGOIRE et COURCOUX. — Plaies de la plèvre et du poumon. (*Collection Horizon*).

GRENET. — Remarques sur le diagnostic de la tuberculose pulmonaire. — Le triage des militaires tuberculeux. (*Monde Médical*, novembre 1918).

HALBRON. — Etude des réactions myotoniques du trapèze. (*Soc. méd. des Hôpit.*, 14 nov. 1919).

KINDBERQ et DELHERM. — Sur le triage des tuberculeux aux armées. (*Presse Méd.*, 15 nov. 1917).

KING. — Fréquence de la tub. pulmonaire chez les soldats à cœur irritable. (*Archives of. internal. médécine*, Chicage, t. XXIV, n° 2).

KROGNOLD (Mlle). — Thèse, Paris 1919.

LAUBRY et MARRE. — Sur l'aptitude au service militaire des tuberculeux pleuro-pulmonaires. (*Paris-Médical*, 21 juillet 1917).

LEBON (H.). — Diminution de la transparence normale des sommets des poumons dans la tuberculose. (*Presse Médicale*, 14 février 1918).

LEBON (H.). — Diminution de la transparence normale des sommets dans la tuberculose. (*Presse Médicale*, 14 février 1918).

LEMIERRE et LANTUEJOUL. — Traumatisme et tuberculose pleuro-pulmonaire. (*Soc. méd. des Hôpit.*, 10 mai 1918).

LEREBONBLET. — Pour les blessés de la tuberculose. (*Paris-Médical*, 15 janvier 1916).]

LEREBONBLET. — La tuberculose et la guerre. (*Paris-Médical*, 7 avril 1917).

LEREBONBLET. — Les questions actuelles de tuberculose. (*Paris-Médical*, 3 janvier 1918).

LEREBONBLET. — La tuberculose en 1919. (*Paris-Médical*, 3 janvier 1920).

LŒPER et CODET. — La réaction myotonique des trapèzes dans la tuberculose pulmonaire. (*Progrès Méd.*, 11 août 1917).

MAINGOT. — Aspect radiologique des sommets dans la tuberculose pulmonaire. — Valeur des signes radiologiques. (*Jour. des Praticiens*, 1er et 12 juin 1918).

MANTOUX. — Tuberculose pulmonaire ouverte et tuberculose fermée (*Presse Médicale*, 11 nov. 1918).

MANTOUX. — Les tuberculoses cavitaires paucibacillaires. (*Annales de Médecine*, n° 3, 1918).

MANTOUX et MAINGOT. — Les images cavitaires dans les tuberculoses pulmonaires. (*Presse Méd.*, 7 mars 1918).

MANTOUX et MAINGOT. — Limites de sensibilité de l'exploration radioscopique des poumons. (*Soc. méd. des Hôpit.*, 11 oct. 1918).

MERKLEN (Prosper). — Tuberculose incipiente. — Diagnostic de nature et d'évolution. (*Paris-Méd.*, janvier 1918).

MERKLEN (Prosper). — Note sur quelques données importantes en matière de tuberculose pulmonaire (*Presse Médicale*, 23 mai 1918).

MORICHAU-BEAUCHANT. — Tuberculose, respiratoire, évolutive fermée avec prédominance des signes pleuraux. (*Jour. méd. français*, juillet 1919).

MORICHAU-BEAUCHANT. — Pleurites et tuberculose. (*Paris-Médical*, 7 avril 1917).

MORICHAU-BEAUCHANT. — Les tuberculoses respiratoires et la guerre. (*Progrès Médical*, 14 juillet 1917).

MOSNY. — Tuberculose pulmonaire et traumatisme. (*Soc. méd. des Hôpit.*, 25 juillet 1916).

MOURIQUAND. — Le signe de la matité axillaire dans le diagnostic des processus pleuraux. (*Presse Médicale*, 24 mars 1919).

D'ŒLSNITZ et L. CORNIL. — Note sur l'étude oscillométrique des réactions sympathiques frustes homolatérales dans les affections pleuro-pulmonaires. (*Soc. méd. des Hôpit.*, 24 oct. 1919).

PÉHU et DAGUET. — Recherches cliniques et radioscopiques sur certaines séquelles lointaines des plaies pleuro-pulmonaires de guerre. (*Lyon chirurgical*, mai-juin 1918).

PÉHU et DAGUET. — Reliquat des épanchements pleuraux. (*Jour. médical français*, juillet 1919).

PEYRET. — La percussion immédiate bi-mensuelle. (*Presse Médicale*, 25 juillet 1918).

PEYRET. — L'auscultation focale. (*Bul. de l'Acad. de Médec.*, 22 juillet 1919).

PHILIBERT. — L'expectoration provoquée, l'épreuve de l'eau salée et l'épreuve de la marche dans le diagnostic de la tuberculose pulmonaire (*Progrès Médical*, n° 19, 10 mai 1919).

PHILIPPON. — Étude clinique, séméiologique et thérapeutique de la pleurite du sommet (*L'Hôpital*, décembre 1919).

PIÉRY. — Sur une forme bénigne et fréquente de la tuberculose aux armées. — La pleurite tuberculeuse à répétition, *Presse Médicale*, 21 décembre 1916).

— Localisations scissurales de la tuberculose pulmonaire *Presse Médicale*, 24 février 1919).

PISSAVY et SÉRANE. — Étude sur la valeur des modifications de la sonorité et de l'intensité du murmure vésiculaire au sommet du poumon pour le diagnostic de la tuberculose (*Société médicale des Hôpitaux*, 30 mars 1917).

PRUVOST (P). — Réactions humorales dans la tuberculose pulmonaire chronique (*Gazette des Hôpitaux*, 6 septembre 1919).

RAMOND et FRANÇOIS. — La submatité du sommet droit (*Société médicale des Hôpitaux*, 16 novembre 1917).

RÉNON. — Une épreuve de guérison de la tuberculose pulmonaire (*Bulletin de l'Académie de Médecine*, 3 juin 1919).

RIBADEAU-DUMAS. — Signes radiologiques de la tuberculose pulmonaire (*Progrès Médical*, 20 septembre 1919).

— Conformation des sommets et tuberculose pulmonaire (*Société médicale des Hôpitaux*, 16 février 1917).

RICHET (CH.) (fils). — La tuberculose pulmonaire évolutive dite « fermée » existe-t-elle ? (*Presse médicale*, 6 septembre 1917).

RIST. — Le diagnostic différentiel de la tuberculose pulmonaire et les affections chroniques des fosses nasales (*Presse Médicale*, 24 juillet 1916).

— Les principes du diagnostic rationnel de la tuberculose pulmonaire (*Presse Médicale* 13 juillet 1916).

ROGER et LÉVY-VALENSI (Société de Biologie. 8 novembre 1919).

ROUBIER — *Progrès Médical*, 14 juin 1919).

SABOURIN. — Quelques points de repère pour l'auscultation des tuberculeux (*Paris-Médical*, 9 novembre 1918).

— Synthèse clinique des interlobites chez les tuberculeux (*Presse Médicale*, 19 février 1917).

— A propos de la « zone d'alarme » chez les tuberculeux (*Journal des Praticiens*, 7 avril 1917).

SEGARD. — Ce que deviennent les anciens gazés pulmonaires (*Journal de médecine et de chirurgie pratiques*, 25 juin 1919).

SERGENT (Émile) et AGNEL. — Note sur quelques effets cliniques des gaz asphyxiants (*Société médicale des Hôpitaux*, 5 novembre 1915).

— La tuberculose chez les soldats à la suite des traumatismes du thorax *Société médicale des Hôpitaux*, 30 juin et discussion ouverte dans les séances suivantes).

— Histoire suggestive de quelques faux tuberculeux. Diagnostic de la tuberculose pulmonaire et des affections des voies respiratoires supérieures (*Société médicale des Hôpitaux*, 28 juillet 1916).

— Les signes de la pleurite du sommet et le diagnostic de la tuberculose pulmonaire de l'adulte. L'adénite et la lymphangite nodulaire sus-claviculaires (*Presse Médicale*, 24 août 1916).

SERGENT (Emile) et G. DELAMARE. — Les enseignements cliniques d'un centre de triage de militaires suspects de tuberculose (*Journal de médecine et de chirurgie pratiques*, 25 novembre 1916).

Sᴇʀɢᴇɴᴛ (Emile) et Lᴇᴄʜᴇᴠᴀʟʟɪᴇʀ. — Les plaies pénétrantes de poitrine et particulièrement leurs phases secondaires et lointaines (*Journal de médecine et de chirurgie pratiques*, 25 janvier 1917).
— Les « suspects de tuberculose » (*Paris-Médical*, 7 avril 1917).
Sᴇʀɢᴇɴᴛ (Emile) et Mⁱˡᵉ Gᴇʀᴍᴀɴ. — Évolution de la pleurite du sommet chez les tuberculeux (*Annales de Médecine*, n° 2, 1917).
Sᴇʀɢᴇɴᴛ (Émile). — Les étapes du diagnostic pratique de la tuberculose pulmonaire. Pages d'histoire médico-militaire (*Monde Médical*, novembre 1917).
— A propos du triage des tuberculeux aux armées (*Presse Médicale*. 3 janvier 1918).
— Sur la difficulté d'apprécier si un tuberculeux pulmonaire chronique est en évolution active ou non (*Journal médical français*, décembre 1918).
— Le diagnostic précoce de la tuberculose pulmonaire et son importance au point de vue social (*Progrès Médical*, 17 mai 1919).
— La tuberculose pulmonaire de l'adulte. — Les éléments du diagnostic étudiés en général (*Progrès Médical*, 4 octobre 1919).
Sᴇʀɢᴇɴᴛ (Émile) et P. Pʀᴜᴠᴏsᴛ. — Séquelles tardives des plaies de poitrine. — *Société médicale des Hôpitaux*, 11 décembre 1919).
Sᴇʀɢᴇɴᴛ (Emile et P. Pʀᴜᴠᴏsᴛ. — Séquelles pulmonaires et médiastinales des plaies et traumatismes thoraciques et des intoxications par les gaz asphyxiants (*Journal de médecine et de chirurgie pratiques*, 10 novembre 1919).
Sᴇʀɢᴇɴᴛ (Émile) et Hᴀᴀs (J.). — Les séquelles des intoxications par les gaz asphyxiants et leurs rapports avec la tuberculose (*La Médecine*, n° de mai 1920 (sous presse).
— Considérations sur la statistique du centre de triage la « Charité le Vésinet » de juin 1916 à décembre 1917 (*Journal de médecine et de chirurgie pratiques*, 10 septembre 1918). — (Cet article est le complément du travail publié en collaboration avec G. Delamare, *loc. cit.*)
— *Études cliniques sur la tuberculose* (recueil de mes principales publications sur la tuberculose, 2ᵉ édition sous presse, Maloine, éditeur).
— L'insuffisance respiration des sommets et le diagnostic de la tuberculose pulmonaire chez l'adulte. (Académie des Médecines, séance du 11 mai 1920).
— *Traité de Pathologie médicale et de Thérapeutique appliquée*, publié avec la co-direction de Ribadeau-Dumas et de Bubonneix (Maloine, éditeur. — Article « Éléments du diagnostic du volume : Tuberculose ».
Tᴇᴄᴏɴ. — Traumatismes thoraciques et tuberculose pulmonaire chez des soldats des armées alliées internés en Suisse (*Revue médicale de la Suisse romande*, août-septembre 1919).
Wᴇɪʟʟ (F.-Albert). — Signes radiologiques de la tuberculose (*Paris-Médical*, 2 mars 1918).
Wᴇɪʟʟ (P.-E.). — Les pleurésies axillaires (*Journal des Praticiens*, 17 mai 1919).
Wᴇɪʟʟ (P.-E.) et Lᴏɪsᴇʟᴇᴜʀ. — La résorption de l'air dans les séreuses et en particulier la séreuse pleurale (*Presse Médicale*, 6 juin 1918).
Wᴇɪʟʟ (P. E.) et Lᴏɪsᴇʟᴇᴜʀ. — La pneumo-séreuse pleurale, au point de vue diagnostique (*Journal médical français*, juillet 1919).
Wɪʟᴅʙᴏʟᴢ. — *Correspondenz-Blatt für Schweitzer-Ærzle* Bâle, 31 mai 1919.

Sur un dispositif spécial des baraquements destinés à la cure des tuberculeux en hôpital-sanatorium de fortune : la galerie de cure adossée à la baraque (1)

Sous la direction de M. le médecin-inspecteur Sieur, directeur du Service de Santé du G. M. P., et sous la surveillance de M. le

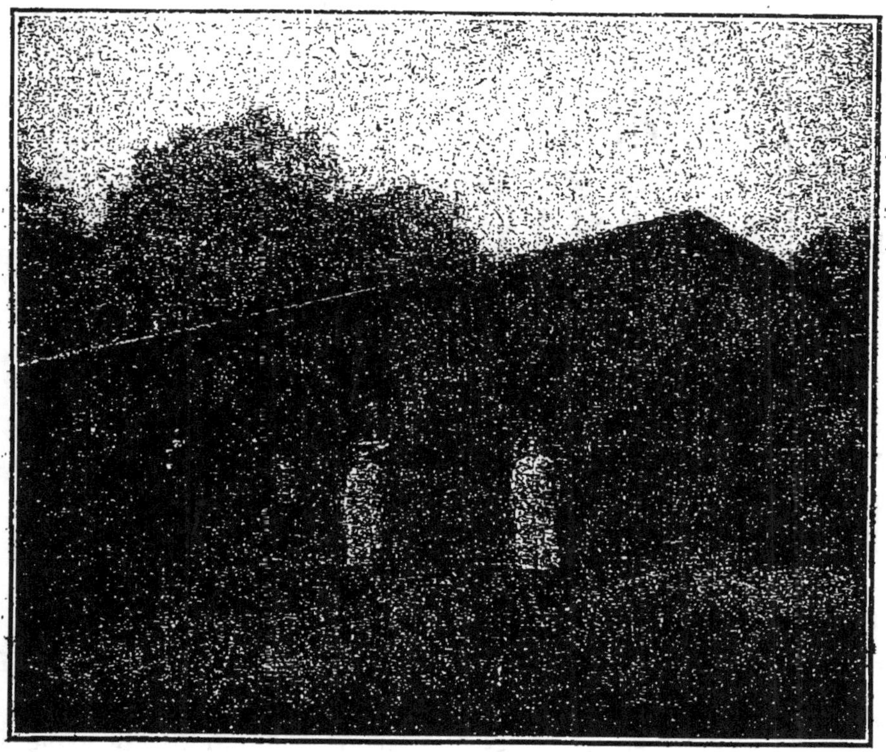

Fig. 7.

médecin principal Arnaud, sous-directeur, nous avons organisé dans le parc de l'Hôpital Temporaire de l'asile du Vésinet un

(1) Note accompagnant les photographies remises au Musée du Val-de-Grâce.

hôpital-sanatorium de fortune, en dix baraques pouvant contenir chacune vingt lits.

Les baraques choisies, d'accord avec le génie, ont été les baraques Favaron.

Ces baraques (fig. 8), convenablement espacées, ont été **surélevées** (comme le montrent les figures), de façon à laisser l'air circuler

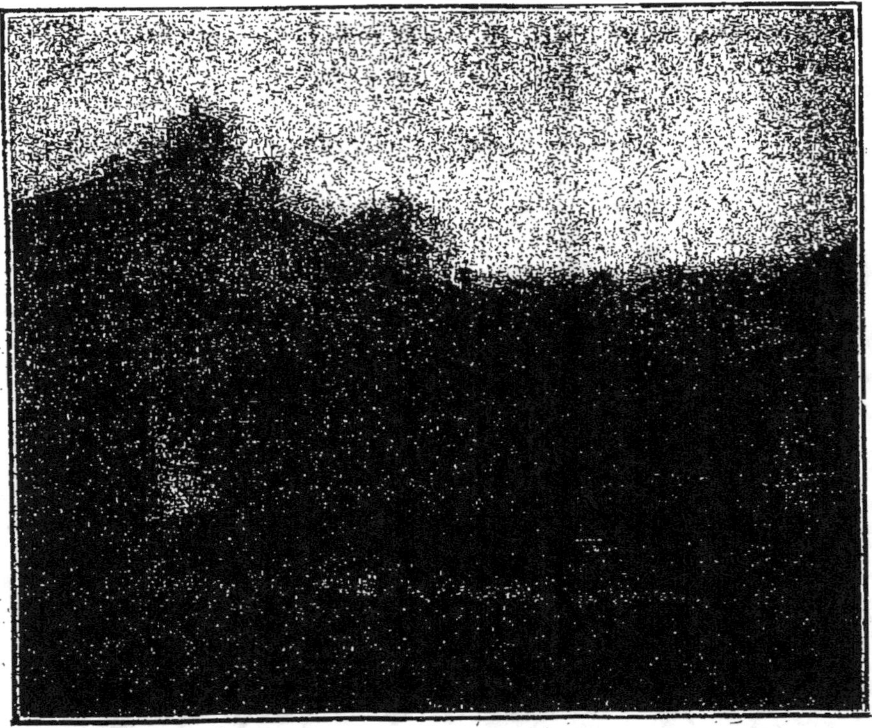

Fig. 8.

culer librement par-dessous et à éviter ainsi l'humidité. Chacune d'elles, comporte quatre petites chambres placées, par deux, à chaque extrémité; deux de ces chambres (à la même extrémité) ont été consacrées, l'une à l'aménagement d'un W.-C. avec tout-à-l'égoût, et l'autre à un poste d'eau avec lavabo à quatre places, à eau courante; les deux petites chambres de l'autre extrémité sont utilisées comme chambre d'isolement et comme bureau et chambre de l'infirmier de garde. — Les baraques sont chauffées chacune par deux poêles et munies d'un éclairage électrique branché sur l'éclairage général de l'asile.

Une galerie de cure (fig. 10), de cent mètres de longueur, a été montée dans une grande avenue du parc, convenablement orien-

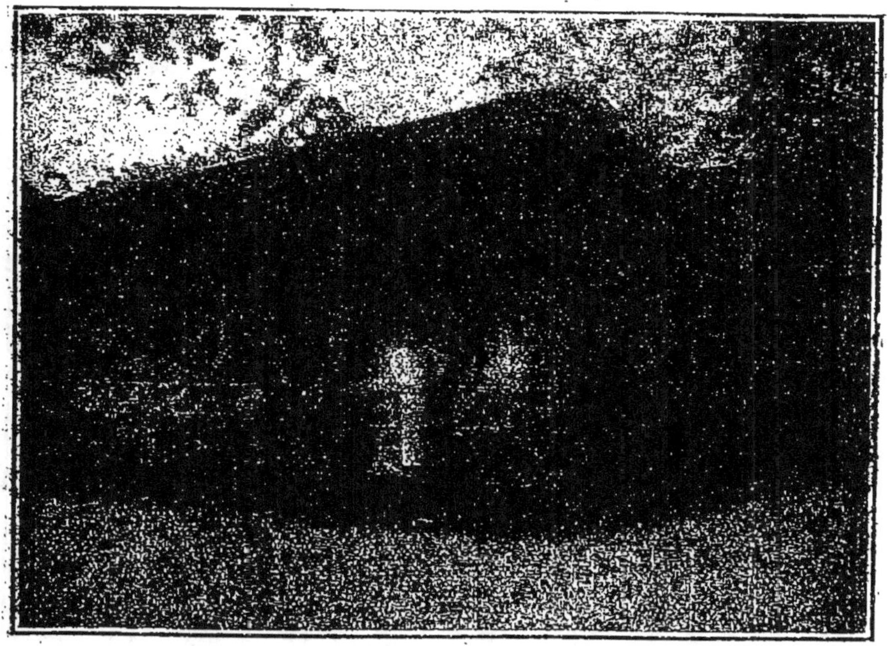

Fig. 9.

tée, de façon à permettre l'aération continue des malades. Cette galerie peut recevoir cent chaises-longues; elle a une élévation (4 m.) et une profondeur (4 m.) suffisantes pour que l'air et le soleil pénètrent facilement sans que la pluie puisse incommoder; rien ne serait plus simple, d'ailleurs, que de disposer sur tringles ou sur anneaux des rideaux contre la pluie fouettante ou le soleil trop ardent ou trop bas.

Cette galerie de cure, ne pouvant contenir que cent chaises-longues et nos malades étant au nombre de deux cents, avant de faire construire une seconde galerie, nous avons eu l'idée de proposer à M. le médecin-inspecteur Sieur un dispositif qu'il a accepté, en raison des avantages que nous faisions valoir. Ce dispositif consiste à adosser directement à la baraque une petite galerie de cure (fig. 8 et 9), pouvant contenir vingt chaises-longues, c'est-à-dire exactement autant de chaises-longues qu'il

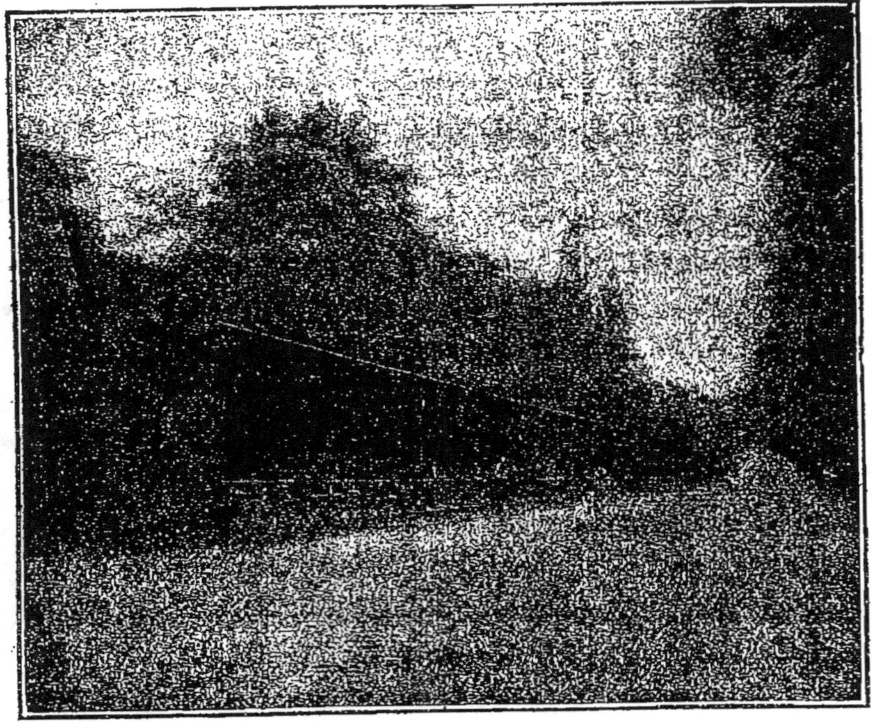

Fig. 10.

y a de lits dans la baraque. Il a l'avantage d'être très économique, puisque l'une des parois de la baraque sert en même temps de fond à la galerie de cure. Il a également l'avantage d'assurer en hiver une température plus supportable aux malades qui font la cure sur chaises-longues, puisque la galerie reçoit une partie de la chaleur de l'intérieur des baraques. Il a enfin l'avantage de permettre le passage direct des malades de la chambre-baraque à la galerie de cure; ils évitent ainsi la pluie et l'humidité du sol, inconvénients auxquels ils sont soumis, s'ils doivent se rendre à la galerie de cure et si celle-ci est distante et installée en une autre partie du parc.

Ces galeries-adossées ne présentent que des avantages. On ne saurait objecter qu'elles enlèvent de la lumière et de l'air à l'intérieur des baraques, si on prend soin de donner à leur toiture une inclinaison suffisante.

En outre, elles ne nécessitent point un personnel supplémentaire, la surveillance s'exerçant directement par le personnel attaché au service des baraques.

Ce dispositif nous a paru donner les résultats les plus satisfaisants et nous croyons devoir le signaler à ceux de nos collègues qui auront reçu la mission d'organiser un hôpital-sanatorium de fortune en baraquements.

Du choix de l'emplacement pour l'hôpital sanitaire-type. Altitude, latitude, superficie, contenance optima (1

(*Paris Médical*, 28 septembre 1918)

J'ai la bonne fortune d'avoir pour collaborateur à l'hôpital sanitaire du Vésinet, depuis l'ouverture de cette formation, le Dr Lauth, qui fut l'organisateur du sanatorium de Leysin et dont la compétence, en la matière, me fut particulièrement précieuse. Lorsque j'ai été informé que M. le Sous-Secrétaire d'Etat du Service de Santé m'avait fait l'honneur de me désigner pour le rapport que voici, mon premier soin fut de prier le Dr Lauth de m'éclairer de son expérience personnelle. Je considère comme un devoir de signaler, dès le début de ce rapport, que, pour une bonne part, il est dû à la collaboration de cet excellent spécialiste.

(1) Rapport lu à la réunion des phtisiologues au V. G. le 12 avril 1917.

Considérations générales

S'il me fallait donner une définition de ce qu'il convient d'entendre par hôpital sanitaire-type, je dirais qu'un hôpital sanitaire-type ne peut ni ne doit être autre chose qu'*un bon sanatorium* aussi peu coûteux que possible. Lorsqu'une société financière se constitue en vue de la construction d'un sanatorium pour malades payants, elle n'est point étroitement limitée dans le choix de l'emplacement et de la superficie, comme peut l'être une œuvre philanthropique ou sociale, qui doit compter avec la question d'argent, surtout si elle est dans l'obligation d'édifier et d'entretenir un nombre élevé d'établissements du même ordre. Entre les deux types de formations sanitaires il y a la même différence qu'entre une maison de santé chirurgicale et une clinique chirurcale hospitalière.

Aussi bien, le choix de l'emplacement, dans l'un et l'autre cas, est-il étroitement subordonné aux ressources financières; ce n'est point, en effet, seulement sur l'aménagement des salles d'opérations et des laboratoires de l'établissement chirurgical, non plus que sur le nombre et le luxe des galeries de cure du sanatorium, qu'on réalisera une économie notable; ce sera aussi, et surtout peut-être, sur le prix du terrain et sur les frais qu'entraînerait une trop grande difficulté d'accès. Mais, si des considérations budgétaires pèsent sur l'organisation d'un établissement hospitalier elles ne sauraient diminuer la valeur des considérations hygiéniques, dont les conditions doivent être, au préalable, judicieusement examinées et rigoureusement exigibles.

Or, si nous pesons les termes du rapport qui m'a été confié, nous voyons qu'ils peuvent être groupés sous deux chefs, intéressant réciproquement chacun de ces ordres de considérations : d'une part, l'*altitude* et la *latitude* sont surtout du ressort de l'hygiène; d'autre part, la *superficie* et la *contenance* sont étroitement subordonnées à la question dépense et administration.

Nous verrons, chemin faisant, que la scission est plus apparente que réelle et que les deux questions s'intriquent intimement.

Les grands principes d'hygiène qui sont à l'origine de l'idée de sanatorium

LA CURE D'AIR

D'une façon générale le choix de l'emplacement d'un hôpital sanitaire ne peut être discuté que si, au préalable, on admet que la base du traitement à l'hôpital sanitaire est représentée par *la cure d'air*.

Ce n'est point ici le lieu ni le moment de faire l'historique des polémiques qui se sont élevées sur les dangers et les bienfaits de la cure d'air dans le traitement de la phtisie. Tous les médecins sont aujourd'hui d'accord; nous ne sommes plus au temps où le tuberculeux était confiné dans une chambre close, dont la fenêtre hermétiquement bouchée par d'épais bourrelets ne s'ouvrait jamais; nous avons perdu la crainte du froid, ce qui ne nous empêche pas de nous méfier encore des refroidissements; nous connaissons les vertus du soleil et de l'altitude; nous savons que certains poumons aiment l'humidité tiède et d'autres le grand air marin du large; nous nommons des confrères qui se sont guéris en prenant du service sur des transports maritimes.

Et pourtant, bien près de nous, en 1840, Bodington, qui n'était point Allemand et qui, cependant, doit être considéré comme le véritable initiateur du traitement hygiénique de la tuberculose, dut, sous les sarcasmes de ses confrères et les menaces de leurs malades, fermer sa maison de cure d'air d'Erdington et la transformer en asile d'aliénés; ce qui fit dire à l'un de ses détracteurs qu'il finissait de la même façon qu'il avait commencé. Bodington avait paru fou à ce confrère parce qu'il avait osé écrire : « *Le séjour au grand air pour respirer sans trêve l'air pur, sans crainte du vent ni du mauvais temps, est un traitement réel et très important, capable d'arrêter les progrès de la tuberculose.* Contre ce traitement existe un préjugé appuyé sur la crainte superstitieuse et mal fondée du *refroidissement*. La crainte du mauvais temps ne doit pas empêcher de rester au grand air. *La gelée n'est pas dangereuse au poitrinaire.* »

L'idée a germé, la cure d'air est, de nos jours, à la base de la thérapeutique de la phtisie. Encore, convient-il qu'elle soit bien réglée et qu'elle obéisse à une technique appropriée aux circonstances. En principe, on peut admettre *qu'elle est réalisable partout « et qu'il n'y a pas de climat-type » pour le traitement de la tuberculose*. Sans doute, le malade suffisamment riche pour chercher le maximum de conditions favorables se déplacera suivant les saisons, choisira la montagne de préférence à la plaine et pourra faire *librement* sa cure. Le tuberculeux d'hôpital devra trouver, cependant, les moyens d'une cure profitable, appropriée à la forme de sa maladie, si l'administration prend soin d'établir, dans les diverses régions, des hôpitaux sanitaires. La France, grâce à son merveilleux climat, a tous les moyens de réaliser les conditions exigibles. Elle peut construire des hôpitaux sanitaires d'altitude ou de plaine; elle peut réaliser la cure d'air marine ou forestière. Il importe qu'elle arrive à posséder des établissements sanitaires répondant par leur nombre et leur situation aux besoins divers de la lutte sociale entreprise contre la tuberculose.

Il est bien certain que, si aucune indication n'est fournie sur le choix de la région, si une somme d'argent suffisante est mise à la disposition d'une commission médicale ayant pour mission de choisir l'emplacement d'un hôpital sanitaire-type, cette commission se dirigera sans hésitation vers la montagne, se souvenant que la cure d'air trouve dans *l'altitude* les conditions les plus favorables à sa réalisation.

La *cure d'altitude*, lorsqu'elle se tient aux environs de 1.200 à 1.500 mètres, offre le grand avantage d'être praticable en toutes saisons et de réunir un ensemble de conditions particulièrement favorables, qui sont représentées par la sécheresse et la pureté de l'air (rareté des poussières et des microbes), la raréfaction de l'atmosphère (qui favorise la ventilation pulmonaire), l'excitation de tout l'organisme par un air plus vif, l'intensité du rayonnement solaire, même en hiver, la température modérée en été, toutes conditions qui activent les combustions intérieures, favorisent l'hématopoïèse et réveillent les fonctions organiques. Dès longtemps, les médecins grecs de Rome avaient préconisé la cure d'altitude, précisée près de nous par Jaccoud.

Les sanatoria *d'altitude moyenne* (de 5oo à 8oo mètres) répondent aux indications de la majorité des cas; leur situation dans des climats intermédiaires leur permet également de *demeurer ouverts toute l'année;* cependant, en certaines régions, ils échappent moins sûrement aux brouillards d'automne que les sanatoria de plus grande altitude. Or, la condition essentielle d'un bon sanatorium, est d'être praticable en toute saison.

Aux stations *d'altitude* et surtout de *grande altitude* (1.2oo m. et au delà) on peut reprocher les difficultés d'accès, source de dépenses plus élevées pour la construction et l'entretien de l'établissement; on peut aussi remarquer qu'elles nécessitent une sorte d'accoutumance méthodiquement réglée et qu'il peut être dangereux, de l'avis du moins de quelques spécialistes, de transporter d'emblée certains sujets de la plaine à l'altitude élevée; d'où la nécessité de cure initiale, dite « *en escalier* », qui compliquerait une organisation hospitalière.

Aussi bien, ces objections, rapprochées du grand nombre de tuberculeux appelés à bénéficier de la cure d'air, rapprochées aussi des cas de guérison observés dans tous les climats, ont peu à peu fait penser que le traitement hygiénique de la tuberculose pouvait être réalisé *dans une région quelconque* et qu'il n'y avait pas à se préoccuper des caractères spéciaux du climat. Un bon sanatorium n'exige pas forcément l'altitude. Les plus célèbres sanatoria sont situés en plaine ou sur des collines. Si, du point de vue clinique, il faut continuer de tenir compte des indications et des contre-indications spéciales que fournissent les différents climats vis-à-vis des multiples variétés d'évolution de la tuberculose, il n'en est pas moins vrai qu'on peut tirer parti de presque toutes les régions et qu'il est possible, en observant certaines règles fondamentales et en aménageant les installations avec intelligence, d'atténuer dans quelque mesure les inconvénients et les difficultés que rencontre la cure d'air pendant la mauvaise saison dans nos régions. Il est impossible de fixer à ce sujet des règles immuables; il faut savoir se plier aux circonstances, qui varieront avec chaque localité, mais il faut toujours avoir présentes à l'esprit les conditions favorables applicables à tous les cas. Pour cela, il est indispensable de connaître la climatologie de la région dans laquelle on veut construire un sanatorium.

Voici quelques conditions qu'il est nécessaire de réaliser :

Le sanatorium doit être abrité *contre les vents dominants;* le vent est un des pires ennemis du tuberculeux; le vent soufflant du sud-est est le plus rare et le moins pénible; l'exposition au sud-est, dans nos régions où les principaux vents soufflent de l'ouest et du nord-ouest est de nécessité.

Le sanatorium doit, autant que possible, « *avoir de la vue* ». La vie constante dans un lieu encaissé est attristante et génératrice de dépression nerveuse, peu favorable à la cure.

Il doit être construit *dans une région peu humide* et *sur un sol sec et perméable;* le brouillard, — surtout le brouillard d'automne — est la plaie de la cure d'air : plus on s'élève, plus on l'évite; aussi bien devra-t-on rechercher un terrain d'altitude moyenne, de préférence au-dessus de la plaine, *à mi-hauteur d'une colline,* terrain permettant d'éviter l'humidité en même temps que la boue persistante, obstacle aux promenades.

La présence d'une *forêt* ou *d'un bois* dans le voisinage doit être recherchée. « La tuberculose semble reculer devant la forêt. » (*Hameau,* Lalesque, de Gaulejac, dans les Landes.) La forêt idéale serait la forêt de sapins, dont le feuillage persiste l'hiver et n'est pas assez dense pour empêcher l'air de circuler. A défaut de forêt on se contentera de rideaux d'arbres au sud et à l'ouest, tamisant les rayons solaires devant les galeries de cure; une galerie de cure ou *aérium,* suivant l'expression de Brunon, n'est pas un *solarium;* la cure d'air pour phtisiques est autre chose que l'héliothérapie pour tumeurs blanches. « A la cure d'air, comme le dit Sabourin, le malade doit voir la lumière du soleil, mais ne pas être vu par lui. »

L'emplacement du sanatorium sera choisi *aussi éloigné que possible des agglomérations humaines,* sans toutefois en être trop distant, ce qui augmenterait les difficultés et les frais d'entretien et de ravitaillement. Il conviendra d'éliminer sans discussion *les régions malsaines,* où règne le paludisme par exemple. Enfin, on envisagera l'alimentation en *eau potable* de bonne qualité, *non décalcifiante*.

Ces règles générales s'appliquent à tous les cas; elles s'adressent également aux hôpitaux sanitaires du Midi et du littoral. Le *Midi* se recommandera, en hiver, par une grande pureté de l'atmosphère, une insolation presque constante et une douceur de température que l'on chercherait vainement dans d'autres régions. Il ne jouit d'aucune vertu spéciale, comme on l'a cru si longtemps; sa renommée trouve sa raison dans ce fait que, favorisant, en hiver, l'aération plus largement que toute autre région, il a réalisé, sans qu'on s'en doutât, une des conditions essentielles du traitement hygiénique de la tuberculose, la cure d'air. L'inconvénient du Midi est qu'il se prête peu, en général, à la cure d'air en été, en raison de la chaleur.

Quant aux *stations maritimes*, elles ne trouveront que rarement leur adaptation au traitement de la tuberculose pulmonaire et devront être réservées aux tuberculoses osseuses et chirurgicales.

Telles sont les conditions d'hygiène générale que doit remplir un hôpital sanitaire pour atteindre son but qui est de permettre une bonne cure d'air.

Résumons-les d'un mot, en disant que, réalisables partout, elles atteindraient leur type le plus complet dans le sanatorium d'altitude moyenne construit tout au moins à mi-hauteur d'une colline et orienté au sud-est de telle façon qu'il soit protégé contre les vents par la montagne en même temps qu'abrité par des forêts de sapins ou, du moins, par des rideaux d'arbres, et qu'il réponde, d'autre part, aux exigences d'organisation intérieure que nous allons maintenant envisager.

L'organisation générale de l'hôpital-sanitaire type

SUPERFICIE — CONTENANCE OPTIMA

La cure d'air est facilitée par une organisation et des aménagements spéciaux que l'ingéniosité des médecins et des architectes saura créer et varier suivant les diverses circonstances locales ou régionales.

Sans envisager la construction de l'immeuble, question qui suffirait à elle seule à faire l'objet d'un long rapport, je me bornerai à rappeler qu'il n'est point nécessaire qu'un sanatorium soit une bâtisse spéciale et qu'on peut à la rigueur, réaliser la cure de sanatorium dans un immeuble quelconque, pourvu qu'il réponde aux conditions d'hygiène générale que nous venons de passer en revue.

« Un sanatorium construit à grands frais n'est pas indispensable, comme le dit fort bien Brunon. Un sanatorium est créé par cela même qu'un abri au grand air est donné aux malades. »

Tous les médecins connaissent la méthode anglaise, qu'on pourrait qualifier de type des « *sanatoria de fortune* ». Tous se souviennent que Grancher se déclarait partisan du sanatorium anglais contre le sanatorium allemand.

Notre excellent collègue Dumarest, dans la première de ces réunions, il y a quelques mois, nous a lu un fort bon rapport sur ce sujet : qu'il nous suffise de nous y reporter et d'envisager, d'une façon générale, les deux conditions qui peuvent se présenter, dans le cas où il s'agit d'édifier un hôpital sanitaire sur un emplacement bien choisi et non bâti.

Ou bien il s'agit de construire un hôpital destiné à durer, ou bien il s'agit d'édifier un hôpital temporaire.

Dans le premier cas, on se conformera aux règles communes à la construction des hôpitaux de ce genre.

L'orientation étant bien choisie avec exposition au sud-est, on édifiera une construction longue et peu profonde, composée d'une série de chambres ou de dortoirs, sur une seule rangée, desservies en arrière par un couloir unique courant tout le long de la façade nord.

Le bâtiment pourra avoir la forme d'un angle obtus, disposition qui défendra contre tous les vents (sauf contre le vent du sud-est) les galeries de cures aménagées, devant les chambres, sur la façade sud-est. Suivant l'importance de l'établissement, on superposera un nombre d'étages plus ou moins grand.

Dans le second cas, on aura recours à des constructions peu

coûteuses, en bois, suivant le type anglais, à des baraquements suffisamment espacés les uns des autres et combinés avec des galeries de cure. Ces galeries pourront être indépendantes des baraquements ou leur être immédiatement annexées, suivant la disposition que nous avons réalisée au Vésinet (Voir p. 589). Un tel hôpital sanitaire, type de formation temporaire de fortune, ne saurait être donné comme type de l'hôpital sanitaire en général, lequel est, en somme, un sanatorium obéissant à toutes les règles exigibles pour l'organisation de ce genre d'établissement. Il conviendra surtout aux malades peu atteints, j'oserai presque dire à ceux qui, tout en étant-tuberculeux, ne sont pas bacillaires, ou, tout au moins — j'en demande pardon à mon collègue et ami Rist — ne crachent pas, dans le moment présent, de bacilles.

C'est dans cet esprit et pour cette catégorie de tuberculeux que nous avons conçu l'hôpital sanitaire du Vésinet.

On a dit que « la rapidité de la tuberculose est en raison directe de la densité de la population par unité de surface métrique ».

Bien que l'esprit géométrique ne soit guère, à mon avis, adaptable aux choses de la médecine, dont le principal intérêt réside dans la discussion qu'elles laissent ouverte aux idées philosophiques, j'ai retenu cette phrase parce qu'elle pourrait, si nous voulions, nous aussi, mesurer exactement l'hygiène nosocomiale, nous servir d'étalon dans l'appréciation de la superficie et de la contenance optimes d'un hôpital sanitaire-type.

J'ai assez longtemps médité sur cette partie du rapport qui m'était confié; j'en ai parlé avec plusieurs de mes collègues et de mes amis, médecins, architectes, ingénieurs, hygiénistes, et j'ai recueilli des opinions tellement différentes que je ne sais pas quelle est celle que je dois vous proposer.

Répugnant à tomber dans la mesure métrique et enclin à me confier aux considérations générales, j'ai grande envie de me borner à vous proposer la formule que voici : la superficie et la contenance d'un hôpital sanitaire-type doivent être proportionnelles au nombre des malades, des médecins... et des infirmiers.

Quel doit donc être le nombre de ces différents personnels?

Je pense que nous tomberons tous d'accord pour reconnaître qu'une trop grande agglomération de malades de cette catégorie n'est pas désirable. Trois cents tuberculeux, réunis sous la même direction générale, dans le même sanatorium, c'est un chiffre qui me paraît maximum et convenable.

Il faut tenir compte qu'un hôpital-sanitaire ne comporte pas seulement le bâtiment principal et les galeries de cure; qu'il doit réserver une place importante pour les petites promenades dans le parc, pour l'entraînement aux différents exercices et travaux modérés (de culture et de jardinage notamment) qui sont un excellent procédé de cure dont notre collègue M. Cantonnet va nous entretenir. Si bien que, plus les malades seront nombreux, plus la superficie de la formation devra être étendue, plus la dépense d'achat et d'entretien deviendra élevée; il est vrai que, d'autre part, un grand hôpital coûterait moins cher que deux hôpitaux plus petits contenant le même total de malades.

Si les malades sont très nombreux, la discipline n'est maintenue que plus difficilement; on pourrait dire, pour sacrifier aux exigences de la formule, que le respect de la discipline est inversement proportionnel au nombre des hospitalisés. D'autre part, plus ceux-ci sont nombreux, plus ils échappent à l'unité de direction médicale. Certes, il est loisible de multiplier le nombre des médecins traitants; mais, chaque médecin a sa manière d'être, son caractère; des comparaisons s'établissent et, si injustifiées qu'elles soient, elles donnent naissance à des parti-pris définitifs contre tel ou tel médecin. Si le nombre total des hospitalisés n'est point trop élevé, le médecin-chef peut les connaître tous individuellement, les voir assez souvent pour qu'ils aient conscience d'être tous soumis au même traitement, à la même direction.

N'oublions pas l'importance psychothérapique qui s'attache au rôle moral que peut remplir le médecin digne de ce nom, surtout vis-à-vis de malades atteints d'une affection chronique et souvent inexorable.

Donc, je propose un maximum de trois cents malades pour l'hôpital sanitaire-type et je crois que, adjoints au médecin-chef qui aura la direction de toutes les divisions, il conviendra d'attacher à la formation trois médecins traitants au moins, c'est-à-dire un médecin pour cent malades, sans compter le radiologue et le chef de laboratoire.

Si l'établissement a été construit pour durer, sur le type que j'ai envisagé plus haut, trois étages de chambres ou de dortoirs suffiront, avec un rez-de-chaussée pour les services généraux.

Quant aux infirmiers, le chiffre de vingt malades pour un infirmier, indiqué dans l'instruction ministérielle, nous a paru très insuffisant; nous pensons qu'il doit être ramené à dix, si on veut que la surveillance soit possible et effective.

Mais, si j'ai envisagé la contenance, je n'ai rien dit encore de précis sur la superficie.

Là, je suis tout à fait embarrassé.

Je pense, en faisant la moyenne des opinions que j'ai recueillies et en jugeant par comparaison, que, pour un hôpital sanitaire-type, destiné à recevoir trois cents malades, la superficie totale ne doit pas être inférieure à quatre ou cinq hectares et qu'elle serait optima si elle atteignait dix hectares.

La Tuberculose et la Guerre

(*Le Figaro*, 15 avril 1915, sous le pseudonyme « Un prévoyant »)

La grande guerre, la guerre vengeresse et libératrice déchaînée sur l'Europe, fauche, en une folie de carnage, la jeunesse de notre pays. La mitraille abat nos soldats. Nous saluons ces morts glorieux et nous acceptons, résignés et confiants, le sacrifice de leurs vies à la patrie. L'ouragan souffle avec rage; il passera; et, le calme revenu, les hommes cesseront de tomber sur les champs de bataille.

Mais, déjà, beaucoup succombent, sans même avoir été blessés, qu'atteint cette autre « grande faucheuse », la phtisie. Prenons garde que leur nombre augmente et qu'après la colère des armes gronde celle de la maladie, plus durable et plus meurtrière.

Le cri d'alarme a été poussé déjà par des voix autorisées. Le

Dr Küss, le doyen Landouzy, d'autres aussi, ont dénoncé le péril. Il n'est point inutile d'en préciser les conditions et d'en chercher le remède.

***

Lorsque la guerre éclata, le pays regarda ses frontières, y envoya ses troupes. Nul autre souci ne put retenir son attention.

Les services publics, les œuvres privées, paralysées dans leurs rouages, ralentirent ou cessèrent leur fonctionnement.

Ainsi s'endormit pour un temps la croisade ouverte contre la tuberculose; ainsi le terrible fléau trouva-t-il le champ libre. Ses ravages, dès maintenant, s'annoncent à tous ceux qui, sachant regarder, voient défiler sous leurs yeux la théorie déjà longue des premières victimes. Ces victimes, ils les voient non seulement parmi les militaires, mais aussi, quoique à un degré moindre, dans la population civile.

C'est qu'en effet l'état de guerre entraîne la réunion des conditions les plus favorables au développement de la tuberculose. Il fait naître toutes les causes de misère physiologique et de misère sociale; il engendre les préoccupations, les soucis, les chagrins; il combine le surmenage moral avec le surmenage physique; il crée les agglomérations et, par là, favorise les contaminations individuelles et collectives; il s'accompagne d'épidémies (fièvre typhoïde, etc...) qui, frappant des organismes déjà déprimés, sinon épuisés, par les privations et les fatigues de la campagne, minent un terrain particulièrement préparé pour la graine de la phtisie.

A la ville, au village, c'est la femme ou l'enfant, le vieux père ou la vieille mère, que la misère affaiblit, qui réunissent leurs détresses et se contagionnent entre eux.

A l'armée, c'est le jeune soldat, aux épaules débiles, au thorax étroit, qu'un bel élan a lancé dès la première heure sur le front et qui, bientôt, s'amaigrit, pâlit, se met à tousser, crache le sang, résiste aussi longtemps qu'il peut, puis est évacué sur un hôpital où il va semer autour de lui le germe fatal. Ou bien c'est le réserviste, le territorial, l'homme déjà mûr, qui, sans s'en douter parfois, portait en soi un foyer de tuberculose enclavé sournoisement depuis des années dans quelque obscur lobule de son poumon; tout à coup, à l'occasion d'un refroidissement, d'une marche forcée, d'une contusion du thorax par un éclat d'obus qui, pourtant, n'aura pas pénétré, il crachera le sang et verra se réveiller, lentement ou brusquement, la maladie qui dormait.

Celui-ci avait eu, cinq ans, dix ans auparavant, une hémoptysie; il avait été soigné pendant plusieurs mois, plusieurs années, et paraissait guéri; réformé, il avait été repris pour le service armé ou s'était engagé volontairement; celui-là avait eu déjà une pleurésie; tel autre était considéré comme un vulgaire asthmatique; tel autre encore, d'apparence robuste, n'avait jamais été malade, mais il avait fait toute la campagne à côté d'un voisin tousseur, couchant sous la même couverture, buvant au goulot du même bidon.

Ces exemples suffisent à montrer l'union des deux conditions qui sont à l'origine de la tuberculose : l'ensemencement par un microbe virulent d'un terrain préparé, c'est-à-dire amoindri dans sa résistance.

⁂

C'est en s'opposant à la réalisation de ces conditions étiologiques, et en dépistant dès leurs premières manifestations les signes qui annoncent la tuberculisation menaçante du sujet, que l'hygiène et la clinique remplissent leur mission prophylactique.

Tout le monde connaît l'importance qu'ont prise à cet égard et les services que rendent les dispensaires et les œuvres de propagande antituberculeuse; tout le monde connaît également les efforts de la thérapeutique moderne dans la lutte contre le terrible fléau.

L'état de guerre ne modifie en aucune façon les leçons de l'expérience acquise pour ce qui est des mesures préventives à appliquer dans la population civile. Qu'il suffise de constater que le moment est venu de faire cesser le relâchement apporté, depuis le début des hostilités, dans le jeu des organismes publics et privés qui assurent cette prophylaxie.

Il en est tout autrement dans l'armée. Parfaitement organisée dans le temps de paix, la prophylaxie de la tuberculose est à peu près nulle actuellement. Dans le temps de paix, en effet, les tuberculeux sont systématiquement écartés; ils sont rigoureusement recherchés, dépistés, en vertu de ce principe qu'ils sont un danger pour leurs camarades et que leur présence est considérée comme une cause possible de diminution des effectifs par contagion. Sur le pied de guerre, bien au contraire, la chasse aux tuberculeux semble être interdite. Le but visé est d'avoir le plus d'hommes possible sous les drapeaux. « La balle d'un phtisique, a-t-on dit, est aussi meurtrière que celle d'un homme bien portant. » Sous cette forme lapidaire l'idée paraît juste. Mais on pourrait, en la paraphrasant, dire : « Le phtisique est aussi meurtrier par les balles qu'il tire que par les crachats qu'il expectore. Seulement les balles sont pour l'ennemi et n'atteignent pas toujours leur but, tandis que les crachats sont pour les camarades du dépôt ou de la tranchée qu'ils ne manquent presque jamais ».

L'habitude semble s'être enracinée dans les conseils de revision et les commissions de réforme de prendre tous les hommes qui peuvent marcher et tirer, sans souci de l'état de leurs poumons. Là réside un véritable danger contre lequel il convient de réagir. Que l'homme présente des signes de tuberculose au moment où il passe devant le conseil de revision ou seulement après son incorporation, il importe qu'il soit « diagnostiqué » dès l'apparition des symptômes initiaux. A cette période, il n'est point contagieux, ses lésions n'étant pas encore « ouvertes »; d'autre part, dépistée dès le premier avertissement, la menace de « réveil » d'une lésion endormie peut être conjurée. Or, empêcher ce réveil, c'est, en somme, maintenir un état d'équilibre qui dure depuis des années et qui peut persister indéfiniment; c'est, par là même, conserver pour la période qui suivra les hostilités, un homme parfaitement capable de contribuer à la repopulation nécessaire.

De tels tuberculeux, en effet, ne sont pas des phtisiques et peuvent avoir des enfants bien portants; tous les médecins s'accordent aujourd'hui à reconnaître que 95 % des adultes ont été tuberculisés à un moment de leur existence. Tout se borne à une question de degré. C'est le moment de la défaillance de terrain correspondant au réveil de la maladie qu'il faut saisir; c'est à ce moment qu'il faut intervenir. Ici apparaît la nécessité exacte des signes qui permettent de dépister cette menace dès son début. C'est affaire de pure clinique et ce n'est point le lieu de discuter la valeur de ces signes; cette tâche appartient aux médecins.

Mais, ce qui est le devoir commun, c'est de s'élever contre une tendance qui aurait pour résultat de conserver dans les rangs de l'armée des hommes malades et contagieux, sous le prétexte que leurs balles sont aussi meurtrières que celles de leurs voisins; c'est de demander que les mesures prophylactiques du temps de paix soient d'autant plus rigoureusement appliquées en temps de guerre qu'il y a plus d'hommes sous les drapeaux et que ces hommes, en rentrant dans leurs foyers, après la paix, y rapporteront le germe de la maladie qu'ils auront contractée ou réveillée pendant la guerre.

****

Il convient d'attirer l'attention des conseils de revision et des commissions de réforme sur ces considérations. *Les hommes suspects devraient être soumis, après un premier triage, à l'examen des commissions spéciales composées de médecins notoirement compétents et spécialisés. Ils pourraient être mis en observation dans des hôpitaux spéciaux.* Pour cette mission de préservation antituberculeuse, les experts ne manqueraient pas parmi les 10.000 médecins de réserve et de territoriale dont dispose actuellement, sur le pied de guerre, le Service de Santé.

Création du *Livret Médical*. Modification au mode de Contribution *des Dossiers de Réforme*

Considérations générales sur la nécessité de modifier le mode de Réforme des Tuberculeux et d'assurer le respect des décisions cliniques établies par les Centres de triage, les hôpitaux-sanitaires et les stations-sanitaires.

(Rapport à la Commission Permanente de Préservation contre la Tuberculose, au Ministère de l'Intérieur, 12 octobre 1918)

Vous m'avez fait l'honneur de me charger d'un rapport sur le *Livret Médical* et sur la constitution des *Dossiers de réforme* dont la lenteur est une des causes d'encombrement des formations militaires où sont hospitalisés les tuberculeux.

Il m'a paru qu'il était impossible de ne pas saisir l'occasion de donner une ampleur plus grande à la discussion, en envisageant d'une façon générale et aussi complète que possible, la délicate et importante question de la *réforme des tuberculeux*. Au cours des dernières réunions de la Commission Permanente, nous vous avons apporté des faits et des documents qui établissent avec certitude les fâcheux résultats du mode de fonctionnement actuel des commissions de réforme et qui imposent l'urgence de mesures tendant à éviter que toute l'œuvre entreprise ne soit, si j'ose dire, sapée à sa base. Je me suis attaché, pour ma part, à cette sorte de mission que je me suis volontairement donnée, au risque d'encourir le reproche de répéter constamment les mêmes doléances. J'ai rédigé un certain nombre de rapports que j'ai adressés par la voie hiérarchique à M. le Sous-Secrétaire d'Etat du Service de Santé militaire, et je n'ai pas craint, chaque fois que l'occasion s'en est présentée, d'en saisir la Commission Permanente. Depuis trois ans je n'ai cessé de remplir les mêmes fonctions de médecin-consultant pour les affections de poitrine, de médecin-chef d'un centre de triage et de médecin-consultant d'un hôpital sanitaire. J'ai donc vu le tuberculeux défiler à toutes les étapes de son histoire médico-militaire et, seul, peut-être, à avoir rempli simultanément et pendant si longtemps ces fonctions, j'ai pu recueillir une documentation qui m'a permis de comprendre les défauts de notre organisation actuelle et de définir le remède qui s'impose.

Ce sont les conclusions de mes observations que je vais vous exposer dans les considérations qui suivent, en vous demandant si vous jugez qu'elles doivent être plus longuement discutées de nommer une commission qui les étudiera avec moi.

****

Le triage des militaires envoyés comme *tuberculeux* ou *suspects de tuberculose* dans les centres spéciaux, conduit à constater que les *faux tuberculeux* sont à peu près aussi nombreux, sinon plus nombreux, que les *vrais tuberculeux*.

Cette constatation que j'ai été le premier à faire connaître, dans un travail fait en collaboration avec Gabriel Delamare, a été tout d'abord accueillie avec quelque surprise et avec un certain scepticisme. Elle est admise aujourd'hui par tout le monde. Je n'y insiste point. Je ne la rappelle que pour en tirer la conclusion logique qu'elle comporte, à savoir qu'il est de toute nécessité que la décision clinique prise par le centre de triage, à la suite d'un examen complet, figure sur une pièce officielle ne pouvant être égarée, si le sujet est reconnu non tuberculeux, et que, d'autre part, la proposition de réforme qui en découle, au contraire, si le sujet est reconnu tuberculeux, soit respectée et sanctionnée par la commission de réforme, juge souverain.

J'examinerai successivement les deux éventualités, qui peuvent se résumer sous la rubrique suivante :

1° Sur les moyens et la nécessité d'assurer la conservation du diagnostic *négatif* (faux tuberculeux) porté par les centres de triage. *Création du Livret médical.*

2° Sur les moyens et la nécessité d'assurer le respect du diagnostic *positif* (tuberculeux confirmés) porté par les centres de triage, les hôpitaux sanitaires et les stations sanitaires, et d'assurer le maintien de la proposition qui résulte de ce diagnostic, avec le moins de retard possible et tout en renforçant l'action de l'œuvre prophylactique et thérapeutique des stations sanitaires. *Modification au mode de réforme des tuberculeux.*

* * *

Sur les moyens et la nécessité d'assurer la conservation du diagnostic *négatif* (faux tuberculeux) porté par les centres de triage.

Création du Livret médical.

Tous les médecins qui ont exercé activement des fonctions militaires comportant une large part d'observation clinique ont été amenés à exprimer le regret qu'aucune trace, sûre, fidèle, ne restât des examens faits par eux. La lacune est surtout fâcheuse et préjudiciable lorsqu'il s'agit de sujets soumis à des observations spéciales dans des centres confiés à des médecins-consultants désignés par leur notoriété, et, il faut bien le dire, par l'autorité qui s'attache à leur avis.

Il n'est peut-être pas de catégorie de malades pour lesquels il soit plus fréquent de déplorer cette lacune que pour les *tuberculeux* et surtout pour les *suspects de tuberculose*. Aussi bien la Commission Permanente de Préservation contre la Tuberculose est-elle particulièrement qualifiée pour s'émouvoir de cet état de choses et pour en chercher le remède.

Les médecins qui ont dirigé des centres de triage, voire même des hôpitaux sanitaires, on vu passer et repasser plusieurs fois sous leur oreille les mêmes sujets : les uns, *faux tuberculeux*, qui ont trouvé dans le qualificatif « suspect », une fois inscrit sur leur bulletin d'hôpital et inlassablement reproduit sur tous les bulletins suivants, le filon qui leur permet de faire la guerre alternativement à l'hôpital et en congé de convalescence; les autres, *vrais tuberculeux méconnus* qui, en dépit de propositions légitimement formulées à la suite d'observations complètes, par des spécialistes éprouvés, sont indéfiniment maintenus dans le service auxiliaire, sinon dans le service armé, par les commissions de réforme devant lesquelles ils sont présentés deux ou trois fois par an.

Des dossiers des uns et des autres disparaissent, comme par hasard, les pièces qui font foi, celles qui précisément portent la signature du médecin-spécialiste-consultant.

De pareils errements seraient évités ou, tout au moins, rendus exceptionnels si la conservation définitive des conclusions de la mise en observation au centre de triage était assurée. Or, il est fort simple d'obtenir cette garantie en créant le *Livret médical* que demandent depuis le début de la guerre le plus grand nombre des médecins et qui, suivant le titulaire partout, mentionnerait toute la série de ses étapes médico-militaires.

Sur le principe, tout le monde est d'accord; sur l'application, les avis diffèrent et même surgissent des objections qui, *a priori*, paraissent péremptoires, mais, en réalité, sont aisément levées.

Ce serait violer le secret professionnel, a-t-on dit. A ce compte, comment peut-on admettre que les observations cliniques, les bulletins d'hôpital, les résultats d'examens bactériologiques, radiologiques et autres, puissent figurer dans un dossier qui passe de secrétaire à secrétaire et, s'égarant un jour ou l'autre, en totalité ou en partie, risque de tomber entre des mains tout à fait étrangères ? Un *Livret médical* échappera, au contraire, à cette objection, s'il reste confidentiel, conservé par le médecin-chef du corps ou de la formation sanitaire, et s'il n'est jamais transmis que sous enveloppe scellée.

Divers modèles de *Livret médical* ont été proposés déjà. Le plus simple, le moins volumineux sera le meilleur. L'essentiel sera qu'il contienne les éléments indispensables pour faciliter l'enquête étiologique sur les origines de la maladie, les données principales de l'observation recueillie pendant l'hospitalisation, y compris le traitement suivi, enfin les décisions cliniques motivées et les propositions formulées.

Il paraît que, dans l'armée américaine, il existe un système de fiches qui permet de centraliser tous les renseignements sanitaires concernant chaque homme. Il serait intéressant pour nous de connaître ce système de fiches.

Au reste, un type de *Livret médical*, répondant à toutes les exigences, a été, dans ces derniers mois, établi par le médecin-major de 1re classe Crouzon, attaché au Sous-Secrétariat d'Etat du Service de Santé militaire et pourrait être adopté avec avantage. La création était, d'ailleurs, sur le point d'aboutir, lorsqu'elle fut arrêtée, à sa dernière étape, pour des raisons que j'ignore.

J'ai la conviction que l'action opportune de la Commission Permanente aurait facilement raison de toute opposition et je crois qu'il est urgent que cette action s'exerce.

J'ajoute que cette création aurait l'avantage de conserver l'affirmation que le titulaire n'est pas tuberculeux, alors même que le centre de triage, le jugeant inapte à tout service pour une cause quelconque (faiblesse de constitution, autre maladie que la tuberculose), l'aurait proposé pour une réforme définitive ou temporaire. Dans ce dernier cas surtout, il y aurait gros intérêt à ce que le médecin-consultant, appelé à donner son avis à l'expiration de la R. T., pût être mis en possession d'une pièce établissant nettement que la R. T. a été prononcée pour toute autre cause que pour une affection tuberculeuse; il ne faut pas oublier, en effet, que les centres de triage, comme je l'ai rappelé au début de ce rapport, reçoivent autant de non tuberculeux que de tuberculeux, ce qui ne veut pas dire que tous les non tuberculeux sont aptes au service et non justiciables de la réforme; l'important, en ce cas, est de savoir que la réforme n'a pas été proposée pour tuberculose.

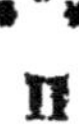

II

Sur les moyens et la nécessité d'assurer le respect du diagnostic *positif* (tuberculeux confirmés) porté par les centres de triage, les hôpitaux sanitaires et les stations sanitaires, et d'assurer le maintien de la proposition qui résulte de ce diagnostic avec le moins de retard possible et tout en renforçant l'action de l'œuvre prophylactique et thérapeutique des stations-sanitaires.

Modifications au mode de réforme des tuberculeux.

Le règlement actuel veut que tout militaire reconnu tuberculeux par le centre de triage soit, sans délai, dirigé sur un hôpital sanitaire qui a pour mission de commencer le traitement et l'éducation prophylactique pendant qu'il constitue le dossier de proposition de réforme; dès que celui-ci est terminé, le militaire est dirigé sur une station sanitaire de l'intérieur et, après trois mois de séjour, il est présenté devant une commission de réforme qui, théoriquement, doit le réformer. Le but principal de cette organisation est d'obliger tout tuberculeux à passer par un sanatorium, où son éducation prophylactique sera faite en même temps qu'il sera soigné. Réformé avant l'admission au sanatorium, le malade, devenu libre, pourrait refuser de s'y rendre.

Telle est l'organisation parfaite réglée par toutes les circulaires en vigueur. Mais, entre ce programme idéal et la réalisation, de larges accrocs se sont peu à peu formés, qui se multiplient et s'élargissent chaque jour, tant et si bien que l'œuvre tutélaire, si opportunément entreprise, risque fort de craquer à sa base, si nous n'y prenons garde.

Comme facteurs de désorganisation j'incrimine — et je m'appuie sur les faits et les documents que je tiens à la disposition de la commission permanente — les suivants, incontestablement les principaux :

1°) D'une part, tous les tuberculeux qui, d'après les règlements en vigueur, devraient passer par les stations sanitaires, ne passent pas par ces stations, — abstraction faite, bien entendu, des catégories qui en sont exclues;

2°) D'autre part, tous les tuberculeux qui sortent des stations sanitaires ne sont pas réformés.

Comment et pourquoi ces deux ordres de facteurs de désorganisation peuvent-ils s'exercer? Sur le premier point, la réponse est simple : tout d'abord, *le nombre des places dont disposaient les stations sanitaires au début était insuffisant*, si bien que, peu à peu, l'usage s'est établi de présenter pour la réforme des tuber-

culeux sortant directement des hôpitaux sanitaires en les présentant aux commissions de réforme qui viennent sur place, — à
Paris du moins il en est ainsi — visiter et réformer les malades
exclus des stations sanitaires; au manque de places des stations
sanitaires s'ajoute une autre raison, la *lenteur de constitution des
dossiers de réforme*, si bien que certains militaires, après avoir
passé trois mois et même davantage à l'hôpital sanitaire, supplient
qu'on les renvoie chez eux et qu'on ne leur impose pas un nouveau séjour dans un autre sanatorium; enfin, une dernière cause
agit encore, qui, pour être moins avouable, n'en est pas moins
efficiente, c'est l'*opposition systématique de certains médecins
contre les hôpitaux et stations sanitaires*, si bien qu'un certain nombre de médecins de corps présentent encore directement leurs
tuberculeux devant les commissions de réforme qui, trop souvent,
sanctionnent leur diagnostic, alors qu'elles se croient moins liées,
hélas par les propositions émanant de centres hospitaliers spéciaux.
Et c'est ici la réponse, péremptoire, indiscutable — si invraisem-
blable que soit le fait — qui se présente pour notre deuxième
point. La commission de réforme est, de par la loi, *juge souverain;*
elle ne l'oublie pas, tant et si bien que bon nombre de tuberculeux nettement confirmés, bacillifères, en activité et contagieux,
sortant de stations sanitaires, ne sont pas réformés définitivement,
mais seulement temporairement et même, assez souvent, maintenus dans le service auxiliaire, sinon dans le service armé. J'en
tiens une assez longue liste, recueillie intentionnellement dans ces
dernières semaines à la disposition de la commission permanente.

Telle est une vue d'ensemble sur l'état actuel des faits tels qu'ils
sont et non pas, certes, tels que vous les souhaitez.

C'est parce qu'ils sont intolérables, dangereux, préjudiciables à
tous les intérêts et particulièrement à l'œuvre de préservation qui
est la vôtre, qu'il m'a paru impossible de ne pas élargir le cadre
du rapport que vous m'aviez confié et de ne pas vous supplier
d'aborder enfin, avec la ferme volonté d'aboutir, la discussion des
modifications urgentes à apporter au mode de réforme des tuberculeux. J'ai longuement réfléchi sur cette importante question;
je l'ai examinée avec plusieurs de mes collègues et je suis arrivé

à élaborer, à titre de remède au fâcheux état de choses que vous déplorez avec moi, un programme d'action qui se résume sous les trois chefs que voici :

1° *Hâter les formalités de la réforme des tuberculeux;*

2° *Changer le mode de fonctionnement des commissions de réforme;*

3° *Renforcer l'œuvre thérapeutique et prophylactique.*

Examinons ces trois chefs :

I. Hâter les formalités de la réforme des tuberculeux.

Ici, comme en toute discussion touchant à la réforme, un axiome se dégage : à la base de toute proposition de réforme, il y a un diagnostic; ce qui revient à dire que le point de vue médical domine dès l'origine et doit inspirer la nature des décisions administratives dont il commande la série.

Or, que voyons-nous? Dès qu'un militaire est proposé pour la réforme le point de vue médical passe à l'arrière-plan et le point de vue administratif devient prédominant : *le militaire cesse d'être un malade réclamant des soins et réclamé par sa famille; il devient un dossier!*

Je vous fais grâce de l'énumération des pièces que doit réunir ce dossier avant d'être admis à l'honneur d'être présenté devant la commission de réforme. Je retiens seulement que certaines de ces pièces ne peuvent être obtenues qu'avec une lenteur désespérante pouvant atteindre et même dépasser 3 mois : *c'est l'état signalétique, des services et des campagnes* demandé au corps; c'est encore *l'enquête étiologique* aux corps dans lesquels le militaire a passé successivement; c'est enfin *l'enquête faite par la gendarmerie sur l'état de santé avant la mobilisation.* L'expérience a démontré que, si, parfois, un certain degré d'incurie est responsable du retard, le plus souvent la longueur des délais n'a d'autre cause que la multiplicité des affectations successives du sujet et la difficultés de coordonner les renseignements nécessaires; il faut tenir compte aussi de la crainte des responsabilités de la part du commandement — qui n'est pas médecin — pour apprécier l'origine de la maladie; cette raison vient s'ajouter aux autres pour montrer l'opportunité de la création du *Livret médical* qui faciliterait l'enquête au corps et en réduirait la durée.

Nous ne pouvons, dans les conditions actuelles, que prendre acte de ces lenteurs regrettables, qui entraînent les plus fâcheuses conséquences. L'une des plus pénibles dont j'ai eu à déplorer plusieurs fois la cruauté est le décès avant la constitution du dossier, des militaires réformables. Une autre est l'embouteillage — que je vois se produire par intermittences — des hôpitaux sanitaires et, par voie de conséquence directe, des services de triage, par des sujets qui attendent indéfiniment de pouvoir être envoyés dans une station sanitaire; le contre-coup de cet encombrement est que certains médecins préfèrent recourir à une mesure de transition, plus rapidement décidée, et proposent le tuberculeux pour un congé de longue durée, à l'expiration duquel le même cycle recommencera : l'un des effets les plus regrettables de cette manière d'agir est que le tuberculeux échappe à toute surveillance consécutive; vous trouverez là une des fissures les plus larges ouvertes dans les flancs de l'œuvre de préservation.

Tels sont les graves défauts dus aux lenteurs inhérentes à l'organisation actuelle. Il est nécessaire de les supprimer, dans l'intérêt des malades autant que dans l'intérêt du rendement des centres de triage, des hôpitaux sanitaires et des stations-sanitaires.

Or, il n'apparaît point qu'il soit indispensable pour constituer le dossier de réforme dans sa partie administrative, que le malade soit présent, tandis que, au contraire, la constitution du dossier, dans sa partie médicale, est impossible en l'absence du malade. Aussi bien est-on conduit à suggérer une mesure qui consisterait à établir tout d'abord et rapidement, au centre de triage (centre de diagnostic), *le dossier médical* (étroitement confondu ainsi avec le Livret médical) contenant le résultat des diverses explorations cliniques et la conclusion qui en découlerait, c'est-à-dire la proposition de réforme pour tuberculose confirmée; le militaire serait aussitôt envoyé à l'hôpital sanitaire où à la station-sanitaire, réformé comme tuberculeux à sa sortie, sans détermination de la catégorie de réforme (R. R.) à laquelle il aurait droit. Durant sa cure, ou même après la fin de sa cure, l'achèvement du *dossier administratif* serait poursuivi au centre de réforme de la région, qui aurait pour mission de réunir les pièces nécessaires et de fixer les droits du réformé.

Par ce moyen, qui semble d'application aisée si on ne s'attache pas à une routine fâcheuse, on éviterait bien des lenteurs, bien des gaspillages, bien des journées d'hôpital.

Cette réglementation nouvelle, pour donner son plein effet, devrait être complétée par l'adoption des modifications qu'il convient d'apporter au mode de fonctionnement actuel des commissions de réforme, modifications que nous allons envisager.

2. Changer le mode de fonctionnement des commissions de réforme

Il est inadmissible qu'une commission de réforme, ne disposant d'aucun moyen d'exploration rigoureuse et complète, puisse casser la décision médicale portée par des centres de diagnostic spécialement qualifiés, à la suite d'une mise en observation suffisamment prolongée. Tel est cependant le fait habituel, en raison de la souveraineté de la commission de réforme.

Vous **avez tous** été d'accord pour reconnaître qu'une telle pratique est inadmissible et qu'elle doit être modifiée : et, cependant — pardonnez-moi cette réflexion — vous avez hésité au seuil de la réforme qui s'impose et vous nous avez dit : « Sans doute, vous avez raison; mais, vous doutez-vous de l'énormité de la question que vous soulevez? » Nous ne comprenons plus! Quand une méthode a été démontrée mauvaise par l'expérience et reconnue mauvaise par tous, nous considérons qu'elle doit être abandonnée et remplacée par une autre. Au reste, j'ai confiance que les faits inouïs que je tiens à votre disposition, sur le maintien dans le service armé ou auxiliaire de tuberculeux confirmés, bacillifères, sortant de stations sanitaires, entraîneront votre décision d'agir. Que si les propositions formulées par les centres spécialistes étaient sanctionnées par des *commissions spéciales* statuant définitivement du point de vue médical, comme je l'ai indiqué plus haut, non seulement bien des lenteurs seraient évitées, mais aussi les innombrables erreurs que nous constatons tous les jours.

C'est dans cet esprit que la Commission Permanente ferait œuvre utile en émettant le vœu que la réforme des tuberculeux fût *prononcée médicalement* par des commissions spéciales, composées de spécialistes qualifiés, se réunissant dans les centres de triage pour les exclus des hôpitaux sanitaires et des stations-sanitaires, et dans les hôpitaux et stations sanitaires pour les malades jugés susceptibles d'une amélioration par une cure de sanatorium, — et que cette décision médicale *prononçant la réforme du sujet comme tuberculeux* fût ensuite *régularisée définitivement, lorsque le dossier administratif aurait été complètement constitué.*

Il serait très aisé d'arrêter un règlement d'administration appliquant cette mesure; j'en ai proposé un type, à titre d'essai, pour Paris, au sous-secrétariat d'État du Service de Santé militaire.

Il convient de tenir compte que, actuellement, tous les tuberculeux proposés pour la réforme sont loin de passer par les stations-sanitaires et même par les hôpitaux sanitaires; j'en ai donné plus haut les raisons; abstraction faite des intransportables et de toutes les catégories d'exclus des cures de sanatorium, les réformés temporaires arrivés à expiration et bon nombre d'isolés proposés abusivement et directement par les corps de troupe, fournissent un assez important contingent de tuberculeux présentés aux commissions de réforme actuelles, lesquelles semblent ignorer complètement les statuts en vigueur sur la réforme des tuberculeux; il est vrai que bon nombre de ces tuberculeux leur sont présentés sous une étiquette quelconque (faiblesse de constitution, bronchite chronique et asthme, etc., etc.). Ces tuberculeux méconnus, réformés comme non tuberculeux, échappent à la surveillance de vos comités départementaux, qui les ignorent. Ils s'ajoutent à cette autre catégorie présentée aux commissions de réforme actuelles, comme tuberculeux, pour la réforme définitive, et maintenus par ces commissions dans le service auxiliaire, le service armé ou, tout au plus, réformés temporairement. Je vous ai dit déjà que bon nombre de tuberculeux de cette catégorie sortaient des stations sanitaires, ce qui est un scandale; le mot n'est certainement pas déplacé. Il est donc de toute urgence que cessent de telles erreurs et que vous preniez d'énergiques mesures pour renforcer l'œuvre thérapeutique et prophylactique que vous avez entreprise.

3. Renforcer l'œuvre thérapeutique et prophylactique

Une des principales causes qui ont amené les abus actuels, les entorses au règlement, ce fut, à l'origine, l'impossibilité matérielle, faute de place, de faire passer tous les tuberculeux réformables et justiciables de la cure de sanatorium par les stations sanitaires; c'est, d'autre part, l'inutilité évidente d'imposer, après un séjour déjà prolongé dans un hôpital sanitaire, une nouvelle cure de sanatorium dans une station sanitaire à un sujet qui peut se soigner par ses propres moyens et qui n'attend que la liberté donnée par la réforme pour poursuivre librement sa cure. Il y a même là, dans une inégalité sociale qu'il serait puéril de nier, une source d'irrégularités incontestables dans l'application du règlement. De ce point de vue comme de tous les autres il y a intérêt à faire disparaître ces irrégularités. J'ai la conviction que vous le pouvez aisément si vous faites disparaître la différence purement artificielle que l'organisation actuelle a créée entre l'hôpital sanitaire et la station sanitaire, dont le but est le même : traiter le malade et l'éduquer.

En réalité, l'hôpital sanitaire n'a été créé que parce qu'il fallait éviter à la station sanitaire un encombrement dû à la prolongation de séjour nécessitée par la lenteur de constitution des dossiers de réforme.

Aussi bien, si vous adoptez les propositions que j'ai formulées plus haut sur la distinction entre le *dossier médical* et le *dossier administratif*, vous n'avez plus à redouter cette éventualité; le séjour fixé à trois mois ne dépassera pas trois mois; d'autre part, si vous obtenez la modification dont j'ai montré la nécessité dans le mode de fonctionnement des commissions de réforme, vous aurez la certitude que les militaires proposés pour la réforme définitive à la sortie du sanatorium seront effectivement réformés et n'échapperont pas à votre surveillance pour aller semer la maladie dans les dépôts, dans les corps de troupe et dans les usines. Dès lors la distinction cesse d'être nécessaire entre l'hôpital sanitaire, devenu un centre de constitution de dossiers, et la station sanitaire, seule véritable établissement de cure et d'éducation prophylactique.

Ces deux formations sanitaires deviennent identiques dans leur but : le nombre de lits des unes s'ajoute à celui des autres et le total devient suffisant pour que tous les tuberculeux appartenant aux catégories justifiables de la cure puissent passer trois mois dans un sanatorium avant d'être réformés, sans être, d'autre part, exposés à en passer six et même davantage, ce qui est inutile pour bon nombre d'entre eux.

Sur le mode d'unification de l'hôpital sanitaire et de la station sanitaire, on peut discuter; il semble *a priori* que le mieux serait de rattacher à l'Intérieur les hôpitaux sanitaires actuels de la guerre, et cela pour deux raisons : la première, c'est que la guerre ne durera pas toujours et que l'organisation de sanatoria et de l'assistance aux tuberculeux devra lui survivre; la seconde, c'est que les tuberculeux ont toujours été exclus de l'armée et que si, actuellement, ils encombrent les hôpitaux militaires, c'est parce que, ainsi que je l'ai rappelé plus haut, il a fallu, pour assurer les débuts de l'œuvre entreprise et obliger le tuberculeux à aller au sanatorium, le maintenir militaire; malheureusement le maintien ne devait être que temporaire et il est devenu trop souvent prolongé.

Telles sont les considérations que j'ai cru devoir vous exposer, elles conduisent à des conclusions qui se traduisent par un projet de modifications au mode actuel de réforme des tuberculeux; ce projet peut-être résumé dans les propositions suivantes :

1° Unification, sous le nom de sanatoriums, des hôpitaux sanitaires et des stations-sanitaires pour le traitement et l'éducation prophylactiques;

2° Pour éviter les séjours prolongés dans les sanatoria et l'encombrement de ces établissements du fait de la lenteur de constitution des dossiers de réforme, se borner, à la sortie du sanatorium, après trois mois de séjour, à prononcer la réforme définitive pour tuberculose (*dossier médical*). Centraliser ensuite les dossiers dans les centres de réforme spéciaux, où les experts, dont la tâche sera facilitée par le *Livret médical*, apprécieront, lorsque le *dossier administratif* sera complètement constitué, les droits du réformé à la R. 2, à la R. 1, à une gratification, à une pension;

3° Des mesures devront être prises pour que tous les sortants des sanatoria, qui sont tous par définition des tuberculeux confirmés, soient réformés définitivement (modifications nécessaires et urgentes dans le mode de fonctionnement et la composition des commissions de réforme, soit qu'on crée des commissions spéciales, soit que la proposition établie par le spécialiste qualifié faisant fonction de médecin-expert au centre de triage ou au sanatorium remplace le médecin-expert de la commission, devenu inutile).

Schéma de la réforme des tuberculeux :

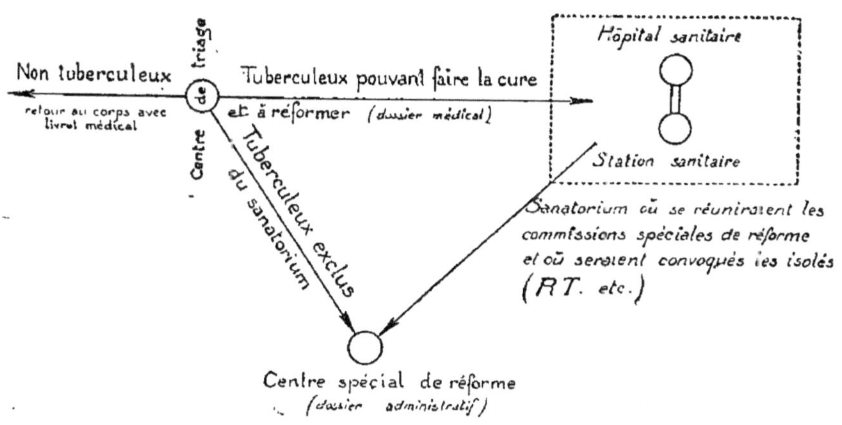

APPENDICE

SUR LES

MESURES DE PRÉSERVATION SOCIALE
CONTRE LA TUBERCULOSE

APPENDICE
sur les mesures de Préservation sociale
contre la Tuberculose

Le diagnostic précoce de la tuberculose et son importance
au point de vue social (1)

(Progrès Médical, 17 mai 1919)

I. — L'importance du diagnostic précoce de la tuberculose, au point de vue social, est basée sur une notion capitale : *la tuberculose est une maladie contagieuse et, par conséquent, évitable.*

a) La contagiosité de la tuberculose est d'autant plus redoutable qu'elle est sournoise, qu'elle ne se révèle pas par des effets immédiats, mais par des manifestations qui n'apparaissent, chez le sujet contaminé, qu'à une échéance plus ou moins éloignée de l'époque de la contamination. Si bien que le sujet contaminé peut être méconnu plus ou moins longtemps et n'être reconnu malade qu'alors qu'il est déjà devenu lui-même contagieux depuis un temps plus ou moins long. Dès lors, il devient évident que le dépistage rapide des tuberculeux, semeurs de bacilles et agents de contamination, apparaît comme une mesure de préservation sociale qui prime et commande toutes les autres.

Conclusion : *Un des grands principes de la lutte contre l'extension de la tuberculose doit consister dans la plus rigoureuse et étroite surveillance des tuberculeux confirmés et des personnes*

---

(1) Rapport lu au Congrès interallié d'Hygiène sociale, le 25 avril 1919.

qui, vivant dans leur entourage immédiat, sont soumises aux risques de la contagion et peuvent, à leur tour, devenir de nouveaux agents de propagation de la maladie.

b) D'autre part, la contagion de la tuberculose est surtout redoutable pour l'enfant, organisme neuf non encore immunisé par des vaccinations antérieures.

Tous les phtisiologues sont d'accord aujourd'hui pour admettre que la tuberculose est une maladie qui se prend dans l'enfance et que la tuberculose de l'adulte doit être considérée comme un réveil ou une réactivation d'une tuberculose ancienne, endormie mais non éteinte. Les travaux de Küss, d'Hutinel, d'Hamburger et Sluk ont démontré que la tuberculose est exceptionnelle pendant les premiers mois de la vie, qu'elle augmente progressivement de fréquence à partir de la deuxième et surtout de la troisième année, lorsque l'enfant commence à se traîner par terre, à marcher, à toucher à tout. Les travaux de Naegeli, de von Pirquet, d'Hamburger et Monti, pour ne citer que quelques-uns, ont établi que la tuberculino-réaction donne des résultats positifs d'autant plus nombreux que les sujets sont plus avancés en âge et que, passé la puberté, plus de 96 % des sujets réagissent, ce qui revient à dire que tout adulte, ou peu s'en faut, est tuberculisé.

. Pour comprendre et bien interpréter ces notions, il est nécessaire de distinguer la mortalité de la morbidité par tuberculose. A la lumière de cette distinction, on saisit pourquoi les enfants qui ne sont pas morts dès la première inoculation conservent une sorte de vaccination, un état allergique, fait à la fois d'immunisation relative et de sensibilisation, qui contient l'explication des conditions dans lesquelles le réveil de la tuberculose, endormie depuis l'enfance, se fera à l'âge adulte, à l'occasion d'une des diverses circonstances dont l'expérience clinique, a montré l'importance dans l'étiologie de la tuberculose. Je renvoie pour le détail de ces notions à mon mémoire : *Ce qu'il faut entendre par prétuberculose (Journal Médical Français,* 15 août 1913 (1). Le réveil

(1) Voir aussi : Burnet, « La tuberculose de l'enfant à l'adulte. *Bulletin de l'Institut Pasteur,* 30 mai et 15 juin 1911.

de la tuberculose chez l'adulte peut obéir à deux processus pathogéniques; ou bien une *défaillance de la résistance du terrain*, à l'occasion d'une cause favorisante (fatigue, puberté, grossesse, alcoolisme, maladies intercurrentes, syphilis...) qui permet à l'ancien foyer de se rallumer, le sujet puisant en soi-même ses bacilles, — ou bien une *réinfection bacillaire*, par nouvelle contamination, soit accidentelle, soit professionnelle, réinfection qui peut être *massive* d'emblée ou se faire par doses successives, *additionnelles*, ainsi qu'il arrive principalement pour les personnes qui vivent en contact constant avec des tuberculex (médecins, infirmières...).

Conclusion : *Un autre grand principe de la lutte contre la propagation de la tuberculose doit consister surtout dans la préservation de l'enfance et, par conséquent, dans la surveillance rigoureuse des nourrices, des crèches, des écoles,. (élèves et personnel enseignant) et dans le placement à la campagne des enfants encore sains, vivant ou ayant vécu avec des tuberculeux.*

Il est important, aussi de combattre les causes de déchéance du terrain chez l'adulte, et, particulièrement, la syphilis, l'alcoolisme, l'habitation malsaine, de même que les causes de contamination par réinfections bacillaires (surveillance des ateliers, des collectivités, du personnel hospitalier...)

II. — C'est en s'inspirant des notions précédentes que les médecins, la société et les Pouvoirs publics doivent réunir leurs efforts pour mener à bonne fin la lutte contre la tuberculose. Les principales idées directrices de cette lutte contre la contagiosité de la tuberculose sont commandées par la nécessité d'organiser, par une propagande méthodique, *l'éducation antituberculeuse de la population et de vulgariser les notions d'hygiène élémentaire* (lutte contre la saleté et la malpropreté, etc.).

Il faut répandre et vulgariser la notion de contagiosité de la tuberculose et, par là, enseigner que cette maladie est évitable et par quels moyens elle est évitable.

Pour ce faire on se placera à deux points de vue principaux, la *prophylaxie individuelle* et la *prophylaxie collective* :

a) La prophylaxie individuelle comporte la nécessité d'enseigner au tuberculeux qu'il doit cracher dans un crachoir et d'avertir l'entourage du tuberculeux que la contagion s'exerce surtout, sinon uniquement, par les crachats et par la salive des malades; que, par conséquent toutes mesures doivent être prises selon des prescriptions nettement détaillées, pour la destruction des crachats, pour le nettoyage des crachoirs, etc.

b) La prophylaxie collective consiste essentiellement dans l'isolement des tuberculeux dans la famille ou à l'hôpital, dans l'inspection médicale, régulière et rigoureuse, des écoles, collèges, lycées (élèves et personnel enseignant) des agglomérations civiles et militaires (ateliers, bureaux, casernes); elle entraîne nécessairement comme conséquence l'organisation de toutes les œuvres d'assistance indispensables pour venir en aide au malade et à sa famille (placement rural, colonies agricoles, vote des lois ouvrières et des lois d'assurance obligatoire contre la maladie, expropriation sanitaire des logements insalubres, etc.); enfin, elle pose la question de la déclaration obligatoire de la tuberculose, qui doit être considérée comme le complément de ces œuvres, lorsqu'elles seront suffisamment développées pour garantir le droit des intéressés à être secourus par la société.

III. — Pour assurer le bon fonctionnement de cette organisation sociale, qui a pour base le dépistage des tuberculeux, une première condition s'impose qui consiste à *fixer et à préciser les moyens dont dispose le médecin pour établir aussi précocement que possible le diagnostic de la tuberculose.*

Si le médecin est destiné à jouer de plus en plus un rôle social, il ne doit pas oublier que cette mission est inséparable de son rôle technique. L'éducation et l'instruction cliniques sont les bases solides et nécessaires de son intervention. Le diagnostic de la tuberculose est le point de départ : c'est lui qui déclanche le jeu de tout l'organisme social antituberculeux. Aussi importe-t-il qu'il soit établi aussitôt que possible.

Or, quels sont les éléments du diagnostic précoce de la tuberculose et que faut-il entendre par diagnostic précoce de la tuberculose?

C'est là une question des plus délicates. En effet, en raison même des notions que j'ai rappelées précédemment, il n'est plus possible aujourd'hui de soutenir que la tuberculose, chez l'adulte, a un début réel, marqué par l'apparition de symptômes traduisant l'inoculation tuberculeuse du sujet et répondant à la phase de germination de Bayle et de Grancher; ces symptômes ne peuvent être que les manifestations d'une phase de réactivation, correspondant, suivant l'expression de Landouzy, à l'éclosion d'une tuberculose latente, dont l'inoculation remonte à l'enfance. C'est donc dans l'enfance, qu'en bonne logique, il conviendra d'étudier et de préciser les signes de la tuberculose qui débute, sous les formes multiples et larvées qu'elle peut revêtir.

Combien de soi-disant gastro-entérites tenaces, de bronchites et broncho-pneumonies traînantes, d'adénites, d'adénopathies trachéo-bronchiques de la première enfance, ne sont que des manifestations de la tuberculose. Ici, la valeur diagnostique de la tuberculino-réaction est considérable alors qu'elle est nulle chez l'adulte. Chez celui-ci les signes physiques de localisation pulmonaire auxquels, depuis Grancher, on a attaché, jusqu'à ces dernières années, une si grande importance, sont considérés actuellement comme dénués de toute valeur diagnostique; du moins, n'ont-ils plus la signification que Grancher leur donnait et doivent-ils être considérés, non pas comme des signes de lésion débutante, mais, plutôt, comme des signes de lésion cicatrisée, éteinte ou abortive.

Il en est ainsi de la diminution du murmure vésiculaire (Bard, Bezançon), de la rudesse respiratoire et du rythme saccadé. Assez souvent, ces deux derniers signes indiquent l'existence d'une pleurite apicale, à poussées récidivantes, sur laquelle Piery a attiré l'attention et dont j'ai précisé les caractères symptomatiques complets et l'évolution.

Si les signes stéthoscopiques, longtemps classiques, dits « de début doivent être aujourd'hui considérés comme dénués d'une telle valeur, on ne peut attendre davantage des signes radiologiques, l'opacité plus ou moins accentuée d'un sommet n'ayant qu'une valeur de localisation et nullement une valeur d'évolution. En est-il de même des signes fonctionnels et généraux? Sans doute, ces derniers, s'ils sont assez marqués, montrent, tout au moins, que la tuberculose est en évolution, mais ils ne sauraient autoriser à affirmer qu'elle n'en est qu'à son début. La plupart des sujets qui présentent les signes physiques d'une lésion scléreuse ou abortive des sommets conservent un ensemble d'attributs somatiques (maigreur, insuffisance musculaire et pondérale, pâleur), de troubles fonctionnels (tendance à la fatigue et à l'oppression, dyspepsie...), de troubles généraux (tendance à l'élévation thermique subfébrile habituelle), qui les accompagnent pendant toute leur existence et qui traduisent l'imprégnation bacillaire permanente et définitive de l'organisme.

Tout récemment, Ribadeau-Dumas et Brissaud (*Journal de Médecine et de Chirurgie pratiques*) ont insisté sur ces reliquats d'une tuberculisation datant de l'enfance, véritables manifestations de l'imprégnation bacillaire, ou, si l'on veut de la tuberculose latente.

Au reste, dans la question qui nous occupe, il est bien plus important de savoir si une tuberculose est active, en évolution, et, par conséquent, contagieuse, que de savoir si elle vient de débuter ou si elle est ancienne. J'ai, dans une étude récente, montré la difficulté de ce diagnostic d'évolution (*Journal Médical Français*, décembre 1918); j'ai cherché à réunir les éléments d'une appréciation aussi délicate. Je m'en tiens à la formule que j'avais déjà proposée antérieurement et qui a été approuvée par Dumarest: « *Le diagnostic de la tuberculose pulmonaire ne peut et ne doit être que l'interprétation de l'ensemble des constatations fournies par les divers moyens d'exploration de l'appareil respiratoire.* »

Comme principe général on doit admettre qu'il n'y a qu'un seul élément de certitude dans le diagnostic de la tuberculose, à savoir : la constatation du bacille de Koch dans les exsudats et excreta, et, pour ne parler que de la tuberculose pulmonaire, dans les crachats. Mais doit-on attendre cette constatation pour faire le diagnostic?

Y a-t-il une tuberculose fermée et une tuberculose ouverte? Ou, plus exactement, la tuberculose évolutive est-elle nécessairement ouverte et la tuberculose fermée ne peut-elle être qu'une tuberculose arrêtée dans son évolution, cicatrisée ou abortive?

On a fort abusé de ces deux termes; on les a employés dans des sens différents. Pour les uns, tuberculose fermée signifie aussi bien tuberculose débutante, non encore ouverte, que tuberculose cicatricielle. Pour les autres, la tuberculose fermée évolutive n'existe pas; il n'y a de tuberculose fermée que la tuberculose cicatrisée, que la sclérose : toute tuberculose en évolution est histologiquement ouverte et s'accompagne nécessairement d'élimination bacillaire. Telle est l'opinion de Rist et de ses élèves, notamment de Ch. Richet fils. Je crois que cette conception est un peu trop radicale, je l'ai dit déjà et j'ai été heureux de voir mes idées confirmées par Mantoux (*Presse Médicale*, 11 novembre 1918). Il est impossible de refuser l'étiquette bacillaire aux cas dans lesquels en l'absence d'une expectoration bacillifère on constate tous les symptômes habituels, physiques et généraux, qui forment le cortège classique de la tuberculose en évolution.

Pour faire le diagnostic aussi précoce que possible de la tuberculose, il faut que le médecin soit instruit de la valeur de tous les symptômes et, surtout, qu'il ne perde pas de vue la fréquence des erreurs de diagnostic dues à une tendance, beaucoup trop répandue, à étendre exagérément le domaine de la tuberculose (Voir mon article du *Monde Médical*, 25 juillet 1914). Insister, comme je l'ai fait dans ces dernières années, comme Rist l'a fait lui-même, sur le nombre des *faux tuberculeux* n'est pas nier l'importance du fléau tuberculeux, surtout si l'on prend soin de souligner, comme je m'y suis attaché, la fréquence des *vrais tuberculeux méconnus*, dont la plupart sont des sujets chez lesquels, se fiant à leur apparence floride, le médecin n'a point songé à un diagnostic qui se serait fatalement imposé s'il avait pris soin de faire examiner les crachats.

C'est pour cette forme de tuberculose, comprenant des malades en apparence bien portants, que j'ai proposé (*Journal Médical Français*, décembre 1918) l'étiquette de *tuberculose stagnante* : de tels sujets, qui peuvent vivre jusqu'à un âge fort avancé, sèment la maladie et la mort autour d'eux; dangereuse pour leurs voisins, leur tuberculose ne l'est point pour eux-mêmes.

Conclusion : *De ces notions découle un principe formel*, qu'il faut faire pénétrer dans la pratique médicale : *l'examen des crachats est aussi nécessaire, sinon davantage, que l'auscultation, la percussion, que l'examen radiologique, que la prise de température, que l'examen de la courbe de poids, que la recherche, en un mot, de tous les symptômes révélateurs d'une tuberculose évolutive, pour le diagnostic précoce de la tuberculose. Et, par diagnostic précoce, je n'entends pas parler du diagnostic de la tuberculose au début, le début de la tuberculose étant imprécis, mais du diagnostic hâtif et rapide de la nature tuberculeuse d'un état morbide.*

Pour assurer cette indispensable condition du diagnostic, il faut mettre à la disposition des médecins des laboratoires nombreux et offrant toutes les garanties.

Par ce moyen on facilitera la rapidité du diagnostic, dans tous les cas où la tuberculose sera indiscutable, c'est-à-dire dans tous les cas où il sera possible d'avoir un *élément de certitude*. Mais, en dehors de ces cas, il y a toute une série d'*éléments de présomption*, qui exigent, de la part du médecin, une surveillance étroite et rigoureuse du malade. Les sujets qui sont ainsi tenus en suspicion (convalescents de pleurésie, de typho-bacillose, sujets présentant des signes de bronchite tenace ou des signes stéthoscopiques douteux) seront pris en observation, soit par le médecin lui-même, soit par les soins du dispensaire .

Cette surveillance devra s'étendre à la famille et à l'entourage des tuberculeux confirmés, à leurs enfants, à leurs camarades d'école, de chambrée, d'atelier...

C'est par l'application de ces règles générales que le dépistage des tuberculeux pourra devenir aussi précoce que possible et que les médecins, exerçant leur rôle technique de cliniciens, se feront les auxiliaires avertis des Pouvoirs publics, dans la lutte sociale contre la tuberculose.

Introduction à la discussion de la déclaration obligatoire de la Tuberculose (1)

(Rapport présenté à la *Société Médicale des Hôpitaux de Paris*, le 28 février 1919)

Il y a quelques semaines, la Société Médicale des Hôpitaux a chargé une Commission, composée de MM. Laubry, Trémolières et de moi-même, d'étudier l'organisation de séances extraordinaires, dans lesquelles certaines questions à l'ordre du jour, tant sociales que scientifiques, seraient discutées; les propositions de cette Commission ont été acceptées et le principe de cette innovation a été admis, comportant même l'invitation, à ces séances, de membres étrangers à la Société et particulièrement de M. le Sous-Secrétaire d'État du Service de Santé. Comme président de cette Commission, j'ai, le 31 janvier, demandé à la Société d'appliquer le principe qu'elle avait voté et je lui ai proposé de consacrer la première séance extraordinaire à la discussion de la déclaration obligatoire de la tuberculose, faisant remarquer que, au moment où tous les groupements médicaux délibèrent sur cette question, soulevée par le dépôt d'une proposition de loi, il serait inadmissible que la Société Médicale des Hôpitaux de Paris fût seule à garder le silence. Son avis pourra peser d'un grand poids sur l'opinion du corps médical. Nous avons pensé qu'aucune personne étrangère ne devrait être invitée à prendre part à cette délibération. La Société Médicale des Hôpitaux a approuvé à l'unanimité nos propositions et m'a désigné comme rapporteur.

*** *

Il m'a paru qu'il convenait, non pas d'élaborer un rapport volu-

(1) L'actualité de cette importante et si délicate question justifie le développement que je lui ai donné dans ce Recueil. Il n'est pas sans intérêt de faire connaître au corps médical l'opinion d'un groupement aussi qualifié que la Société des Médecins des Hôpitaux de Paris. On verra que si les avis se sont partagés en deux parties sensiblement égales sur la question de la déclaration obligatoire, l'unanimité a été complète sur le programme à instituer pour la lutte antituberculeuse.

mineux, où chacun des membres de la Société retrouverait une argumentation dont il connaît toutes les étapes et tous les éléments (Voir le rapport du Pr Letulle à l'Académie de Médecine et la discussion qui suivit, 1912-1913), mais seulement de présenter, sous une forme aussi concise que possible, l'état actuel de la question, à seule fin d'ouvrir et de guider une délibération au cours de laquelle pourront être utilement discutés les arguments qui plaident pour ou contre la déclaration obligatoire de la tuberculose.

Deux considérations capitales dominent ces débats :

D'une part, les *Pouvoirs publics* prennent position en faveur de la déclaration obligatoire et déposent une proposition de loi qui va être discutée au Parlement;

D'autre part, le *corps médical*, le corps des praticiens, se dresse contre cette proposition de loi et lui fait une opposition à peu près générale.

Dans son indépendance, la Société Médicale des Hôpitaux de Paris doit choisir entre les deux opinions extrêmes, dont l'une s'appuie sur les arguments qui plaident en faveur de la déclaration obligatoire et qui sont, par définition, d'ordre social, et dont l'autre invoque les arguments qui s'opposent au principe de la déclaration obligatoire- et sont, avant tout, d'ordre professionnel.

L'un et l'autre parti sont, j'imagine, parfaitement d'accord sur la gravité du péril tuberculeux; ils diffèrent sur l'application des moyens de la lutte antituberculeuse. Les Pouvoirs publics considèrent la déclaration obligatoire comme un facteur capital de la lutte antituberculeuse; le corps médical estime que la déclaration obligatoire sera inopérante et, sans doute, vexatoire, sans profit aucun. Soixante organisations et syndicats médicaux de France, nous dit le Pr Alb. Robin (*Bulletin Médical*, 21 décembre 1918), ont voté, à ce sujet, les ordres du jour les plus significatifs : « Demain, comme aujourd'hui (ordre du jour voté par le Syndicat des médecins de la Seine), les médecins praticiens n'approuveront que les mesures prises dans l'intérêt des malades et dans celui de leur famille et n'auront aucun respect pour les décisions administratives et mêmes légales qui s'opposeront à l'un et à l'autre. » Un referendum, organisé par le *Journal des Praticiens*, donna comme résultat que 98,4 % des médecins étaient opposés à la déclaration obligatoire.

Il paraît, d'ailleurs, que cette opposition du corps médical — dont une loi *votée* finirait, quoi qu'on en dise, par avoir raison — n'est pas la seule que rencontre le projet de loi, mais que le Parlement compte aussi de nombreux membres — peut-être les médecins! — qui sont décidés à la combattre.

Or, pour ceux qui ont approfondi la question et ont connaissance des résultats obtenus dans les pays où la déclaration est obligatoire, il apparaît que l'opposition serait moins radicale si elle était mieux éclairée. C'est dans cet esprit que, en toute impartialité, la Société des Hôpitaux a le devoir d'étudier et de discuter les principaux arguments qui plaident pour ou contre la déclaration obligatoire.

1° ARGUMENTS POUR LA DÉCLARATION OBLIGATOIRE

On ne saurait nier la gravité du péril tuberculeux ni les dangers que fait courir au pays, déjà fortement infiltré d'alcoolisme, le caractère particulièrement contagieux de la tuberculose. Aussi bien, tous les moyens qui peuvent être employés efficacement contre l'extension et les ravages de la tuberculose doivent-ils être mis en action sans hésitation. Or, pour bien combattre un ennemi, il faut bien connaître sa puissance, le siège de ses principales forces, les effets des moyens de destruction qu'on emploie contre lui.

Il est incontestable que nous ne connaîtrons *l'importance exacte du péril tuberculeux* que lorsque nous aurons des précisions non seulement sur le *nombre des décès* par tuberculose, mais aussi sur le *nombre des malades* tuberculeux.

En 1916, dans un rapport du Dr Broks Dixon, officier en chef de la tuberculose à Birmingham, on voit que, pour 100 décès par tuberculose, 265 cas furent déclarés. (La déclaration est aujourd'hui obligatoire en Angleterre.) De telles statistiques autorisent les mesures de préservation sociale prises par les Pouvoirs publics;

elles seraient de nature, chez nous, à montrer à la population les dangers qu'elle court si elle ne comprend pas l'urgence et le but de ces mesures préservatrices. Or, la déclaration obligatoire est seule capable de préciser le nombre des tuberculeux en France; on évalue ce nombre à environ 500.000; il est peut-être plus élevé.

Il est incontestable également que nous ne connaîtrons de façon exacte les *principaux foyers où sévit surtout la tuberculose* (immeubles, villages, bourgs, villes, provinces) que lorsque des statistiques complètes nous renseigneront. La déclaration obligatoire est seule capable de nous donner ces précisions.

Il est non moins douteux que nous ne pouvons apprécier la *valeur de telle ou telle catégorie de l'armement antituberculeux* que lorsque nous connaissons les résultats obtenus à la suite de son application. Or, dans les pays où la déclaration est obligatoire, on voit rapidement baisser le nombre des cas et des décès; en Amérique, par exemple, sous l'impulsion des Pr Hermann Bigg et J. Miller, elle a donné, depuis 1894, des résultats considérables; 6.000 morts par an, soit 60 % de morts ont été épargnées à l'Etat de New-York, depuis vingt ans.

On ne saurait méconnaître la puissance que de tels arguments peuvent exercer sur la décision des Pouvoirs publics, qui ont grandement raison d'accorder une valeur primordiale aux résultats de l'expérience acquise, autrement impressionnants et probants que les considérations purement théoriques, sentimentales ou autres, invoquées *a priori* au cours de délibérations corporatives.

Or, l'expérience est double : c'est, d'une part, celle qui découle des résultats obtenus dans les pays où la déclaration obligatoire est instituée depuis un certain nombre d'années; c'est, d'autre part, celle que les enseignements de l'organisation militaire antituberculeuse en France ont réalisée pendant la guerre.

Pour ce qui est de l'*expérience tirée des pays étrangers*, l'exemple, cité ci-dessus, de l'Etat de New-York est des plus démonstratifs. Il m'est impossible, à ce propos, de ne pas attirer votre attention sur les si intéressantes et convaincantes démonstrations que nos collègues américains nous ont apportées au cours des réunions privées du Comité franco-américain, auxquelles quelques-uns de nos collègues et moi avons eu la bonne fortune de prendre part et dont le *Bulletin Médical* contient le compte rendu.

La déclaration obligatoire existe aussi en Suisse, en Norvège, au Danemark, dans presque tous les Etats d'Allemagne. En Angleterre, la lutte antituberculeuse a commencé sans elle; mais elle s'est imposée graduellement, appliquée d'abord aux malades des hôpitaux et des dispensaires, puis, ensuite, aux malades isolés de la clientèle privée : les résultats sont significatifs, si bien que sir William Osler a pu dire : « Tous les arguments du passé contre la déclaration obligatoire sont maintenant morts ». En Ecosse, elle fonctionne depuis 1907, sous l'impulsion de sir Robert Philipp; instituée après la création des dispensaires, elle a accru les résultats déjà obtenus et, actuellement, la mortalité par tuberculose a diminué de 45 %.

Quant à *l'expérience tirée de l'organisation militaire antituberculeuse en France pendant la guerre*, elle constitue, il faut l'avouer, un puissant argument en faveur de la déclaration. En créant les centres de triage, les hôpitaux sanitaires, les stations sanitaires, les hôpitaux spéciaux pour réformés tuberculeux, le Service de Santé militaire a, en réalité, *déclaré* les militaires tuberculeux; il les a isolés des autres malades, réduisant ainsi les chances de contagion; il les a traités et soignés; il les a ensuite signalés aux œuvres antituberculeuses civiles. Il est inutile d'insister sur les heureux effets de cette organisation. Notons, en passant — nous y reviendrons— que de si efficaces mesures n'auraient pu être appliquées si on s'était laissé arrêter par le spectre de la violation du secret professionnel; et, pourtant, les dossiers contenant mention du diagnostic circulaient de main en main.

2° ARGUMENTS CONTRE LA DÉCLARATION OBLIGATOIRE

Les adversaires de la déclaration obligatoire invoquent un certain nombre d'arguments qui, certes, ne sont pas sans valeur et qui, même sont considérés par certains comme irréductibles.

Tout d'abord, la déclaration obligatoire est une *violation du secret professionnel*, qui est suivie d'un *préjudice grave pour le malade et sa famille.* Il est impossible de méconnaître la louable pensée qui doit guider ceux dont l'opposition irréductible se maintient sur cette position. Cependant, on peut leur objecter qu'ils consentent à violer le secret professionnel lorsqu'ils notifient une des maladies contagieuses aiguës dont la loi impose la déclaration. Sans doute, l'objection n'est pas des plus fortes, car ils répondront que la déclaration d'une rougeole ou d'une fièvre typhoïde n'implique l'idée d'aucune tare personnelle ni familiale, telle que celle qui s'attache, dans l'opinion publique, à la tuberculose. Si, cependant, on approfondit la discussion, on peut faire les remarques suivantes : Dans les milieux aisés, un traitement au sanatorium ou en cure libre ne peut guère être tenu secret et équivaut, par conséquent, de ce point de vue, à déclarer ou, plutôt, à « stigmatiser » le tuberculeux. Dans la clientèle des hôpitaux, chaque fois qu'un tuberculeux est envoyé, sur sa demande, à Brévannes ou dans un autre sanatorium de l'Assistance publique, il est également déclaré publiquement; d'autre part, pourrait-on, sous ce prétexte, s'opposer à la création, dans les hôpitaux civils, de services spéciaux pour les tuberculeux, alors que cette mesure s'impose de toute urgence et de toute nécessité? N'a-t-on pas eu recours à ces sages mesures pour les tuberculeux militaires, comme nous venons de le voir, et quels sont les militaires qui s'en sont plaints? Je pourrais dire plutôt, tant j'en ai vu, que trop nombreux sont ceux qui ont cherché à se faire admettre dans ces services spéciaux, qui leur ouvraient trop souvent les horizons d'une réforme injustifiée!

Au reste, dans les milieux pauvres, la déclaration obligatoire, si elle entraîne l'hospitalisation du malade ou son envoi dans un sanatorium, sera un bienfait pour lui, sans compter qu'elle devra être suivie — nous le verrons — du déclanchement des diverses mesures d'assistance qui assureront la vie matérielle et la santé des siens (caisses d'assistance, préventoriums pour les enfants...)

Pour les employés, pour certains ouvriers d'usine, il est incontestable que la déclaration obligatoire entraînerait un préjudice, si l'Etat n'y remédiait par la création de ces œuvres d'assistance. D'ailleurs, il convient de remarquer que les collectivités ouvrières, de mieux en mieux instruites de la gravité du fléau, se préoccupent d'éliminer elles-mêmes de la collectivité les sujets qu'elles savent ou croient être tuberculeux; comme leur diagnostic est souvent erroné, ce préjudice est autrement grave que celui qu'entraînerait, au dire de certaines personnalités mal informées, la déclaration obligatoire. Dans les bureaux, ce sont souvent les employés eux-mêmes qui signalent les tousseurs et obligent le patron à les faire examiner par le médecin pour savoir si, oui ou non, ils sont tuberculeux.

Ce double argument de la *violation du secret professionnel* et *du préjudice porté au tuberculeux ainsi stigmatisé* peut, d'ailleurs, être anéanti si la déclaration est faite à un médecin sanitaire, et non pas à un maire ou à un préfet, et si son institution légale est accompagnée de la création des œuvres d'assistance prévues pour les tuberculeux nécessiteux.

Dans le même ordre d'idées, il est un argument sur lequel j'hésite à lever le voile et qui, cependant, doit tenir quelque place dans les motifs d'opposition du corps médical : c'est le *préjudice qui résulterait de la déclaration obligatoire pour le médecin praticien.* Cette considération est des plus délicates; j'estime qu'il convient cependant de l'envisager en toute franchise. Sans doute, de nombreux tuberculeux de la classe des travailleurs peu fortunés, en devenant les clients des dispensaires et des œuvres diverses de la lutte antituberculeuse, cesseraient d'être ceux des médecins. Mais ces derniers pourraient aisément trouver, dans le concours rétribué qu'ils apporteraient à ces œuvres, une compensation matérielle. On objectera peut-être que ces mesures de préservation sociale tendront à substituer, partiellement tout au moins, au libre exercice de la profession médicale une sorte de fonctionnarisme qui ne serait qu'une des conséquences des idées étatistes qui semblent en voie de réalisation progressive dans notre pays. Peut-on s'arrêter à de telles considérations d'intérêts personnels lorsqu'il s'agit d'une question qui touche à un si haut point l'intérêt national?

Un autre argument — et qui n'est point négligeable — est *l'inutilité des désinfections,* telles qu'elles sont pratiquées actuellement contre les maladies contagieuses aiguës. Elles ne servent, dit-on, qu'à afficher publiquement un diagnostic que le médecin a déclaré secrètement à l'autorité publique; appliquées à la tuberculose, elles seront, sans aucun profit, une des formes de la violation du secret professionnel. Or, tout le monde s'accorde aujourd'hui pour reconnaître l'inutilité de ces désinfections, qui sont inopérantes et ne sont que vexatoires. Dans les projets d'institution de la déclaration obligatoire, le principe de la désinfection subsiste, mais est modifié dans ses moyens d'application; ce qu'on demande, c'est le *nettoyage* réel, effectif, des logements, après chaque décès et après chaque changement de locataire. Si la mesure est appliquée convenablement, elle n'aura aucun caractère de « stigmatisation », étant générale.

Mais, surgit alors une autre objection : cette mesure prophylactique, ainsi appliquée, entraînera *des dépenses considérables*. On peut répondre que, dans les classes aisées, elle sera une sorte d'impôt qui pourrait être partagé entre le propriétaire et le locataire sortant ou entrant et que la dépense ne sera supportée par l'Etat et les municipalités que pour les logements d'un prix modique occupés par les sujets nécessiteux.

Cet argument des *charges budgétaires* prend corps bien davantage lorsqu'il invoque la création des diverses œuvres d'assistance dispensaires, sanatoriums, préventoriums, caisses de secours, etc.) qui devront accompagner l'institution de la déclaration obligatoire. Si cet argument mérite d'être pris en considération, il ne saurait cependant faire obstacle à une mesure de préservation qui serait reconnue nécessaire et urgente. Ce sera à l'Etat et aux municipalités qu'il appartiendra de prendre les dispositions financières opportunes; on peut dire que la population acceptera sans résistance un impôt destiné à la garantir contre un danger dont elle aura appris à connaître la menace.

Mais, ici, il convient de remarquer que la plupart des opposants à la déclaration obligatoire soutiennent que celle-ci ne sera possible que lorsqu'on aura, *au préalable, créé l'ensemble des œuvres d'assistance qu'elle comporte*. L'armement antituberculeux, disent-ils, n'en est encore qu'à une phase embryonnaire;

les tuberculeux qui seront déclarés seront des parias, chassés de partout ,réduits à la misère, et qui seront trop nombreux pour être secourus tous. Ils s'appuient sur les résultats obtenus en Angleterre et en Suède par l'organisation du seul armement anti-tuberculeux sans la déclaration obligatoire; ce disant, ils oublient que, s'il est vrai que, en Angleterre, la lutte a commencé ainsi, elle n'a pas tardé, comme nous l'avons vu plus haut, à être complétée par l'institution de la déclaration obligatoire, avec laquelle se sont rapidement accrus les résultats encourageants obtenus jusque-là. Il n'y a pas de raisons, ajoutent-ils, pour que le principe de la déclaration obligatoire précède l'organisa-tion des œuvres d'assistance et de traitement. J'ai déjà montré que cette conception était erronée et que la déclaration obligatoire aurait pour résultat, en précisant l'étendue du mal et ses prin-cipaux foyers, d'activer le zèle des Pouvoirs publics et des œuvres privées pour l'organisation de toutes les formes de la lutte anti-tuberculeuse.

Au reste, on peut faire remarquer que cette organisation est déjà beaucoup moins embryonnaire que ne le croient les oppo-sants, qui paraissent ignorer le formidable effort réalisé à l'occa-sion de la guerre.

** *

De cet exposé il semble résulter, pour un esprit impartial, que la déclaration obligatoire est mesure de préservation sociale dont le principe s'impose comme une nécessité.

Encore convient-il de préciser dans quels cas la déclaration devra être faite, et dans quelles conditions, pour ne pas léser les intérêts légitimes que nous venons de passer en revue.

1° A QUELS CAS CONVIENT-IL DE LIMITER LA DÉCLARATION OBLIGATOIRE?

On pourrait être radical et dire : la déclaration sera obligatoire dans tous les cas de tuberculose confirmée. En réalité, ce que veut réaliser la déclaration, c'est la lutte contre la contagion. La tuberculose ouverte, seule, est contagieuse; encore, dans la pratique, peut-on admettre que c'est surtout la tuberculose pulmonaire ouverte qui est contagieuse et qu'on peut négliger les tuberculoses locales.

D'autre part, la constatation du bacille de Koch dans l'expectoration est la seule preuve indiscutable de la nature tuberculeuse d'une pneumopathie.

Nous proposons que la déclaration obligatoire ne s'applique actuellement qu'aux cas de *tuberculose pulmonaire ouverte*, dont le diagnostic sera *confirmé par la constatation du bacille de Koch dans l'expectoration;* cette constatation devra être entourée de toutes les garanties exigibles; elle devra être faite dans des laboratoires spéciaux et ne sera valable qu'après deux examens positifs successifs.

2° DANS QUELLES CONDITIONS LA DÉCLARATION DEVRA-T-ELLE ÊTRE FAITE?

La discussion pivote, ici surtout, autour du principe du secret professionnel.

Il est entendu que la déclaration de la tuberculose sera faite à un médecin sanitaire et non à un bureau de mairie ou de préfecture, et qu'il appartiendra à ce médecin sanitaire de déclancher l'ensemble des mesures édictées par la loi comme conséquence de la déclaration, si le médecin traitant et le malade ne prennent, sous leur responsabilité, l'engagement d'assurer, avec le traitement, les mesures prophylactiques prescrites. Il appartiendra aux Pouvoirs publics de déterminer par un règlement d'administration les conditions dans lesquelles seront déclanchées les mesures légales, de façon à respecter le secret médical et à ne léser aucun intérêt personnel ni familial. Le médecin sanitaire deviendra, en quelque sorte, le dépositaire du secret qui lui aura été dévoilé; l'idée de violation du secret professionnel subsisterait en fait et ne serait que déplacée si la loi ne s'attachait pas à en assurer le mieux possible le respect.

Sur la façon dont le médecin sanitaire sera saisi de la déclaration, on peut discuter. La déclaration doit-elle incomber au médecin traitant ou au chef de famille? Il y a des arguments pour et contre. Certains opposants à la déclaration obligatoire accepteraient comme transaction la déclaration par le chef de famille, ce qui assurerait, d'après eux, le respect du secret professionnel. Cependant, il n'est pas difficile de trouver nombre de cas dans lesquels la violation du secret professionnel serait ainsi plus flagrante encore : supposons le cas d'une jeune fille orpheline ou d'une jeune veuve, n'ayant d'autre chef de famille qu'un parent par alliance* (le second mari de la mère. décédée, dans le premier cas, le père du mari défunt, dans le second cas). Une telle malade pourrait préférer que sa maladie restât connue seulement du médecin, et ne fût pas officiellement divulguée à un tiers, auquel ne l'unit aucun lien de consanguinuité ni peut-être même de sympathie.

Quoi qu'il en soit, on peut retenir la proposition du Pr Albert Robin, ainsi conçue : « Le médecin qui constate un cas de tuberculose doit en faire la déclaration au chef de famille en lui indiquant les moyens à employer pour éviter la contagion, quitte à l'Etat à prendre telles mesures qu'il jugera convenables vis-à-vis du chef de famille pour que la déclaration lui soit transmise. D'autre part, la désinfection sera obligatoire après décès et après chaque changement de locataire, à moins que le médecin ne déclare qu'il n'y a pas lieu à désinfection. » — Retenons aussi une proposition transactionnelle de notre collègue Barbier, formulée en ces termes : « Tout malade reconnu tuberculeux par le médecin, et qui ne peut faire les frais de son traitement, est signalé aux offices antituberculeux de son arrondissement. »

*
* *

Telles sont les principales données sur lesquelles il était nécessaire de fixer nos idées avant de donner notre opinion sur le principe et l'application de la déclaration obligatoire de la tuberculose.

Je souhaite que l'exposé que je viens d'en présenter fasse

naître chez ceux d'entre vous qui, *a priori*, sont peu enclins à accepter la déclaration obligatoire, le même revirement d'opinion que l'étude de la question a produit sur moi-même; dans cet espoir je soumets à votre approbation, en manière de conclusion, le vœu que voici :

PROPOSITION DE VŒU

La Société Médicale des Hôpitaux de Paris

1° Considère :

La déclaration obligatoire de la tuberculose doit être envisagée comme une mesure de préservation sociale et nationale.

Elle aura pour effet de donner des renseignements précis sur l'importance et l'étendue du péril tuberculeux en France, sur le siège des principaux foyers, et, par là même, de susciter et de stimuler l'activité de la lutte antituberculeuse.

Elle trouve sa justification dans les résultats de l'expérience acquise, tant à l'étranger dans les pays où elle est instituée légalement depuis plusieurs années, notamment en Amérique et en Angleterre, qu'en France, où l'organisation des services militaires sépciaux créés pendant la guerre a, en fait, introduit la déclaration de la tuberculose.

Elle a contre elle l'opposition de principe du corps médical et de l'opinion publique; mais il est patent que cette opposition sera aisément vaincue si on prend soin de redresser les erreurs d'interprétation sur lesquelles elle s'appuie et de lier l'institution de la déclaration obligatoire à l'organisation simultanée, immédiate et méthodique, de l'armement antituberculeux et à l'intensification de la lutte contre l'alcoolisme et contre les logements insalubres, facteurs puissants de tuberculisation.

2° Emet le vœu :

Il est opportun d'instituer légalement la déclaration obligatoire de la tuberculose sous la réserve que seront prises toutes les garanties exigibles pour assurer la certitude du diagnostic et le respect du secret professionnel, en même temps que seront complétées et achevées les œuvres d'assistance qui doivent nécessairement l'accompagner et qui, déjà, sont beaucoup moins embryonnaires que ne l'avancent certains opposants à la déclaration obligatoire.

Ce rapport fut suivi d'une longue et importante discussion, qu'il avait précisément pour objet d'ouvrir et à laquelle prirent part un grand nombre de membres de la Société Médicale des Hôpitaux.

On trouvera le compte rendu de cette discussion dans le Bulletin de la Société. J'en ai, d'ailleurs, résumé les traits essentiels dans les lignes qu'on va lire, lorsque la parole me fut donnée pour répondre aux objections soulevées et pour défendre les conclusions de mon rapport :

La discussion est terminée. Il appartient au rapporteur de clore le débat. Je tiens, tout d'abord, à dégager de l'ampleur de ce débat, de l'affluence des auditeurs, du nombre et de l'ardeur des orateurs et des interpellateurs, et aussi de la passion avec laquelle il a été suivi, l'intérêt qu'il présentait. Félicitons-nous d'avoir inauguré par un tel succès le principe que nous avons voté de la création de séances extraordinaires réservées à l'étude des questions d'hygiène sociale dont notre Société ne peut plus se désintéresser.

Il n'est point dans mon intention d'abuser de votre temps ni de votre patience en reprenant, point par point, la discussion détaillée des divers arguments et de toutes les objections qui ont été soulevées au cours de ces quatre séances. Je m'efforcerai simplement de tracer une sorte de résumé ou de raccourci de l'ensemble de cette discussion et d'en définir l'esprit.

Il m'a paru que quelques-uns de nos collègues se sont mépris sur les intentions des promoteurs de ce débat. Si je les ai bien compris, ils ont pensé que nous cherchions à faire approuver le projet de loi déposé par le Gouvernement et à lui donner l'appui, si précieux, d'un vote émis par notre Société. C'est là une erreur, nous n'avons reçu et nous n'aurions, d'ailleurs, accepté aucune mission de cette nature. Nous ne nous sommes pas réunis pour émettre une opinion sur les qualités ou les défauts de ce projet de loi; c'est au Parlement qu'il appartient d'approuver ou de rejeter, par son vote, les propositions du Gouvernement. Ce que nous pouvions faire, nous, ce que nous devions faire, c'était de saisir l'occasion qui s'offrait à nous de prendre, *proprio motu*, le rôle de conseillers techniques et de dire notre pensée sur ce que doit être la lutte contre le péril tuberculeux et si la déclaration obligatoire de la tuberculose peut être d'une utilité quelconque dans l'organisation de cette lutte. En un mot, nous n'avons pas à voter sur le projet du Gouvernement; nous nous réunissons à l'occasion du projet déposé, pour dire ce que nous croyons opportun de demander pour réaliser efficacement la lutte contre la tuberculose.

Certes, nos débats ne paraissent pas réunir, sur tous les points, l'unanimité de vues. Cependant, ils montrent clairement que, sur certains points, nous avons tous la même opinion et que, sur l'ensemble, nous ne sommes pas bien loin de nous entendre.

Il a été déployé, au cours de ces quatre séances, beaucoup d'éloquence, souvent pathétique, et pas mal d'ironie.

J'ai suivi la discussion avec l'attention la plus soutenue et j'ai noté les arguments et les objections de tous les orateurs. En réalité, en relisant mes notes, je ne trouve aucun argument, ni pour ni contre la déclaration obligatoire, à ajouter à ceux que j'ai exposés et discutés dans mon rapport. Permettez-moi donc de vous renvoyer à celui-ci.

La plupart des arguments opposés à la déclaration obligatoire sont des arguments théoriques et de sentiment. Ils ont trait surtout à la grande et noble idée du secret professionnel, qui serait violé par la déclaration obligatoire, de la lourde responsabilité qu'elle imposerait au médecin, de l'incapacité de l'Administration dans l'application des lois et des décrets.

J'ai déjà répondu aux deux premiers dans mon rapport; je n'y reviens pas. Quant au troisième, je ferai remarquer que, même en admettant que l'incapacité de l'Administration publique fût aussi absolue et incurable qu'on l'a dit, ce ne serait pas une raison suffisante pour nous inciter à ne point conseiller des mesures que nous jugerions efficaces; notre devoir est de les indiquer; celui des Pouvoirs publics est de les appliquer.

Les principaux arguments qui plaident en faveur de la déclaration obligatoire, au lieu d'être purement théoriques, sont d'ordre expérimental et, par conséquent, scientifique. J'ai eu la satisfaction de voir ces vues, que j'avais mises en relief dans mon rapport, recevoir la haute approbation du Pr. Chauffard, dont l'autorité a fait appel au rôle scientifique que doit jouer en cette matière notre Société.

M. Brocq, avec son talent si chaleureux, a contesté la valeur expérimentale des statistiques américaines. J'ai pu lui répondre, en donnant lecture de la lettre du Pr. Gunn, de la mission Rockefeller, que les statistiques américaines étaient faites avec le plus rare souci de la vérité puisqu'elles permettaient de redresser une erreur relevée dans le texte du rapport officiel du sous-secrétariat d'Etat. Ce n'est pas dans la seule ville de New-York, mais bien dans l'Etat de New-York, que 6.000 morts par an, du fait de la tuberculose, ont pu être épargnées, depuis que fonctionne dans cet Etat — c'est-à-dire depuis 1903, soit plus de seize ans — la déclaration obligatoire. A ces constatations expérimentales, à celles qui résultent de l'organisation antituberculeuse dans l'armée depuis le début de la guerre, viennent de s'ajouter des résultats très impressionnants de l'enquête à laquelle s'est livré notre collègue Courcoux dans plusieurs grandes usines. En admettant même que le texte de sa demande soit tel qu'il ait pu nécessairement provoquer de la part des ouvriers consultés une réponse favorable à la déclaration obligatoire, en leur montrant qu'elle attirerait pour eux les bénéfices des moyens de traitement et de secours prévus par nos discussions, les résultats de son enquête ne peuvent que servir grandement nos vœux, qui tendent unanimement à l'organisation de tous les moyens de lutte antituberculeuse. Pour une partie d'entre nous, ces moyens de lutte et la déclaration obligatoire sont liés; pour une autre partie, elles sont indépendantes et la déclaration obligatoire n'est pas nécessaire pour assurer le développement des œuvres de lutte antituberculeuse; c'est sur ce point seulement ,si je ne m'abuse, que nous divergeons. Tous, nous voulons modifier l'état de choses actuel, parfaitement regrettable, sinon scandaleux, que de Massary a stigmatisé si effectivement, en nous narrant l'histoire lamentable de son service hospitalier.

Il est, à mon sens, une réflexion qui s'impose à la fin de ces débats. Voici, pour la première fois, un Gouvernement qui se propose d'entrer en lutte ouverte avec le péril tuberculeux. Est-ce le moment que nous devons choisir pour nous dresser contre ses plans en une opposition irréductible? Notre responsabilité serait bien lourde, et lorsque le tuberculeux indigent se dresserait contre nous pour nous reprocher bientôt cette opposition, quelle serait notre attitude? Le Pr. Letulle nous a, lui aussi, ouvert cet horizon en prenant chaleureusement la défense du pauvre, le principal intéressé dans la question que nous débattons.

En fait, nous sommes tous unanimes pour proclamer la nécessité d'organiser sans délai la lutte préventive contre la tuberculose; la lutte curative nous apparaît comme secondaire en raison des résultats douteux, si pleins de déboires et de déceptions, qu'elle nous a toujours donnés jusqu'à ce jour; l'assistance au tuberculeux pauvre et à sa famille, à ses enfants encore sains surtout, est autrement capitale et doit nous apparaître comme le corollaire le plus urgent de la lutte préventive, caractérisée tout d'abord par l'isolement du tuberculeux contagieux.

C'est là, pour nous tous, un impérieux devoir professionnel, social et national, ainsi que nous l'a dit, en termes si élevés, M. Barth.

Unanimes, j'en ai la conviction par ce que j'ai vu de cette tribune, sur l'urgence de cette lutte contre le péril tuberculeux, nous ne sommes divisés que sur l'efficacité que peut avoir, dans l'organisation de cette lutte, la déclaration de la tuberculose. Encore même notre division n'est-elle pas absolue et ne repose-t-elle que sur la forme et le mode d'application de la déclaration. A la *déclaration obligatoire*, demandée par les Pouvoirs publics et soutenue par bon nombre d'entre nous et par votre rapporteur, notre collègue le Pr. Carnot a opposé, avec une richesse incontestable d'arguments, la *déclaration facultative* ou *volontaire*.

Cette idée paraît rallier d'assez nombreux adhérents, qui y voient un moyen de garantir l'inviolabilité du secret professionnel et d'éviter la surcharge des œuvres d'assistance, encore trop peu développées pour abriter et secourir les innombrables tuberculeux que la déclaration obligatoire dénoncerait. La déclaration facultative m'apparaît comme une sorte de conciliation. Ne peut-on la considérer comme une simple étape sur le chemin qui nous conduira tous, tôt ou tard, à la déclaration obligatoire?

Or, permettez-moi, vous qui ne voulez pas de la déclaration obligatoire parce que vous la considérez comme une violation du secret professionnel, de vous dire que, chaque jour, sans y être légalement obligés, vous déclarez, vous « stigmatisez » vos tuberculeux.

A côté de la déclaration obligatoire, à côté de la déclaration facultative ou volontaire, il y a, en effet, une troisième forme de déclaration, que je dénommerai la *déclaration involontaire*. Aucun de vous n'a parlé d'elle; tous, vous la pratiquez. Que faites-vous lorsque, dans une famille aisée, vous envoyez un tuberculeux dans un sanatorium payant? Pouvez-vous prétendre que, dans son entourage, dans sa famille, dans le cercle de ses amis, on admettra qu'il est allé à Leysin ou ailleurs pour faire un simple voyage d'agrément? Ce tuberculeux riche, vous le déclarez. Que faites-vous lorsque vous envoyez à Brévannes, à Bligny, ou dans quelque autre sanatorium pour indigents, un de vos malades d'hôpital? Avez-vous la naïveté de penser que ses voisins, que ses camarades d'atelier ou de bureau croiront qu'il va là-bas pour travailler à la campagne? Ce tuberculeux pauvre, vous le déclarez, lui aussi. Et lorsque, enfin, nous aurons réalisé, dans tous nos hôpitaux, l'isolement des tuberculeux, que nous demandons tous, que nous exigeons tous, que ferez-vous lorsque vous direz à la surveillante de la salle A : « Madame, vous ferez passer à la salle B (salle des bacillaires) le n° 18 »? Ne déclarerez-vous pas, ne « stigmatiserez-vous » pas ce phtisique hospitalisé?

Dans ces trois cas, vous pratiquez la déclaration clandestine. Ayez donc la franchise de vos actes et ne repoussez pas le principe de la déclaration obligatoire. Elle garantira le praticien contre les reproches de la famille et sa responsabilité cessera d'être une menace puisque la loi seule, vis-à-vis de la famille, sera responsable et couvrira le médecin.

*
* *

Dans le vote que nous allons émettre ne perdons pas de vue deux considérations capitales, bases réelles de toutes nos décisions; d'abord la notion de *contagiosité* de la tuberculose pulmonaire ouverte, ensuite la notion des *inégalités sociales*; car, même si des convulsions violentes ébranlent les fortunes et, par un jeu de bascule fréquent dans l'histoire des peuples, en amènent le renversement, il y aura toujours des gens qui posséderont et des gens qui seront des indigents.

C'est pourquoi nous souhaitons tous, et je suis convaincu que, sur ce point, notre vote sera unanime et, par conséquent, pèsera d'un grand poids sur les décisions des Pouvoirs publics, l'organisation intensive et immédiate de toutes les œuvres de traitement et d'assistance destinées à assurer la lutte contre la tuberculose.

Beaucoup d'entre nous, en outre, souhaitent que la déclaration obligatoire complète cette œuvre de préservation sociale et nationale; ils la considèrent comme un des rouages de l'organisation de la lutte antituberculeuse. Mais ils demandent qu'elle ne soit appliquée, avec toutes les garanties exigibles indiquées dans mon rapport, que si les œuvres ci-dessus, auxquelles ils la lient étroitement, sont votées en même temps et en voie de réalisation, réalisation déjà beaucoup plus avancée que ne le croient certains d'entre nous. Les partisans actuels de la déclaration obligatoire s'accordent généralement pour la limiter aux cas de tuberculose pulmonaire ouverte, la seule véritablemnet contagieuse, avec présence de bacilles contrôlée par des laboratoires spéciaux. Ainsi limitée, la déclaration obligatoire ne risquera pas de faire déclarer un nombre incommensurable de faux tuberculeux, non plus que de surcharger brusquement, comme le fait présager Carnot, des œuvres d'assistance encore trop rudimentaires pour les secourir tous.

Comme conclusion à nos débats et au résumé que je viens de tenter d'en faire en un raccourci aussi bref et aussi impartial que possible, j'ai l'honneur de soumettre au vote de la Société Médicale des Hôpitaux de Paris le vœu suivant, qui précise celui que j'avais succinctement proposé à la suite de mon rapport :

Vœu.

« La Société Médicale des Hôpitaux de Paris, à la suite de la discussion ouverte sur la déclaration obligatoire de la tuberculose,

« *Proclame la nécessité d'organiser effectivement, énergiquement et sans délais la lutte contre l'extension du péril tuberculeux.*

« En conséquence, elle *émet le vœu* que les Pouvoirs publics prennent toutes mesures d'urgence destinées à réaliser :

« 1° *L'isolement des tuberculeux dans les hôpitaux* et, à cet effet, la création de *salles* spéciales et au moins de *services* et *hôpitaux de traitement spéciaux*, ainsi que *l'augmentation du nombre des dispensaires et des sanatoriums* déjà existants;

« 2° *Le développement des œuvres de placement rural*, surtout pour les enfants sains des tuberculeux (placement familial, écoles et colonies agricoles ou maritimes, préventoriums divers);

« 3° *Le vote des lois ouvrières et d'assistance* (assurance obligatoire contre la maladie, caisses de secours, etc.);

« 4° *La lutte contre l'alcoolisme et la syphilis;*

« 5° *La lutte contre le taudis et la malpropreté.*

« La Société Médicale des Hôpitaux de Paris *admet le principe de la déclaration de la tuberculose pulmonaire ouverte*, qui lui apparaît, à *condition qu'elle soit obligatoire*, comme un des rouages de la lutte antituberculeuse.

« Elle vote ce principe, sous la réserve expresse que la déclaration obligatoire ne sera appliquée — *avec*, d'ailleurs, *toutes les garanties exigibles pour assurer la certitude du diagnostic et le respect du secret professionnel* — que lorsque seront votées et en voie de réalisation plus complète qu'elles ne le sont déjà les diverses parties, ci-dessus énoncées, du programme intégral de l'organisation de la lutte antituberculeuse. »

** **

La discussion étant ainsi close, plusieurs propositions de vœux furent présentées par divers membres de la Société.

L'accord étant complet sur la nécessité d'un programme méthodique de lutte antituberculeuse et les divergences d'opinion ne portant que sur la question de la Déclaration obligatoire, les auteurs de ces propositions et le rapporteur se mirent d'accord pour formuler un texte commun de programme de lutte antituberculeuse, et, d'autre part, un texte individuel relatif à la Déclaration obligatoire.

Voici le texte des propositions sur lesquelles les membres de la Société furent invités à exprimer leur vote :

VOEUX

A. — Sur la question du *programme de lutte antituberculeuse*, un seul texte fut proposé au vote de la Société.

La Société Médicale des Hôpitaux de Paris, à l'occasion du projet de loi relatif à la prophylaxie de la tuberculose, proclame la nécessité d'organiser la lutte contre l'extension du péril tuberculeux.

A cet effet, la Société Médicale des Hôpitaux de Paris émet le vœu que les pouvoirs publics prennent d'urgence toutes mesures destinées à réaliser :

1º L'isolement des tuberculeux dans les hôpitaux, par la création de salles spéciales et, au besoin, de services et d'hôpitaux spéciaux : le danger créé par le contact incessant de malades débilités avec des tuberculeux engage gravement la responsabilité des Administrations hosiptalières;

L'augmentation du nombre des dispensaires et des sanatoria déjà existants;

2º Le développement des œuvres de préservation des enfants qui vivent dans les familles de tuberculeux (placement à la campagne, écoles et colonies agricoles et maritimes, préventoriums divers, etc.); la protection des récupérables est en effet le premier des devoirs sociaux, et le plus efficace;

3º La lutte contre la malpropreté et le taudis par l'introduction, dans la loi en préparation de clauses relatives à l'assainissement et à l'expropriation sanitaire des logements insalubres où se propage la tuberculose, par encombrement, manque d'air et de lumière;

4° Le vote de lois ouvrières et d'assistance, de lois sur l'assurance obligatoire contre la maladie, et de lois contre l'alcoolisme;

5° L'attribution de subventions aux laboratoires des services de recherches sur le traitement de la tuberculose.

Ce vœu recueillit l'*unanimité des suffrages*, soit *122 voix*.

B. — Sur la question de la *Déclaration obligatoire*, quatre textes furent proposés au vote de la Société :

I. — *Vœu de M. Sergent*, rapporteur. — Sur la question de la déclaration de la tuberculose, la Société Médicale des Hôpitaux de Paris admet le principe de la déclaration obligatoire qui lui apparaît comme un des rouages de la lutte antituberculeuse, sous la condition expresse qu'elle sera réservée à la tuberculose pulmonaire ouverte et ne sera appliquée — avec, d'ailleurs, toutes les garanties exigibles pour assurer la certitude du diagnostic et le respect professionnel — que lorsque seront votées et en voie de réalisation plus complète qu'elles ne le sont déjà, les diverses parties ci-dessus énoncées du programme intégral de la lutte anti tuberculeuse.

Ce texte recueillit *51 voix*.

II. — *Vœu de M. Dufour*. — La Société Médicale des Hôpitaux de Paris, décidée à soutenir les pouvoirs publics dans la lutte engagée contre la tuberculose, admet le principe de la déclaration obligatoire de toutes les tuberculoses ouvertes, par conséquent contagieuses, à la condition :

1° Que cette déclaration incombe au médecin traitant, seul responsable de son diagnostic;

2° Que cette déclaration entraîne comme conséquence, pour le tuberculeux indigent qui en fera la demande, le droit à l'assistance.

Ce texte recueillit *9 voix*.

III. — *Vœu Carnot*. — Sur la question de la déclaration obligatoire, et sans en discuter le principe, la Société Médicale des Hôpitaux de Paris estime que, pratiquement, celle-ci ne pourra être exigée que du jour où elle sera suivie, pour chaque cas obligatoirement déclaré, de toutes mesures d'assistance et de protection nécessaires. Pendant la phase d'organisation de notre armement antituberculeux, la déclaration volontaire — (surtout si elle entraîne des droits au traitement, au placement des enfants et aux allocations familiales) — suffira amplement à la capacité des organismes antituberculeux prévus dans le projet de loi. C'est seulement lorsque ceux-ci seront pleinement développés, et si la déclaration volontaire s'est montrée efficace, que la question de l'obligation et des sanctions qu'elle doit entraîner, pourra être utilement discutée.

Ce texte recueillit *52 voix*.

IV. — Aucune déclaration.
Ce texte recueillit *10 voix*.

De ces notes, il résulte que :

La Déclaration obligatoire recueillit 60 voix;
La Déclaration volontaire ou facultative 52 voix;
L'inutilité de toute déclaration 10 voix.

Plan d'ensemble pour l'organisation de la lutte anti-tuberculeuse, élaboré à l'occasion du projet de loi sur la déclaration obligatoire de la tuberculose, par la Sous-Commission de la Commission Permanente de Préservation contre la Tuberculose au Ministère de l'Intérieur.

(Rapport rédigé en collaboration avec le Dr G. Guilhaud, juillet 1919)

La sous-commission a été nommée pour élaborer un programme de lutte contre la tuberculose.

La tâche qui incomberait à la sous-commission serait d'établir un programme complet. C'est là un travail long et minutieux qui nécessiterait une documentation très étendue et des délibérations approfondies. Un tel travail comporte, à notre avis, la collaboration de compétences variées et implique, en conséquence, l'opportunité d'une répartition entre plusieurs rapporteurs. Tel a été, d'ailleurs, le sentiment de la sous-commission qui, dans ses délibérations, n'a pu se borner qu'à tracer un programme d'ensemble, qui devra être complété dans ses différentes parties.

Ce programme est d'ailleurs tracé par le plan proposé à la sous-commission par M. le président, Léon Bourgeois.

Voici ce plan :

I. — *Organisation médicale* : hôpitaux, dispensaires, sanatoriums.

II. — *Organisation de la prévoyance* : assurance-maladie, assurance-invalidité, ensemble d'assurances sociales destinées à prévenir les maladies.

III. — *Rapports avec différentes collectivités qui sont sous l'autorité de l'Etat* : école, inspection médicale, armée, marine..., etc...

IV. — *Devoirs de l'Etat envers les fonctionnaires tuberculeux en contact ou non avec le public* : nécessité de se séparer des fonctionnaires tuberculeux; devoirs de l'Etat envers les fonctionnaires, congés, retraites précoces, etc...

V. — *Réforme de la législation sanitaire* : développement et modification.

VI. — *Déclaration obligatoire de la tuberculose.*

La sous-commission a étudié successivement les diverses parties de ce programme. Le rôle actuel des rapporteurs consistera simplement à présenter le compte rendu des délibérations de la sous-commission sur chacune des parties de ce programme général et à mentionner les divers vœux et propositions, qui s'y rattachent :

I. — ORGANISATION MÉDICALE

a) *Hôpitaux.* — La question prépondérante est relative à l'isolement des tuberculeux dans les hôpitaux. Le principe ne se heurte à aucune objection. Il n'en est point de même de l'application. Suivant la remarque du Dr Sergent, il faut, d'une façon générale, distinguer les mesures qui pourront représenter l'organisation idéale de l'avenir et celles qui peuvent et doivent être immédiatement réalisées.

En ce qui concerne l'avenir, il conviendra de créer des hôpitaux spéciaux de traitement dans lesquels le tuberculeux sera non seulement isolé, mais placé dans des conditions favorables à son traitement. Il sera toujours nécessaire cependant de conserver dans les hôpitaux généraux des salles ou des services spéciaux, dans lesquels le tuberculeux sera isolé des autres malades. Il faut prévoir, en effet, entre autres raisons, qu'il y aura des malades non transportables. De plus, la création de services spéciaux répond au problème d'urgence qui s'impose aujourd'hui. Ce sont, d'ailleurs, ces vues que la sous-commission a adoptées, et dont elle a envisagé la possibilité de réalisation, à l'aide des quatre procédés suivants :

1° Aménagements intérieurs dans les établissements hospitaliers déjà existants (aménagements pour lesquels l'autorité préfectorale est suffisante).

2° Refus de subventions à tout projet de construction ne prévoyant pas l'isolement des tuberculeux;

3° Majoration, à la charge de l'Etat, du prix de journée des infirmières comme compensation du surcroît de travail causé par l'isolement et du prix de journée par tuberculeux isolé (Proposition Honnorat);

4° Création, en dehors et à proximité des villes, d'hôpitaux spéciaux de traitement. En ce qui concerne Paris, il faut prévoir, dès maintenant, qu'on puisse réserver sur le périmètre des fortifications, de vastes espaces destinés à l'édification de ces hôpitaux spéciaux. Ces hôpitaux de traitement à organiser dans l'avenir constitueront des formations intermédiaires entre l'hôpital et le sanatorium. Ils seront réservés à la catégorie des tuberculeux non justiciables du sanatorium. La sous-commission a, d'ailleurs, adopté sur ce point le vœu présenté par MM. Bezançon et Küss et qui est ainsi conçu :

« En plus des sanatoriums, il est nécessaire pour la lutte
« antituberculeuse qu'il y ait, dans toute localité de quelque
« importance, un service spécialisé pour les tuberculeux ou bien
« un hôpital sanatorium. Ce service ou cet hôpital sanatorium
« devra toujours réunir un ensemble de conditions matérielles
« propices à leur bon fonctionnement. Le programme minimum
« (chambres d'isolement, galeries de cure, cuisine suffisante,

« bonne aération, propreté rigoureuse, désinfection méthodique,
« etc...) devra être l'objet d'une étude détaillée. »

b) *Sanatoria.* — La sous-commission se réfère au rapport de
M. Honnorat tendant à instituer des sanatoriums spécialement
destinés au traitement de la tuberculose. Elle a toutefois précisé,
suivant la demande du Dr Armaingaud, qu'il serait nécessaire de
développer et de subventionner les sanatoriums marins destinés à
la cure des tuberculoses osseuses et ganglionnaires.

c) *Dispensaires.* — Pour cette question, ainsi que pour la précédente, la sous-commission se borne à demander l'application
intégrale de la loi Léon Bourgeois.

II. — ORGANISATION DE LA PRÉVOYANCE

Cette question, très importante dans la lutte antituberculeuse,
et surtout en ce qui touche la déclaration de la tuberculose, si
elle devient obligatoire, nécessitera une étude approfondie, qui ne
peut être utilement menée à bonne fin, que si elle est confiée à
des spécialistes compétents. C'est à cette pensée qu'a obéi la
sous-commission en demandant à M. Fuster de se charger du
rapport sur cette partie du programme.

III. — RAPPORTS AVEC DIFFÉRENTES COLLECTIVITÉS
QUI SONT SOUS L'AUTORITÉ DE L'ÉTAT

a) *Ecoles.* — L'inspection médicale des écoles devra être extrêmement rigoureuse. Aussi la sous-commission émet-elle le vœu
que la loi sur l'inspection médicale soit votée dans le plus bref
délai, et que tout enfant atteint de tuberculose contagieuse ne
puisse être conservé à l'école (1).

De plus, sur la proposition de son président, M. Debove, la

---

(1) Pour le personnel enseignant se reporter au. chapitre IV : Fonctionnaires
tuberculeux en contact ou non avec le public.

Commission est d'avis de demander : 1° l'introduction du programme voté par la Commission Permanente dans l'examen d'admission des écoles primaires et autres; 2° l'obligation d'enseigner les matières contenues dans ce programme. La sous-commission insiste sur l'importance de la diffusion de notions d'hygiène dans tous les milieux et notamment dans les lycées et collèges, et dans les grandes écoles de l'Etat.

Un rapport sur l'inspection médicale des écoles a été demandé à M. le Dr Méry.

b) *Armée et Marine.* — Pour l'armée et la marine, un principe primordial s'impose dont la sous-commission réclame l'application rigoureuse. *La tuberculose avérée doit comporter la réforme.* A ce point de vue, l'un des rapporteurs, M. Sergent, insiste une fois de plus sur l'urgence qu'il y a à modifier la composition et le fonctionnement des commissions de réforme. Il est inadmissible que les conclusions d'un médecin-expert prises à la suite d'une observation complète, dans un service spécial, ne soient pas sanctionnées par le médecin siégeant dans la commission de réforme, lequel ne peut prétendre au cours d'un examen rapide, et alors qu'il ne dispose d'aucun moyen de contrôle, à émettre une opinion contradictoire fondée. Il y aurait lieu d'assimiler en quelque sorte ces experts militaires aux experts des tribunaux civils. Dans un tribunal civil, le président et les assesseurs n'ont point en effet à leurs côtés un expert pouvant, sans avoir fait aucune enquête personnelle, déclarer valables ou non valables les conclusions de celui qui a été désigné par ce tribunal pour le renseigner. On peut affirmer que *la question de la tuberculose dans l'armée n'existerait pas* si les conseils de revision et les commissions de réforme veillaient rigoureusement à l'exclusion de tout tuberculeux. Des services spéciaux de mise en observation, tels qu'ils ont fonctionné au cours des hostilités, fourniraient les éléments nécessaires d'un diagnostic précis.

En résumé, un sujet reconnu tuberculeux ne doit pas être incorporé dans l'armée : un militaire devenu tuberculeux doit en être exclu. Grâce à ce principe, l'armée n'a plus à s'occuper du traitement des tuberculeux. Elle n'a plus qu'à envisager les mesures générales d'hygiène et de préservation contre la tuberculose (alimentation, aération, hygiène des locaux, etc...).

Les mêmes observations s'appliquent à la marine de guerre.

En ce qui concerne la marine marchande, M. le Dr Chastang fait observer que la tuberculose y fait de grands ravages et il donne comme raison prépondérante : l'absence de tout examen médical avant l'engagement, si bien qu'on voit des marins de guerre, réformés pour tuberculose, contracter sans visite un engagement immédiat dans la marine marchande. Il faut déplorer aussi le système défectueux de couchage, surtout à bord des bateaux de grande pêche, où une étroite cabane est partagée par deux hommes étendus côte à côte sur de la paille. Cette question a d'ailleurs fait l'objet du rapport de M. le Dr Duchâteau, inséré au Recueil (pages 420 et 435 du tome I).

Sur la proposition de M. le Dr Debove, la sous-commission émet le vœu :

1° Que les marins de guerre réformés pour tuberculose ne puissent pas s'engager dans la marine marchande;

2° Qu'un contrôle sérieux soit exercé sur les conditions d'habitation des marins à bord des bateaux de commerce ou de pêche;

3° Que la loi de 1907 soit complétée de telle façon qu'un homme reconnu tuberculeux soit éliminé de la marine marchande;

4° Que la loi permettant d'embarquer à bord de l'alcool exempt de droits fiscaux soit rapportée et que la quantité embarquée soit limitée au strict minimum.

IV. — DEVOIRS DE L'ÉTAT ENVERS LES FONCTIONNAIRES TUBERCULEUX EN CONTACT OU NON AVEC LE PUBLIC

a) *Nécessité de se séparer des fonctionnaires tuberculeux.* — C'est là une question de la plus haute importance, qui, à maintes reprises, a fait l'objet des préocupations les plus vives de la commission permanente et de certaines administrations. Dès

1905, en effet, le sous-secrétaire d'Etat des Postes et Télégraphes avait institué une commission chargée de rechercher les moyens de faciliter, à l'aide de subsides, la mise en congé sans perte d'appointements et le traitement dans les sanatoriums existant ou à créer, des employés tuberculeux. M. le Dr Chastang a rappelé au sein de la sous-commission la situation des ouvriers tuberculeux des arsenaux de la marine, que l'on est contraint de conserver, en considération de leurs droits à la retraite.

La question se pose plus gravement encore pour les instituteurs et pour les professeurs; mais il ne suffit point de protéger contre l'invasion de la tuberculose certains milieux collectifs particulièrement désignés, tel que celui des écoles par exemple. Il faut envisager le problème dans toute son étendue et dans toute sa gravité. C'est le sentiment auquel a obéi la sous-commission, qui tout en se référant aux conclusions du rapport de M. Gérard (tome II, pages 230 et suivantes) sur les mesures à prendre par les Administrations publiques concernant les employés atteints de tuberculose a tenu à préciser que ces mesures doivent s'appliquer à tous les fonctionnaires qu'ils soient ou non en contact avec le public.

b) *Congés et retraites précoces.* — Le seul principe consiste donc à pouvoir écarter tout le fonctionnaire tuberculeux, soit temporairement, à l'aide de congés renouvelables, jusqu'à l'époque de sa guérison, soit définitivement, à l'aide d'une retraite précoce, lorsque son état ne lui permet plus de guérir. Ainsi posé, le problème devient une question économique, dont la solution est d'ordre strictement budgétaire. Dans son rapport, M. Gérard avait recherché quelles modifications il y avait lieu d'apporter au régime actuel, de la loi du 9 juin 1853, arrticle II, sur les pensions et les retraites. Il avait conclu qu'il n'y avait pas lieu de modifier cette loi et que seul le règlement d'administration publique du 9 juin 1853 devait être renouvelé sur un point. La sous-commission, sans discuter ce point de droit, émet l'avis qu'il y a lieu d'apporter d'urgence la modification législative ou réglementaire qui s'impose, et qui permettra d'éliminer de toutes les administrations publiques tous les agents susceptibles de propager la tuberculose soit parmi leurs collègues, soit dans le public.

V. — Réforme de la législation sanitaire
(Développement et modifications)

La commission émet l'avis que les diverses mesures projetées n'auront leur plein rendement que si l'autorité en matière d'hygiène est concentrée entre les mains d'un fonctionnaire, pourvu d'un pouvoir d'action indépendant et chargé de l'application de la loi de 1902.

Aussi se rallie-t-elle au vœu émis par le Dr Dequidt, vœu par lequel il propose que l'inspection des services d'hygiène prévue par l'article 19 de la loi du 15 février 1902 soit rendue obligatoire dans chaque département et que le médecin titulaire soit nommé par l'Administration centrale et relève directement d'elle.

Dans le but d'assurer une prophylaxie rationnelle et complémentaire, le Dr Sergent propose que les hôtels meublés et garnis, exposés à une contamination d'autant plus grande qu'ils sont le siège d'un renouvellement incessant de location, soient soumis à une désinfection périodique. Les rapporteurs estiment que les vêtements d'occasion et les vieux habits peuvent être une cause de propagation de la tuberculose, et ils demandent que la vente ne puisse en être autorisée que s'ils ont été préalablement désinfectés.

VI. — Déclaration obligatoire de la tuberculose

Sur la question de la *déclaration obligatoire de la tuberculose*, la sous-commission considère qu'elle doit faire l'objet d'une délibération en séance plénière, au sein de la commission permanente de la tuberculose.

TABLE DES MATIÈRES

PREMIÈRE PARTIE

DEUXIÈME PARTIE

TROISIÈME PARTIE

QUATRIÈME PARTIE

684. — Imprimerie Artistique " Lux ", 131, Boulevard Saint-Michel, Paris.